全国高等医学院校护理学本科规划教材

供本科护理学类专业用

健康评估

（第 2 版）

主　　编　吴光煜　孙玉梅　张立力

副主编　蒋　茹　晏家芳　张　军

编　　委　（按姓名汉语拼音排序）

崔丽艳（北京大学第三医院）　　　　　　　　吴光煜（北京大学护理学院）

高学琴（哈尔滨医科大学附属第二临床医学院）　吴　晶（甘肃中医药大学护理学院）

贾红红（哈尔滨医科大学大庆校区护理学院）　　吴　茵（苏州大学护理学院）

蒋　茹（天津中医药大学临床实训教学部）　　　武学润（天津中医药大学临床实训教学部）

李振荣（北京大学第三医院）　　　　　　　　晏家芳（贵州医科大学护理学院）

单伟超（承德医学院附属医院）　　　　　　　战同霞（潍坊医学院护理学院）

孙　柳（首都医科大学护理学院）　　　　　　张春艳（大连医科大学第二临床学院）

孙玉梅（北京大学护理学院）　　　　　　　　张　军（武汉大学 HOPE 护理学院）

童素梅（北京大学第三医院）　　　　　　　　张立力（南方医科大学护理学院）

佟玉荣（首都医科大学燕京医学院）　　　　　张　盼（华北理工大学护理与康复学院）

王　娟（广东药学院护理学院）　　　　　　　张英艳（齐齐哈尔医学院护理学院）

王小林（北京大学第三医院）　　　　　　　　赵艳琼（内蒙古医科大学护理学院）

北京大学医学出版社

JIANKANG PINGGU

图书在版编目（CIP）数据

健康评估 / 吴光煜，孙玉梅，张立力主编. —2 版.
—北京：北京大学医学出版社，2015. 11（2019. 1 重印）
全国高等医学院校护理学本科规划教材
ISBN 978-7-5659-1260-3

Ⅰ. ①健…　Ⅱ. ①吴…②孙…③张　Ⅲ. ①健康 -
评估 - 医学院校 - 教材　Ⅳ. ① R471

中国版本图书馆 CIP 数据核字（2015）第 244555 号

健康评估（第 2 版）

主　　编：吴光煜　孙玉梅　张立力

出版发行：北京大学医学出版社

地　　址：（100191）北京市海淀区学院路 38 号　北京大学医学部院内

电　　话：发行部 010-82802230；图书邮购 010-82802495

网　　址：http://www.pumpress.com.cn

E-mail：booksale@bjmu.edu.cn

印　　刷：北京瑞达方舟印务有限公司

经　　销：新华书店

责任编辑：韩忠刚　　责任校对：金彤文　　责任印制：李　啸

开　　本：850mm×1168mm　1/16　印张：26.25　字数：720 千字

版　　次：2016 年 3 月第 2 版　2019 年 1 月第 2 次印刷

书　　号：ISBN 978-7-5659-1260-3

定　　价：48.00 元

全国高等医学院校护理学本科规划教材目录

序号	教材名称	版次	主编		
1	护理学导论	1	赵小玉	马小琴	
2	护理学基础†	2	尚少梅	郑一宁	邢凤梅
3	常用基础护理技能操作	1	张洪君	尚少梅	金晓燕
4	健康评估	2	吴光煜	孙玉梅	张立力
5	内科护理学※	2	姚景鹏	吴 瑛	陈 垦
6	外科护理学※△	2	路 潜	张美芬	
7	妇产科护理学	2	陆 虹	柳韦华	
8	儿科护理学	2	洪黛玲	梁 爽	
9	急危重症护理学※	2	李文涛	张海燕	
10	康复护理学	1	马素慧	林 萍	
11	精神科护理学※	2	许冬梅	杨芳宇	
12	临床营养护理学	2	刘均娥	范 旻	
13	社区护理学	2	陈长香	侯淑肖	
14	健康教育	1	李春玉	王克芳	
15	中医护理学概要	1	孙秋华		
16	护理管理学	1	谢 红	王桂云	
17	老年护理学	1	刘 宇	赵雅宁	郭 宏
18	护理心理学※	2	娄凤兰	徐 云	厉 萍
19	护理研究	2	章雅青	王志稳	
20	护理教育学※	2	孙宏玉	孟庆慧	
21	护理伦理学	2	孙宏玉	唐启群	
22	护理礼仪与人际沟通	1	赵爱平	单伟颖	
23	护理人文关怀	1	李惠玲		

注：
※ 为普通高等教育"十一五"国家级规划教材
△ 为普通高等教育精品教材
† 为北京高等教育精品教材建设立项项目

全国高等医学院校护理学本科规划教材
编审委员会

序

  随着医药卫生事业的发展、健康观念的转变，社会亟需大批高质量的护理学专业人才。这对护理教育提出了严峻的挑战，同时也提供了崭新的发展机遇。现代护理学理论与实践、技术与技能，以及教育与教学理念的更新，直接关系到护理学专业人才培养质量的提升，在健康服务，治疗、预防及控制疾病中具有不可替代的作用。

  北京大学医学出版社组织编写的第一轮护理学专业本科教材一经出版，即获得广大医学院校师生的欢迎。其中 7 个品种被教育部评为普通高等教育"十一五"国家级规划教材，《外科护理学》被评为普通高等教育精品教材。在新一轮医药卫生体制改革逐步推进的大背景下，为配合即将到来的教育部"十三五"普通高等教育本科国家级规划教材建设，贯彻教育部教育教学改革和教材多元化的精神，北京大学医学出版社于 2014 年成立了新一届全国高等医学院校护理学专业规划教材编审委员会，组织国内 40 余所医学院校编写了第二轮护理学本科教材。

  本轮教材在编写中着力转变传统观念，坚持理论与实践相结合，人文社科与临床护理相结合，强化学生动手实践能力、独立分析问题和解决问题的评判性思维能力。推进教材先进编写理念，创新编写模式和教材呈现形式，特别是首创性地在护理学专业教材中运用二维码扫描技术，以纸质教材为入口，展现立体化教材全貌，贴近数字化教学理念。相信本套教材将能更好地满足培养从事临床护理、社区护理、护理教育、护理科研及护理管理等复合型人才的需求。

  在本轮教材建设中，得到了各参编院校的鼎力支持，在此深致谢意！希望这套教材在教师、学生和护理工作者的关爱下，于同类教材"百花齐放、百家争鸣"的局面中脱颖而出，得到读者的好评。

前　言

健康评估是有关系统地收集护理对象生理、心理、社会等方面主客观资料，以分析其健康状况，明确其现存和/或潜在的健康问题，进而做出护理诊断的一门课程。本课程是护理专业学生必修的主干课程，也是由医学基础课程、护理学基础课程过渡到临床各专科护理课程之间的桥梁课程。本书是为护理学专业本科学生学习健康评估所编写的教材，涵盖了学习健康评估所需的收集资料、分析和记录资料全部过程的基本理论、基本知识、基本技能，学生通过本课程的学习，可为今后学习临床各专科护理打下良好的基础。

随着护理专业教育发展的需要，在北京大学医学出版社支持下，我们本着以符合本科护理学专业人才培养目标要求、体现教育改革成果；确保教材质量，形式新颖、创新；与临床实际工作相结合为指导思想，对第1版"护理评估"教材进行了修订，并更名为"健康评估"，力求使本教材成为更具学科指导性、更贴近临床、更受广大师生欢迎的优秀教材。

本次修订在内容方面有较大改变，新增加了心理、社会评估一章，编入此章的目的是为了使学生更完整、系统地学会心理、社会评估的相关理论、方法，以期提高护理专业学生对心理、社会评估的重视程度，并将心理、社会评估的方法更好地应用于临床实践中，提高临床护理水平及质量。将常见症状评估单独成篇，并安排在了健康评估的内容与方法一篇之后，以期可以帮助学生以症状评估为切入点，进一步深刻理解和灵活运用健康评估的内容与方法方面的知识。为了适应老年社会的知识需求，在常见症状评估篇中增加了老年人群常出现的心悸、尿潴留、尿失禁等症状评估。身体评估部分增加了一些评估方法的彩色照片，可以帮助学生更直观地理解和掌握教材内容。实验室检查部分也做了较大删减及调整，内容以常用、重要、够用为原则，并改变了过去的编排方式，而代之以按检查标本的不同来划分节的方式进行编写，以保持其逻辑性和条理性，并注意编入了临床检验的最新进展，也着重编写了与护理有关的实验室检查标本的采集、保存、运送等内容，使本教材更具有护理学专业特色，更适合护理学专业学生学习。心电图检查除原有内容外还增加了目前临床上广泛应用的心电监护一节，详述了心电监护的作用、心电监护系统等知识，以提高学生临床重症监护能力，对扩展、延伸护理学科知识及技能，具有重要意义。

本次修订在编写形式上较第一版也更多样、更丰富、更生动，每章在正文前面均有分识记、理解、应用3个层次的学习目标，以使学生明确学习要求，每章学习结束后，学生可对照学习目标检查是否达到要求，以评价学习效果。其次，在每章节教材正文中均编写了1个或几个临床真实案例，每个案例后面还提出了需要思考的问题，以帮助学生掌握教学内容与知识点，促进医学基础课程尽早与临床课程联系，提高学生的学习兴趣及培养学生的临床思维能力、分析问题及解决问题的能力。正文中还插入了相关内容的"知识链接"，以开阔学生视野、扩大知识面、增强学生对本门课程的学习兴趣。此外，本书还提供了更多的知识拓展内容，以及图片、音频、视频等辅助资源，将在对应内容部分以二维码形式呈现，学生可以通过二维码扫描直接浏览。每个章节内容的最后附有小结，对正文的内容进行梳理及提出重点要求，以帮助学生回顾和总结已学习过的内容，使知识条理化，便于记忆。小结之后设置2～3个思考题，其中一题以案例分析形式给出，附有答案，以指导学生根据护理程序要求，学会以患者为中心的整体护理，用临床思维的方法去分析问题、解决问题。也有的问题未给答案，以启发学生进行独立思考（思考题的答案也将以二维码的形式呈现）。

本教材由来自全国近20所高等院校具有丰富教学及临床经验的护理学专业教师、医师参加编写。编写前编委们对教材内容进行了广泛、深入的讨论，明确了应根据护理学专业本科生培养目标要求，体现以人为中心的整体护理为主导思想进行编写，在内容选择和编写上要具有护理学专业特点、符合护理学专业教学需要。在编写过程中，编委们广泛参阅了国内外有关教材和专著，并结合了我国国情及个人多年的教学和临床实践经验，故在教材中既编入了学生学习本门课程所必须掌握的基本理论、基本知识和基本技能，又注意了从临床护理工作实际需要出发删繁就简、深入浅出、简单、实用。本书还反映临床各学科的新进展、新技术，故本书具有思想性、科学性、实用性、先进性、启发性，是教授和学习健康评估课程较为理想的教材。

本书内容丰富，可作为护理学专业本科学生学习健康评估的教材，也可作为执业护士资格考试、护理学专业教师及临床护理人员学习提高之参考书。

本教材的全体编者都以高度认真、负责的态度参与了工作，但由于时间仓促，缺点及疏漏在所难免，望各院校师生在使用本教材过程中，能提出宝贵意见和建议。

主编

2015.6

二维码资源索引

资源名称	资源类型	页码
参考答案	图文混排、长文本	324
参考答案	图文混排、长文本	328
参考答案	图文混排、长文本	332
参考答案	图文混排、长文本	336
参考答案	图文混排、长文本	340
参考答案	图文混排、长文本	346
参考答案	图文混排、长文本	351
参考答案	图文混排、长文本	356
参考答案	图文混排、长文本	359
参考答案	图文混排、长文本	363
参考答案	图文混排、长文本	367
参考答案	图文混排、长文本	371
参考答案	图文混排、长文本	378
入院护理病历（开放式）	图文混排、长文本	381
入院护理病历（电子版，表格式）	图文混排、长文本	381
一般患者护理记录单	图文混排、长文本	383
危重患者护理记录单	图文混排、长文本	384
内科标准健康教育计划单	图文混排、长文本	385
外科标准健康教育计划单	图文混排、长文本	385

目　　录

第二篇　常见症状评估

第三篇　护理诊断的思维方法和步骤

第四篇　护理病历书写

绪　论

一、学习健康评估的意义和重要性

根据现代护理理念，在临床工作中开展和实施了以人为中心以护理程序为基础的整体护理。护理程序的第一步骤——护理评估是最重要、最关键的一步，它既是执行护理程序的基础，又贯穿于整个护理过程中，评估过程所收集的资料是否全面、准确，将直接影响到护理诊断、护理计划的正确性。因此，护理学专业的学生必须掌握健康评估的基本知识、技能和方法，才能全面、准确地收集、整理与分析护理对象的主、客观资料，并正确做出护理诊断，为采取相应的护理措施提供可靠的依据。

健康评估是一门研究收集护理对象的主、客观资料，以确定其健康状况及护理需要的基本理论、基本知识、基本技能和培养临床思维能力的临床学科。该课程是护理学专业的一门重要课程，它以学生已掌握的医学基础知识、护理学基本理论、护理程序的基本概念为基础，通过本课程的学习，学生将学会对护理对象生理、心理、社会的主观资料的评估；身体评估、实验室及其他检查等客观资料的评估，并学习、掌握对资料的整理、综合、分析、判断，以正确做出护理诊断，还应学会正确记录所收集到的主、客观资料，为进一步学习临床护理专业课程奠定坚实的基础。

健康评估的资料收集方法与医疗评估所采用的方法是相同的，但由于彼此的目的不同，因此所收集资料的内容和侧重会有很大不同。比如医生对现病史的询问主要是为了做出医疗诊断，而护士在询问现病史时主要是明确患者所存在的健康问题是什么，患者对这些健康问题有哪些反应？因此，医生除了要着重询问其主要症状及伴随症状外，还要着重强调患者没有哪些症状，其目的是帮助其做出诊断和鉴别诊断；而护士则更关注患者目前所存在的健康问题，也会注意患者尚未出现的表现，其目的是判断患者健康问题的严重程度以及发生相应并发症的危险等。医生会询问患者的诊疗过程，目的也是协助其诊断和制订治疗方案；而护士则可以从中关注到患者的健康信念与管理型态，为确定相应的护理诊断和制订有针对性的护理计划提供依据。

二、健康评估课程的内容

1. 健康史的采集　健康史是护理人员通过对患者或知情者进行有目的、有计划地系统询问而获得。本章主要介绍健康史采集的基本原则与技巧和健康史的主要内容。健康史采集看似简单，但要全面系统、真实、准确则需要掌握相应的技巧、熟悉健康史问诊的内容，也要有相应的理论知识和临床经验作为基础。通过本章学习希望学生能够根据患者的具体情况选择适宜的健康史采集技巧，全面、系统地收集患者的健康史。

2. 心理、社会评估　人的心理与社会属性决定了健康的内涵，不仅仅是没有躯体疾病，还包括心理、社会和社会适应能力的完好状态，本章主要介绍心理与社会评估的意义、内容与方法，通过心理、社会评估为制订相应护理诊断及促进和维护心理健康的护理措施提供依据。心理与社会资料多可以通过问诊获得，但由于其真实性易受多种因素影响，应结合护理人员的观察来综合判断，必要时，可借助量表进行评估。

3. 身体评估　身体评估是指评估者用自己的感官或借助简单的工具对护理对象进行细致

的观察和系统的检查，以认识正常人体应有的身体特征，发现异常体征的评估方法。体征是护理对象体表或内部结构发生的、能客观检查到的改变，如水肿、心脏杂音等。本篇讲述了身体评估的内容、基本评估方法、异常体征的发生机制及临床意义等。身体评估是获取护理对象客观资料、制订护理诊断的重要手段。学生既要了解相关知识，又必须掌握身体评估的技能和技巧，以便获得护理对象准的客观资料。

4．**实验室检查**　是运用物理学、化学、生物学等实验技术，对患者的血液、体液、分泌物、排泄物及组织细胞等标本进行检验，获得反映机体功能状态、病理生理变化或病因等资料，用以判断机体的健康状况，协助疾病诊断、判断疗效等。实验室检查也是客观资料的重要组成部分，可帮助护理人员观察病情、判断病情，做出恰当的护理诊断。本章讲述了临床常用的实验室检查项目及其参考区间、临床意义等。为了适应护理学专业教学需要，本章还详述了与护理工作密切相关的实验室标本采集的目的、采集方法与保存方法、注意事项等有关内容。

5．**心电图检查**　心电图是应用心电图机描记心肌生物电流的动作图像，是检查某些心脏疾病的重要手段，并对心脏病患者的病情观察、危重症患者的监护都具有非常重要的意义。本章详述了心电图基本知识、正常心电图、临床常见异常心电图的特征及临床意义、心电监护在临床的应用等。本书还收集了多帧临床典型心电图图形，以帮助学生理解与记忆。心电图检查结果是进行健康评估的重要客观资料之一。

6．**影像学检查**　影像学检查包括放射学检查、超声检查和核医学检查3个部分。本章主要介绍了不同影像学检查的基本原理、检查前患者的准备与护理、各项影像学检查的临床应用等。影像学检查结果也是客观资料的重要组成部分。

7．**常见症状评估**　症状是指在疾病状态下，机体生理功能发生异常时的体验和感受，如发热、呼吸困难、咯血等，还包括焦虑、抑郁两个心理方面的症状。本篇详述了常见症状的病因、发生机制、护理评估（如健康史的采集、身体评估、实验室及其他检查等）、相关护理诊断。症状是护理对象重要的主观资料，学生应学会对护理对象所出现的症状进行护理评估后正确做出护理诊断，为制定整体护理的护理措施奠定基础。

8．**确立护理诊断的步骤和方法**　健康评估的主要目的之一是根据所收集的资料形成护理诊断。这一过程是一个对所收集资料进行审核、整理和分析，进而最终形成护理诊断的临床思维过程。本章主要介绍了在形成护理诊断过程中应遵循的诊断性思维的基本原则、常用的思维方法以及形成护理诊断的步骤。

9．**护理病历的书写**　对于健康评估所收集到的资料进行综合、分析、归纳和整理，并以文件的形式记录下来，即为护理病历。它是护理活动的重要文件，不仅反映护理工作的质量，还可为护理教学、护理科研等提供重要的资源，同时具有法律效力。本篇介绍了书写护理病历的要求、格式和内容。在目前我国尚无普遍认可的、统一的护理病历格式的情况下，本章介绍了北京大学护理学院的入院护理病历格式，并附了病历示例，可作为学生书写护理病历的参考。学生应通过教学及临床实践，掌握护理病历的书写内容、要求，并按要求会书写完整的护理病历，以此培养临床思维能力。

三、健康评估课程的学习方法与要求

健康评估是从医学基础课程过渡到临床护理课程的一门重要课程，其学习方法及要求与学习医学基础课程有很大不同，除课堂讲授外，最突出的变化是从在实验室学习转为面向人体的学习，不仅要在示教室内进行各种技能训练，还要进入医院与患者接触进行临床实践，在学习中要体现以"人"为中心的护理理念，处处关心、体贴患者，注意建立良好的护患关系。此外，学生还应注意，学习本门课程除要认真学习收集主、客观资料的基本理论和基本知识外，还要注意通过训练牢固掌握各种基本技能、技巧和培养临床思维方法，以提高发现问题、分析

问题和解决问题的能力。因此，要理论联系实际，反复实践，勤学苦练，才能学好本门课程，为今后临床各专科护理课程的学习打下坚实的基础。

学习本课程的具体要求如下：

1．明确学习健康评估课程的目的和意义，牢固掌握本课程的基本理论、基本知识，勤学苦练，熟练掌握基本技能、技巧。

2．掌握健康史采集的基本原则与技巧，按健康史内容的要求，独立进行健康史采集。

3．掌握临床常见症状评估及心理、社会评估的基本理论、基本知识，并能利用上述基本知识和交谈技巧收集患者主观资料，最后确立护理诊断。

4．能熟练地进行系统、全面和规范的身体评估，发现患者的异常体征，并能解释其临床意义。

5．熟悉临床常用实验室检查项目、检查目的、正常参考区间及异常改变的临床意义；实验室标本采集的方法、及其保存、运送的要求等。

6．会区分正常心电图及临床常见异常心电图图形，并能说明其临床意义；掌握心电图机操作方法，了解心电监护在临床的应用。

7．了解影像学检查的基本知识、检查目的、检查前患者的准备和检查结果的临床意义。

8．能根据所收集的健康史资料、身体评估、实验室及其他检查的客观资料，进行整理、综合、分析后，正确做出护理诊断，并予以记录。

9．按护理病历的格式与内容要求，学会书写完整、规范的护理病历。

（吴光煜　孙玉梅）

第一篇　健康评估的方法与内容

第一章　健康史的采集

学习目标

通过本章内容的学习，学生应能够：
◎ **识记**
1. 复述健康史的基本原则和常用技巧。
2. 叙述健康史的主要内容。
◎ **理解**
1. 解释健康史采集的目的和意义。
2. 说明临床常用的不同健康史组织形式的区别。
◎ **应用**
恰当运用相关的交谈技巧全面系统地进行健康史的采集。

第一节　健康史采集的方法与技巧

　　健康评估是系统地收集和分析护理对象的健康资料，以明确其健康状况及所存在的健康问题，进而做出护理诊断的过程。从所收集的资料的性质来讲，可分为主观资料和客观资料。主观资料是指通过与护理对象本人、家属或其他知情者的交谈所获得的健康资料，可统称为健康史（history of health）。其中患者所感受到的不适或痛苦，如头痛、乏力、食欲减退等，称为症状（symptom）。客观资料是指由医务人员的观察或借助仪器的检查所得到的健康资料，包括身体评估、实验室检查、心电图检查等检查结果。

　　健康史是通过交谈而获得的有关护理对象健康状况的主观资料。广义上讲，交谈是指两个人或者两个以上的人进行对话，以达到沟通思想、交流信息、加深感情的目的，是社会交往的重要手段。在健康评估过程中，交谈的主要目的是收集有关护理对象健康状况的信息，以期发现其可能存在的护理诊断或护理问题。通过交谈所获得的资料不仅是确定护理诊断和制定护理计划的重要依据，同时也为身体评估、辅助检查的重点提供了线索。此外，通过交谈可以使护理人员与护理对象建立起相互信任、共同合作的良好互动关系，这对确保护理活动顺利进行是非常重要的。

　　交谈不仅是收集资料的一种手段，而且更是一门艺术。为使交谈有效进行，达到预期目的，护理人员必须遵循一定的原则，运用相应的技巧。交谈技巧不仅与收集资料的数量和质量密切相关，而且还关系到能否成功建立治疗性护患关系。因此，护理人员必须认真学习和掌握交谈技巧，并在实践过程中不断积累经验。

案例 1-1-1

患者，女性，86岁，因"反复咳嗽、喘憋10余年，加重3天"，门诊以"慢性阻塞性肺疾病（COPD）"收治入院。

问题与思考：

1. 作为责任护士，你在进行健康史采集前需要考虑哪些问题？做好哪些准备？

2. 在健康史采集过程中，你可能会遇到哪些问题？应如何应对？

一、健康史采集前的准备

在健康史采集前，护士应做好如下准备：

1. 交谈内容的准备 为保证健康史采集的有效进行，应熟练掌握健康史采集的主要内容及询问的先后顺序等。必要时，可将交谈提纲写在纸上，以免遗漏。

2. 预测可能出现的问题 事先了解护理对象的基本情况，预测交谈过程中可能遇到的问题及需采取的相应措施。

3. 交谈环境的选择 交谈的环境应安静、舒适。此外，还要注意能够保护隐私，必要时应选择单独的房间进行。这既是对护理对象的尊重，也是营造良好的交谈氛围的环境保障。

4. 交谈时机的选择 应根据具体情况选择适当的时机进行健康史的采集，必要时可与护理对象商量后决定。

二、健康史采集过程

健康史采集过程中，必须保持高度的同情心和责任感。态度要诚恳热情，耐心倾听护理对象的诉说。必要时可进行适当的引导、提问、反馈等。同时要注意观察护理对象的非语言行为，如眼神、动作等所传递的信息。

健康史的采集过程可分为导入阶段、健康史的采集阶段以及结束阶段。

（一）导入阶段

1. 有礼貌地称呼对方 应根据护理对象的年龄、性别、职业、文化背景等不同而有所选择。应避免以床号称呼对方。

2. 自我介绍 护士应先做自我介绍，包括姓名、职称以及在护理过程中的角色等。

3. 有关说明 应向护理对象介绍交谈的目的及所需的大概时间，并保证其隐私将受到保护。

（二）健康史的采集阶段

由一般性交谈逐渐过渡到健康状况的询问，如询问护理对象的年龄、职业等，并积极寻求与护理对象的共通之处，以缓解其紧张情绪，使交谈在轻松和谐的气氛中进行。为在有限的时间内全面、准确地收集健康史的有关资料，应注意采取以下原则和技巧：

1. 循序渐进逐步深入 一般由简单问题开始，逐步深入进行有目的、有层次、有顺序的询问。如首先可询问护理对象"您哪儿不舒服？""您来此的主要目的是什么？"。然后，再通过一系列问题逐步深入了解其本次疾病的原因、经过、有关症状的特点等。

2. 采取适当的提问形式 健康史的采集常常是通过护士的提问逐渐进行的，不同的提问方式有不同的效果。应根据具体情况采取适当的提问形式：

（1）开放式问题：提问没有可供选择的答案，可以使护理对象就有关问题进行更详细的描述，如"发热后，您是如何处理的？"。其缺点是护理对象可能抓不住重点，甚至离题而占用大量时间。

（2）闭合式问题：可以用简单的一两个词，或"是""否"就能回答的问题，如"您的年龄？""您吸烟吗？"等。除年龄、性别等特定问题外，闭合式问题还用于护理对象存在焦虑、语言受限或身体不适等情况下。其缺点是不利于护理对象表达自己的感受及提供额外信息，使获得的资料不够准确和全面。若交谈中过多使用，还会使护理对象产生压抑感、被动感，不利于主动参与交谈。

（3）在询问敏感问题时，可采用委婉的提问方式，以消除其对回答这类问题的顾虑。例如，可以对一个男性患者说，"许多男患者都很关心性传播疾病的问题，您对这方面有什么疑问吗？"。

（4）适时的解释和说明：由于健康史所涉及的内容比较多，在由一个内容转向另一个内容时，可给予一定的解释和说明。如"我现在已经了解您这次患病的情况，为了更好地为您提供护理，还需要了解一下您平时生活习惯等，您能说一说平时的饮食习惯吗？"

3．避免暗示性提问 暗示性提问是一种能暗示提问者倾向性的提问方式，如"你的大便发黑吗？"此时，护理对象可能会为了迎合提问者而随声附和。更恰当的提问方式可以是"大便是什么颜色的？"。或者采用提供打乱顺序的备选清单的方式进行提问，如"是剧痛、隐痛、锐痛、微痛、刀割样痛，还是刺痛？"。这样的问题既可避免患者的主观臆断，又提供了预期的答案。

4．避免使用医学术语 护士应使用护理对象能够理解的、熟悉的词汇与之交谈，避免使用医学术语，否则容易造成误解或交谈的中断。

5．采取接受和尊重的态度 倾听往往是最有效的沟通技巧，可以使护理对象感到自己的话受到重视而愿意继续交谈下去。对护理对象所说的话不要予以评判或给予不切实际的保证。护理人员也可以适时给予语言上的支持，如"作为一个母亲，我很理解您的难处"等。在交谈过程中，可通过护理对象的语言及非语言行为察觉其躯体不适或情绪反应，给予适当调整。对不愿回答的问题，不要强迫其回答。若为重要的资料，则需向护理对象做好解释，解除其顾虑。

6．切入／重回主题 在交谈过程中，经常遇到护理对象抓不住重点、离题或试图避免谈及某项问题等情况。如果断然中断谈话或改变话题，是很不礼貌的行为，会令对方不舒服，甚至产生敌对情绪而破坏交谈气氛。此时，必须运用相应技巧帮助对方回到原来的主题，并就重点问题展开描述。如"我很愿意在稍后的时间与您讨论这些问题，现在您先谈谈这次发热的情况，好吗？"。

7．非语言性沟通技巧 在交谈过程中，除要掌握语言性沟通技巧外，还应善于运用非语言性沟通技巧。交谈中常用的非语言性沟通技巧有：

（1）保持双目平视：表示交谈双方是平等的，对交谈有兴趣，愿意与之交谈，可以使护理对象畅所欲言，避免产生受压制感。

（2）体态语言：如护士以舒适的姿势坐下来，暗示出交谈需要一定的时间以及对交谈的兴趣；适时点点头或会意的一笑表示听清楚并接受对方所说的话等，鼓励对方继续说下去。

（3）距离：是指交谈双方在谈话时所保持的距离。过远或过近均可影响交谈的有效进行。过近，容易使人感到不舒服；过远，则容易使人感到彼此缺乏信任、对交谈缺乏兴趣。理想的谈话距离与交谈双方的关系及文化背景等有关。健康史采集过程中，护患之间一般以彼此能清楚观察对方的反应，听到对方适中音量的交谈，而不受对方体味的干扰为宜。

知识链接

社交距离

在人际交往过程中，交往双方的人际关系以及所处情境决定着相互间自我空间的范围。美国人类学家爱德华·霍尔博士划分了四种距离，即公共距离、社交距离、个人距离、亲密距离。公众距离，一般在 3.7m 以上，适用于演讲者与听众、教室里的教师与学生等场合；社交距离一般在 1.3 ~ 3.7m，适用于彼此关系不是很熟的情况下；个人距离是非正式的个人交谈时最常保持的距离，多适用于朋友之间或一些特殊场合，一般为 0.45 ~ 1.2m。亲密距离是很熟的朋友、亲人、情侣和夫妻之间才会出现，可以在 0.45m 以内。

（4）触摸：是非语言行为中最亲密的一种形式，表示彼此关系密切，具有鼓励和关爱的含义，有助于建立彼此信任的关系。但在不同的文化背景下，其被接受的程度及表现形式不同，在运用触摸技巧时应加以注意。

知识链接

触摸的文化差异

不同的国家或地区对触摸有不同的习俗：在马来西亚，不要触摸被其视为神圣不可侵犯的头部和肩部；在地中海以南的国家，如土耳其人或者西班牙人，其彼此之间的触摸程度远高于北欧文化或亚洲文化。很多亚洲人和印第安土著人甚至家族成员之间的触摸都很少。意大利人喜欢不停地拍拍、碰碰人，表示亲热和友好。美国大部分人不喜欢触摸，除非是熟人或友人。

（5）沉默：沉默给人以思考和调适的机会。适当的沉默对护士及护理对象都是有益的。一方面，它为护理对象提供了思考所提问题、组织自己的想法及调整情绪的机会。另一方面，护士可借此观察护理对象的情绪状态及非语言性表达，以及思考护理对象所反映的问题等。

8. 及时核实信息　为确保所获得的资料的准确性，在健康史采集过程中，必须对含糊不清或存有疑问或矛盾的内容进行核实。常用的核实方法有：

（1）澄清：要求护理对象对模棱两可或模糊不清的内容做进一步的解释说明。如"您说您感到压抑，请具体说一下是怎样的情况"。

（2）复述：以不同的表述方式重复护理对象所说的内容。"您说的是：三天前您开始不爱吃东西，特别是油腻的食物，曾吐过一次，而且感觉浑身无力，一天前发现尿色变深。是这样吗？"。

（3）反射（反问）：以询问的口气重复护理对象所说的话，不但可避免加入自己的观点，还可鼓励护理对象提供更多的信息。"您说您夜里睡眠不好？"。反射也可以用于描述护理对象非语言行为，并询问其原因。如"我注意到您总爱向窗外看，有什么原因吗？"

（4）质疑：用于护理对象所说的与你所观察到或其前后所说的内容不一致时。如"您说您对自己的病没有任何顾虑，可您的眼睛却红红的，能告诉我这是为什么吗？"

（5）解析：对护理对象所提供的信息进行分析和推论，并与护理对象交流。护理对象可以对你的解析加以确认、否认或提供另外的解释等。

（三）结束阶段

在健康史采集即将结束时，护士应有所暗示或提示，如看看表或对交谈内容做出结语等，切忌突然结束话题。结语是指护士以简单、扼要的方式对护理对象所叙述的内容进行总结、复述。结语可使交谈双方找出所讨论的主要内容、所涉及的内容是否全面等。尤其是在护理对象语言表述漫无边际、对事件描述缺乏顺序的情况下，这样做是非常有帮助的。

三、特殊情况的交谈技巧

 案例 1-1-2

　　患者，男性，52 岁，因"X 线胸片发现肺部阴影半个月"，门诊以"肺部阴影原因待查"收治入院。入院后，患者情绪比较急躁，抱怨医护人员诊疗态度不积极，病室条件差。

　　问题与思考：

　　对于该患者，在进行健康史采集时应注意哪些问题？为什么？

在交谈过程中，可能会遇到交谈对象缄默不语、伤心哭泣、充满敌意等情景，亦或交谈对象病情危重、语言障碍或来自不同的文化背景等。护理人员必须掌握面对这些特殊情况时的交谈技巧，必要时应对交谈的环境安排、内容及时间的选择等进行适当调整。临床常见的特殊情景有：

（一）情绪改变或异常

1. **缄默与忧伤**　缄默是交谈过程中经常遇到的现象。引起缄默的可能原因有：①患者因疾病而使情绪难以控制，或护士所提问题触及其敏感处而致伤心；②对护士的提问或表现不满而沉默不悦；③护士过多、过快的直接提问使患者惶惑而被动。患者若因患病而伤心、哭泣、情绪低落，护士应予以安抚、理解以及适当等待，待患者镇定后再继续询问。对于提问不当引起者，护士应及时察觉，予以避免。

2. **焦虑与抑郁**　患者由于疾病、住院等常会出现焦虑不安等情绪，护士可从其言语、表情和行动中观察到。应鼓励患者讲出其感受，确定问题的性质，给予适当的宽慰和保证，但应注意分寸。抑郁也是临床常见的异常情绪，应予以重视。交谈时可较多采用直接提问，并应注意与患者的感情交流，努力成为其朋友，以便逐渐找出其抑郁的原因。对疑有抑郁症者应请精神科会诊。

3. **愤怒与敌意**　可能由于疾病而情绪失控，迁怒他人，也可能护士举止或言语不当而致患者愤怒或怀有敌意。此时，护士一定不能发怒或耿耿于怀，应采取坦然、理解、不卑不亢的态度，尽量发现其发怒的原因并予以说明，注意切勿使其迁怒他人或其他部门。

（二）多种症状并存

有的患者同时存在多种症状，特别是慢性过程而又无侧重时，应注意在众多症状中抓住关键、把握实质。此外，还要注意在排除器质性疾病的同时，应考虑由精神因素引起的可能。一经核实，不必深究。

（三）重危、晚期患者

若病情紧急，为争取时间，重点应放在对目前主要问题的评估，而且要边评估边给以抢救处理，对于与目前紧急情况无关或关系不大的资料（如既往健康状况等）可在以后补充完善。若因病情危重、病痛或治疗等导致语言表达受限时，可适当应用非语言表达方式，突出重点以缩短评估时间，其余资料可由亲属或其他来源获得。临危或疾病晚期患者因对治疗失去信心可有拒绝、抑郁、沮丧、孤独等情绪，应给予特别的关心，引导其做出反应。此时，亲切的言语、关切的目光以及表示愿意在床旁多待些时间等对患者都是极大的安慰和鼓励。对诊断、预后等的回答要力求中肯，更不要与其他医务人员的回答相矛盾。

（四）文化程度低

文化程度低一般不妨碍其提供适当的健康资料。但要注意的是他们常常对病痛的忍耐力较强，常不能主动陈述；对医护人员的尊重以及对环境的生疏等而表现得过于顺从。交谈时，态度应诚恳、热情，鼓励其谈出真实的感受，解除不必要的顾虑；语言应通俗易懂，减慢语速，对不易理解的问题应做必要的重复及核实。

（五）儿童与老年人

不同年龄阶段的护理对象，由于所处的生理及心理发展阶段不同，其参与健康史采集的能力不同。对于成年人来说，健康史采集的主要对象可以是其本人。而对于儿童或婴幼儿来说，信息的主要提供者可能是其父母或保姆等。此时，应特别注意保持儿童或婴幼儿本人参与交谈的重要性。护士可通过自我介绍、询问某些问题或让其触摸仪器等，使其感到自己也是其中的一员。如果是老年人，则可能存在听力、视力、记忆力等生理功能的减退，交谈时应注意减慢语速、提高音量，以及采取面对面交流的方式使其能看清你的表情及口型等。同时应注意观察患者的反应，必要时应做适当的重复及核实。

（六）残疾人或语言障碍

对于残疾人应给予更多的关心、同情和支持。对于聋哑人或其他原因导致语言障碍者，可用简单明了的手势或体语，也可请其他知情者代述或解释，并注意观察患者的表情。必要时可做书面交流。对于盲人应给予适当的帮助和支持，交流前应先向患者介绍现场的人员及器具摆放情况，并搀扶其就座，确保患者舒适。交谈时应仔细聆听，及时做出语言应答。

（七）不同文化背景

不同文化背景的人在对健康或疾病的看法、与他人分享自己的想法以及维护隐私等方面存在着许多差异。护士在安排交谈内容及选择交谈技巧时，必须考虑到护理对象文化背景的影响。

若语言不通，则最好找到翻译，并请如实翻译，不可只是解释或总结。同时要注意反复核实。有时也可借助体语、手势等非语言交流手段。

 知识链接

文化强迫与文化休克

文化休克是指在试图理解或适应不同文化群体时，由于不同的文化价值观、信念和习惯而经历的不舒服、无助以及不知所措的感觉。文化休克的程度与文化差异的程度及个人的背景因素等有关：文化差异越大，个人所处的文化越单纯，过去接触其他文化的经验越少，其文化休克的程度越大。

文化强迫是指有意或无意地将自己的文化价值观、信念和行为强加于来自另一文化的个人或群体。在护理过程中，若护士不了解患者的不同文化背景的可能影响，就可能出现文化强迫，导致患者出现应激、不合作、文化冲突以及伦理或道德问题。

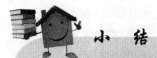

小 结

1. 健康史是通过交谈而获得的有关护理对象健康状况的主观资料,是健康评估的重要组成部分,其来源可以是护理对象本人,也可以是其家属或其他知情者。

2. 健康史采集前应根据护理对象的基本信息做好相应的准备,如交谈环境与时间的选择、交谈内容的准备以及可能问题的预测等。

3. 健康史采集过程可分为开始阶段、健康史采集阶段以及结束阶段。不同阶段有不同的技巧和要求,应熟练应用各种技巧以保证健康史采集的全面、系统和准确。在健康史采集阶段的常用技巧包括:循序渐进逐步深入;采取适宜的提问方式;避免暗示性提问;避免使用医学术语;采取接受和尊重的态度;切入/重回主题;适当运用非语言沟通技巧;及时核实信息等。

4. 在患者出现情绪异常、病情危重、多种症状并存等特殊情况下,应根据实际情况,及时调整交谈策略,以保证健康史的准确采集和抢救措施的及时实施等。

思 考 题

1. 请结合自己或他人患病就诊的经历解释在健康史采集过程中应注意的问题。

2. 设想一下自己在面对患者进行健康史采集时,你会有哪些顾虑?为什么?

(孙玉梅)

第二节 健康史的主要内容

案例 1-1-3

患者,男,62岁,因"阵发性心前区不适3年,加重1天",门诊以"冠心病 心绞痛"收治入院。

问题与思考:

对于该患者,在进行健康史采集时应包括哪些内容?为什么?

健康史是有关护理对象健康状况的主观资料,其内容的组织与安排可因所采用的护理理论及临床实践情况等的不同而有所差异。目前临床上较为常用的组织形式主要有以下两种:生理 - 心理 - 社会模式、功能性健康型态模式。

一、生物 - 心理 - 社会模式

该模式主要是在传统的生物医学模式的基础上,增加了相应的心理、社会层面的内容。该模式的侧重点还是在生理层面，同时注意到了心理和社会层面的影响，比较符合我国目前患者的主要需求特点，也易于被临床护理人员所理解和接受。本教材的编写也主要是采用了该模式作为主要的框架指导。由于该模式所收集的健康史与医生的病史采集有许多相近之处，彼此有较多的重复，不利于护理工作与医生工作的界定。值得今后更深入的研究和探讨以使其得以改进和完善。

（一）一般资料

一般资料包括姓名、性别、年龄、出生地、民族、婚姻状况、文化程度、职业等。许多健康问题的发生与性别、年龄、出生地、婚姻状况及职业等有关。不同的民族往往有不同的饮食、生活习惯和宗教信仰。文化程度及职业等可帮助我们理解和预测其对健康状况的变化等的反应、选择适宜的健康教育方式等。其中，年龄应为实足年龄，不应以"儿童""成人"等代替。职业应记录具体的工种。

除此以外，还应包括护理对象的通讯地址、电话、联系人及联系方式等，以便与其家人联系和今后的随访。同时应注明资料来源（若资料来源并非护理对象本人，应注明其与护理对象的关系）及可靠程度、健康史采集日期等，便于今后查阅时参考。

（二）入院原因

1．主诉　主诉（chief complain）是护理对象感觉最痛苦或最主要的症状或体征及其经过时间，也是本次就诊的主要原因。陈述时要简短、扼要，具有高度的概括性。确切的主诉可以初步反映病情的轻重缓急。如"发热、头痛16小时"，"乏力、纳差5天，尿黄3天"。对当前无明显症状或体征，诊断资料和入院目的十分明确者，也可以用以下方式记录，如"胸片发现右肺阴影1周""乳癌术后半年，第5次化疗"。

2．现病史　现病史（history of present illness）是关于护理对象目前所出现的健康问题的发生、发展及应对的全过程的描述。主要内容如下：

（1）起病情况与患病时间：不同疾病的起病或发作有不同的特点。有的疾病起病急骤，如脑栓塞、心绞痛等；有的疾病起病潜隐，如结核病、肿瘤等。脑血栓常发生于睡眠时，而脑出血则常发生于激动或紧张的状态下。详实的起病情况可为寻找病因提供重要线索。患病时间是指起病至就诊或入院的时间。时间长者可按年、月、日计算；起病急骤者可按小时、分钟计算。几个症状先后出现者，应按其出现的时间顺序分别加以描述。

（2）主要症状的特点：包括主要症状出现的部位、性质、发生的频率、持续时间和程度、诱发因素、加重或缓解因素等。症状出现的部位、性质等常为寻找病因提供重要依据，同时也是确定护理诊断及制订相应护理措施的重要依据。如上腹痛常提示为胃、十二指肠或胰腺病变；右下腹痛则多为阑尾炎所致。心肌梗死常为心前区压榨性痛；胃、十二指肠溃疡多表现为周期性、节律性隐痛。支气管哮喘常于接触过敏源后发作；而胆道、胰腺疾病疼痛多因进食而诱发或加重，禁食后可缓解。

（3）伴随症状：与主要症状同时或随后出现的其他症状。伴随症状常可为确定病因提供重要线索。如胸痛伴咳嗽、咳痰或咯血者提示为肺部疾病所致；腹泻伴呕吐，则可考虑为饮食不洁或误食毒物所致的胃肠炎。对伴随症状也应详细询问其特点，并提出相应的护理诊断。

（4）病情的发展演变过程：包括有关症状的变化及有无新的症状出现等。如有消化性溃疡史者突然出现全腹剧烈疼痛，则应考虑胃肠道穿孔的可能。

（5）所采取的处理措施及其效果：包括疾病发生后，护理对象是如何看待和处理的、曾接受了哪些诊疗及护理措施、其效果如何？这些内容不仅反映了患者对疾病的态度、重视程度以及应对型态，同时也为制订护理措施提供了参考。曾进行的治疗应问明药物名称、剂量及时间等，记录时所提及的药物名称、曾做的诊断应以双引号进行标注。

（三）日常生活型态及自理能力

对日常生活型态及自理能力的了解有助于发现其可能存在的不良生活方式，并可根据其不同的生活方式找出适宜的方法帮助其维持和恢复健康。收集资料的主要内容如下：

1．饮食与营养型态　平素的饮食习惯包括饮食类型及营养搭配、每日的进食量及餐次、饮水情况、进食和饮水有无特殊习惯等，咀嚼及吞咽习惯，营养状况。此次患病后在饮食习惯、食欲及体重等方面有无变化或特殊要求等。

2．排泄型态　应注意询问①大便：平素有无规律及时间，每日大便的次数、性状和量，有无排便困难及影响排便的因素，是否使用泻药或其他辅助排便的方法等。此次患病后有无排便习惯的改变及可能的原因等。②小便：平素每日小便的次数、性状和量，有无尿频、尿痛、排尿困难等。此次患病后排尿习惯有无改变及可能的原因等。

3．休息与睡眠型态　是指睡眠、休息及放松的方式与习惯。主要内容包括平素睡眠有无规律、每日睡眠时间、晚间入睡及晨起的时间、是否午睡、是否需要药物或其他方式辅助睡眠、醒后是否感觉精力充沛。此次患病后有无睡眠规律及睡眠质量的改变等。

4．自理能力及日常活动　自理能力是指完成日常活动，包括进食、穿衣、洗漱、如厕、做饭、购物等的能力。应注意有无自理能力受限，受限的范围、程度、原因及表现，有无使用辅助器具等。此外，还要了解其平素的锻炼及休闲习惯，如有的人喜静而少活动，有的人喜动而乐于各种锻炼，而这些习惯常与疾病的发生、发展有一定的联系。

若日常生活型态及自理能力的改变已在现病史中描述，则不必重复，可标注为"详见现病史"。

（四）既往史

收集既往史的主要目的是了解护理对象过去所存在的健康问题、求医经验及其对自身健康的态度等。护理对象过去所患疾病可影响其目前健康状况及需求，同时，通过对其过去健康问题反应的了解可以预测其对目前及将来健康问题的可能反应。因此，既往史的收集可以为制定和选择今后的治疗与护理方案提供重要的依据。

既往史包括以下内容：①既往的健康状况；②曾患过疾病的时间、诊疗经过及转归情况等；③有无外伤史、手术史以及住院经历等，有者应详细询问其时间、原因，手术的名称，外伤的诊疗与转归等。

（五）个人史

1．出生及成长情况　包括出生地、居住地与居留时间（尤其是疫源地和地方病流行地区）、传染病接触史及预防接种史等。对于儿童应详细了解其出生、喂养、生长发育等情况。

2．月经史　对于青春期后的妇女应询问其月经初潮年龄、月经周期和经期的天数、经血的量和色、经期症状、有无痛经和白带及末次月经日期。对于已绝经妇女还应询问其绝经年龄。记录格式如下：

$$初潮年龄 \frac{行经期（天）}{月经周期（天）} 末次月经时间（LMP）或绝经年龄$$

3．婚育史　婚姻史包括婚姻状况、结婚年龄、对方的健康状况、性生活情况、夫妻关系等；女性应询问妊娠与生育次数和年龄、人工或自然流产的次数、有无死产、手术产、产褥热和计划生育状况；男性应询问有无生殖系统疾病等。

4．嗜好　主要了解护理对象有无烟、酒、麻醉品或其他特殊嗜好。若有，应详细询问应用的时间与摄入量，以及有无戒除等。

（六）过敏史

应记录有无对食物、药物或其他接触物的过敏史。若有，应记录发生时间、过敏原和过敏反应的具体表现。

（七）家族史

主要是了解其直系亲属，包括父母、兄弟、姐妹及子女的健康状况、患病及死亡情况。特别应注意询问有无遗传性、家族性、传染性疾病或同样疾病，以及直系亲属死亡年龄及死因等，以明确遗传、家庭及环境等对护理对象目前的健康状况和需求的影响。

（八）心理、社会状况

心理、社会状况主要通过交谈以及在交谈过程中对护理对象言行举止的细心观察进行分析和判断，必要时可进行相应的检查，或借助某些测评工具，如焦虑量表、社会支持量表等进行评定（详见本篇第二章心理社会评估）。

良好的护患关系、隐私的保护及必要的解释是做好心理、社会状况评估的关键和基础。许多心理、社会资料在健康史采集之初很难准确获得，但常可在今后的护理过程中，随着护理对象对医护人员信任的增加而逐渐明晰。

心理、社会状况评估是健康评估的重要内容之一，涉及的内容也较为广泛，结合目前国内的临床实际工作情况，心理、社会状况的评估主要包括以下几个方面：

1. 情绪状态　情绪表现包括内部体验、外部表情及生理反应。评估时，应鼓励患者谈出自己的心境、持续时间、原因、对目前状况的感受以及对未来的看法等。通过患者的自我描述，结合评估者对其语音、语调、外部表情及行为的观察等判断其目前的情绪状态，尤其是患病等对其情绪的影响，注意有无焦虑、抑郁、失望、沮丧、恐惧、愤怒等。记录时，护理对象的描述尽量引用其原话。

临床上较常见的情绪反应为焦虑和抑郁。必要时，可采用相应的评定量表进行测评。

知识链接

情绪状态的描述示例

情绪状态：患者表情淡漠、少言懒语，常看着一个地方诉说自己这么大年纪了，帮不上什么忙，还要给家里人添麻烦

2. 对所患疾病的认识　除本次入院的主要疾病外，还应包括同时伴发的其他疾病，尤其是伴发的各种慢性病。主要是护理对象对所患疾病的病因、发展与转归、预防与康复措施等相关知识的了解情况以及对自我参与护理的意愿与态度。通过这些资料可确认护理对象是否存在认识上的误区或相关的知识缺乏等，为确定护理诊断及制定有针对性的护理计划提供重要依据。

3. 应激与应对能力　应注意询问日常生活中，对应激事件的反应、可利用的应对资源、所采取的主要应对方式及其效果等；近期有无重大应激事件，由此而引起的应激反应、所采取的应对措施及其效果、期望得到的帮助等。必要时可参考应激与应对的有关量表或问卷，如生活事件量表（LES）、特质应对方式问卷、医学应对方式问卷、社会支持评定量表等。

4. 社会支持系统　主要通过家庭关系、社会交往及社会保障等方面加以体现。

家庭是个体最大的支持来源。家庭关系作为最重要、最直接的社会关系，对个体的身心健康、成长与发展以及疾病的康复等具有举足轻重的作用。家庭关系包括家庭的成员结构、成员间的相互关系与家庭氛围、护理对象在家庭中的角色、地位及其与家人的关系等，由此可以判断护理对象是否拥有良好的家庭支持系统以及对其休养和康复可能带来的影响等。

社会交往是指家庭以外的人际关系及交往情况。人际交往能够提高人们适应环境、适应社会的能力。在交往过程中，人们可以不断认识和完善自己，协调与他人的关系，形成集体意识和归属意识，并从中得到群体的支持和帮助。良好的社会交往可获得良好的社会支持，因而有利于个体的身心健康。评估内容包括护理对象与周围人（如朋友、同事、领导等）的人际关系、经常参加的社交活动及所扮演的角色等，以了解其是否存在人际关系紧张、社交障碍等。此外，还应注意了解护理对象可利用的其他社会资源等。

5．**生活与工作环境** 应注意了解其生活及工作环境中是否存在影响其目前健康状况的因素，所从事的工作及工作环境、与工业毒物接触情况及时间等。

6．**经济状况** 包括主要的经济来源、收入状况等。经济收入常常是较为敏感的隐私问题，评估时并非要了解其准确的经济收入，而主要是要了解其经济收入能否满足今后的诊疗及护理需要，因求医住院而给家庭可能带来的经济问题及影响，以及护理对象对此所做出的反应等。

7．**文化评估** 文化是特定的社会群体在长期的社会活动过程中形成的共有的行为和价值模式，并通过知识、艺术、价值观、信仰、习俗、道德、法律等形式得以表现。不同社会环境中的人们所形成的文化氛围不同。当人们生活在熟悉的文化氛围中，就会产生亲切感，容易得到认同、理解和尊重。反之，则会产生孤独、压抑等情绪体验。评估时，应注意可能存在的文化差异给护理对象带来的影响。

二、功能性健康型态模式

Gordon 的功能性健康型态（functional health patterns）由与人的身体功能、生理健康、心理健康及社会适应有关的 11 种功能性健康型态组成，不仅适用于个体健康状况的评估，也适用于家庭及社区。应用功能性健康型态框架进行健康资料的收集有助于护士形成相应的护理诊断，也可避免与医生和其他医务人员所收集资料的重复性。该模式在国外有着较为广泛的使用。

（一）**患者的基本情况**

包括人口社会学资料、入院原因、既往史、过敏史（具体内容参见生理 - 心理 - 社会模式）。

（二）**健康感知 – 健康管理型态**（Health Perception–Health Management Pattern）

评估患者是如何认知和维持自身的健康的，包括患者对自身健康的感知与评价、维护健康所采取的行为以及对目前和既往治疗的依从性等。

1．**主观资料** 对健康状态的感知和患者为维持健康采用的行为。

2．**客观资料** 外貌、修饰、姿势、表达、生命体征、身高、体重。

（三）**营养与代谢型态**（Nutritional–Metabolic Pattern）

评估患者的饮食习惯和代谢需求，包括饮食摄入状况、营养状况、代谢状况等。

1．**主观资料** 饮食习惯，包括食物和液体摄入；皮肤及毛发情况；体重变化等。

2．**客观资料** 身体评估，包括对皮肤、口腔、腹部和第Ⅴ、Ⅸ、Ⅹ、Ⅻ脑神经的检查。

（四）**排泄型态**（Elimination Pattern）

评估患者排便与排尿功能，包括患者排便与排尿习惯、有无任何排便与排尿障碍等。

1．**主观资料** 大便和小便的习惯，有无规律。

2．**客观资料** 皮肤检查、直肠检查。

（五）**活动 – 运动型态**（Activity–Exercise Pattern）

评估患者的日常生活及工作所必需的活动，以及日常的运动、休闲、娱乐习惯等。

1．**主观资料** 需要能量消耗的日常活动情况及可能的影响因素。

2．**客观资料** 肌肉骨骼系统的检查，包括步态、体位、关节活动能力、肌肉紧张度和力量、心血管检查、外周血管检查以及胸部检查。

（六）性 – 生殖型态（Sexuality-Reproduction Pattern）

评估患者性需求的满足程度以及对性满意程度的感知，包括确定患者的生殖和发育水平，了解其在性活动、性关系等方面存在的问题以及目前健康状态对其性活动、性表达所产生的生理、心理影响。

1．主观资料　性身份、性活动、性关系、对性伙伴的满意程度；生育模式。

2．客观资料　生殖器检查、乳房检查。

（七）睡眠 – 休息型态（Sleep-Rest Pattern）

判断患者对自己睡眠、休息、能量水平的认知，以及为改善休息和睡眠所采取的措施。

1．主观资料　睡眠与休息习惯、有无辅助睡眠、对有效睡眠和休息习惯的认知。

2．客观资料　外表、注意力时间。

（八）认知 – 感知型态（Cognitive-Perceptual Pattern）

可分为感觉 - 知觉型态和认知型态。

1．感觉 – 知觉型态

（1）主观资料：对听觉、视觉、嗅觉、味觉、感觉（轻触觉、疼痛、振动觉）的认知；辅助用具的使用。

（2）客观资料：视觉、听觉检查，疼痛评估、脑神经检查、味觉、嗅觉和触觉的检查。

2．认知型态

（1）主观资料：对信息、决策力、思维过程的认知。

（2）客观资料：精神状态检查

（九）角色 – 关系型态（Role-Relationship Pattern）

评估患者对于在家庭、工作、社会中责任感和扮演角色的认知、满意度以及在人际关系和交往中所遇到的任何困难。

1．主观资料　对家庭、工作、社交角色的认知和个人满意度。

2．客观资料　与重要他人间的交流、重要他人的来访、家谱图。

（十）自我感知 – 自我概念型态（Self-Perception-Self-Concept Pattern）

评估患者对自我身份、能力、外表、自我价值的认知。

1．主观资料　对自我价值、个性及感受的认知。

2．客观资料　身体姿势、体位移动、眼神接触、语音与语调、情绪、心态和思维内容。

（十一）压力 – 应对型态（Coping-Stress Tolerance Pattern）

评估患者在生活中所面临的压力及其数量、应对压力方法的有效性，对家庭、朋友等支持系统的利用以及其宗教信仰等。

1．主观资料　对生活压力事件和应对能力的认知。

2．客观资料　行为、思想过程。

（十二）价值 – 信仰型态（Value-Belief Pattern）

明确影响患者做出选择和进行决策的价值观、人生观、宗教信仰、精神信念等；与患者健康状况相关的价值观、目标、信念和期望之间的可能冲突。

1．主观资料　对什么是正确的、适宜的、有意义的认知；宗教信仰；价值观与信念。

2．客观资料　宗教信仰、宗教行为与规范、牧师的来访。

该模式对心理社会层面的健康状况关注较多，与我国目前的临床实际需求状况等有所出入，使其在临床的实际应用受到一定的限制。部分学者以及一些临床机构尝试将其中的主观资料部分作为健康史的主要内容加以组织，而客观资料部分依然沿用传统的模式。

健康史的主要内容(功能性健康型态模式)

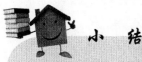

小 结

1. 健康史不仅包括护理对象的身体功能状况，还包括心理和社会健康状况，因此，所涉及的内容比较广泛。可根据不同的理论框架采取不同的组织形式。目前比较常用的组织形式有两种，即生理-心理-社会模式和功能性健康型态模式。

2. 生物-心理-社会模式的健康史的主要内容组织形式包括患者的一般资料、入院原因、日常生活型态和自理能力、既往史、个人史、过敏史、家族史以及心理社会状况。

3. 功能性健康型态模式可将主观资料与客观资料整合在一起按11种功能性健康型态进行评估和呈现，主要内容形式为患者的一般资料、入院原因、既往史、过敏史、11种功能性健康型态。也可以将不同功能性健康型态的主观资料与前面的主观资料组织在一起形成健康史，之后再呈现相关的客观资料。

思 考 题

1. 你对不同的健康史组织模式有什么看法？（请思考后自行解答）
2. 如何才能做到全面准确地进行现病史的收集？

T1-2
参考答案

（孙玉梅）

第二章 心理、社会评估

学习目标·······················

通过本章内容的学习，学生应能够：

◎ **识记**

1. 复述心理、社会评估的常用方法及主要内容。
2. 复述认知功能、情绪、应激与应对、健康行为、角色、家庭、环境等心理社会评估所涉及内容的基本概念。
3. 复述不同心理、社会评估项目的评估方法。

◎ **理解**

1. 解释心理、社会评估的目的与意义。
2. 解释常见心理、社会异常的临床意义。

◎ **应用**

1. 根据实际情况选择适宜的评估方法全面准确地进行心理、社会评估。
2. 对所收集的心理、社会评估资料进行分析和整理，确定相应的护理诊断。

第一节 概 述

案例 1-2-1

李某，女，46岁，家庭妇女。2天前因车祸发生下肢挤压伤急诊入院，因范围较大、伤势严重，可能会影响到将来的下肢功能，拟行切开复位术。家中有两个正在读小学的孩子，家庭经济条件较差，主要依靠丈夫打工所得，无医疗保险。患者忧心如焚，唉声叹气，常常以泪洗面。

问题与思考：

1. 对于该患者，你认为其可能的护理诊断有哪些？为什么？
2. 为进一步明确护理诊断，还需要评估哪些资料？应如何进行评估？

一、心理、社会评估的意义

人不仅是生理的人，还是心理、社会、文化的人。人的生理功能与其心理、社会功能是密切相关的。因此，健康不仅仅是没有躯体疾病，还包括心理和社会适应的完好状态。心理、社会评估是健康评估的重要组成部分。

心理评估（psychological assessment）的目的在于明确被评估者的心理状态，解释其存在某种行为或现象的可能原因，识别其可能存在的心理危机，为制订心理干预措施提供依据。

良好的社会适应状态也是一个人健康与否的重要表现。社会评估（social assessment）的意义在于确定疾病发生发展过程中，社会因素对个体健康的影响及可能原因，以便采取相应的护理干预，降低和解除消极影响，促进个体的社会适应能力及身心健康。

二、心理、社会评估的方法

心理、社会评估的主要方法包括：会谈法、观察法、测量法和医学检测法等，每种方法各有优势，应综合酌情使用，优化评估手段。

（一）会谈法

会谈（interview）是心理社会评估的基本技术之一，分为正式会谈和非正式会谈两种类型。正式会谈指事先通知对方，按照预定的访谈提纲有目的、有计划、有步骤地交谈，且会谈的问题以开放式提问为宜。非正式会谈为日常生活或工作中个体间的自然交谈。会谈是进行心理、社会评估最常用的方法，会谈可使护患双方建立相互信任的关系，获得患者的心理、社会状况。评估者的会谈技巧是影响会谈效果的重要因素。

（二）观察法

观察法（observation）为评估者直接观察和记录被评估者的行为与表情及其在人际互动中的表现，从而获得其心理、社会方面的健康资料的方法。观察法的成功取决于观察的目的与任务、观察和记录的手段以及观察者的毅力和态度，而对观察结果的解释容易受观察者本人影响。心理及社会评估时，常用的观察法有：

1. **自然观察** 是指在自然条件下，对个体的心理、社会活动的外在表现进行观察，如护士在日常护理过程中对患者行为与心理反应的观察，在判断患者是否适应角色变换时的观察。

2. **控制观察** 又称实验观察，指在特殊实验环境下观察个体对特定刺激的反应，需预先精心设计实验环节，并按既定程序进行，每一个体都接受同样的刺激。控制观察的优点为可获取具有较强可比性和科学性的结果。但因实验条件、实验环境和程序中的人为因素以及受试者意识到正在接受试验，可能会干扰实验结果的客观性。因此，控制观察常用于科学研究，而日常的心理社会评估以自然观察法为宜。

3. **实地观察和抽样检查** 常用于环境评估。如实地观察可用于评估个体居住环境、社区环境等是否存在影响其安全的因素；抽样观察，如空气取样，可检查空气中有害物质浓度、菌落数等，对环境质量进行评价。

（三）测量法

测量法包括心理测验法和评定量表法。所获得结果相对客观、科学。

1. **心理测验法（psychological test）** 是指在标准情形下，用统一的测量手段，如器材测试个体对测量项目做出的反应。通过测量可以了解患者心理活动的规律和特征，如智力测验及人格测验等。

2. **评定量表法（rating scale）** 是指用一套预先标准化的测试量表来测量某种心理品质。评定标准一般以国内常模或各量表所给的分界值为标准，用客观量化替代主观评估，并以此作为制定干预对策的依据。心理评定量表的种类繁多，按测试项目的编排方式可将量表分为二择一量表、数字等级量表、描述评定量表、Likert 评定量表、语义量表和可视化量表等。常用量表包括人格测试量表、智力测验、各种情绪情感量表等。需注意各类量表在应用前需先经过预实验证实其具有良好的信、效度，方可正式应用。

（四）医学检测法

医学检测法，包括身体评估和各类实验室检查，如测血压等，其作用主要是为心理、社会评估提供辅助的客观资料。

第二节　心理评估

案例 1-2-2

王某，男，42 岁，酒店管理人员。其妻两年前因病去世，有一 10 岁男孩需照顾。患者有心绞痛病史一年，近一周来正是旅游旺季，酒店工作繁忙，每天仅睡 3 ~ 4h，饮食不规律。平时与其他工作人员素有不睦。两天前，又因人员安排问题与其他工作人员发生争执，而导致急性前壁心肌梗死入院。入院后睡眠不佳，不配合护理，病情虽已稳定，但情绪低落，愁眉不展。

问题与思考：

你认为该患者有哪些心理问题？应该如何进行评估？

心理评估涉及多项内容，临床上较为常用的是认知功能评估、情绪评估、应激与应对评估、健康行为评估、自我概念评估。

一、认知功能

（一）基础知识

认知是指人们根据自身感知到的外界刺激与信息推测和判断客观事物的心理过程，包括感知觉、记忆、思维、定向力等。感知觉使我们从周围环境中获取大量的基本信息，记忆使这些信息在我们头脑中得以保存，思维与想象使我们对这些记忆信息的操作成为可能，而注意为各个环节的顺利进行提供了有力的保证。

1. 感知觉　感觉（sensation）是当前直接作用于感觉器官的客观事物的个别属性（如大小、声音、气味等）在人脑中的反映。知觉（perception）是当前直接作用于感觉器官的客观事物的整体及其与外部相互关系在人脑中的反映。感觉是知觉的基础，感觉越清晰、越丰富，知觉就越完整、越正确。在认识事物的过程中常常是多种感觉器官同时参与，而以知觉的形式直接反映事物。因此，人们常把感觉和知觉联系在一起，统称为感知觉。

2. 注意　注意（attention）是心理活动对一定对象的指向和集中，为个体在清醒状态下，时刻伴随着各种心理活动的特殊心理现象，可分为无意注意和有意注意。①无意注意：是指没有目的也无需做意志努力的注意，如浓郁气味引起的注意。②有意注意：是指有目的并需要做一定意志努力的注意，受意识的调节与支配，是人生活、学习和工作不可缺少的认知能力之一。

3. 记忆　记忆（memory）为个体将所经历过的事物通过识记、保持、再认和再现（回忆）等方式，积累经验的心理过程。按信息在大脑中保存时间的长短，可分为瞬时记忆、短时记忆和长时记忆。①瞬时记忆：指个体的感觉器官感应到刺激时所引起的短暂的记忆，有鲜明的形象性，但信息存贮的时间极短，稍不注意，转瞬即逝。②短时记忆：指感觉记忆中经过注意能保存到 1 分钟以内的记忆，记忆容量有限。③长时记忆：指能够长期甚至永久保存的记忆，来源于短时记忆的加工和重复，记忆容量大，保存时间长，从1分钟以上到几天、几个月、几年甚至终生，记忆的牢固与否主要取决于记忆信息的意义重大与否。

4. 思维 思维（thinking）为人脑对客观事物间接的、概括的反应，以及认识事物本质特征及其内部规律的理性认知过程。思维活动是人类认知活动的最高形式，在感知觉基础上产生，并借助语言和文字进行表达。根据思维的内容不同可分为动作思维、形象思维和抽象思维。根据思维的活动过程可分为分析与综合、比较与分类、抽象与概括。根据思维的形式可分为概念、判断、推理。

5. 语言 语言（language）是人们进行思维的工具，思维的抽象与概括总是借助语言得以实现，思维和语言是一个密切相关的统一体，共同反映人的认知水平。语言能力可分为接受性语言能力和表达性语言能力两种。①接受性语言能力：指理解语句的能力，包括倾听、阅读等感受过程。②表达性语言能力：为传递思想、观点、情感的能力，包括说话、书写等表达过程。

6. 定向力 定向力（orientation）是指个体对时间、地点、人物及自身状态的判断认识能力，包括时间定向、地点定向、空间定向和人物定向等。

7. 智能 智能（intelligence）是指人们认识客观事物并运用知识解决实际问题的能力。智能是认知方面的各种能力的综合，与感知、记忆、注意和思维等有密切的关系。智能水平一般与年龄、文化程度和职业等有关。

（二）常见认知障碍

认知障碍是指认知过程异常，包括感知觉障碍、注意障碍、记忆障碍、思维障碍、语言障碍、定向力障碍和智能障碍。

1. 感知觉障碍

（1）感觉障碍：是指感觉系统对外界刺激不能产生正常的感觉反应，也称为感觉异常。感觉障碍的常见类型：①感觉过敏：对外界刺激的感受性增高，如对皮肤轻触感到难忍的疼痛，多见于神经衰弱、癔症、更年期综合征及神经系统器质性疾病。②感觉减退：对外界刺激的感受性降低，如对强烈疼痛仅有轻微的感觉，常见于入睡前瞌睡状态、抑郁状态和意识障碍。③内感性不适（体感异常）：指机体存在难以描述、难以忍受的不舒适感觉，性质和部位难以确定，如感到挤压、游走、虫爬等，多见于神经症、癔症、抑郁症和精神分裂症等。

（2）知觉障碍：主要包括错觉和幻觉。①错觉：是对客观事物歪曲的知觉。生理性错觉常发生于在光线暗淡、恐惧、紧张、暗示或期待的状态下，如杯弓蛇影，一般通过验证可被很快纠正或清除。病理性错觉产生后不但个体不能纠正，且常有恐怖色彩，多出现在谵妄状态时。②幻觉：没有现实刺激作用于感觉器官而出现的知觉体验，是一种虚幻的知觉。幻觉是一种常见而严重的知觉障碍，多见于精神疾病患者。意识清晰时出现幻觉通常是精神疾病的象征。

2. 注意障碍 主要表现为注意的范围、稳定性和强度的改变。包括注意增强、注意减退、注意涣散、注意转移和注意范围狭窄等。

知识链接

注意的相关概念

注意的范围，也称注意的广度，是指同一时间内所注意的对象的数量；注意的稳定性是指注意长时间保持在某事物或活动上的能力；注意的分配是指在同一时间内注意指向不同的对象或活动的能力；注意的转移是指根据新的任务，主动地将注意从一个对象转移到另一个对象上的能力。

3．记忆障碍 指任何原因引起的记忆能力的下降。常见于颅脑外伤、脑血管病、颅内占位性病变等，也可以是心因性的。记忆障碍的常见类型有：

（1）遗忘：指对识记过的事物不能再认或回忆，可分为永久性遗忘和暂时性遗忘。①永久性遗忘：识记过的内容永远不能再认或回忆；②暂时性遗忘：对于识记过的内容一时不能再认或回忆，但在适当条件下记忆还可能恢复的事物不能再认或回忆。

（2）记忆减退：指识记、保存、再认和回忆能力的普遍减退。早期多表现为回忆减弱，尤其是对日期、年代、专有名词、概念等的回忆发生困难；严重时远记忆力也减退，如回忆不起个人经历等。常见于神经衰弱、脑血管病和其他脑器质性损害者，也可见于正常老年人。

（3）记忆错误：指由于再现歪曲而引起的记忆障碍，可分为错构和虚构。①错构：对过去曾经历的事件在发生地点、时间和情节上出现错误回忆，但患者坚信不疑，多见于脑部器质性疾病等。②虚构：对自己记忆的缺失部分，以虚构一套事情来填补，其内容多很生动，多变，常转瞬即忘，见于外伤性或中毒性精神病等。

（4）记忆增强：指病态的记忆增强，患者对过去很远的、极为琐碎的小事都能回忆出来，常包括许多细节。这种记忆增强实际并非记忆能力的增强，而是过分增强了对某事物的感知过程。多见于躁狂症、强迫症等。

4．思维障碍 分为思维形式障碍和思维内容障碍。

（1）思维形式障碍：①联想障碍：常见症状有思维奔逸、思维迟缓、思维贫乏、思维散漫和思维阻滞等；②思维逻辑障碍：从概念的形成到逻辑基本规律的运用等各个环节发生障碍，可表现为语法和文字结构错乱、思想荒谬离奇、脱离实际。

（2）思维内容障碍：主要表现为妄想、强迫观念等。

5．语言障碍

（1）失语：①运动性失语：不能说话，或只能讲一、两个简单的字，常用词不当，对答和复述均有困难，但能理解他人的语言和书面文字。②感觉性失语：不能理解他人的语言，自述流利，但内容不正常，发音用词错误，不能理解自己所言，严重时他人完全听不懂。③命名性失语：称呼原熟悉的人名、物品名能力丧失，但能叙述如何使用，他人告知名称时，能辨别对与错。④失写：能听懂他人语言及认识书面文字，但不能书写或写出的句子有遗漏、错误，抄写能力尚存。⑤失读：丧失对文字、图画等视觉符号的认识能力，不能识别词句、图画。

（2）构音困难：为语言表达阶段所包括的各结构的损害或生理过程失调所造成的语言表达障碍。主要由于发音的肌肉麻痹、共济失调或肌张力增高所致。主要表现为发音不清但用词正确。

6．定向障碍 不能将自己与时间、空间、地点和人物联系起来。一般来说，时间定向力最先丧失，人物定向力最后丧失。多见于脑器质性疾病，是意识障碍的重要标志，也可见于精神分裂症。

7．智能障碍 指智慧和能力的全面减退。先天性智能障碍主要见于精神发育迟滞，后天性智能障碍见于各种类型的痴呆。

（三）认知的评估

认知能力受教育水平、生活经历、文化背景等因素的影响。同时，认知能力从出生到成人期逐渐增强，到老年期逐渐衰退。此外，疾病、药物作用、酗酒、吸毒等也可导致认知功能的暂时或永久改变，认知评估时必须考虑到上述因素的影响。

1．感知觉评估 可通过会谈法询问被评估者感知觉有无改变或异常。如"你觉得最近视力有变化吗？""你有夜间视物困难吗？""你的视力对你的生活有何影响？"等。同时可进行相应的感知觉检查，如视力、听力、嗅觉、味觉等检查，以进一步明确其感知觉的功能状况。

2．注意力评估　①无意注意：通过观察患者对周围环境变化有无反应进行判断，如对所住病室开、关灯有无反应等。②有意注意评估：可指派任务让患者完成，同时观察其执行任务时的专注程度。也可询问其"能集中精力做事或学习吗"等。

3．记忆力评估

（1）回忆法：为评估记忆最常用的方法，可用于测量短时记忆和长时记忆。①评估短时记忆：可让被评估者重复听到的一句话或一组由 5 ～ 7 个数字组成的数字串，如电话号码等。②评估长时记忆：可让患者说出当天进食过哪些食品，或自己的生日，或家人的名字，或叙述孩提时代的重要事件等。

（2）再认法：也是评估记忆最常用的方法，可用于测量感觉记忆、短时和长时记忆，尤其当回忆法无法使用时，此时再认法可以弥补回忆法的不足。

（3）评定量表测评：常用量表有：韦氏记忆量表（wechsler memory scale，WMS）及其修订版、rivermead 行为记忆测验（rivermead behavioural memory test，RBMT）、再认量表（recognition memory test，RMT）、临床记忆量表等。

4．思维评估　主要针对思维形式和思维内容进行评估。

（1）概念化能力评估：可在健康指导后，请被评估者对所接受的信息进行总结概括，以此判断其对相关知识的概念化，同时注意其言语的速度、连贯性等，评估其语言表达能力及有无联想障碍等。

（2）判断力评估：询问患者有关日常生活或工作中可能出现的情况并请其做出判断，评估其有无判断能力受损。如"你感到疼痛时怎么处理？""如果你违反了交通规则，警察示意你停下，你将怎么办？"等。

（3）推理能力评估：根据患者的年龄特征提出问题评估其归纳推理和演绎能力，可让被评估者解释一些成语的意义，或比较两种不同事物的异同点等。

（4）思维内容评估：通过询问以下问题评估其有无思维内容障碍，如"你觉得家人或周围人对你的态度如何？"等。也可以通过知情人来了解被评估者有无思维内容的异常表现。

5．语言能力评估　一般通过被评估者对自身健康状况的描述即可对语言能力做出初步判断。必要时，可通过以下方式评估语言能力：①提问：提出由简单到复杂，由具体到抽象的问题，观察个体能否理解及回答是否正确。②复述：说出简单词句，让被评估者重复说出。③命名：给出一些常用物品，要求患者说出名称，不能说出者则说出其用途。④自发性语言：可通过其对自身健康状况的描述，观察陈述是否流利，用词是否恰当，或完全不能陈述。⑤阅读：诵读单个或数个词、短句或一段文字，默读一段短文或一个简单的故事，然后说出其大意，评价读音及阅读理解的程度。⑥书写：要求患者随意写出一些简单的字、数码、自己的姓名、物品名称或短句；让患者写出评估者口述字句；让患者抄写一段字句。

6．定向力评估　主要通过询问被评估者相应的问题来判断有无定向力障碍。

（1）时间定向力：可询问"现在是几点钟？""今天是星期几？""请告诉我今年是哪一年？"等。

（2）地点定向力：可询问"你现在在什么地方？""你家住在哪里？"等。

（3）空间定向力：可询问"我站在你的左边还是右边？""呼叫器在哪儿？"等。

（4）人物定向力：可询问"你叫什么名字？"、"你知道我是谁吗？"等。

7．智能评估　可通过被评估者对健康史的描述，对其智能是否有损害及其损害的程度做出粗略的判断。必要时，可进行相应的量表测评。常用的智能测评量表有简明智能状态检查、长谷川痴呆量表、神经行为认知状态测试等。

简明智能状态检查（MMSE）

二、情绪

（一）基础知识

1. 情绪的定义 情绪（emotion）是人对客观世界的一种特殊反应形式，即人对客观事物是否符合自己需要而产生的态度体验。也可以说是主体对外界刺激给予肯定或否定的心理反应。当人的需要获得满足或基本满足时，便产生积极的情绪，如愉快、高兴、欢乐、满意、喜悦；当人的需要得不到满足，便产生消极的情绪，如愤怒、哀怨、忧郁、焦虑、紧张等。

2. 情绪的表达 情绪可以通过多种形式表达，由主观体验、外部表现和生理唤醒组成。当情绪产生时，这三种层面共同活动，构成一个完整的情绪情感体验过程。

（1）主观体验：是个体对不同情绪和情感状态的自我感受。每种情绪都有不同的主观体验，只有个人内心才能真正感受到或意识到，如感到很内疚、痛苦等。

（2）外部表现：情绪的外部表现通常称为表情，包括面部表情、姿态表情和语调表情。①面部表情：主要是通过眼睛、颜面和口部肌肉的变化来表达，其中以眼部变化尤为突出，因而成为鉴别情绪的主要标志。②姿态表情：指以手势、身体姿势等传达情绪情感，是人们判断和推测情绪的外部指标。如踢翻凳子表达愤怒等。③语调表情：则是通过言语的声调、节奏和速度的变化来表达个体心理活动的过程等。

（3）生理唤醒：是指伴随情绪所产生的生理反应，包括呼吸、心率、血压、皮肤颜色、温度、皮肤电反应、脑电反应及内分泌系统反应等。如激动时，满脸通红、血压升高、心跳加快、手心出汗；恐惧时皮肤苍白、心跳加快等。

3. 情绪的种类

（1）按情绪表露的强度和持续性可分为：①心境：是影响人的整个精神活动的一种微弱而又比较持久的情绪状态，它具有比较平稳、持久和弥漫性的特点。②激情：是一种迅速的猛烈的具有暂时勃发性质的情绪状态，具有明显激烈的机体内部变化和外部表现。③应激：是当环境刺激威胁到一个人的重要需求和其应对能力时，个体所产生的一类特殊心理反应，表现为机体与环境之间适应或缺乏适应。

（2）按情绪的作用可分为：①积极情绪：能提高人的工作效能，增强人的体力和精力的情绪，如满意、喜悦、快乐、惊奇、喜爱、自信、友爱等。②消积情绪：凡是抑制人的活动效能，削弱人的体力和精力的情绪，如焦虑、抑郁、痛苦、悲哀、绝望、轻蔑、厌恶、自卑等。焦虑、抑郁是临床最常见的消极情绪。

4. 健康情绪的特征 ①情绪的发生发展有明确的原因；②情绪反应强弱与刺激强弱成正比，反应适度；③情绪发生后，随时间推移，由强渐弱，稳定而灵活；④可以自我调节和控制。

（二）情绪的评估方法

1. 会谈 个人的情绪感受可直截了当地用口头语言方式表达，而且大多能够正确地反映自己的情绪感受。会谈时，除了要明确被评估者的情绪状态（包括其主观感受及可能的生理反应，如有无睡眠障碍、食欲变化等），还应注意了解其可能的原因及持续的时间等。

2. 观察与医学检测 ①外部表情的观察：人在产生各种情绪时，面部表情、体态表情和言语表情等外部表情动作的变化。评估者可通过评估对象的表情变化来了解其情绪特点和心理需要。如高兴时常表现为笑容满面；悲伤时，唉声叹气；愤怒时，咬牙切齿等。②生理反应的评估：观察和评估其呼吸频率、心率、血压、皮肤颜色和温度等有无变化。必要时可进行激素水平的测量等。

3. 评定量表测评 为评估情绪与情感较客观的方法。常用的量表有：① Avillo 情绪与情感形容词量表，适合于不能用语言表达自己情绪、情感或对自己的情绪、情感定位不明者；② Zung 焦虑自评量表（self-rating anxiety，SAS），可测量有无焦虑症状及其严重程度，适用于具有焦虑症状的成年人，具有广泛的应用性；③Zung抑郁自评量表（self-rating depression，SDS），可测量有无抑郁症状及其严重程度，使用简便，能相当直观地反映个体的主观感受；④综合性医院焦虑抑郁量表（hospital anxiety and depression scale，HADS）等。

三、应激与应对

（一）基础知识

1. 应激　应激（stress）是一个人的平衡状态受到破坏或威胁时进行适应和应对的过程。可引起个体产生应激的各种因素均称为应激源（stressor）。应激源可以是来自体内的，也可以是来自体外的；可以是生物性的，如不适的温度、噪声、微生物侵入等，可以是心理性的，如人际关系紧张、人生受挫等，也可以是社会性的，如战争、经济危机、政治制度变革等。应激源作用于个体后，因个体对应激的认知评价、应对方式、社会支持以及个性特点等因素的不同，会引发不同的应激反应，并进而影响个体的健康状况（图1-2-1）。

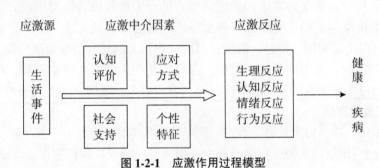

图1-2-1　应激作用过程模型

2. 应激的中介因素

（1）认知评价（cognitive appraisal）：为个体根据自身情况对应激源的性质和意义做出的估计，是应激反应过程中的关键中介因素之一。认知评价在心理应激中发挥重要的作用，同样的应激源，由于认知评价不同，引起的应激反应可以截然不同。

（2）应对方式（coping strategies）：是个体对生活事件以及因生活事件而出现的自身不平衡状态所采取的认知和行为措施。Lazarus和Folkman将应对方式分为情感式应对和问题式应对。①情感式应对：指解决自身情境反应的应对活动，指向应激反应，倾向于采用过度进食、用药、饮酒、远离应激源等行为回避或忽视应激源，用于处理由应激所致的情感问题。②问题式应对：是指直接解决事件或改变情境的应对活动，指向应激源，倾向于通过有计划地采取行动、寻求排除或改变应激源所致影响的方法，用于处理导致应激的情境本身。在应激可以由行动直接处理时，问题式应对方式更积极有效；反之则情感式应对更为有效，可暂时缓解紧张情绪，有助于发展解决问题的能力；但过度持续地使用情感式应对可导致焦虑或抑郁，甚至出现自毁行为。只要能提高机体对应激的适应水平和耐受力，即为有效应对。有效应对的标准：①应激所致的反应维持在可控制的限度内；②希望和勇气被激发，自我价值感得到维持；③与亲人的关系改善，人际、社会、经济处境改善；④生理功能得以促进。

（3）社会支持（social support）：是指个体与社会各方面包括亲属、朋友、同事和同伴等社会人，以及家庭、单位、党团、工会等社团组织所产生的精神和物质上的联系程度；能为个体提供精神与物质支持，是应激过程中个体"可利用的外部资源"，具有减轻或缓冲应激的作用。配偶及家庭成员是个体社会支持最重要的来源，其次是朋友和同事。

（4）个性特征（personality）：指个体的整个精神面貌，即具有一定倾向性的、稳定的各种心理特征的总和。个性影响个体对应激源的感知、应对方式，并与其社会支持资源有着密切关系，个性与个体应激反应的形成和程度有关。

3. **应激反应** 应激反应（stress reaction）是指应激源引起的机体非特异性适应反应，通常称为应激的身心反应，包括生理、情绪、认知和行为等方面的反应。

（1）生理反应：可分为警觉、阻抗和衰竭 3 个阶段。①警觉阶段：主要表现为呼吸、心率、心肌收缩力和心排血量增加，血压及血糖升高，血液重新分配（皮肤和内脏血管收缩，血流量减少，脑血流量增多），汗腺分泌增加，瞳孔扩大。②阻抗阶段：促肾上腺皮质激素和肾上腺皮质激素的分泌增加，机体动员全身资源抗拒应激源，生物适应性处于最高水平。③衰竭阶段：淋巴组织、脾、肌肉和其他器官发生变化，导致躯体因损伤而患病，甚至死亡。

（2）认知反应：包括积极反应与消极反应。①积极反应，由适度的应激水平引起，表现为警觉水平提高、注意力集中、记忆效果更佳、思维活跃，判断力、洞察力和解决问题的能力均有所增强。②消极反应，由较高或长时间处于高应激状态所致，表现为注意范围缩小、注意力更容易分散、思维迟钝、记忆力下降、感知混乱、判断失误、定向障碍等，发现、分析和解决问题的能力下降，还可能影响人的社会认知，导致自我评价下降等。

（3）情绪反应：适度的紧张和焦虑情绪有助于采取积极的应对措施，但过强应激水平可产生强烈的情绪反应，如重度焦虑，甚至恐惧等则会导致认知能力下降，进而影响其应对能力，有的还可以出现抑郁、愤怒、敌意、过度依赖和无助感等负性情绪反应。

（4）行为反应：由于应激源的类型、强度以及个体的中介因素不同，可以产生不同行为反应。常见的行为反应有逃避或回避应激源、攻击他人、吸烟、酗酒或吸毒等。

（二）应激的评估

通常可采用会谈、评定量表、观察与医学测量等方法评估。

1. 会谈法可围绕应激源、应激心理中介因素及应激反应等预先设定访谈提纲。

（1）应激源：通过询问下列问题了解患者近 1 年内是否经历重大生活事件和日常生活困扰及其对个体的影响。如："目前让您感到紧张焦虑的事情有哪些？""近来您的生活有哪些改变？""您所处的环境是否让您感到紧张不安或烦恼？"等。

（2）应激心理中介因素：围绕被评估者对应激源的认知评价、应对方式、社会支持、个性特征等进行询问。例如"这件事对您意味着什么？""您认为自己是否有能力应对这件事？""您通常会采取哪些方式来缓解紧张或压力？""当您遇到困难时，您的家人、朋友、同事或单位组织会为您提供帮助吗？""在您遇到困难时，您会主动向您的家人、朋友或同事寻求帮助吗？""您对家人、亲友或同事的帮助是否满意？""在您做事或做决定时，是喜欢一个人独立完成，还是愿意他人的参与？""遇到不开心的事情时，您是喜欢说出来，还是更愿意闷在心里？"等。

（3）应激反应：通过询问以了解被评估者应对措施的有效性及应激的身心反应。如"您能否解决您所遇到的问题和烦恼？""您采取的措施是否有效？""您是否感到身心疲惫？"等。

2. **评定量表测评**

（1）应激源强度的评估：目前用于应激源的评定主要有 Holmes 和 Rahe（1967）编制的"社会再适应评定量表"（social readjustment rating scale，SRRS）、住院患者压力评定量表、张亚林和杨德森 1986 年编制的生活事件量表（life event scale，LES）等。

（2）应激心理中介因素评估：主要是针对应对方式、社会支持以及个性特征的评定量表。①应对方式评估：常用的有 Jaloviec 应对方式量表、简易应对方式问卷、特质应对方式问卷及医学应对问卷等。②社会支持评估：常用的有肖水源（1987）提出的社会支持问卷、Blumenthal 等（1987）研制的领悟社会支持量表、Wilcox（1982）的社会支持调查表等。③人格测验：包括人格调查和投射技术两类。常用的人格调查有明尼苏达多相人格问卷（Minnesota multiphase personality inventory，MMPI）、艾森克人格问卷（Eysenck personality questionaire，

应激与应对评估工具

EPQ）等。常用的投射技术有洛夏墨迹测验等。

（3）应激反应的评估：由于应激常致焦虑和抑郁，因此测量焦虑和抑郁的量表可作为测量应激反应的有效工具。

3．观察与医学检测

（1）一般状态与行为：观察有无厌食、胃痛、多食、疲乏、失眠、睡眠过多、头痛或胸痛等应激所致的生理反应，有无记忆力下降、思维混乱、解决问题能力下降等应激所致的认知改变，有无焦虑、抑郁、无助和愤怒等情绪反应，有无行为退化或敌对、物质滥用、自杀或暴力倾向等应激所致的行为反应。

（2）全身各系统的变化：有无心率、心律、血压改变；呼吸频率和形态的变化情况；有无厌食、腹痛等消化功能改变；肌张力和身体活动情况等。

四、健康行为

（一）基础知识

1．行为 行为（behavior）是机体在环境因素影响下发生的内在生理和心理活动的反应，表现为机体外显的活动、动作、运动、反应或行动。

2．行为与健康的关系 研究显示，人的行为与其健康状况存在着密切的关系。Matarazzo（1984）曾将影响健康的行为分为健康保护行为和健康损害行为两类。

（1）健康保护行为：是指对维护健康有积极影响的行为，也称行为免疫。世界卫生组织提出的4大健康保护行为是不吸烟、饮酒不过量、锻炼身体和平衡膳食。美国加利福尼亚州公共卫生局人口研究室经过多年的研究总结出7项健康保护行为：①从不吸烟；②有规律地锻炼身体；③适当的睡眠（每晚7～8小时）；④保持正常体重；⑤适度饮酒或不饮酒；⑥每天食早餐；⑦两餐之间少吃零食。

（2）健康损害行为：是指偏离个人、团体及社会健康期望方向的一组相对明显和确定的对健康有不良影响的行为，或称行为病因。通常可分为以下4类：①不良生活方式和习惯：主要包括不良饮食习惯和缺乏运动，如饮食过度、高脂饮食、高糖饮食或低纤维素饮食、挑食，嗜好致癌性食物和进食过快等。②日常健康危害行为：主要包括吸烟、酗酒、吸毒和不良性行为等。这些行为不仅给自己的身心健康带来不利影响，还会给家庭、社会带来难以估量的危害，吸毒、不良性行为可导致艾滋病等传染病的传播。③不良病感行为：是指个体从感知到自身有病到疾病康复全过程所表现出来的一系列不良行为，如疑病行为、恐惧、讳疾忌医，不及时就诊、不遵从医嘱、迷信或放弃治疗、自暴自弃等。④致病行为模式：是指可导致特异性疾病发生的行为模式，也称作危害健康的人格类型。研究发现 A 型性格与 D 型性格是冠心病的主要危险因素，而 C 型性格者比较容易罹患癌症；A 型性格、情绪压抑，对自己要求过高，比较固执保守的人比较容易罹患原发性高血压；竞争性过强、精神紧张、过度自制者容易罹患消化性溃疡；过分依赖、受暗示性强者与哮喘关系密切（表 1-2-1）。

表1-2-1 不同性格类型的行为特征

性格类型	行为特征
A 型性格	好胜心强、雄心勃勃、努力工作而又急躁易怒，常有时间紧迫感和竞争敌意倾向
C 型性格	过分压抑自己的负性情绪，行为退缩，易出现无助、无望的心理状态
D 型性格	消极忧伤和孤独压抑

（二）健康行为的评估

1．会谈与观察 通过会谈以及对行为表现的观察，可了解被评估者的健康保护行为及健

G1-5
健康行为相关量表

康损害行为的发生情况等，如饮食的量、种类，有无节食或暴食行为；日常运动类型、频次；就诊过程中出现的行为；有无吸烟、酗酒、吸毒行为或皮肤注射痕迹、瘢痕；是否存在致病行为模式等。

2. 评定量表测评　用于行为评估的测量工具包括健康促进生活方式问卷、酒精依赖疾患识别测验、A 型行为评定量表、C 型性格、D 型性格量表等。

五、自我概念

（一）基础知识

1. 自我概念的内涵　自我概念（self concept）是人们通过对自己的内在和外在特征，以及他人对其反应的感知与体验而形成的对自我的认识与评价，是个体在与其所处的心理和社会环境的相互作用过程中形成的动态的、评价性的"自我肖像"。

当个体把自己当成认识对象时，就会对自己的性格、能力、特长、外表和社会接受性，包括个人从目标与理想的追求中所获得的成败经验等产生知觉，形成自我的肖像画。我是谁？我能做什么？我的优势和特长是什么？我想做什么？我该做什么？我在他人的眼里是怎样的人等。当个体高估自我的能力，选择过高的目标则容易经受不必要的挫折；过于自卑，则使人回避挑战困境，失去自我的发展机遇。以上两者均会产生负性情绪，影响个体维持健康的能力。因此，很多心理学家将自我概念作为衡量个体心理健康的重要标准之一。

2. 自我概念的形成与发展　自我概念并非与生俱来，它是个体与他人相互作用的"社会化产物"。美国社会心理学家 Festinger（1954）在"社会比较理论"中指出，个体对自己的价值判断是通过与他人的条件、能力和成就相比较而形成的。Cooley（1902）的"镜中我"自我概念理论认为，个体的自我概念是在与他人的交往中产生的，是他人关于自己看法的反映，即"他人对我是明镜，其中反映我自身"。

自我概念的形成与变化受许多因素影响，可归纳为：①早期的生活经历：个体在早期生活经历中得到的身心社会反馈是积极的、令人愉快的，建立的自我概念多半是良好的；反之，则是消极的。②生长发育过程中的正常生理变化：如青春期第二性征的出现、妊娠、衰老过程中皮肤弹性的丧失和脱发等，均可影响个体对自己身体的感知。③健康状况的改变：如疾病、外伤等，可致个体身体外观暂时或永久改变，对其身体意像及自我认同均有较大影响。④人格特征：控制观理论认为在长期社会学习经历中形成的相当稳定的人格特征，影响着个体对外界事物的感受。内控型控制观者，将事物的结果归因于个人的行动和选择，常与积极的自我概念相联系；外控型控制观者，将事物的结果归因于命运、运气或外部力量，多与消极的自我概念相联系。⑤其他：文化、环境、社会经济状况、人际关系、职业和个人角色等也可在一定程度上影响个体的自我概念。

3. 自我概念的组成

（1）身体意像（body image）：也称体像，是指个体对自己身体外形及身体功能的认识和评价，包括对身体外形、身体功能、性功能和健康状况的感知。身体意像是自我概念中最不稳定的部分。若个体无限放大自身某种缺陷，则会出现体像障碍倾向。

（2）社会认同（social identity）：也称社会自我，是个体对自己的社会人口特征，如年龄、性别、职业、政治和（或）学术团体会员资格以及社会名誉、地位的认识与感受。

（3）自我认同（personal identity）：也称精神自我，是个体对自己智慧、能力、性格、道德水平等的认识与判断。

（4）自尊（self-esteem）：是个体尊重自己、维护自己的尊严和人格，不容他人任意歧视、侮辱的一种心理意识和情感体验。任何对自我的负性认识和评价都会影响个体的自尊。在生活中，人们可获得多种情感体验，自尊则是带有正性评价和情感色彩的描述，是人格中具有积极意义的部分，与个人的自我价值有关，是应该努力培养的品质。

4．自我概念的分类　有关自我概念的分类方法较多，国内外较为认可的是 Rosenberg 分类法：

（1）真实自我：为自我概念的核心，是人们对其身体内外在特征及社会状况的如实感知与评价，包括社会认同、自我认同、体像等方面。

（2）期望自我：又称理想自我，是人们对"我希望我成为一个什么样的人"的感知。期望自我在一定程度上受社会期望的左右，是人们获取成就、达到个人目标的内在动力。但是它含有真实和不真实的成分，真实成分越高，与真实自我越接近，个体的自我概念越好，否则可产生自我概念紊乱和自尊低下。

（3）表现自我：指个体真实自我的展示与暴露，为自我概念最富于变化的部分。个体自我暴露的程度取决于与交往对象的熟悉和信任程度。患者与护士初次交往也一样，会对自我资料有所保留，因而护士要全面获取患者信息会存在一定困难。与此同时，某种因素的驱动也会使个体有意无意地掩盖自我；此外，表现自我还容易受"观众效应"的影响。由此可见，对个体自我概念的评估结果取决于暴露自我的多少以及与真实自我的相关程度。

（二）自我概念紊乱

由于疾病或外伤使身体某一组成部分缺失、外观改变或生理功能障碍，心理及精神障碍等患者易出现自我概念紊乱。自我概念紊乱的主要表现有：

1．行为方面　可分为语言和非语言行为表现。①语言行为，如"我真没用""看来我是无望了"；②非语言行为，如不愿见人、不愿照镜子、不愿与他人交往、不愿看身体外形改变的部位、不愿与他人讨论伤残或不愿听到相关的谈论等。部分个体可表现出过分依赖、生活懒散、逃避现实，甚至自杀倾向。

2．情绪方面　可有焦虑、抑郁、恐惧等情绪改变。表现为注意力无法集中，易激惹，姿势与面部表情紧张，神经质动作，望着固定位置，如墙壁、天花板；肢端颤抖、快语、无法平静；或情绪低落、心境悲观、自我感觉低沉、自觉生活枯燥无味、哭泣。

3．生理方面　可出现心悸、食欲减退、睡眠障碍、运动迟缓以及机体其他功能的减退。

（三）自我概念的评估

临床工作中，首先要识别自我概念紊乱高危人群，如身体某一组成部分缺失、外观改变或生理功能障碍者等。主要的评估方法有：

1．会谈　是了解被评估者自我概念的主要方法之一。会谈可围绕其对自己的身体意象、社会与自我认同、自尊的看法来设置会谈提纲。如可询问"你觉得你是怎样的一个人？""你对自己满意吗？""你最引以为豪的个人成就有哪些？""你最希望自己在什么方面有所改变？"等。

2．观察　注意观察被评估者在与他人互动过程中外表、言语和非语言行为及情绪反应等。①外表：衣着是否整洁，穿着打扮是否得体；②非语言行为：是否有不愿见人、不愿照镜子、不愿与他人交往、不愿看体貌改变的部位、不愿与他人讨论伤残或不愿听到这方面谈论的行为等；③语言行为：有无"我真没用"等语言流露；④其他：有无着急、害怕、易激惹等焦虑表现，有无失眠、食欲减退、易疲劳等抑郁情绪。

3．投射测验　可在受测者没有戒心的情况下，收集到其从内心深处透露或投射出来的心理活动。通过专业分析了解受测者的真实动机和态度。其中最著名的投射测验是洛夏墨迹测验和主题统觉测验。画人测验则适用于儿童等不能很好地理解和回答问题者，可以让患者画自画像并对其进行解释，从中了解患者对自我概念的理解与认识。

4．评定量表测评　可直接用于测量个体自我概念的常用量表有 Rosenberg 自尊量表、Pieer-harries 儿童自我概念量表、Michigan 青少年自我概念量表及 Coopersmith 青少年自尊量

61-4
Rosenberg 自尊量表

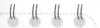

表，也有专用于评定护士的职业自我概念量表。实践应用时可根据要评估的内容及每个量表的适用范围进行选择。

第三节　社会评估

案例 1-2-3

患者，女性，49 岁，因胆囊炎、胆结石住院治疗，术后第 2 天，得知自己的儿子因患急性阑尾炎住院需要照顾时，患者立即放弃自己的治疗去照顾儿子。

问题与思考：

应如何理解患者的这种行为？

人的社会属性使其从根本上区别于其他动物，从个体降临于世的第一天起，即直接或间接地与社会发生千丝万缕的联系。因此，除了生理和心理评估以外，社会评估也是健康评估的主要内容之一。社会评估的主要内容包括角色与角色适应、家庭、文化和环境评估等。

一、角色与角色适应

（一）基础知识

1．角色　角色（role）是指社会对处于某种特定社会位置的个体所规定的行为标准和行为期望。每个人在社会中同时扮演着多种角色，社会通过法律法规、道德舆论、教育等赋予每个角色大致的职能标准，既与个体身份、地位相一致的一整套权利、义务和行为模式，例如教师必须完成传道、解惑、授业的角色职能。处于不同社会地位的个体，社会对其有不同的行为期望。

要扮演好相应的角色，个体首先需要识别自己的身份、地位、权利和义务与其他社会角色的区别与联系，即角色认知。个体依据自身对角色期望的认识和理解，不断调整自己的角色行为，使之与角色期望逐渐吻合，这个过程即为角色适应。

2．常见的角色适应不良　每个个体都扮演着多个不同的角色，其角色行为应随着不同时间、空间进行适当的调整。例如，当护士在医院与患者发生互动联系时，应执行护士工作职能；下班回到家与家人发生互动时，则应承担应有的家庭角色义务。若个体的角色行为与角色期望不协调或无法达到角色期望要求时，就容易发生角色适应不良。常见的类型有：

（1）角色冲突（role conflict）：角色期望与角色行为之间差距太大使个体难以适应而发生的心理冲突，引起的行为矛盾。引起角色冲突的常见原因有：①个体需要同时承担 2 个或 2 个以上在时间或精力上相互冲突的角色；②对同一角色的角色期望标准不一致。

（2）角色模糊（role ambiguity）：个体由于缺乏明确的角色期望，不知道承担某个角色应该如何行动而造成的不适应反应。导致角色模糊的原因可能有：涉及的角色期望太复杂，角色转变的速度太快，或与其角色伙伴之间的沟通不良等。

（3）角色匹配不当（role incongruity）：指个体的自我概念、自我价值观，或自我能力与其角色期望不匹配。

（4）角色负荷过重（role overload）和角色负荷不足（role underload）：前者指在一定期限内对个体的角色期望过高；后者则是对个体的角色期望过低而使个体的能力没有发挥出来。

（二）患者角色

1．**患者角色**（sick role） 当一个人一旦确定自己患病，不管是否得到医生证实，就开始扮演患者角色。患者角色的主要特点：

（1）脱离或减轻日常生活中的其他角色，减轻或免除相应的责任义务。

（2）患者有积极配合医疗护理、促进自身健康恢复的义务。

（3）患者有寻求可靠治疗技术帮助、享受健康服务、知情同意和隐私保护的权利。

（4）患者对其陷入疾病状态无直接责任，不应受到责备。

2．**患者角色适应不良**

（1）角色缺如：是指患者被确诊后而尚未进入患者角色，不能正视或厌倦疾病的存在，否认或不接纳自己有病的现实。表现为不能很好地配合治疗和护理。多见于初诊为癌症或预后不良疾病的患者。属于心理防御的一种，通过否认缓冲患病事实对个体的压力刺激。

（2）角色冲突：当个体对某种需要的迫切追求超过求医治病的动机时，不愿意放弃原有角色，就会出现角色冲突。

（3）角色强化：当需要患者向常态角色转化时，个体却依然沉溺于患者角色。表现为过分认同疾病状态、依赖性强、对自我能力怀疑、对原来承担的社会角色存在恐惧和不安。例如：已适应和习惯依赖呼吸机辅助呼吸的患者，既希望又害怕撤除呼吸机。

（4）角色消退：在个体逐渐接受和适应患者角色之后，由于某些原因重新转回常态角色，去承担本应免除的责任与义务，与此同时，患者角色行为退化甚至消失。

3．**影响患者角色适应的因素**

（1）年龄：年轻人对患者角色相对淡漠，而老年人则容易发生角色强化。

（2）性别：女性患者较男性患者更容易发生角色强化、消退、冲突等角色适应不良反应。

（3）疾病的性质和严重程度：恶性肿瘤患者、慢性病、病情较重的患者容易发生角色强化。

（4）家庭、社会支持系统：家庭、社会支持系统强的患者较容易适应患者角色。

（5）经济状况：经济状况差的患者容易产生角色消退或缺如。

（6）其他：环境、人际关系、病室氛围等也可影响患者的角色适应。

（三）**角色与角色适应的评估**

1．**观察** 主要观察评估对象有无疲乏、心悸、易激惹、忽略自己和疾病、缺乏对治疗护理的依从性、过分关注疾病状态等角色适应不良的身心反应。

2．**会谈** 通过会谈了解评估对象所承担的角色数量、角色的感知和满意度以及是否存在角色紧张等。

（1）角色数量：所从事什么职业？担当的职务？目前在家庭、单位或社会所承担的角色与任务有哪些？

（2）角色感知：是否清楚自己的角色权利和义务，是否觉得自己担当这些角色是现实的、合理的？对患者角色的认识：是否能安于养病、积极配合治疗、护理，并努力使自己尽快恢复？

（3）角色满意度：对自己角色行为是否满意？与自己的角色期望是否相符？

（4）角色紧张：是否感到角色任务过多、过重或不足？是否感到太闲，或是休息、娱乐时间不够？

（5）角色期望：对自己的角色期望有哪些？他人对评估对象的角色期望有哪些？

（6）影响角色适应的因素：住院对常态角色有什么影响？患者角色对其生活方式、人际关系有无影响？哪些因素影响其患者角色的适应？

二、家庭

（一）基础知识

1. 家庭的定义 家庭（family）是社会的基本构成单位，是基于婚姻、血缘或收养关系而形成的社会共同体。家庭对每一个人都很重要，它是个体生活的主要场所，家庭功能健全与否、家庭关系和谐与否，皆左右着每个人的身心健康。

2. 家庭的结构 家庭结构（family structure）是指家庭成员组成的类型及成员间的相互关系，分为外部结构和内部结构。外部结构，又称人口结构，而内部结构则包括权利结构、角色结构、沟通过程及价值观，可以反映家庭成员之间的相互关系和亲密程度。

（1）人口结构：即家庭的规模或类型（family form）。目前，家庭的分类方法各不相同，按其规模和人口特征可分为7类：核心家庭、主干家庭、单亲家庭、重组家庭、无子女家庭、同居家庭和老年家庭（表1-2-2）。

表1-2-2　家庭人口结构类型

类型	人口特征
核心家庭	夫妻俩和婚生或领养的子女
主干家庭	核心家庭成员加上夫妻任何一方的直系亲属如祖父母、外祖父母、叔姑姨舅等
单亲家庭	夫妻任一方和婚生或领养的子女
重组家庭	再婚夫妻和前夫或（和）前妻的子女，以及婚生或领养的子女
无子女家庭	仅夫妻两人
同居家庭	无婚姻关系而长期居住在一起的夫妻和其婚生或领养的子女
老年家庭	仅老年夫妇，其婚生或领养的子女离家

（2）权利结构（power structure）：指家庭中夫妻间、父母与子女间在影响力、控制力和支配权方面的相互关系。基本类型有传统独裁型、工具权威型、分享权威型、感情权威型。

知识链接

家庭权力结构类型

传统独裁型：由传统习俗继承而来的权威，如父系家庭以父亲为权威人物，夫妇、子女都必须接受这种形态。

工具权威型：由养家能力、经济权利决定的成员权威。

分享权威型：家庭成员权利均等，以共同参与、彼此协商的方式决策，根据各自的能力和兴趣分享权利，该类家庭称民主型家庭。

感情权威型：由感情生活中起决定作用的一方决定。

（3）角色结构（role structure）：是指家庭对每个处于特定位置的家庭成员所期待的行为和规定的家庭权利和义务。家庭角色的分配不均可能会影响家庭的正常功能，并有损于家庭成员的健康。良好的角色结构应具备以下特征：①每个家庭成员都能认同和适应自己的角色范围；②家庭成员对某一角色的期望一致，并符合社会规范；③角色期待能满足家庭成员的心理需要，符合自我发展的规律；④家庭角色有一定的弹性，能适应角色的变化。

（4）沟通过程（communication process）：沟通作为信息传递的过程，最能反映家庭成员间的相互作用与关系，家庭内部沟通良好是家庭和睦和家庭功能正常的保证；反之则会出现家庭内部沟通过程障碍，而表现出以下特征：①家庭成员自卑；②家庭成员以自我为中心，不能理解他人的需求；③家庭成员在交流时采用间接和掩饰的方式；④家庭内信息的传递是含糊的、不直接的、有矛盾或防御性的。

（5）家庭价值观（family values）：指家庭成员对家庭活动的行为准则和生活目标的共同态度和基本信念。它可影响家庭的权利结构、角色结构和沟通形式，并决定家庭成员的行为。

3．家庭功能　家庭的功能包括生物功能、经济功能、文化功能、教育功能和心理功能。

（1）生物功能：是家庭的原始和基本的功能。家庭具有繁衍后代，满足家庭成员衣、食、住、行等方面的基本生活需求，以保证家庭成员的身体健康等生物学功能。

（2）经济功能：家庭成员通过不断地工作来维持经济功能，增加家庭的经济收入，以保证家庭其他功能的进行。

（3）文化功能：指家庭通过亲朋往来、娱乐、求学、就业等活动以传递社会道德、娱乐、法律、风俗、时尚等的过程。家庭通过其文化功能培养家庭成员的社会责任感、社会交往意识与技能。

（4）教育功能：指家庭配合学校和社会传播科学与文化知识，促进健全人格发展。

（5）心理功能：维持家庭内部稳定与归属感，维护家庭成员的安全与健康，为健康状态不佳的成员提供良好的支持与照顾。

（二）家庭资源与危机

家庭资源是指家庭为维持其基本功能、应付各种生活事件所需的物质、精神和信息等方面的支持，包括内部资源和外部资源。内部资源包括家庭为其成员提供的经济支持、精神和情感支持、信息支持、健康照顾等。外部资源包括家庭所能获得的社会支持、文化资源、宗教信仰组织的支持、居住环境及社区内的医疗保健机构等。面临同样一个生活事件，资源丰厚的家庭可及时调适并化解压力，家庭资源缺乏者则容易出现家庭危机。即当家庭压力超过家庭资源，导致家庭功能失衡的状态。

导致家庭危机的主要原因有：①经济收入低下或减少；②家庭成员关系改变或终结，如离婚、分居、丧偶；③家庭成员角色改变，如初为人母、退休、患病；④家庭成员的行为违背家庭期望或损害家庭荣誉，如酗酒、赌博、犯罪。

（三）家庭的评估

主要是了解个体家庭人口结构、角色结构、权利结构、沟通过程、家庭价值观等，重点是家庭功能的评估。

1．观察　观察个体家庭居住条件，明确家庭设施，尤其要注意是否方便老弱病残成员的生活？截瘫者有无轮椅？慢性病者有无相应的监测仪器如血糖仪等；观察家庭成员衣着、饮食、家庭气氛、家庭成员间有无敌对或伤害性语言，是否缺乏民主气氛；观察成员间的亲密程度，是否彼此关心照顾，尤其对老幼患者家庭成员的照料等。

2．会谈　可通过以下提纲对家庭结构、家庭功能等进行评估。

（1）人口结构：①您结婚多长时间了？②你们有孩子吗？最大的孩子多大？③孩子都在家住吗？

（2）角色结构：①评估时注意有无角色冲突？②角色负荷不足或过重？③角色匹配不当、角色模糊等问题。

（3）权利结构：①家里的大事小事通常谁做主？②有麻烦时谁提出意见和解决办法？

（4）沟通过程：①你的家庭和睦、快乐吗？②大家有想法或要求能否直截了当地提出？

听者是否认真？由于角度不同，家庭成员对家庭沟通过程的评价可能不同。

（5）家庭价值观：①家庭最主要的日常生活规范有哪些？②家庭是否将成员的健康看作头等大事？是否主张预防为主、有病及时就医？③家庭生活方式如何？如何看待吸烟、酗酒等不良生活行为？④家庭成员是否提倡成员间相互支持、关爱，个人利益服从家庭利益？

（6）家庭资源：①你觉得你的家庭经济条件如何？能否支付你的住院费用？②你的家人是否有时间和精力并乐意照顾你？③你的家人文化程度如何？能否提供你所需要的保健知识、就医信息？④你家离医院近吗？医疗护理水平如何？能否满足你的就医需求？⑤除了家人你还可以从哪些方面得到帮助？朋友、邻居、同事、单位？

（7）家庭功能：①你觉得你的家庭收入是否够用？能否满足衣、食、住、行等基本生活需求？②你的家和睦、快乐吗？③你依恋你的家吗？为什么？④你的家庭成员间能否彼此照顾，尤其对患病的成员？

3. 评估量表法　常用的量表有 Procidanao 与 Heller 的家庭支持量表和 Smikstein 的家庭功能量表。

家庭支持与家庭功能
评估量表

三、文化

（一）基础知识

1. 文化的定义　文化是一个社会及其成员所特有的物质和精神文明的总和，即特定人群为适应社会环境和物质环境而具有共同的行为和价值模式。文化在一定的社会背景下产生和发展，并被人们自觉、广泛地接受，从而形成的生活与行为方式，包括思想意识、宗教信仰、道德规范、知识、艺术、信念、习俗、法律等。

2. 文化要素　文化有鲜明的民族性、继承性、获得性、共享性、复合性等特性。文化的核心要素是价值观、信念与信仰、习俗。人类学家将文化比喻为金字塔，塔顶为社会群体文化中的习俗，它具有很强的可视性，最容易表达。中层是信念与信仰，塔底为社会群体文化中的价值观，它既深沉又抽象。

（1）价值观（value）：是指个体对生活方式与生活目标价值的看法或思想体系。个体在长期的社会化过程中，通过后天学习逐步形成。

（2）信念与信仰：信念（beliefs）是自己认为可以确信的看法，是个人在自身经历中积累起来的认识原则，是与个性和价值观相联系的一种稳固的生活理想。如健康信念，不同的个体对健康和疾病的理解不同，继而会影响到其健康行为和就医行为。信仰（faith）是指人们对某种事物或思想的极度尊崇和信服，并以此作为自己的精神寄托和行为准则，如宗教信仰。

（3）习俗（convention）：又称风俗，为历代传承，久积而成的风尚，是人们生活中历代相传的程序化的行为方式。习惯则指由多次重复或练习而巩固下来的行为方式。风俗与习惯常相伴相随。例如相同地域的社会群体有着相似的生活习惯和共同的喜好、禁忌。

（二）文化的评估

1. 会谈　文化具有丰富的内涵，可针对评估的目的不同采用不同的问题进行提问。

（1）价值观的评估：价值观存在于潜意识中，不能直接观察，又很难言表，评估比较困难，可通过询问以下问题得到资料：①通常情况下，你认为什么对你最重要？②遇到困难时，你是如何看待的？③有无参加什么组织？④你对你患的疾病有什么看法？⑤你认为你的疾病对你有何影响？

（2）信念与信仰的评估：信念的评估主要是了解患者对自身健康问题的看法及所处文化对健康的影响。会谈提纲：①你认为是什么原因引起你的健康问题？②你的健康问题对你有何影响？③严重程度如何？④你认为你该接受何种治疗？⑤你希望通过此项治疗达到哪些效果？⑥你的病到底给你带来哪些问题？⑦对这种病你最害怕什么？

对信仰的评估，可通过以下问题获得：①你是否参加党、团等组织？②你有宗教信仰吗？③你是否经常参加组织或宗教活动？④你是否因宗教信仰而禁食某种事物？⑤患病对你的组织或宗教活动产生哪些影响等。

（3）习俗的评估：评估者可从食物的种类、餐次、饮食喜好、食物烹调方式、饮食与健康的关系、对传统医药的了解和使用等方面进行询问。如：你平常进食哪些食物？最喜欢的食物是什么？每天进餐几次？常采用的烹调方式是什么？哪些情况会影响你的食欲？平常采取哪些民间传统的方法治疗疾病？效果怎样？你信任传统的治疗方式吗？有哪些语言禁忌？

2．观察　可通过评估者与评估对象交谈以及观察对方的神情、姿势、眼神等对沟通方式、礼仪、禁忌等进行评估。

四、环境

（一）基础知识

1．内环境与外环境　人的健康离不开良好的生存环境。环境（environment）是人类赖以生存、发展的社会与物质条件的综合体，可分为人体的内环境和外部环境。人的内心世界和人体的各个组织系统构成了人体的内环境，包括生理环境和心理环境。内环境通过各种渠道不断地与外部环境进行物质、能量和信息的交换，以维持个体的身心平衡。人的外部环境分为物理环境和社会环境。

2．物理环境　物理环境包括空间、声音、温度、湿度、光线、通风状况、气味、室内装潢、布局等。各种环境因素对人体的健康和安全均会产生积极或消极影响，例如：适宜的环境温度、湿度使人感到舒适，空气湿度过小，则使人口干舌燥，鼻咽干痛；湿度过大又会让人感到压抑和烦躁。空气、水的污染威胁着人类的健康。目前，人类的多种肿瘤已被证实与过多接触或摄入环境中的有害物质、热辐射、放射线有密切关系。

3．社会环境　包括制度、法律、经济、文化教育、生活方式、社会关系、社会支持等诸多方面。

（1）经济：经济为个体提供了衣、食、住、行等基本需求和享受教育及健康服务的物质基础，因而对健康的影响最大。

（2）文化教育：文化教育水平对健康的作用主要表现为：接受过良好文化教育的个体常常能够早期识别疾病、获取健康保健信息、改变不良传统习惯，参与社会卫生和提高对卫生服务的有效利用。

（3）生活方式：是指人与社会的行为模式，因经济、文化、政治等因素的相互作用而形成的人们在衣、食、住、行、娱乐等方面的社会行为。例如：吸烟可导致肺癌、慢性支气管炎等；暴饮暴食、高脂、高盐饮食导致的肥胖与冠心病、糖尿病等多种疾病有关。

（4）社会关系与社会支持：个体的社会关系涵盖所有与之发生直接或间接联系的人或人群，如家人、邻居、同事、朋友或某些组织、团体的成员等。个体的关系网越大、越健全，人际关系越密切融洽，则获得的社会支持越多。社会支持包括物质、情感、信息、经济支持。一般来说，社会支持力度越大，个体的身心调节与适应越快、生活质量越高。

（二）环境的评估

1．会谈　通过会谈了解家庭环境、病室环境、工作环境、社会环境因素。

（1）家庭、病室环境：室内是否整洁、明亮？空气是否流通？室内温度、湿度如何？有无过多阶梯、门槛或拐角？浴室有无防滑设施、地面是否潮湿光滑？

（2）工作环境：工作环境有无烟雾、粉尘、石棉、化学物、强光、噪声等刺激物？有无废水、废气来源？是否有高压电、高温、重型机器、高空作业、电线、强酸、碱？有无安全作业条例？是否被理解与执行？有无防护措施及工具如安全帽、安全眼镜、防护衣等？

（3）社会环境：主要评估个体经济状况、教育水平、生活方式、社会关系与社会支持。经济来源有哪些？家庭经济来源有哪些？有无失业、待业人员？文化教育的程度，是否具备健康照顾所需的知识和技能？饮食、睡眠、娱乐、活动方式以及饮食习惯、有无吸烟、酗酒、程度如何？家庭关系是否稳定密切？家庭成员是否彼此尊重？与同事、领导关系如何？可获得的社会支持的性质、数量、质量如何？

2. 实地观察　实地考察护理对象的家庭住所、医院环境、工作环境是否存在健康危险因素，自然环境中是否有工业废气、废水污染，必要时取样检测。

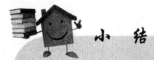

小　结

1. 人的健康不仅仅是躯体没有疾病，还包括心理和社会功能的完好状态。心理社会评估是健康评估的一个重要组成部分。

2. 心理社会评估的主要方法包括会谈、观察、医学测量、量表评定等。不同的评估方法都有各自的优势与不足，应根据实际情况及评估内容的不同选择适宜的评估方法。

3. 心理评估主要包括认知功能的评估、情绪的评估、应激与应对的评估、健康行为的评估、自我概念的评估等。

4. 社会评估主要包括角色与角色适应、家庭、文化与环境的评估。

思 考 题

1. 不同价值观对健康问题态度的差异：当患者确诊为癌症时应该告诉他吗？

2. 患者，男性，61岁，已婚，大学毕业，刚退休，患有糖尿病6年，其妻58岁，育有一子，30岁，在外地工作。

问题与思考：

（1）该家庭属何种类型？

（2）请评估该家庭的生活周期为哪一发展周期？

（晏家芳）

第三章　身体评估

学习目标 ···

通过本章内容的学习，学生应能够：

◎ **识记**

1．按顺序列出身体评估的各项内容及评估方法。

2．复述身体评估的常见概念。

◎ **理解**

1．说明各项评估内容的临床意义。

2．解释常见异常体征的发生机制及临床意义。

◎ **应用**

1．正确运用身体评估的基本方法对被评估者进行全面、系统的身体评估。

2．根据评估所见应用所学知识区别正常及异常体征。

3．根据所学知识总结出各系统常见疾病的体征。

第一节　概　述

案例 1-3-1 ──────────────

　　患者，男，73 岁，自述患肺气肿 10 多年，每年冬季感冒后即出现咳嗽、咳痰，近 2 周来又出现类似症状。

　　问题与思考：

　　1．对于该患者，应该怎样进行身体评估？

　　2．在身体评估过程中你会发现哪些异常体征？

一、身体评估的目的与注意事项

（一）身体评估的目的

　　身体评估（physical assessment）是评估者运用自己的感官或借用于简单的辅助工具（如体温表、血压计、叩诊锤、听诊器等），通过细致的观察和系统的检查以判断护理对象身体状况的最基本的评估方法。是每个护理人员必须掌握的技能和技巧。

　　身体评估一般在采集完健康史后开始，通过身体评估所获得的有关资料，进一步验证健康史中所获得的有临床意义的症状，发现护理对象存在的体征，同时结合辅助检查结果，即可以对护理对象的健康状况做出较全面的判断，进而制订出准确的护理诊断或护理问题。护理人员所做的身体评估与医生所做的体格检查在方法上是一致的，但两者的侧重点不同，如对肢体活动障碍或偏瘫的患者，护理人员着重评估患者双侧肢体活动、感觉和肌力情况，从而获得对患者功能状态的影响，而医生则重点通过神经系统的检查以便于做出医疗诊断。总之，护理人员所做的身体评估是以获得患者现存的或潜在的护理诊断或护理问题为目的。

（二）身体评估的注意事项

1．评估前的准备

（1）评估者剪短指甲和洗手，避免交叉感染，必要时可穿隔离衣，戴口罩和手套，并做好隔离、消毒工作。

（2）评估前准备好评估所需的器具和物品。

（3）根据患者的健康史等信息拟定身体评估的重点及顺序等。

（4）准备适宜的评估环境：光线适宜，以自然光线为佳，环境温暖、安静，并具有隐私性。

（5）向被评估者做自我介绍，并说明目的和要求，便于更好地取得被评估者的密切配合。

2．评估过程中的注意事项

（1）评估者应仪表端庄，举止大方，态度诚恳、和蔼。整个评估过程中应关心、体贴被评估者，适当的谈话可转移被评估者的注意力，消除其紧张情绪。

（2）评估要细致、精确、全面而又重点突出，操作要规范，动作要轻柔，充分暴露评估部位。

（3）按一定顺序进行评估，通常先观察一般状况和测量生命体征，然后依次评估头、颈、胸、腹、脊柱、四肢和神经系统，必要时进行生殖器、肛门和直肠检查，以避免不必要的重复和遗漏，也应避免反复改变被评估者的体位。

（4）若病情危急，应做重点评估，先行抢救，待病情平稳后再作补充。

（5）应注意根据病情变化及时进行复查，不断补充和修正评估结果。

二、身体评估的基本方法

身体评估的基本方法有五种：视诊、触诊、叩诊、听诊和嗅诊。要熟练掌握和运用这些方法并使评估结果准确、可靠，既需要扎实的医学基础知识和护理专业知识作指导，更需要反复的临床护理实践和丰富的临床护理经验。

（一）视诊

视诊（inspection）是评估者用眼睛来观察被评估者全身或局部状态的评估方法。包括全身和局部视诊，以及对呕吐物或排泄物的观察。全身视诊，如年龄、性别、意识状态、发育、营养、面容、表情、体位、步态等；局部视诊，如皮肤、黏膜、头颅、胸廓、腹部、肌肉、骨骼、关节外形等。视诊时，一定要有适宜的光线，光线太强或太弱，均会影响评估结果，最好在自然光线下进行。侧面光线则有助于对搏动及轮廓（如心尖搏动、肿块轮廓、胃肠型等）的观察。

视诊方法简单，适用范围广，常能提供重要的评估资料。但是，视诊需要有丰富的医学与护理学知识，以及临床实践经验，通过深入、细致、敏锐的观察，才能发现有重要意义的临床征象，否则会出现视而不见的现象。

（二）触诊

触诊（palpation）是评估者通过手的感觉感知被评估部位有无异常的评估方法。它可以进一步明确视诊所发现的异常征象，也可以明确视诊所不能明确的体征，如体温、湿度、震颤以及包块的部位、大小、性质、硬度、移动度等。手的不同部位的触觉敏感度不同，其中以指腹对触觉较为敏感，掌指关节的掌面对震动较为敏感，手背皮肤对温度较为敏感，因此触诊时多用这些部位。触诊的应用范围很广，可遍及身体各部，尤以腹部触诊更为重要。

浅部触诊法

深部触诊法

1．触诊方法　触诊时，由于目的不同而施加的压力有轻有重，因而可分为浅部触诊法和深部触诊法。

（1）浅部触诊法（light palpation）：是将一只手放在被评估部位，用掌指关节和腕关节的协同动作以旋转或滑动方式轻压触摸，可触及身体的深度为 1 ~ 2cm，主要用于评估浅表器官或包块等的状态，比如脉搏、震颤、腹部的压痛、浅表的包块、关节、软组织等。浅部触诊一般不引起被评估者痛苦或痛苦较轻，也多不引起肌肉紧张，常在深部触诊前进行，有利于被评估者做好接受深部触诊的心理准备。

（2）深部触诊法（deep palpation）：是指触诊时评估者可用单手或两手重叠，由浅入深逐渐加压以达到体表深部。触及身体的深度常常在 2cm 以上，腹部深部触诊可达 4 ~ 5cm。主要用于评估腹腔病变和脏器情况。根据评估目的和手法不同可分为以下几种：

1）深部滑行触诊法（deep slipping palpation）：触诊时嘱被评估者张口平静呼吸，或与被评估者谈话以转移其注意力，尽量使腹肌放松，评估者用右手并拢的二、三、四指平放在腹壁上，以手指末端逐渐触向腹腔的脏器或包块，在被触及的包块上做上、下、左、右滑动触摸，此法常用于腹腔深部包块和胃肠病变的评估。

2）双手触诊法（bimanual palpation）：评估者将左手掌置于被评估脏器或包块的背后部，右手中间三指并拢平置于腹壁被评估部位，左手掌向右手方向托起，使被评估的脏器或包块位于双手之间，这样既可以起到固定脏器或包块的作用，又可使其更接近体表以利右手触诊，评估时应配合被评估的腹式呼吸。常用于肝、脾、肾及腹腔肿物的触诊。

3）深压触诊法（deep press palpation）：评估者用一个或两个并拢的手指逐渐深压被评估者的腹壁，用于探测腹腔深在病变的部位或确定腹腔压痛点，如阑尾压痛点、胆囊压痛点等。当评估深部压痛时，在手指深压的基础上迅速将手抬起，并询问被评估者是否感觉疼痛加重或观察面部是否出现痛苦表情，即为"反跳痛"。

2．触诊注意事项

（1）触诊前应向被评估者说明目的及可能造成的不适，以减轻其紧张情绪。如触诊腹部，一般应嘱被评估者排尿，以免影响触诊，有时也需排便后检查。

（2）触诊时，手要温暖、干燥，手法要轻柔，应从健侧开始触诊，渐及疑有病变处，动作由浅入深，并耐心指导被评估者做好配合动作，如腹式呼吸等。

（3）评估者与被评估者均取舒适体位。评估腹部时，评估者应立于被评估者的右侧，面向被评估者，以利于观察被评估者的面部表情，如有无痛苦表情等。被评估者一般取仰卧位，双手自然置于体侧，双腿稍屈，以使腹肌放松。

（三）叩诊

叩诊（percussion）是评估者通过手指叩击或手掌拍击被评估部位体表，使之震动而产生音响，根据震动和声响的特点来判断被评估部位的脏器有无异常的一种方法。叩诊主要用于胸、腹部评估。叩诊可用于分辨被评估部位或器官的位置、大小、形状及密度，如肺下界的定位、心界大小、胸腔积液或积气情况、腹腔积液的有无及量等。另外，用手或叩诊锤直接叩击被评估部位，观察反射情况和有无疼痛反应也属叩诊。

知识链接

叩诊法的发明

发明直接叩诊方法的是 18 世纪奥地利医学家约瑟夫·奥安勃鲁格，针对维也纳当时肺结核的发病率很高，从酒店工人叩打酒坛以判断酒量中受到启发，并于 1761 年出版了《通过叩击胸部来探查胸腔内疾病的一种新发明》（简称《新发明》），详细介绍了叩诊法。1828 年法国医师 Piorry 发明了叩诊板，创建了间接叩诊法。

1. 叩诊方法 根据叩诊的目的和手法不同，叩诊可分为间接叩诊法和直接叩诊法两种：

（1）间接叩诊法（indirect percussion）：为应用最广泛的叩诊方法。评估者以左手中指第二指节紧贴于叩诊部位，其他手指稍微抬起，勿与体表接触。右手指自然弯曲，以中指指端叩击左手中指末端指关节处或第二节指骨的前端，因为该处易与被评估部位紧密接触，而且对于被评估部位的震动较敏感。叩击方向与叩诊部位的体表垂直，叩击力量要适宜。叩诊时应以腕关节与掌指关节的活动为主，避免肘关节和肩关节参与运动。叩击动作要灵活、短促，富有弹性（图 1-3-1、图 1-3-2）。叩击后右手中指应立即抬起，以免影响对叩诊音的判断。在同一部位叩诊可连续叩击 2 ~ 3 下，若未获得明确印象，可再连续叩击 2 ~ 3 下。

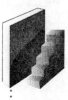

知识链接

间接叩诊的基本要领：紧、翘、直、匀、快

所谓"紧"就是评估者左手手指第二指骨紧贴叩诊部位；"翘"：是指左手其他手指稍微抬起，勿与体表接触；"直"：以右手中指指端叩击左手中指末端指关节处或第二节指骨的前端；"匀"：叩击力量要均匀一致，节奏也要保持匀速；"快"：每次叩击后右手要快速抬起，有被弹回的感觉。

V1-3
间接叩诊法

V1-4
肾区叩击痛

V1-5
直接叩诊法

间接叩诊也可以采取拳叩的方法，以检查有无叩击痛，其方法为评估者将左手手掌平置于被评估部位，右手握成拳状，并用其尺侧叩击左手手背，询问或观察患者有无疼痛感，如肝区叩击痛、肾区叩击痛等。

（2）直接叩诊法（direct percussion）：直接叩诊法为评估者右手中间三指并拢，用其掌面直接拍击被评估部位，借助于拍击的反响和指下的震动感来判断病变情况的方法。主要适用于胸部和腹部范围较广泛的病变，如大量胸腔积液或腹水等。

2. 叩诊音（percussion sound） 即被叩击部位产生的音响。由于叩诊部位组织或器官的致密度、弹性、含气量及与体表的距离不同，叩诊时产生的音响强度（即振幅大小）、音调高低（即音响频率）、持续时间等不同，在临床上分为清音、浊音、鼓音、

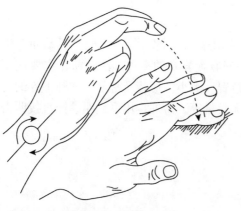

图 1-3-1 间接叩诊法

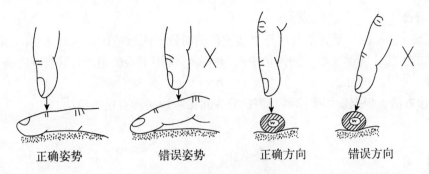

正确姿势　　　　错误姿势　　　　正确方向　　　　错误方向

图1-3-2　间接叩诊正误图

实音、过清音五种：

（1）清音（resonance）：是一种音调较低、音响较强、振动时间较长的叩诊音。是正常肺部的叩诊音，提示肺组织的弹性、含气量、致密度正常。

（2）浊音（dullness）：是一种与清音相比音调较高、音响较弱、振动持续时间较短的叩诊音。正常情况下，当叩击被少量含气组织覆盖的实质脏器时产生，如叩击心或肝被肺边缘所覆盖的部分。病理状态下，可见于肺炎，因肺组织含气量减少所致。

（3）实音（flatness）：是一种较浊音音调更高、音响更弱、振动持续时间更短的叩诊音。正常情况下，在叩击心、肝、脾等实质脏器所产生的音响。病理状态下可见于大量胸腔积液或肺实变等。

（4）鼓音（tympany）：是一种较清音音响更强、振动持续时间也较长的叩诊音，如同击鼓声。正常情况下，在叩击含有大量气体的空腔脏器，如胃泡区和腹部时出现。病理情况下可见于肺内空洞、气胸、气腹等。

（5）过清音（hyperresonance）：是一种介于鼓音与清音之间的叩诊音，音调较清音低，音响较清音强，正常成人是不会出现的一种病态叩击音。临床上常见于肺组织含气量增多、弹性减弱时，如肺气肿。

几种叩诊音及其特点，见表1-3-1。

表1-3-1　叩诊音及其特点

叩诊音	音调	音响强度	持续时间	正常存在部位	临床意义
实音	最高	最弱	最短	心脏、肝	大量胸腔积液、肺实变
浊音	高	弱	短	心脏、肝被肺覆盖部分	肺炎、肺不张、胸膜增厚
清音	低	强	长	正常肺部	无
过清音	更低	更强	更长	无	阻塞性肺气肿
鼓音	低	最强	最长	胃泡区	气胸、肺空洞

3. 叩诊注意事项

（1）尽量保持周围环境安静，以免影响对叩诊音的判断。

（2）根据叩诊部位不同，选择适当的叩诊方法和体位。病灶小、部位浅表时宜轻叩，如确定心、肝相对浊音界；病灶范围大、部位深时叩诊力量要稍重些，如确定心脏绝对浊音界。叩诊胸部时，被评估者可取坐位或卧位，叩诊腹部时，常取仰卧位。

（3）应充分暴露被评估部位，肌肉放松，并注意对称部位的比较。

（4）除注意叩诊音的变化外，还要注意指下震动感的差异。

（四）听诊

听诊（auscultation）是评估者用耳直接或借助听诊器听取被评估者身体各部分发出的声音来进行评估的方法。听诊在心、肺评估中尤为重要，常用于听诊正常与异常呼吸音、心音、杂音及心律等。

1. 听诊方法 根据使用听诊器与否，分为间接听诊法和直接听诊法。

知识链接

听诊器的发明

1816年，法国医师雷奈克用薄笔记本卷成圆筒，随之发明了单筒听诊器。1819年，他出版了经典著作《论听诊法》，精细描述了很多心、肺疾病的常见听诊音。1888年，Bazzi Bianchi发明了双耳件软管听诊器，明显提高了听诊效果。

听诊器原理：通过物质间的振动传导改变了声音的频率和波长，使人耳听到了原本听不到的音频范围内太响或太弱，或者音量范围内音频太小（低频波）或太大（高频波）的声音。

（1）间接听诊法（indirect auscultation）：是借用听诊器进行听诊的方法。此法方便，可以在任何体位时应用。因听诊器对器官活动的声音有一定的放大作用，且能阻断环境中的噪声，听诊效果好。间接听诊法应用范围广泛，除用于心、肺、腹的听诊外，还可以听取血管音、骨折面摩擦音等。

听诊器由耳件、体件和软管3部分组成（图1-3-3）。体件常用的有钟形和膜形两种。钟形适于听取低音调的声音，如二尖瓣狭窄时的舒张期隆隆样杂音。膜形适于听取高音调声音，如呼吸音、心音、肠鸣音等。

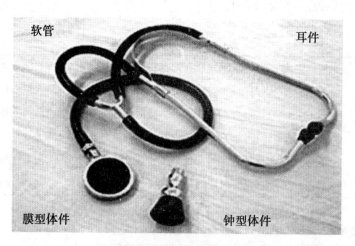

图1-3-3 听诊器

（2）直接听诊法（direct auscultation）：是指评估者直接将耳朵贴附于患者的体表上进行听诊。是在听诊器出现之前采用的方法，目前只有在某些特殊或紧急的情况下使用。

2. 听诊注意事项

（1）环境要安静、温暖、避风。寒冷可引起肌束颤动，产生附加音，影响听诊效果。

（2）要正确使用听诊器，听诊前应注意检查耳件方向是否正确，硬、软管管腔是否通畅。

（3）听诊器体件要紧贴被评估部位，避免与皮肤摩擦而产生附加音。并要直接接触皮肤，切忌隔着衣服听诊。

（4）注意力要集中，听诊肺部时要屏除心音的干扰，听诊心脏时要屏除呼吸音的干扰，可根据听诊部位的不同，要求患者控制呼吸配合听诊。

（五）嗅诊

嗅诊（olfactory examination）是通过嗅觉来辨别发自被评估者的气味与其健康状况关系的一种评估方法。这些气味可来自皮肤、黏膜和呼吸道的分泌物；胃肠道的呕吐物、排泄物；脓液或血液等。不同疾病造成气味的性质与特点完全不同，嗅诊可为临床诊断提供重要而有意义的线索。

嗅诊时，评估者可用手将发自被评估者的气味轻轻扇向自己的鼻部。临床常见的异常气味及其临床意义有：

1. **汗液** 正常汗液无特殊强烈气味。酸性汗液见于风湿热和长期服用水杨酸、阿司匹林等解热镇痛药患者；狐臭味见于腋臭的患者，因腋窝的皮脂腺分泌的皮脂经细菌作用，故而散发出浓烈特殊的狐臭味。

2. **呼吸气味** 浓烈的酒味见于酒后；刺激性大蒜味见于有机磷杀虫药中毒者；烂苹果味见于糖尿病酮症酸中毒患者；氨味见于尿毒症者；肝腥味见于肝性昏迷。口臭为口腔发出的难闻气味，多见于口腔炎症、胃炎、幽门梗阻等消化道疾病。

3. **痰液** 正常痰液无特殊气味。血腥味见于大量咯血者；恶臭味提示可能为厌氧菌感染，多见于支气管扩张或肺脓肿。

4. **呕吐物味** 单纯食物性胃内容物略带酸味。若酸味过浓提示食物在胃内滞留时间过长已经发酵，可见于幽门梗阻；呕吐物带有粪味常提示低位肠梗阻；酒味见于酒后。

5. **粪臭味** 粪便具有腐败性臭味，见于消化不良或胰腺功能不良者；腥臭味粪便见于细菌性痢疾；肝腥味粪便见于阿米巴痢疾。

6. **尿味** 尿呈浓烈氨味见于膀胱炎，鼠尿味见于苯丙酮酸尿症，腐臭味见于膀胱癌晚期。

小 结

1. 身体评估是评估者运用自己的感官或借用于简单的辅助工具，通过细致的观察和系统的检查以判断护理对象身体状况的最基本的评估方法。身体评估的基本方法有5种：视诊、触诊、叩诊、听诊和嗅诊。

2. 视诊是评估者用眼睛来观察被评估者全身或局部状态的评估方法。视诊方法简单，适用范围广，常能提供重要的评估资料。

3. 触诊是评估者通过手的感觉感知被评估部位有无异常的评估方法。触诊分为浅部触诊法和深部触诊法。

4. 叩诊是评估者通过手指叩击或手掌拍击被评估部位体表，使之震动而产生音响，根据震动和声响的特点来判断被评估部位的脏器有无异常的一种方法。叩诊方法分为直接叩诊法和间接叩诊法，以间接叩诊法最常用。叩诊音分为清音、浊音、实音、鼓音和过清音5种。

5. 听诊是评估者用耳直接或借助听诊器听取被评估者身体各部分发出的声音来进行评估的方法。听诊分为直接听诊法和间接听诊法。

6. 嗅诊是通过嗅觉来辨别发自被评估者的气味与其健康状况关系的一种评估方法。

思 考 题

1．通过叩诊方法的学习，对你有哪些启示？（请思考后自行解答）

2．案例分析

患者，女，65 岁，患糖尿病 20 多年，一直注射胰岛素治疗，过春节时因招待亲友，常忘记注射胰岛素，也未控制饮食。近 2 天来出现恶心、呕吐、食欲不振、头痛，而来医院检查。护士发现患者呼吸深快、嗜睡。

初步诊断：糖尿病酮症酸中毒。

问题与思考：

（1）你认为该患者呼出气可能为什么气味？为什么？

（2）如何用嗅诊方法评估发自被评估者的气味？

参考答案

（孙　柳）

第二节　一般状态评估

 案例 1-3-2

患者，女，23 岁。近半年来自觉食欲亢进、消瘦、心悸、怕热、多汗、性情急躁、乏力、失眠，近 2 个月来症状加重，为进一步诊治收入院。

身体评估：身高 162cm，体重 46kg，甲亢面容，双侧甲状腺弥漫、对称性肿大，其上可闻血管杂音，心率 110 次 / 分，律齐。

初步诊断：甲状腺功能亢进症。

问题与思考：

1．甲亢面容有何特点？

2．计算出该患者的标准体重是多少？患者的营养状况如何？

一、全身状态评估

全身状态评估是身体评估的第一步，是对被评估者一般状况的概括性观察。评估方法以视诊为主，配合触诊。

（一）性别与年龄

1．性别　性别通常以性征来区别，正常成人性征明显，故性别（sex）不难判断。性征可有以下异常改变：①某些疾病可致性征改变：如肾上腺皮质肿瘤或长期使用肾上腺皮质激素，可使女性发生男性化；肾上腺皮质肿瘤也可使男性乳房发育，以及出现女性第二性征。②染色体数目和结构异常可致两性畸形：如性染色体为 XXY、XYY。

另外，某些疾病的发生率也与性别有关，如甲状腺疾病和系统性红斑狼疮多见于女性；胃癌、食管癌多见于男性；甲型血友病仅见于男性等。

2．年龄 年龄（age）可经问诊获知，但在某些情况下，如昏迷、死亡或隐瞒年龄时，则需通过观察皮肤的弹性与光泽、肌肉状态、毛发的颜色与分布、面与颈部皮肤的皱纹，以及牙齿的状态等进行粗略判断。

年龄与疾病的发生和预后密切相关，佝偻病、麻疹、白喉多见于幼儿与儿童；结核病、风湿热多见于青少年；动脉硬化性疾病多见于老年。青年人患病后易康复，老年人康复则相对较慢。

（二）生命体征

生命体征（vital sign）是评估生命活动存在与否及其质量的重要指标，包括体温（temperature，T）、脉搏（pulse，P）、呼吸（respiration，R）和血压（blood pressure，BP）。

临床常用的体温测量方法有口测法、肛测法和腋测法等。脉搏的评估通常选择桡动脉进行触诊，注意其搏动的频率、节律、强弱以及呼吸对脉搏的影响。在计数脉搏的同时，视诊患者胸廓或腹部随呼吸而出现的活动情况，以观察呼吸的类型、频率、深度、节律及有无异常等。临床多借助血压计测量动脉血压。测得的体温、脉搏、呼吸和血压值应及时而准确地记录于护理病历和体温单上，以监测患者的病情变化。

体温、脉搏、呼吸、血压的测量方法及正常值范围和临床意义见《护理学基础》及本书相关章节。

（三）发育与体型

1．发育 发育（development）通常以年龄、智力和体格成长状态（身高、体重及第二性征）之间的关系综合判断。发育正常者其相互间关系均衡一致。成年以前，随年龄增长体格不断生长，至青春期生长速度加快，出现青春期急速成长期。正常人各年龄组的身高与体重之间存在一定的对应关系。正常发育与种族、遗传、内分泌、营养代谢、生活条件、体育锻炼等内、外因素密切相关。

判断成人发育正常的指标为：头长约为身高的 1/8～1/7；胸围为身高的 1/2；两上肢展开后，左右手指端的距离约等于身高；身体上部量（头顶至耻骨联合上缘的距离）与下部量（身高减去上部量，或耻骨联合上缘至足底的距离）之比约 1∶1。智力亦随着年龄的增长而提高。

临床上发育异常与内分泌改变密切相关。发育异常可有：①矮小体型：指成年男性身高低于 145cm，女性低于 135cm 者。见于发育成熟前腺垂体功能低下所致垂体性侏儒症（pituitary dwarfism）、小儿甲状腺功能减退所致呆小病（cretinism）和性早熟。②高大体型：见于发育成熟前腺垂体功能亢进所致巨人症（gigantism）和肢端肥大症。性腺功能减退使骨骺融合推迟，骨骼生长过度也可出现高大体型。

2．体型 体型（habitus）是身体各部发育的外观表现，包括骨骼、肌肉的生长和脂肪分布的状态等。成人的体型可分为 3 种类型：

（1）正力型（匀称型）：身体各部分结构匀称适中，腹上角 90° 左右。一般成人多为此型。

（2）超力型（矮胖型）：体格粗壮、颈粗短、肩宽平、胸围大，腹上角大于 90°。

（3）无力型（瘦长型）：身高肌瘦、颈细长、肩窄下垂、胸廓扁平，腹上角小于 90°。

（四）营养状态（nutritional status）

营养状态与食物的摄入、消化、吸收和代谢等因素有关，并受心理、社会和文化等因素的影响，为评估机体健康状况和疾病严重程度的指标之一。营养过度或不良均可致营养状态改变，前者引起肥胖，后者引起消瘦。

1．评估方法

（1）根据皮肤、黏膜、皮下脂肪、肌肉、毛发的发育情况综合判断，可分为营养良好、营养中等和营养不良：

1）营养良好：皮肤和黏膜红润、皮肤有光泽且弹性良好、皮下脂肪丰满、肌肉结实且丰满、毛发和指甲润泽。

2）营养中等：介于良好与不良两者之间。

3）营养不良：皮肤和黏膜干燥、弹性减退、皮下脂肪菲薄、肌肉松弛无力、毛发稀疏、干枯且易脱落、指甲粗糙无光泽。

（2）根据身高与体重的关系判断：

1）实际体重与标准体重的关系：首先根据被评估者的身高计算出其标准体重，再将实际体重与标准体重进行比较。标准体重的计算方法为：男性标准体重（kg）=［身高（cm）-100］×0.9；女性标准体重（kg）=［身高（cm）-100］×0.85。

实际体重在标准体重 ±10% 范围内属于正常。当实际体重高于标准体重达 10% 以上，称为超重；高于 20% 以上，称为肥胖。当体重低于标准体重的 10% ～ 20% 为消瘦，低于 20% 以上为明显消瘦，极度消瘦称恶病质。测量一定时期内体重的增减是观察营养状态最常用的方法，应于清晨、空腹、排便、排尿后，着单衣裤立于体重计中心进行测量。

2）根据体重指数：由于体重受身高影响较大，目前常用体重指数来衡量体重是否正常。体重指数（BMI）= 体重（kg）/ 身高的平方（m²）。世界卫生组织标准：BMI18.5 ～ 24.9 为正常，BMI ≥ 25 ～ 29.9 为超重，BMI ≥ 30 为肥胖。我国标准：BMI18.5 ～ 23.9 为正常，BMI ＜ 18.5 为消瘦，BMI ≥ 24 ～ 27.9 为超重，BMI ≥ 28 为肥胖。

（3）测量皮褶厚度：皮下脂肪可直接反映体内的脂肪量，与营养状态关系密切，可作为评估营养状态的参考。测量部位有肱三头肌、肩胛骨下和脐旁，以肱三头肌皮褶厚度测量最常用。测量时患者取立位，两上肢自然下垂，评估者站于其后，以拇指和示指在肩峰至尺骨鹰嘴连线中点的上方 2cm 处捏起皮褶，捏起点两边的皮肤须对称，然后用重量压力为 10g/mm² 的皮褶计测量，于夹住后 3 秒钟内读数。一般取 3 次测量的均值（图 1-3-4）。正常范围为男性青年 13.1 ± 6.6mm，女性为 21.5 ± 6.9mm。

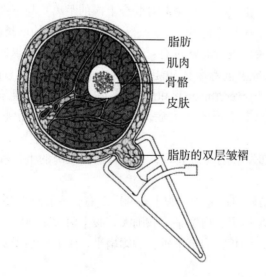
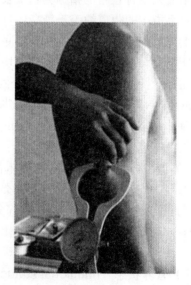

脂肪
肌肉
骨骼
皮肤

脂肪的双层皱褶

图 1-3-4 皮褶厚度测量

2. 营养状态异常

（1）营养不良：营养不良临床表现为消瘦，其发生主要是由于摄食不足或消耗增多，多见于长期或严重的疾病，如消化道疾病所致摄食障碍或消化吸收不良；神经系统、肝或肾病变引起的严重恶心和呕吐；活动性结核、肿瘤、糖尿病、甲状腺功能亢进症等所致的热量、蛋白质、脂肪消耗过多等。

（2）营养过度：为体内中性脂肪积聚过多，主要表现为体重增加。可分为：① 原发性肥胖（单纯性肥胖）：主要与摄食过多、营养过剩或运动过少有关，常有一定的遗传倾向，与生活方式、精神因素等亦有关系，临床表现特点为全身脂肪分布均匀，儿童期生长较快，青少年期有时可见外生殖器发育迟缓，一般无神经、内分泌与代谢等系统功能或器质性异常。② 继发性肥胖：继发性肥胖多由某些内分泌与代谢性疾病引起，见于腺垂体功能减退症、甲状腺功能减退症、肾上腺皮质功能亢进和胰岛素瘤等。继发性肥胖者脂肪分布多有显著特征，如下丘脑病变所致肥胖性生殖无能综合征，表现为大量脂肪积聚在面部、腹部、臀部及大腿；肾上腺皮质功能亢进表现为向心性肥胖。

（五）意识状态

意识（consciousness）是人对周围环境和自身状态的认知和觉察能力，为大脑功能活动的综合表现。正常人意识清晰，定向力正常，反应敏捷、精确，思维活动正常，语言流畅、准确，言能达意。凡能影响大脑功能活动的疾病都可引起不同程度的意识改变，称为意识障碍。意识障碍的临床表现与评估详见本教材《第二篇第十五章》。

（六）面容与表情

案例 1-3-3

患者，女，32岁，身体评估发现：肥胖体型，面圆如满月，皮肤发红，有小胡须，全身体毛增多，头发、眉毛浓黑，面部、后背及前胸可见散在痤疮。

问题与思考：

1. 你知道如何判断肥胖吗？
2. 该患者的面部表现属于何种典型面容？

面容（facial features）与表情（expression）是评价个体情绪状态的重要指标。健康人表情自然、神态安逸。疾病及情绪变化等可引起面容与表情的变化。患病后，因病痛的困扰可出现痛苦、忧虑或疲惫的面容与表情，特别是某些疾病发展到一定程度时，可呈现出特征性的面容与表情。通过视诊即可完成面容与表情的评估。临床常见的典型面容有：

1. **急性病容** 表情痛苦、躁动不安、面色潮红、呼吸急促，有时可有鼻翼扇动、口唇疱疹等。见于急性发热性疾病，如大叶性肺炎、疟疾、流行性脑脊髓膜炎等。

2. **慢性病容** 消瘦无力、面容憔悴、面色灰暗或苍白、目光暗淡。见于慢性消耗性疾病，如恶性肿瘤、肝硬化、严重结核病等。

3. **贫血面容** 面色苍白、唇舌色淡、表情疲惫。见于各类贫血患者。

4. **二尖瓣面容** 面色晦暗、双颊紫红、口唇发绀。见于风湿性心脏病二尖瓣狭窄。

5. **甲状腺功能亢进面容** 眼裂增宽、眼球凸出、目光炯炯、兴奋不安、烦躁易怒、呈惊愕貌。见于甲状腺功能亢进症。

6. **满月面容** 面圆如满月、皮肤发红、常伴痤疮和小须。见于 Cushing 综合征及长期应用肾上腺糖皮质激素者。

7. **肢端肥大症面容** 头颅增大、面部变长、下颌增大前突、眉弓及两颧隆起、唇舌肥厚、耳鼻增大。见于肢端肥大症（图 1-3-5）。

8. **黏液性水肿面容** 面色苍白、颜面水肿、睑厚面宽、目光呆滞、反应迟钝、眉毛、头发稀疏。见于甲状腺功能减退症。

9. **肝病面容** 面色晦暗、双颊有褐色色素沉着。见于慢性肝病患者。

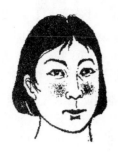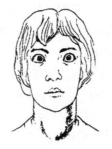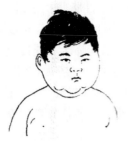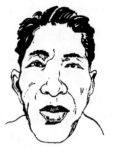

| 二尖瓣面容 | 甲状腺功能亢进面容 | 满月面容 | 肢端肥大症面容 |

图 1-3-5　临床常见面容

10. **肾病病容**　面色苍白，眼睑、颜面水肿。见于慢性肾病患者。

11. **面具面容**　面部呆板无表情，似面具样。见于震颤性麻痹、脑炎等。

12. **苦笑病容**　牙关紧闭，面肌痉挛，呈苦笑状。见于破伤风。

（七）体位

体位（position）是指患者身体所处的状态。常见体位如下：

1. **自动体位**（active position）　身体活动自如，不受限制。见于正常人、轻症或疾病早期患者。

2. **被动体位**（passive position）　患者不能自己随意调整或变换肢体或躯干的位置。见于瘫痪患者、极度衰弱或意识丧失者。

3. **强迫体位**（compulsive position）　为减轻疾病的痛苦而被迫采取的体位。

（1）强迫仰卧位：仰卧、双腿屈曲，以减轻腹部肌肉的紧张。见于急性腹膜炎等。

（2）强迫俯卧位：俯卧位可减轻脊背肌肉的紧张度。见于脊柱疾病。

（3）强迫侧卧位：患胸膜疾病者多卧向患侧，以减轻胸痛；大量胸腔积液者多卧向患侧，以利健侧代偿性呼吸，减轻呼吸困难。

（4）强迫坐位：又称端坐呼吸（orthopnea），患者坐于床沿，两手置于膝盖或床边，上身稍前倾（图 1-3-6）。该体位可使膈肌下降，有利于胸廓和辅助呼吸肌运动，增加肺通气量，并可减少下肢回心血量，减轻心脏负担。见于心肺功能不全者。

（5）强迫蹲位：患者于活动的过程中，因感到呼吸困难和心悸，采取蹲踞体位或膝胸位以缓解症状。见于发绀型先天性心脏病患者。

（6）强迫停立位：步行时心前区疼痛突然发作，被迫立刻站立，并以手按抚心前区，待稍缓解后才离开原位。见于心绞痛。

（7）辗转体位：腹痛发作时，患者辗转反侧，坐卧不安。见于胆石症、胆道蛔虫症、肠绞痛等。

（8）角弓反张位：因颈及脊背肌肉强直，致使患者头向后仰，胸腹前凸，背过伸，躯干呈弓形。见于破伤风、脑炎及小儿脑膜炎。

（八）姿势与步态

1. **姿势**（posture）　姿势指一个人的举止状态，主要靠骨骼结构和各部分肌肉的紧张度来保持，并受身体健康状况及精神状态的影响。健康成人躯干端正，肢体动作灵活自如。某些疾病时可出现特殊的姿势，如胃肠痉挛性疼痛者常捧腹而行，颈椎病变者多呈颈部活动受限姿

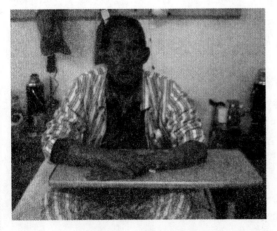

图 1-3-6　端坐呼吸

势等。

2. **步态**（gait）　步态指一个人走路时的姿态。健康人的步态因年龄、机体状态、所受训练等因素影响，可有不同表现，如小儿多喜急行或小跑，青壮年步伐矫健快速，老年人则多小步慢行。某些疾病可使步态发生显著变化，并可具有一定的特征性。临床常见的异常步态有：

（1）蹒跚步态（waddling gait）：走路时身体左右摇摆如鸭步。见于佝偻病、大骨节病、进行性肌营养不良或双侧先天性髋关节脱位等。

（2）醉酒步态（drinken man gait）：行走时躯干重心不稳，步态紊乱如醉酒状。见于小脑疾患、酒精或巴比妥中毒。

（3）共济失调步态（ataxic gait）：起步时一脚高抬，骤然垂落，双目下视，两脚间距很宽，摇晃不稳，闭目时不能保持平衡。见于脊髓疾病。

（4）慌张步态（festinating gait）：起步困难，起步后小步急速前冲，身体前倾，越走越快，难以止步（图1-3-7）。见于帕金森病。

（5）跨阈步态（steppage gait）：患足下垂，行走时必须抬高下肢才能起步（图1-3-7）。见于腓总神经麻痹。

（6）剪刀步态（scissors gait）：由于下肢肌张力增高，移步时下肢内收过度，两腿交叉呈剪刀状（图1-3-7）。见于脑性瘫痪与截瘫患者。

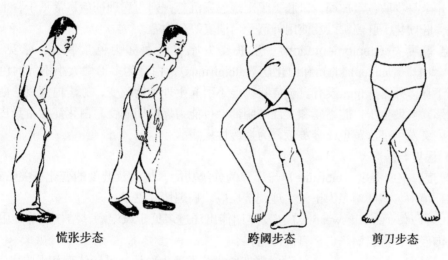

慌张步态　　　　　跨阈步态　　　　　剪刀步态

图1-3-7　常见的异常步态

（7）间歇性跛行（intermittent claudication）：步行中因下肢突发性酸痛乏力，患者被迫停止行进，需休息片刻后才能继续走动。见于高血压、动脉硬化者。

二、皮肤评估

皮肤本身的疾病及其他许多疾病的病程中均可伴有多种全身或局部皮肤的病变或反应。皮肤评估的方法主要为视诊，有时需配合触诊才能获得更清楚的印象。

（一）颜色

皮肤颜色（skin color）与种族和遗传有关，并可因色素量、毛细血管分布、血液充盈度及皮下脂肪厚薄而不同。肤色深者皮肤颜色改变较难评估，应结合巩膜、结膜、颊黏膜、舌、唇、手掌和脚掌等处的评估和比较来确定。常见的皮肤颜色改变有：

1. **苍白**（pallor）　皮肤、黏膜苍白最常见于贫血，也可因末梢毛细血管痉挛或充盈不足而引起，如寒冷、惊恐、休克、虚脱等。评估时，应观察颜面、甲床、结膜、口腔黏膜及舌质的颜色。

2．发红（redness） 由于毛细血管扩张充血、血流加速或红细胞数量增多所致。生理情况下，见于酒后、情绪激动、运动后等；病理情况下，见于发热性疾病、阿托品或一氧化碳中毒等；皮肤持久性发红，见于 Cushing 综合征、长期服用肾上腺糖皮质激素及真性红细胞增多症。

3．发绀（cyanosis） 皮肤、黏膜呈青紫色，常出现于舌、口唇、耳垂、面颊及肢端。主要由单位容积血液中还原血红蛋白量增高引起。见于心、肺疾病，亚硝酸盐中毒等。

4．黄染（stained yellow） 皮肤、黏膜发黄称黄染。因胆道阻塞、肝细胞损害或溶血性疾病致血清胆红素浓度增高，使皮肤、黏膜乃至体液及其他组织黄染者，称为黄疸。早期或轻微的黄疸仅见于巩膜、硬腭后部及软腭黏膜，较明显时才见于皮肤。黄疸所致的巩膜黄染是连续的，近角巩膜缘处黄染轻，远离角巩膜缘处黄染重。此外，过多食用胡萝卜、南瓜、橘子等引起血中胡萝卜素含量增高可使皮肤黄染，多见于手掌、足底、前额及鼻部皮肤，一般不出现巩膜和口腔黏膜黄染；长期服用米帕林、呋喃类等含有黄色素的药物也可引起皮肤、巩膜黄染，其特点为黄染以角巩膜缘处最明显，此可与黄疸区别。

5．色素沉着（pigmentation） 表皮基底层的黑色素增多，使部分或全身皮肤色泽加深，称色素沉着。正常人身体外露部分、乳头、乳晕、腋窝、关节、肛门周围及外阴部位皮肤色素较深。妊娠妇女面部、额部可有色素沉着，称妊娠斑。老年人面部也可出现散在的色素沉着，称老年斑。全身皮肤色素加深，口腔黏膜出现色素沉着，则为病理征象，常见于肾上腺皮质功能减退症、肝硬化、肝癌，以及使用砷剂、白消安等药物者。

6．色素脱失（depigmentation） 皮肤丧失原有色素称为色素脱失。常见有白癜风（vitiligo）、白斑（leukoplakia）和白化病（albinismus）。白癜为多形性大小不等的色素脱失斑片，多见于身体外露部位，没有自觉症状，也不引起生理功能改变，见于白癜风。白斑多呈圆形或椭圆形，常发生于口腔黏膜和女性外阴部，可能为癌前期病变。白化症为全身皮肤和毛发色素脱失，头发可呈浅黄色或金黄色，为遗传性疾病。

（二）湿度与温度

1．湿度 皮肤湿度（moisture）与汗腺的分泌功能、气温及湿度的变化有关。在气温高、湿度大的环境中，出汗增多为正常生理调节反应。病理情况见于：

（1）多汗（excessive sweating）：发热期伴出汗过多见于风湿病、结核病等，甲状腺功能亢进症、佝偻病、淋巴瘤等也常有出汗增多。

（2）冷汗（cold sweat）：大汗淋漓伴四肢皮肤发凉为冷汗，见于休克和虚脱患者。

（3）盗汗（night sweat）：夜间睡眠后出汗称为盗汗，多见于结核病。

（4）无汗（absent sweating）：无汗者皮肤异常干燥，见于维生素 A 缺乏、黏液性水肿、硬皮病、尿毒症或脱水。

2．温度 通常以指背触摸皮肤来评估皮肤的温度。病理情况见于：

（1）全身皮肤发热或发冷：全身皮肤发热见于发热性疾病、甲状腺功能亢进；发冷见于休克、甲状腺功能减退等。

（2）局部皮肤发热或发冷：局部皮肤发热见于疖、痈等炎症。肢端发冷见于雷诺病。

（三）弹性

皮肤弹性（skin elasticity）即皮肤的紧张度，与年龄、营养状况、皮下脂肪及组织间隙液体量有关。儿童及青年人皮肤富有弹性，中年以后皮肤弹性逐渐减低，老年人皮肤弹性差。评估皮肤弹性部位为手背或前臂内侧。评估时，以示指和拇指将皮肤捏起，然后松开，观察皮肤平复的情况（图 1-3-8）。弹性良好者于松手后皮肤皱褶立即复原。弹性减弱时，皮肤皱褶平复缓慢，见于长期慢性消耗性疾病、营养不良或严重脱水者。

（四）皮疹

皮疹（skin eruption）为原发性皮肤损害，多为全身性疾病的征象之一。常见于传染病、皮肤病、药物及其他物质所致的过敏反应。发现皮疹时应详细观察其出现与消失的时间、发展顺序、分布部位、形状、大小、平坦或隆起、颜色、压之是否褪色、有无瘙痒及脱屑等。常见皮疹如下：

1. **斑疹（maculae）** 仅局部皮肤发红，一般不隆起亦不凹陷。见于斑疹伤寒、丹毒、风湿性多形性红斑等。

2. **玫瑰疹（roseola）** 是一种鲜红色的圆形斑疹，直径 2～3mm，多出现于胸腹部，为伤寒或副伤寒的特征性皮疹。

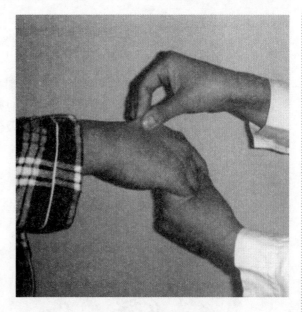

图 1-3-8　皮肤弹性评估

3. **丘疹（papules）** 为较小的实质性皮肤隆起，伴有皮肤颜色改变。见于药物疹、麻疹、猩红热、湿疹等。

4. **斑丘疹（maculopapule）** 丘疹周围有皮肤发红的底盘称为斑丘疹。见于风疹、药物疹、猩红热等。

5. **荨麻疹（urticaria）** 为局部皮肤暂时性的水肿性隆起，大小不等，形态不一，苍白或淡红，伴瘙痒，消退后不留痕迹。为速发性皮肤变态反应所致，常见于各种过敏反应。

6. **疱疹（bleb）** 为局限性高出皮面的腔性皮损，颜色因腔内所含液体不同而异。腔内液体为血清、淋巴液，直径小于 1cm 为小水疱，可见于水痘、单纯疱疹等。直径大于 1cm 者为大水疱。腔内含脓者为脓疱，脓疱可为原发，也可由水疱感染而来，可见于糖尿病足和烫伤患者。

（五）压疮

压疮（bedsore）又称压力性溃疡，为局部组织长期受压，血液循环障碍，发生持续性缺血、缺氧、营养不良所致的继发性皮肤损害。易发生在枕部、耳廓、肩胛部、脊柱、肘部、髋部、骶尾部、膝关节内外侧、内外踝、足跟等身体受压较大的骨突部位。压疮评估的详细内容见《护理学基础》教材。

（六）皮下出血

皮下出血（subcutaneous hemorrhage）为血管性皮肤损害，其特点为局部皮肤呈青紫或黄褐色（陈旧性），压之不褪色，除血肿外一般不高出皮面。出血斑点直径小于 2mm 者称为瘀点；直径 3～5mm 称为紫癜；直径 5mm 以上称为瘀斑；片状出血伴皮肤显著隆起称为血肿。皮下出血常见于血液系统疾病、重症感染、某些毒物或药物中毒及外伤等。出血斑点亦可发生于黏膜下，其临床意义同皮下出血。

较小的皮下出血应注意与红色的皮疹或小红痣进行鉴别，皮疹受压时可褪色或消失，瘀点、紫癜及小红痣压之不褪色，但小红痣触之稍高于皮面，且表面光滑。

（七）脱屑

皮肤脱屑（desquamation）常见于正常皮肤表层不断角化和更新，但因数量少，一般不易察觉。病理状态下可见大量皮肤脱屑，麻疹可见米糠样脱屑；猩红热可见片状脱屑；银屑病可见银白色鳞状脱屑。

（八）蜘蛛痣与肝掌

蜘蛛痣（spider angioma）是皮肤小动脉末端分支性扩张所形成的血管痣，形似蜘蛛（图1-3-9），大小不等，主要出现在面、颈、手背、上臂、前臂、前胸和肩部等上腔静脉分布的区域内。蜘蛛痣的特点为压迫痣中心时其辐射状小血管网消失，去除压力后又复出现（图1-3-9）。一般认为蜘蛛痣的发生与肝对雌激素的灭活作用减弱，体内雌激素水平升高有关，见于慢性肝炎、肝硬化，有时也可见于妊娠妇女及健康人。

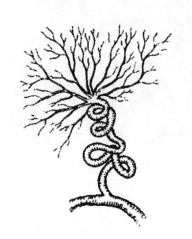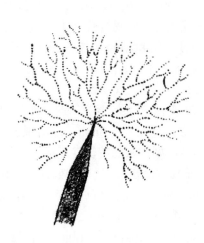

图 1-3-9 蜘蛛痣

慢性肝病患者大小鱼际处皮肤常发红，加压后褪色，称为肝掌（liver palms），其发生机制同蜘蛛痣。

（九）水肿

水肿（edema）为皮下组织的细胞内和组织间隙液体潴留过多所致。轻度水肿视诊不易发现，应配合触诊。以手指按压局部组织出现凹陷者，称凹陷性水肿。而黏液性水肿及象皮肿虽然组织肿胀明显，但受压后无组织凹陷，称非凹陷性水肿。评估水肿时，用手指按压后应停留片刻，观察有无凹陷及平复情况（图1-3-10）。常用评估部位有：胫骨前、踝部、足背、腰骶部及额前等浅表骨面部位。临床上根据凹陷性水肿的程度可分为轻、中、重三度：

1. **轻度** 水肿仅发生于眼睑、眶下软组织、胫骨前及踝部皮下组织，指压后组织出现轻度凹陷，平复较快。

2. **中度** 全身疏松组织均可见明显水肿，指压后出现较深的组织凹陷，平复缓慢。

3. **重度** 全身组织严重水肿，身体低垂部位皮肤紧张发亮，甚至有液体渗出，可伴胸

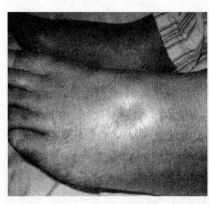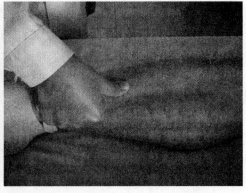

图 1-3-10 水肿评估

腔、腹腔、鞘膜腔积液，外阴部也可有明显水肿。

三、浅表淋巴结评估

淋巴结分布于全身，一般身体评估仅能发现身体各部浅表淋巴结。正常人浅表淋巴结较小，直径多在 0.2 ~ 0.5cm，质地柔软，表面光滑，无压痛，与毗邻组织无粘连，因此不易被触及。

（一）浅表淋巴结分布与引流区

浅表淋巴结以组群分布，每个组群的淋巴结收集一定区域的淋巴液，局部炎症或肿瘤可引起相应区域的淋巴结肿大。淋巴结收集淋巴液的范围见表 1-3-2。

表1-3-2　淋巴结收集淋巴液的范围

淋巴结	收集范围
耳后、乳突淋巴结	头皮
颈深淋巴结上群	鼻咽部
颈深淋巴结下群	咽喉、气管、甲状腺等处
颌下淋巴结	口底、颊黏膜、齿龈等
颏下淋巴结群	颏下三角区内组织、唇、舌部
左侧锁骨上淋巴结	食管、胃等器官
右侧锁骨上淋巴结	气管、胸膜和肺等处
腋窝淋巴结群	躯干上部、乳腺、胸壁等
腹股沟淋巴结群	会阴部及下肢

（二）评估方法及内容

浅表淋巴结的评估方法主要为滑动触诊。评估者将示、中、环 3 指并拢，其指腹平放于被评估部位的皮肤上进行滑动触诊。评估时，应自上而下按顺序进行，以免遗漏。常评估部位为颌下、颈部、锁骨上窝、腋窝、腹股沟等处淋巴结。

1．常用部位评估方法

（1）颌下淋巴结：被评估者取坐位，面对评估者，嘱被评估者头稍低，偏向评估侧。评估者用右手评估左颌下淋巴结，将四指并拢、屈曲，紧贴评估部位，由浅入深，由内向外，沿下颌骨内缘向上滑动触摸。同法同左手评估右侧颌下淋巴结（图 1-3-11）。

（2）颈部淋巴结：被评估者最好取坐位，头稍低或偏向评估侧，以使评估部位皮肤或肌肉放松。评估者面对被评估者，用双手进行触诊，四指并拢，紧贴评估部位，左手触诊右侧，右手触诊左侧，由浅及深进行滑动触诊（图 1-3-12）。

（3）锁骨上窝淋巴结：被评估者可取坐位或仰卧位，评估者面对被评估者，双手进行触诊，左手触诊右侧，右手触诊左侧，示指与中指并拢，由浅入深逐渐触摸至锁骨后深部（图 1-3-13）。

（4）腋窝淋巴结：评估者面对被评估者，以左（右）前臂扶持被评估者左（右）前臂使其放松并稍外展，右（左）手手指并拢、微曲，触诊被评估者左（右）侧腋窝，先由浅入深达腋窝顶部，再沿腋窝内侧壁向下，进行滑动触诊（图 1-3-14）。

2．触诊内容　触及肿大的淋巴结时应注意其部位、大小、数目、硬度、压痛、活动度、有无粘连、局部皮肤有无红肿等，同时寻找引起淋巴结肿大的原发病灶。

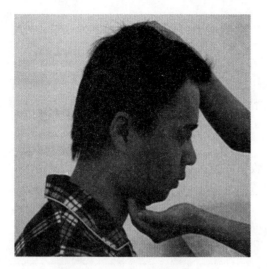

图 1-3-11　颌下淋巴结评估

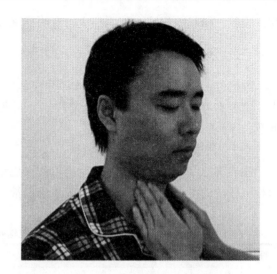

图 1-3-12　颈部淋巴结评估

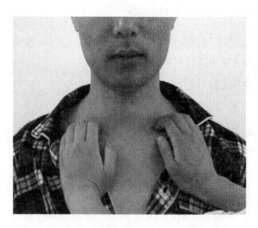

图 1-3-13　锁骨上窝淋巴结评估

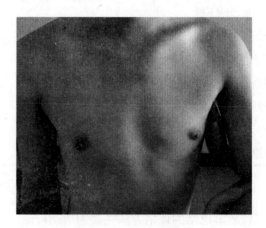

图 1-3-14　腋窝淋巴结评估

（三）淋巴结肿大的临床意义

1. 局部淋巴结肿大

（1）感染性淋巴结肿大：由所属部位的急、慢性炎症引起，如扁桃体炎、牙龈炎所致颌下淋巴结肿大；胸壁、乳腺炎症所致腋窝淋巴结肿大；会阴部、臀部、小腿炎症所致腹股沟淋巴结肿大。急性炎症初始，肿大的淋巴结质地柔软、有压痛、表面光滑、无粘连。慢性炎症时淋巴结质地较硬。

淋巴结结核常发生在颈部，呈多发性、质地较硬、大小不等、可互相粘连，或与周围组织粘连，晚期破溃后形成瘘管，愈合后形成瘢痕。

（2）恶性肿瘤淋巴结转移：转移淋巴结质地坚硬，表面光滑，与周围组织粘连，不易推动，一般无压痛。肺癌可向右侧锁骨上或腋部淋巴结转移；胃癌、食管癌多向左侧锁骨上淋巴结群转移，称 Virchow 淋巴结，为胃癌、食管癌转移的标志。

2. 全身淋巴结肿大　淋巴结肿大的部位可以遍及全身、大小不等、无粘连。可见于急、慢性淋巴结炎、淋巴瘤、白血病、传染性单核细胞增多症等。

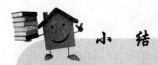

小 结

1. 一般状态评估包括：①全身状态评估；②皮肤评估；③浅表淋巴结评估。

2. 全身状态评估是对被评估者一般状况的概括性观察。评估方法以视诊为主，配合触诊。评估内容包括：性别、年龄、生命体征、发育与体型、营养状态、意识状态、面容与表情、体位、姿势与步态等。

3. 皮肤评估的方法主要为视诊，有时需配合触诊。评估内容主要包括：①皮肤的颜色；②湿度与温度；③弹性；④皮疹；⑤压疮；⑥皮下出血；⑦脱屑；⑧蜘蛛痣与肝掌；⑨水肿等。注意各项皮肤改变的特点、常见病态体征的发生机制及临床意义。

4. 浅表淋巴结的评估方法主要为滑动触诊。评估时，应自上而下按一定的顺序进行。常评估部位为颌下、颈部、锁骨上窝、腋窝、腹股沟等处淋巴结。触及肿大的淋巴结时，应注意其部位、大小、数目等特征，同时寻找引起淋巴结肿大的原发病灶。淋巴结肿大有其临床意义。

思 考 题

1. 对于营养状态，除了教材中介绍的几种评估方法外，你认为还可以有哪些其他评估方法？（请思考后自行解答）

2. 案例分析

患者，男，56岁。上腹部隐痛半年余、伴食欲不振、体重减轻，近2个月来症状加重，并出现头晕、乏力，近1周来恶心、呕吐多次，呕吐物中有咖啡样物，为进一步诊治收入院。

身体评估：消瘦，贫血貌，左侧锁骨上窝可触及3个肿大淋巴结，粘连、质硬，腹软，上腹部有明显压痛，未触及包块。

纤维胃镜检查并做活检，提示为胃癌。

问题与思考：

（1）你认为患者出现体重减轻的原因有哪些？

（2）如何评估该患者锁骨上窝肿大淋巴结？

（3）该患者左侧锁骨上窝淋巴结肿大的临床意义是什么？

（赵艳琼）

T1-5

参考答案

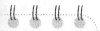

第三节　头部评估

一、头部

（一）头发与头皮

1．头发（hair）　评估头发需注意头发的颜色、疏密度、有无脱发及脱发的类型和特点。头发的颜色、曲直及疏密度可因种族、遗传、年龄等因素而有所不同。脱发可由疾病引起，如伤寒、甲状腺功能低下、斑秃等疾病；也可由物理和化学因素引起，如放射治疗和抗癌化疗后。

2．头皮（scalp）　评估头皮需分开头发注意观察有无头皮屑、头癣、外伤、炎症、血肿及瘢痕等。

（二）头颅（skull）

1．头颅大小、外形　视诊头颅时要注意其大小、外形变化及有无异常运动。触压头颅，注意有无包块及触痛。头颅的大小通常以头围来衡量，应用软尺自眉间绕到颅后通过枕骨粗隆测量一周的长度。新生儿头围平均34cm，出生后前半年增加8cm，后半年增加2cm，第二年增加2cm，第三、四年增加1.5cm，至18岁后达53cm或以上，以后则不再变化。头颅大小、外形与前、后囟门闭合早晚有关。

头颅畸形常见有以下几种：

（1）小颅（microcephalia）：小儿囟门过早闭合可形成小头畸形，常同时伴有智力发育障碍。

（2）尖颅（oxycephaly）或塔颅（tower skull）：为小儿矢状缝与冠状缝过早闭合所致，头顶部尖突高起，可伴有颅内压增高、视力障碍、智力低下等（图1-3-15）。见于先天性疾病尖颅并指（趾）畸形。

（3）方颅（squared skull）：前额左右突出，头顶平坦呈方形，见于小儿佝偻病或先天性梅毒。

（4）巨颅（large skull）：头颅增大，额、顶、颞及枕部突出膨大呈圆形，对比之下颜面很小。由于颅内压增高，压迫眼球，形成双目下视，巩膜外露的特殊表情，称落日现象，见于脑积水（图1-3-15）。

2．头部异常运动　头部的异常运动包括活动受限、点头运动、震颤等，如帕金森病患者静止时出现的头部颤动。

二、头部器官

（一）眼

1．眉毛　正常人眉毛的疏密有所差异，一般内侧及中部较浓密，外侧较稀疏。眉毛外侧

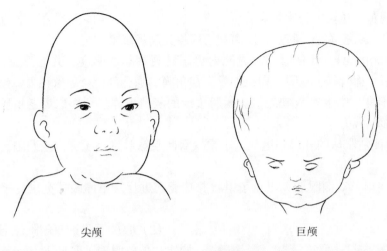

尖颅 巨颅

图 1-3-15 常见头颅异常

1/3 过于稀疏或脱落，见于黏液性水肿等。

2. 眼睑（eyelids）

（1）眼睑水肿：眼睑皮下组织疏松，轻度水肿即可在眼睑表现出来。常见于肾炎、贫血、营养不良、慢性肝病、血管神经性水肿等。

（2）上睑下垂：双侧上睑下垂见于重症肌无力；单侧下垂见于各种原因引起的动眼神经麻痹；如单侧眼睑下垂伴有同侧眼球凹陷、瞳孔缩小、面部无汗称为 Horner 综合征，为该侧颈交感神经麻痹所致。

（3）眼睑闭合障碍：双侧闭合障碍见于甲状腺功能亢进症；单侧闭合障碍见于面神经麻痹。

3. 结膜（conjunctiva） 结膜分为睑结膜、穹隆部结膜和球结膜三部分。正常睑结膜为粉红色。评估上睑结膜时需翻转眼睑，评估时评估者用示指和拇指捏起被评估者上睑中外 1/3 交界处的边缘，嘱其向下看，轻轻向前下方牵拉，然后示指轻向下压，配合拇指将睑缘向上捻转，即可将眼睑翻开。评估结束后，轻轻向下牵拉上眼睑，并嘱被评估者向上看，即可复位。动作要迅速、轻巧。评估下眼睑时用示指将下眼睑向下牵拉，同时嘱受检者向上看，即可暴露下眼睑（图 1-3-16）。

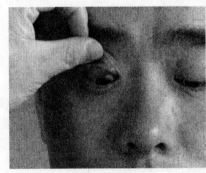 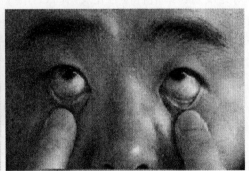

a. 上睑结膜评估　　b. 下睑结膜评估

图 1-3-16 结膜评估

结膜常见的改变为：①结膜充血，见于结膜炎；②结膜出血，见于高血压、动脉硬化；③结膜苍白，见于贫血；④颗粒与滤泡，见于沙眼。

4. 巩膜（sclera） 巩膜为不透明瓷白色。黄疸时巩膜较其他黏膜先出现黄染。中年以后在内眦部可出现黄色斑块，为脂肪沉着所形成，这种斑块呈不均匀性分布。长期服用含有黄色素的药物也可导致巩膜黄染，特点是距离角巩膜缘处越远黄染越轻。

5．**角膜**（cornea） 评估时用斜光照射更容易观察其透明度，并注意有无云翳、白斑、软化、溃疡和新生血管等。云翳、白斑如发生在角膜的瞳孔部位可导致视力障碍；角膜软化见于婴幼儿营养不良、维生素 A 缺乏等。角膜边缘的灰白色浑浊环，称为老年环，是类脂质沉着的结果，不影响视力。

6．**眼球** 评估眼球的外形和运动。正常人双侧眼球对称，无突出或凹陷。常见的眼球异常表现有：

（1）眼球突出：双侧眼球突出见于甲状腺功能亢进症。单侧眼球突出见于框内占位性病变或局部炎症。

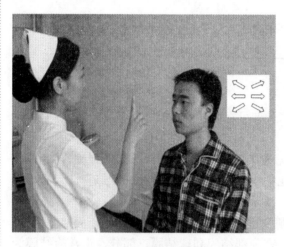

图 1-3-17 眼球运动评估

（2）眼球下陷：双侧眼球下陷多见于严重脱水；单侧眼球下陷见于 Horner 综合征。

（3）眼球运动：评估眼球运动时，评估者将示指置于被评估者眼前 30 ～ 40cm 处，嘱其头部固定，眼球随评估者示指方向按左、左上、左下、右、右上、右下 6 个方向移动。正常人双眼随着评估者示指所示 6 个方向的顺序移动。若有某一方向运动受限，提示该对配偶肌功能障碍（图 1-3-17）。

7．**瞳孔**（pupil） 评估时要注意观察瞳孔的大小、形状、位置、双侧是否等大等圆、对光反射等。

（1）大小与形状：正常人两侧瞳孔等大、等圆，直径为 3 ～ 4mm，对光反射灵敏。瞳孔异常见于：①瞳孔缩小：见于虹膜炎症、吗啡和有机磷类农药中毒等。②瞳孔扩大：见于外伤、阿托品中毒等。③双侧瞳孔散大伴有对光反射消失：为濒死表现。④两侧瞳孔大小不等：常提示有颅内病变，见于脑外伤、脑肿瘤、颅内出血、脑疝等。⑤一侧颈交感神经麻痹，出现病侧瞳孔缩小、眼睑下垂、眼球下陷，面部干燥无汗，称为 Horner 综合征。

（2）对光反射：评估直接对光反射时，用手电筒直接照射一侧瞳孔，正常情况下受到光线刺激后瞳孔立即缩小，移开光源后迅速复原，同法评估另一侧。评估间接对光反射时，评估者以一手放在鼻梁部挡住光线，用手电筒照射一侧瞳孔，观察另一侧瞳孔的变化，正常时另一侧瞳孔立即缩小，移开光线，瞳孔复原。瞳孔对光反射迟钝或消失见于昏迷患者（图1-3-18）。

（3）集合反射：评估集合反射时，嘱被评估者注视 1m 外的评估者的示指尖，然后将示指尖逐渐移近距离眼球 5 ～ 10cm 处，正常时可见被评估者双眼内聚，瞳孔缩小，称为集合反射。动眼神经受损时，集合反射消失。

8．**眼的功能评估** 包括视力、视野、色觉的评估（参见眼科学教材）。

（二）耳

1．**外耳及乳突** 应注意耳廓有无发育畸形、红肿、乳突有无压痛。如有黄色液体流出并伴有痒痛者为外耳道炎。有脓液流出并有全身症状可能为急性中耳炎。化脓性中耳炎引流不畅时可蔓延为乳突炎，评估可见耳廓后方皮肤红、肿，乳突有明显压痛，严重时可继发耳源性脑膜炎。有血液或脑脊液流出，提示颅底骨折。

2．**听力** 听力评估的粗略方法为：在静室内嘱被评估者闭目坐于椅子上，用手指堵塞一

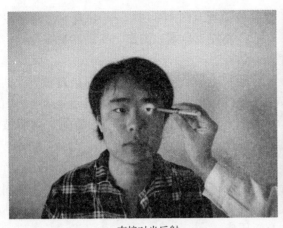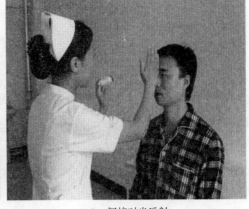

| a. 直接对光反射 | b. 间接对光反射 |

图 1-3-18 对光反射

侧耳道，评估者持手表自 1m 外逐渐移近被评估者耳部，直至其听到声音为止，测量距离，同法检测另一侧。正常时在 1m 处即可听到机械表声。听力的精确测量是使用规定频率的音叉或电测听设备进行测试，对明确诊断更有价值。

听力减退见于外耳道叮咛或异物、听神经损害、局部或全身血管硬化、中耳炎等。

（三）鼻

1．**鼻外形**　注意观察鼻部皮肤颜色和外形的改变。鼻梁部皮肤出现红色斑块，并向两侧面颊部扩展，呈蝶状，见于系统性红斑狼疮。如发红的皮肤损害集中在鼻尖和鼻翼，并有毛细血管扩张和组织肥厚，见于酒渣鼻。鼻腔完全堵塞、外鼻变形，鼻梁宽平如蛙状，称为蛙状鼻，见于肥大的鼻息肉患者。鼻骨破坏、鼻梁塌陷所致的马鞍鼻，见于鼻骨折、先天性梅毒和麻风病等。

2．**鼻翼扇动**（nasal ale flap）　吸气时鼻孔开大，呼气时鼻孔回缩，见于支气管哮喘、大叶性肺炎、急性肺水肿等。

3．**鼻出血**　多为单侧，见于鼻外伤、鼻腔感染、局部血管损伤、鼻咽癌等。双侧出血多由于全身性疾病引起，如流行性出血热、血小板减少性紫癜、原发性高血压、维生素 C 或 D 缺乏等。妇女如发生周期性鼻出血可能是子宫内膜异位症所致。

4．**鼻腔分泌物**　鼻腔黏膜受到刺激时可产生过多的分泌物。清稀无色的分泌物为卡他性炎症，黏稠发黄的脓性分泌物为鼻或鼻窦的化脓性炎症。

5．**鼻窦**　为鼻腔周围含气的骨质空腔，共有额窦、筛窦、上颌窦、蝶窦四对，均有窦口

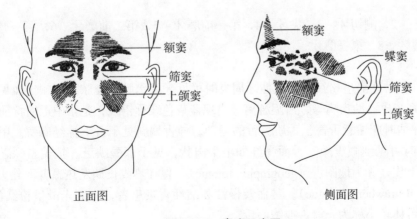

正面图　　　　　　　　　　　　　　　　侧面图

图 1-3-19 鼻窦示意图

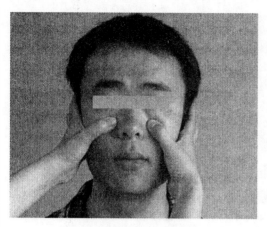

图 1-3-20 上颌窦评估

与鼻腔相通（图 1-3-19）。当引流不畅时易发生炎症，表现为鼻塞、流涕、头痛和鼻窦压痛。鼻窦评估方法：

（1）上颌窦：评估者双手拇指置于被评估者鼻侧颧骨下缘，向后、向上按压，其余 4 指固定在两侧耳后（图 1-3-20）。按压的同时询问被评估者有无压痛。

（2）额窦：评估者双手拇指置于被评估者眉骨内下缘，用力向后、向上按压，其余 4 指固定在头颅颞侧作为支点。按压的同时询问被评估者有无压痛。

（3）筛窦：评估者双手拇指分别置于被评估者鼻根部与眼内眦之间向后按压，其余四指固定在两侧耳后。按压的同时询问被评估者有无压痛，两侧进行比较。

（4）蝶窦：因解剖位置较深，不能在体表进行评估。

（四）口

1．**口唇** 健康人口唇红润光泽。口唇苍白见于贫血、休克、虚脱等；口唇发绀见于心力衰竭、呼吸衰竭患者。大叶性肺炎、流行性感冒、疟疾等患者多表现为口唇疱疹，为单纯疱疹，病毒感染所致。核黄素缺乏症易出现口角糜烂。唇裂是常见典型的先天性畸形。说话时口角歪斜多由于面神经麻痹或脑血管意外所致。

2．**口腔黏膜** 正常口腔黏膜光洁呈粉红色。如在相当于第二磨牙的颊黏膜处出现针尖大小白色斑点，周围有红晕，称为麻疹黏膜斑（Koplik 斑），是麻疹早期特征性体征。出血性疾病可在口腔黏膜下出现大小不等的出血点和瘀斑。肾上腺皮质功能减退患者可出现蓝黑色色素沉着。黏膜溃疡见于慢性复发性口疮。鹅口疮为白色念珠菌感染，多见于衰弱的儿童、老年患者或长期应用广谱抗生素和抗肿瘤药物所致。

3．**牙齿** 评估牙齿颜色，有无龋齿、缺齿、义齿或残根等。正常牙齿白色，排列整齐，无龋齿、残根或缺牙。有牙齿疾患时可按下列方式标明部位：

	右							上				左			
8	7	6	5	4	3	2	1	1	2	3	4	5	6	7	8
8	7	6	5	4	3	2	1	1	2	3	4	5	6	7	8

下

1．中切牙 2．侧切牙 3．尖牙 4．第一前磨牙 5．第二前磨牙 6．第一磨牙
7．第二磨牙 8．第三磨牙

4．**牙龈** 正常牙龈呈粉红色。慢性牙周炎时可见牙龈水肿、溢脓。牙龈出血见于维生素 C 缺乏、血液系统出血性疾病等。齿龈游离缘出现蓝灰色线称铅线，是铅中毒的特征。

5．**舌** 评估时应注意舌苔、舌质、舌的运动。伸舌偏斜见于舌下神经麻痹。甲状腺功能亢进患者伸舌时可见细微震颤。舌面绛红如生牛肉状，见于烟酸缺乏。核黄素缺乏时，舌上有不规则隆起上皮，称为地图舌（geographic tongue）。猩红热或长期发热患者舌乳头肿胀、发红，称草莓舌（strawberry tongue）。贫血及慢性萎缩性胃炎患者，舌面光滑呈粉红色或红色、舌乳头萎缩、舌体较小称为光滑舌或镜面舌。

6. 咽和扁桃体 咽部包括鼻咽、口咽和喉咽三个部分。主要评估口咽，口咽位于软腭平面上，会厌上缘的上方，前方正对口腔。正常人咽部无充血、无红肿、黏液分泌正常，扁桃体不肿大。评估咽部时，受检者取坐位，头略后仰，张大口并发"啊"音，评估者用压舌板迅速下压舌前2/3和舌后1/3交界处，此时，软腭上抬，在照明的配合下即可见软腭、腭垂、咽腭弓、舌腭弓、扁桃体和咽后壁等。评估咽部颜色，有无充血、肿胀、分泌物及扁桃体的大小等。急性咽炎时，咽部黏膜充血、红肿；慢性咽炎时黏膜充血、表面粗糙，咽后壁淋巴滤泡增生。

扁桃体肿大一般分为三度：不超过咽腭弓者为Ⅰ度；超出咽腭弓，但未达咽后壁中线者为Ⅱ度；达到或超过咽后壁中线者为Ⅲ度（图1-3-21）。扁桃体发炎时，腺体红肿、增大，扁桃体隐窝中有黄白色分泌物。

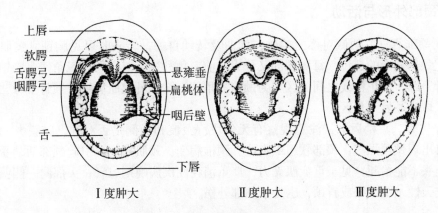

Ⅰ度肿大　　Ⅱ度肿大　　Ⅲ度肿大

图1-3-21　扁桃体位置及其肿大分度

7. 腮腺 腮腺位于耳屏、下颌角、颧弓所构成的三角区内。腮腺导管开口位于上颌第二磨牙对面的颊黏膜上。正常人腮腺体薄而软，不能触及其轮廓。评估腮腺有无肿大，导管开口有无红肿及分泌物。腮腺肿大时可见以耳垂为中心的隆起，并可触及边缘不清的包块。急性流行性腮腺炎时，单侧腮腺迅速肿胀，继而累及对侧，触诊有压痛。

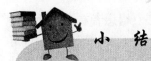

小　结

1. 头部评估内容包括头发、头皮、头颅、头部器官（眼、耳、鼻、口）的评估。
2. 眼的评估包括眉毛、眼睑、结膜、巩膜、角膜、眼球、瞳孔、眼功能的评估等，注意评估应按由外向内，先右后左的顺序依次进行。
3. 耳的评估包括外耳、乳突及听力等。
4. 鼻的评估包括鼻外形、鼻翼扇动、鼻出血、鼻腔分泌物、鼻窦等。
5. 口的评估包括口唇、口腔黏膜、牙齿、牙龈、舌、咽和扁桃体、腮腺等，注意口的评估应从外向内依次进行。

思 考 题

患儿，男，5岁，因"发热、咽痛2天"来诊，经检查后诊断为"急性化脓性扁桃体炎"。

问题与思考：

1．该患儿其咽部评估最可能出现的异常体征有哪些？

2．扁桃体肿大应如何分度？

（战同霞）

第四节　颈部评估

一、颈部外形与活动

正常人颈部直立、两侧对称、柔软，伸曲及转动自如，转头时可见胸锁乳突肌突起。为描述和标记颈部病变的部位，每侧颈部又分为颈前三角和颈后三角两个三角区。胸锁乳突肌内缘、下颌骨下缘、前正中线之间的区域为颈前三角区，胸锁乳突肌后缘、锁骨上缘、斜方肌前缘之间的区域为颈后三角区。

颈部评估时，头稍后仰，注意观察有无包块、瘢痕和两侧是否对称。脑膜炎、蛛网膜下腔出血时可出现颈项强直；颈部软组织炎症、颈椎病变、颈肌扭伤可引起颈部活动受限；颈向前倾，甚至头不能抬起，见于重症肌无力、严重消耗性疾病晚期患者；头部向一侧偏斜称为斜颈，见于先天性颈肌挛缩或斜颈，也见于颈部外伤。

二、颈部血管

（一）颈静脉

1．颈静脉怒张　正常人坐位或立位时颈外静脉常不显露，平卧时可稍见充盈，但充盈的水平仅限于锁骨上缘到下颌角距离的下 2/3 以内。如卧位时颈静脉充盈超过正常水平，或立位、坐位时见到颈静脉明显充盈，称为颈静脉怒张。提示颈静脉压力升高，见于右心衰竭、心包积液、上腔静脉阻塞综合征以及胸、腹腔压力增高等。

2．肝颈静脉回流征（hepatojugular reflux）　评估者用手压迫右心衰竭患者右上腹肿大的肝时，则颈静脉充盈更为明显，称为肝颈静脉回流征阳性。是右心衰竭的重要体征之一，也可见于心包炎。其发生机制是：当压迫右心功能不全或心包炎患者的肝时，可使回流至下腔静脉及右心房的血量增加，但因右心房淤血与右心室舒张末压增高或右心室舒张受限，不能完全接受回流的血量，因而使颈静脉血量增多，充盈更为明显。

3．颈静脉搏动　正常情况下不会出现颈静脉搏动。当严重的三尖瓣关闭不全伴颈静脉怒张时，方可见到颈静脉搏动，但触诊并无搏动感，据此可与颈动脉搏动相鉴别。后者常有明显的搏动感。

（二）颈动脉

1．颈动脉搏动　正常人颈部动脉的搏动，只有在剧烈活动后心搏出量增加时才可见到。如在安静状态下出现颈动脉的明显搏动，提示脉压增大，见于主动脉瓣关闭不全、高血压、甲状腺功能亢进和严重贫血等。

2．颈部血管性杂音　一般让被评估者取坐位，用钟型听诊器听诊颈部有无异常杂音，如在颈部大血管区听到血管性杂音，提示颈动脉或椎动脉狭窄。

三、甲状腺

甲状腺位于甲状软骨下方和两侧，表面光滑，柔软不易触及（图 1-3-22）。在做吞咽动作

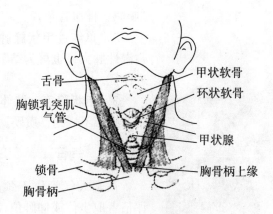

图 1-3-22 甲状腺位置

时，甲状腺可随吞咽动作而向上移动。

（一）评估方法

1. 视诊 受检者取坐位，头稍后仰，做吞咽动作，注意观察甲状腺有无肿大及两侧是否对称。正常人甲状腺外观不突出，女性在青春期可略增大，属正常现象。

2. 触诊 触诊甲状腺要注意其大小、两侧是否对称、质地、表面情况、有无结节及囊性感、压痛、震颤等。

触诊时可采用前面触诊，也可以采用后面触诊。①前面触诊：评估者立于被评估者前面，一手拇指按压于一侧甲状软骨，将气管推向对侧，另一手其余四指在对侧胸锁乳突肌后缘向前推挤甲状腺侧叶，拇指在胸锁乳突肌前缘触诊，触诊的同时嘱被评估者做吞咽动作。用同样的方法评估另一侧甲状腺（图 1-3-23 a）。②后面触诊：评估者站立于被评估者后面，一手除拇指外其余四指按压于一侧甲状软骨，将气管推向对侧，另一手拇指在对侧胸锁乳突肌后缘向前推挤甲状腺侧叶，其余四指在胸锁乳突肌前缘触诊（图 1-3-23 b）。触诊的同时嘱被评估者做吞咽动作。用同样的方法评估另一侧甲状腺。

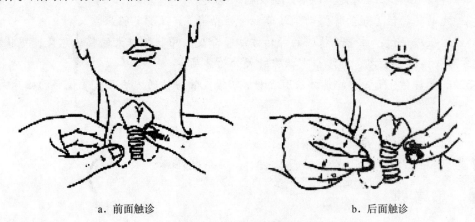

a. 前面触诊　　　　　　　　　　　　　　b. 后面触诊

图 1-3-23 甲状腺触诊

甲状腺肿大分为三度：不能看出肿大但能触及者为Ⅰ度；能看到肿大又能触及、但位于胸锁乳突肌以内者为Ⅱ度；超过胸锁乳突肌外缘者为Ⅲ度。

3. 听诊 当触到肿大的甲状腺时，应以钟型听诊器直接放在肿大的甲状腺上进行听诊。甲状腺功能亢进症时，可闻及低调的连续性静脉"嗡鸣"音。

（二）常见甲状腺疾病的体征特点

1. 甲状腺功能亢进 甲状腺呈弥漫性肿大，质地柔软，触诊时可有震颤，听诊可闻及

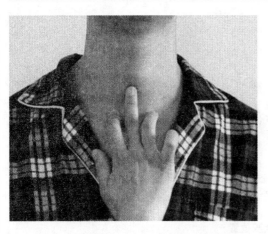

图 1-3-24　气管评估

"嗡鸣"样血管杂音。

2．单纯性甲状腺肿　腺体肿大明显，多为弥漫性肿大，也可为结节性，不伴甲状腺功能亢进体征。

3．甲状腺癌　腺体不大，触诊时包块可有结节感，不规则，质硬。

四、气管

正常人气管位于颈前正中部。评估时让被评估者取坐位或仰卧位，使颈部处于自然正中位置，评估者将右手示指与无名指分别置于被评估者两侧胸锁关节上，中指置于气管之上，观察中指与示指和无名指间的距离（图 1-3-24）。正常人两侧距离相等，示气管居中；气管移位时两侧距离不等。亦可将中指分别置于气管与两侧胸锁乳突肌之间的间隙中，根据两侧间隙是否等宽来判断有无气管偏移。

如大量胸腔积液、积气、纵隔肿瘤时，可将气管推向健侧；而肺不张、肺纤维化、胸膜粘连时，可将气管拉向患侧。

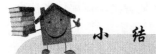

小　结

1．颈部评估包括：①颈部外形与活动；②颈部血管（颈静脉、颈动脉）；③甲状腺；④气管。

2．颈静脉评估（颈静脉怒张、肝颈静脉回流征、颈静脉搏动）：重点掌握颈静脉怒张、肝颈静脉回流征的定义、评估方法及临床意义。

3．颈动脉评估（颈动脉搏动、颈部血管性杂音）：注意其临床意义。

4．甲状腺评估：注意甲状腺的评估方法、分度、甲状腺肿大的临床意义，甲状腺的评估方法分视诊、触诊、听诊；甲状腺肿大分为 3 度。

5．气管评估：气管的评估方法有 2 种；掌握气管评估的方法及气管偏移的临床意义。

思 考 题

1．一位左侧大量胸腔积液的患者，其一般评估和头颈部评估会有哪些异常体征？为什么？

2．案例分析：

张某，女，18 岁，学生。患者近 3 个月来食欲亢进、体重逐渐减轻，并发现双侧眼球突出、脖子增粗、脾气暴躁、失眠、注意力不集中，学习成绩下降。近半个月来上述症状加重，而来门诊检查，诊断为"甲状腺功能亢进症"。

问题与思考：
对于该患者可能会有哪些异常体征？

（战同霞）

第五节　胸廓与肺评估

颈部以下、腹部以上的区域统称为胸部，其中主要包括胸廓、肺、胸膜、心脏及乳房等重要的组织和脏器，是身体评估的重点内容。进行评估时，应在安静、温暖和光线充足的环境下进行，尽可能暴露全部胸廓，被评估者可取坐位或卧位。评估者按视、触、叩、听，先前胸部、侧胸部，再背部的顺序进行评估，并注意左右对称部位的对比。

一、胸部的体表标志

为了描述胸部脏器在胸廓内的准确位置，以及异常体征的位置和范围，熟悉胸部的一些常用的自然标志（包括骨性标志、自然陷窝及解剖区域等）和人工划线是必要的。

（一）前胸（图1-3-25）

1. 自然标志

（1）胸骨上窝（supraclavicular fossa）：为胸骨柄上方的凹陷，正常气管位于其后正中。

（2）锁骨上窝（infraclavicular fossa）：为左、右锁骨上方的凹陷，相当于两肺尖的上部。

（3）胸骨角（sternal angle）：由胸骨柄与胸骨体交接向前形成的突起，又称Louis角。胸骨角分别与左、右第2肋软骨相连接，为计数肋骨和肋间隙的重要标志。此外，胸骨角还相当于支气管分叉、心房上缘、上下纵隔分界处及第五胸椎水平。

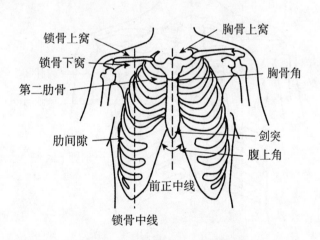

图1-3-25　前胸的主要体表标志

（4）肋骨与肋间隙：左、右肋骨（rib）共12对，在前胸第1～7肋骨通过各自的肋软骨与胸骨相连，而第8～10肋骨的肋软骨融合在一起，再与胸骨相连，共同构成胸廓的主要骨性支架。第11、12肋骨不与胸骨相连，其前端为游离缘，称为浮肋。除第1肋骨与锁骨重叠而不能触及外，大多数肋骨均可在胸壁上触及。两个肋骨之间的间隙，称为肋间隙（intercostal space）。第1肋骨与第2肋骨之间的间隙为第1肋间隙，第2肋骨与第3肋骨之间的间隙为第2肋间隙，依此类推。

（5）剑突：胸骨体下端的突出部分，其底部连于胸骨体，呈三角形。正常人剑突的长短因人而异。

（6）腹上角：左、右两侧肋弓在胸骨下端会合形成的夹角，也称胸骨下角。其夹角正常约为 70°～110°，因体型不同而有所差异，并可以随呼吸而变化。腹上角所在区域为胃、胰腺及肝左叶等腹部脏器的解剖位置所在。

2．人工划线

（1）前正中线（anterior midline）：也称胸骨中线，是通过胸骨正中的垂直线。

（2）锁骨中线（midclavicular line）：是通过左、右锁骨中点，且与胸骨中线平行的垂直线。此线在男性一般通过乳头。

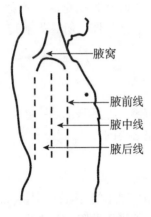

图 1-3-26　侧胸的体表标志

（二）侧胸（图 1-3-26）

1．腋窝（axillary fossa）　为左、右上肢内侧与胸壁相连的凹陷处。

2．腋前线（anterior axillary line）　是通过左、右腋窝前皱襞的垂直线。

3．腋后线（posterior axillary line）　是通过左、右腋窝后皱襞的垂直线。

4．腋中线（midaxillary line）　自左、右腋窝顶部向下，并且与腋前线和腋后线等距离的垂直线。

（三）背部（图 1-3-27）

1．自然标志

（1）脊柱棘突（spinous process）：是后正中线的标志物。以第 7 颈椎棘突低头时最为突出，其骨性标志以下为计数胸椎的起始点。

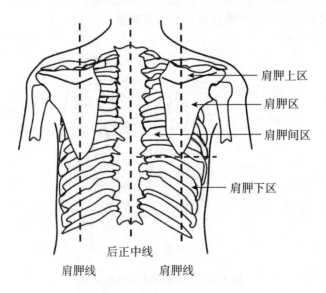

图 1-3-27　背部的主要体表标志

（2）肩胛骨（scapula）：呈三角形，左右对称，位于后胸壁第 2～8 肋骨之间，肩峰端及肩胛冈均可触及，其下部尖端又称为肩胛下角。在坐位或直立位，双上肢自然下垂时，肩胛下角平齐于第 7 肋骨或第 7 肋间隙或第 8 胸椎水平。两侧肩胛冈以上的区域为肩胛上区；肩胛冈以下与肩胛下角连线以上的区域为肩胛区；肩胛下角连线与第 12 胸椎水平线之间的区域为肩胛下区；肩胛骨内缘之间的区域则为肩胛间区。

（3）肋脊角（costospinal angel）：是背部第 12 肋骨与脊柱所构成的夹角。其前为肾和输尿管上端所在区域。

2.人工划线

(1)后正中线(posterior midline):也称脊柱中线,是通过椎骨棘突或沿脊柱正中下行的垂直线。

(2)肩胛线(scapular line):在坐位或直立位,双臂自然下垂时通过左、右两侧肩胛下角的垂直线。

 案例 1-3-5

患者,男,32岁,工人。因寒战、高热3天,咳铁锈色痰1天入院。患者3天前受凉后突然出现高热,体温39.3℃,伴寒战,全身肌肉酸痛,头痛,纳差,轻微干咳。1天前咳嗽加重,咳铁锈色痰,伴右侧胸痛,咳嗽时加剧,无咯血。

患者入院时查胸部X线片,显示右下肺大片均匀致密阴影。

临床诊断:右下肺大叶性肺炎。

问题与思考:

1.如何对该患者进行肺部评估?

2.肺部评估可能发现哪些异常体征?为什么?

二、视诊

(一)胸壁皮肤

1.胸壁静脉 正常胸壁无明显静脉可见。当上腔或下腔静脉梗阻时,侧支循环建立、开放,可见胸壁静脉明显充盈或曲张。通过评估胸壁静脉的血流方向,来判断静脉阻塞的部位,如血流方向自上而下,提示上腔静脉梗阻;反之,提示下腔静脉梗阻。

2.皮下气肿 正常人无皮下气肿存在。当气体积存于胸部皮下组织时,则出现皮下气肿,常见于气管、肺或胸膜受损后,气体从病变部位逸出至皮下所致。胸部评估时,视诊可见胸壁肿胀;触诊可感觉到气体在皮下组织内移动,似捻发感或握雪感;听诊可有类似捻动头发的声音,也称捻发音。

(二)胸廓外形

正常成人胸廓双侧大致对称,呈椭圆形,其前后径和左右径的比例约为 1:1.5;小儿和老年人胸廓前后径略小于或等于左右径,呈圆柱形(图1-3-28)。

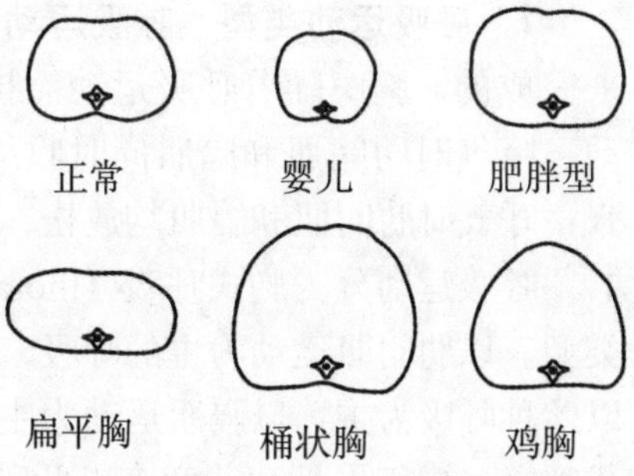

1.扁平胸(flat chest) 胸廓扁平状,前后径常小于左右径的一半。见于肺结核、肿瘤晚期等慢性消耗性疾病患者,亦可见于瘦长体型者(图1-3-28)。

2.桶状胸(barrel chest) 胸廓的前后径增加,与左右径几乎相等或超过左右径,呈圆桶状,肋骨斜度变

正常　　婴儿　　肥胖型

扁平胸　　桶状胸　　鸡胸

图 1-3-28　常见胸廓外形的改变

小,肋间隙增宽、饱满。见于严重肺气肿患者,亦可见于老年人或矮胖体型者(图1-3-28)。

3.佝偻病胸(rachitic chest) 常为佝偻病所致的胸廓改变,多见于儿童,是由于身体内维生素D缺乏引起的全身性钙、磷代谢紊乱,从而导致的骨骼病变。常见的异常改变有:

(1)鸡胸(pigeon chest):胸骨下端前突,两侧肋骨凹陷,胸廓的前后径略长于左右径,

上下距离较短，形状如鸡的胸廓而得名（图 1-3-28）。

（2）漏斗胸（funnel chest）：胸骨下端剑突处明显内陷，胸廓呈漏斗状。

（3）佝偻病串珠（rachitic rosary）：指前胸部肋软骨与肋骨交界处增厚隆起，沿胸骨两侧排列呈串珠状，又称串珠肋。

（4）肋膈沟：指前胸壁下部膈肌附着处两侧肋骨软化，受膈肌牵拉向内凹陷，下部肋缘因腹部压力外翻，从而形成一条水平沟状带。

4．胸廓一侧变形　胸廓一侧隆起常见于该侧大量胸腔积液、气胸等；胸廓一侧平坦或凹陷，多见于患侧肺不张、肺纤维化、广泛胸膜增厚和粘连等。

5．胸廓局部改变　局部隆起常见于胸壁炎症、肿瘤、心脏增大、心包积液等。肋骨骨折时，可出现局部隆起或凹陷，前后挤压胸廓时伴有局部剧痛。

6．脊柱畸形（spinal deformity）　主要是由脊柱病变引起的畸形，如前凸、后凸或侧凸等导致的胸廓两侧不对称，肋间隙增宽或变窄，胸腔内器官位置与体表标志关系发生改变。严重的脊柱畸形所致的胸廓改变可引起呼吸和循环功能障碍。常见的病因有先天性脊柱畸形、脊柱外伤、脊柱结核和强直性脊柱炎等（图 1-3-29）。

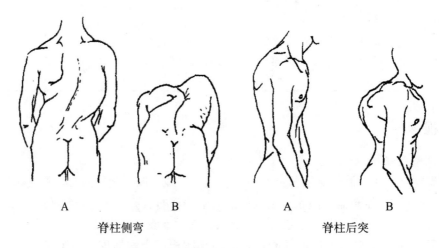

脊柱侧弯　　　　　　　　　　脊柱后突

图 1-3-29　脊柱畸形所致的胸廓变形

（三）呼吸运动

1．呼吸运动类型　呼吸运动（respiration movement）是通过膈肌和肋间肌的收缩和舒张来完成的，胸廓随着呼吸运动而扩大和缩小。正常情况下，吸气为主动运动，呼气为被动运动。吸气时肋间肌和膈肌同时收缩，胸廓向外上方移动，横膈下降，腹壁向外隆起，胸廓扩张；呼气时肋间肌和膈肌均放松，肋骨向内下方移动，横膈和腹壁回缩。

呼吸运动分为胸式呼吸（thoracic respiration）和腹式呼吸（diaphragmatic respiration）两种类型。以肋间肌运动为主的呼吸，表现为胸廓上部运动幅度较大，称为胸式呼吸，成年女性多以此种呼吸为主；以膈肌运动为主的呼吸，表现为胸廓下部及上腹部的运动幅度增大，称为腹式呼吸，成年男性和儿童多以此种呼吸为主。两种呼吸运动类型通常均不同程度地同时存在，但某些疾病的出现可导致呼吸运动类型的改变或引起呼吸困难。

（1）呼吸运动类型改变：腹式呼吸增强而胸式呼吸减弱，可见于肺炎、肺不张、胸膜炎、胸膜增厚或粘连、大量胸腔积液、气胸、肋骨骨折、肋间神经炎等；胸式呼吸增强而腹式呼吸减弱多见于急性腹膜炎、肝脾极度肿大、大量腹水、腹腔巨大肿瘤、妊娠晚期等。

（2）呼吸困难：见本教材常见症状评估"呼吸困难"章。

2．呼吸频率和幅度　在静息状态下，正常成人呼吸频率为 16～20 次 / 分，呼吸与脉搏之比为 1 ： 4，新生儿呼吸频率大约为 44 次 / 分，且随年龄的增长而逐渐减慢。当某些疾病存在时，可导致呼吸频率和幅度的改变（图 1-3-30）。

（1）呼吸过速（tachypnea）：指呼吸频率超过 24 次 / 分。见于发热、疼痛、甲状腺功能亢进、贫血、心肺功能不全等。一般体温每升高 1℃，呼吸每分钟约增加 4 次。

（2）呼吸过缓（bradypnea）：指呼吸频率低于 12 次 / 分。见于麻醉剂或镇静剂过量、颅内高压等。

（3）呼吸浅快：多见于呼吸肌麻痹、肺炎、胸膜炎、胸腹腔积液、气胸、肥胖等。

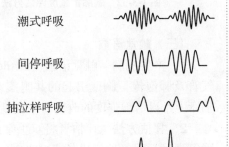

图 1-3-30　呼吸频率和幅度变化示意图

（4）呼吸深快：是因为呼吸中枢受到强烈刺激而产生，常见于剧烈运动、情绪激动、过度紧张及癔症等。

（5）呼吸深大：亦称库斯莫尔（Kussmaul）呼吸。当机体出现严重代谢性酸中毒时，血 pH 降低，刺激呼吸中枢，患者通过深大呼吸使肺排出过多的二氧化碳以调节体内的酸碱平衡。其特点为呼吸加深、加大，节律均齐，患者不感呼吸困难，也称酸中毒大呼吸。见于尿毒症酸中毒、糖尿病酮症酸中毒等。

（6）呼吸浅慢：呼吸浅而缓慢，见于脑膜炎、昏迷、休克等。

3．呼吸节律　静息状态下，正常成人的呼吸节律是基本均匀而整齐的。而在病理状态下，可发生各种呼吸节律的变化，常见的有如下几种（图 1-3-31）：

（1）潮式呼吸（tidal respiration）：亦称陈 - 施（Cheyne-Stokes）呼吸，是呼吸由浅慢逐渐变为深快，再由深快变为浅慢，之后出现一段呼吸暂停（约 5 ～ 30 秒），再开始重复上述变化的周期性呼吸，节律如潮水涨落，故称之为潮式呼吸。其发生机制是由于呼吸中枢对二氧化碳的敏感性降低，从而导致调节呼吸的反馈系统异常。此种呼吸常提示病情危重，常见于中枢神经系统病变，如脑外伤、脑膜炎、脑炎、脑出血、脑肿瘤等，也可见于尿毒症、糖尿病酮症酸中毒及某些药物中毒等。有些老年人在深睡时可出现潮式呼吸，为脑动脉硬化导致中枢神经系统供血不足的表现。

（2）间停呼吸（intermittent respiration）：亦称比奥（Biots）呼吸，是几次有规律的呼吸后突然停止一段时间，然后又开始规律呼吸，周而复始。其发生机制与潮式呼吸大致相同，但更为严重，预后不良，常发生在临终前。

（3）双吸气呼吸：也称抽泣样呼吸，是连续两次较短的吸气后，出现较长的呼气，像哭时的抽泣，提示中枢神经系统病变严重，主要见于颅内高压和脑疝前期。

（4）叹气样呼吸：是一段正常呼吸中出现一次深大呼吸，多伴有叹息声，多为功能性改变，当其注意力转移时呼吸则变为正常，常见于精神紧张、神经衰竭或抑郁患者。

三、触诊

（一）胸壁压痛

正常状态下胸壁与胸骨均无压痛。当胸壁软组织炎症、损伤、肋软骨炎、肋骨骨折时，可出现病变部位的压痛。骨髓异常增生如白血病患者，胸骨下端可出现明显的压痛和叩击痛，此为白血病患者的重要体征之一，是白血病细胞增殖浸润的临床表现。

（二）胸廓扩张度

胸廓扩张度（thoracic expansion）即呼吸时的胸廓动度。呼吸时由于胸廓前下部动度较大，是常用的评估部位。评估者将双手掌平放于被评估者胸廓前下部的对称部位，左右拇指沿两侧肋缘指向剑突，且与前正中线等距离，嘱被评估者做深呼吸，观察和比较两拇指及手掌的动度是否对称、一致（图1-3-32）。正常人在平静呼吸或深呼吸时，胸廓扩张度两侧对称。

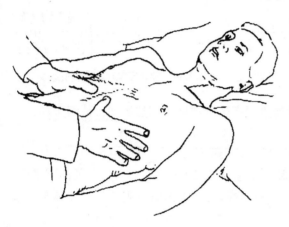

图1-3-32 胸廓扩张度评估方法

1．一侧胸廓扩张度改变 患侧胸廓扩张度降低，常见于一侧肺部病变，如肺不张、肺纤维化、肺肿瘤、慢性纤维空洞型肺结核等；也见于一侧胸膜病变，如胸膜炎、胸腔积液、胸膜肥厚粘连、气胸等；还见于肋骨和膈肌病变，如肋骨及肋软骨炎、肋骨骨折和膈肌麻痹等。当患侧胸廓扩张度降低时，其健侧可出现代偿性增强。

2．双侧胸廓扩张度改变 双侧胸廓扩张度降低常见于慢性阻塞性肺气肿、双侧肺纤维化、双侧胸膜肥厚、粘连等；增强见于剧烈运动、发热、酸中毒大呼吸、急性腹膜炎、大量腹水等。

（三）触觉语颤

1．产生机制 触觉语颤（tactile fremitus）是指被评估者发出声音时，其声波沿气管、支气管及肺泡传至胸壁引起的共鸣震动，评估者可用手触及，也称语音震颤（vocal fremitus）。临床上常以语颤强度的改变，来判断胸内病变的性质。

2．评估方法 评估者将双手掌或其尺侧缘轻放于被评估者左右胸壁的对称部位，嘱其用同等强度、重复地发出长音"yi…"，评估者双手自上而下，由内向外，先前胸，后侧胸，再背部，并双手交叉重复触诊，以此来比较两侧对称部位触觉语颤的异同，同时注意有无语颤的增强、减弱或消失（图1-3-33）。

3．触觉语颤的影响因素 触觉语颤的强弱受发音的强弱、音调的高低、胸壁厚度及支气管到胸壁的距离等因素影响。发音强、音调低钝、胸壁薄、支气管至胸壁距离近者触觉语颤较强，反之较弱。因此，成人较儿童强，男性较女性强，消瘦者较肥胖者强，前胸上部较下部强，右胸上部较左胸上部强，后背下部较上部强，肩胛间区则最强。

4．触觉语颤异常

（1）触觉语颤增强：主要见于下列病变：①肺组织实变：如大叶性肺炎和肺梗死等，是由于肺组织受炎性浸润而发生实变，使其传导声波的能力强于正常肺组织，当声波通过气道传到实变的肺组织及胸壁时，可触及触觉语颤增强。②靠近胸壁的肺内大空腔及周围有炎性浸润病变：如空洞型肺结核和肺脓肿等，声波从气道传至肺内大空洞产生共鸣，使声波增强，再通过空洞周围炎性浸润而实变的肺组织传导至胸壁，故可触及增强的语颤。③压迫性

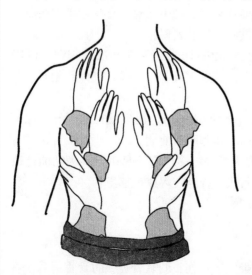

图1-3-33 前胸部触觉语颤的评估方法

肺不张：如胸腔积液的积液区上部的肺组织受压，肺泡含气量减少或不含气，使肺组织变致密而增强了声波的传导能力，因而可触及语颤增强。

（2）触觉语颤减弱或消失：主要见于：①支气管阻塞，如阻塞性肺不张等；②肺泡含气量过多，如肺气肿等；③肺组织与胸壁距离增大，如胸腔积液或气胸、高度胸膜增厚粘连、胸壁皮下气肿等。当大量胸腔积液及严重气胸病变时，触觉语颤可消失。

（四）胸膜摩擦感

正常情况下，胸膜的脏层和壁层之间有少量浆液起润滑作用，其表面光滑，呼吸运动时不产生摩擦感。当胸膜有炎症，如急性胸膜炎、胸膜原发性或继发性肿瘤、肺部病变累及胸膜时，纤维蛋白渗出、沉积于胸膜，使其表面粗糙，呼吸时胸膜的脏层和壁层相互摩擦，此时评估者用双手掌触诊胸壁时可有皮革相互摩擦的感觉，即为胸膜摩擦感（sense of pleural friction）。一般于呼、吸两相均可触及，但有时只在吸气末触及。胸廓的前下侧壁为最易触及部位，因该处为呼吸时胸廓动度最大部位。多见于胸膜炎早期或晚期，此外，严重脱水导致的胸膜高度干燥、尿毒症等也可触及胸膜摩擦感。

四、叩诊

（一）胸部叩诊方法

胸部叩诊方法包括间接叩诊法和直接叩诊法两种，其中以间接叩诊法最为常用。

1. 间接叩诊法（indirect percussion）　被评估者取坐位或仰卧位，呼吸均匀，放松。叩诊前胸时，胸部稍向前挺；叩诊侧胸时，双臂抱头；叩诊背部时，头稍低，上身略前倾，双手交叉抱肘。叩诊应按自上而下，先前胸、后侧胸、再背部的顺序，且左右对称部位对比叩诊，并注意两侧叩诊音的变化。评估者以左手中指第 2 指节为叩诊板，平贴肋间隙并与肋骨平行；背部肩胛间区叩诊时，叩诊板指与脊柱平行，至肩胛下区应与肋骨平行（图 1-3-34）。

2. 直接叩诊法（direct percussion）　评估者右手 4 指并拢，以指腹对胸壁进行直接拍击。主要对于大量胸腔积液或气胸等病变面积较大患者采用的叩诊方法，用以判断大面积病变所在部位和范围。

（二）胸部正常叩诊音

正常胸部叩诊音为清音。其音响强弱和音调高低与肺含气量、胸壁厚薄以及受邻近器官的影响等因素有关。前胸上部叩诊音较下部稍浊；右上肺叩诊音较左上肺稍浊；背部因肌肉、骨骼较多，叩诊音较前胸部稍浊；右侧胸腋下部因受肝影响而叩诊音稍浊；左侧 3、4 肋间处因受心脏影响，叩诊音稍浊；左侧腋前线下方为胃泡所在区，叩诊呈鼓音（图 1-3-35）。

（三）肺界叩诊

1. 肺上界　即肺尖的宽度。叩诊肺上界时，自斜方肌前缘中点开始叩诊为清音，然后分别沿斜方肌向内、外侧叩诊，当清音变为浊音时，分别标记两浊音点，两点之间的距离即为肺尖的宽度，也称 Kronig 峡，正常为 4 ~ 6cm。肺上界清音区变窄或叩诊呈浊音，常见于结核浸润肺尖、肺纤维性病变或萎缩；肺上界增宽，叩诊为过清音或鼓音可见于肺气肿、气胸及肺尖的肺大泡。

2. 肺下界

（1）评估方法：叩诊肺下界时，一般先叩右侧、再叩左侧，嘱被评估者平静呼吸，评估者分别沿锁骨中线、腋中线、肩胛下角线等各垂直线自上而下进行叩诊。在右锁骨中线上叩诊音由清音先变为浊音（亦称肝上界），后由浊音变为实音处为肺下界；在其他垂直线上由清音变为实音处，即为该垂直线上的肺下界。左肺下界除锁骨中线的下端因受心脏浊音区及胃泡鼓音区的影响，不易确定外，其他均与右肺相同。

（2）肺下界位置：正常人平静呼吸时两侧肺下界大致相同，分别在锁骨中线、腋中线及

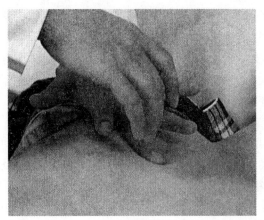

a. 前胸部

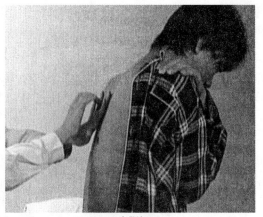

b. 肩胛间区

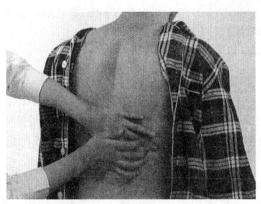

c. 肩胛下区

图 1-3-34　叩诊

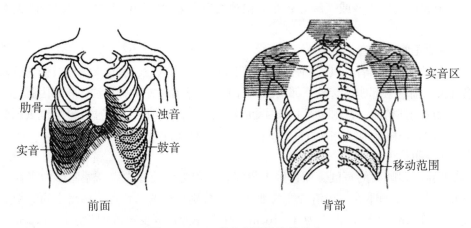

前面　　　　　　　　　　　　　背部

图 1-3-35　正常胸部叩诊音的分布

肩胛下角线的第 6、第 8 及第 10 肋间隙。但其位置也可因体型和发育状况的不同而稍有差异，矮胖者的肺下界可上移 1 个肋间隙，瘦长者可下移 1 个肋间隙。

（3）病理情况：①肺下界上移：多见于肺不张、腹水及腹腔巨大肿瘤等；②肺下界下移：可见于肺气肿及腹腔内脏下垂等。

3. 肺下界移动范围　正常时肺下界的移动范围相当于呼吸时膈肌的移动范围。

（1）评估方法：首先，被评估者于平静呼吸时，评估者分别在其锁骨中线、腋中线及肩胛下角线上叩出肺下界，然后嘱其深吸气后屏住呼吸，继续向下叩出肺下界的最低点；被评估者恢复平静呼吸后，嘱其深呼气后屏住呼吸，沿该线自上向下叩出肺下界的最高点。测量最高点与最低点之间的距离即为肺下界的移动范围，正常为 6 ~ 8cm。

（2）肺下界移动范围改变：

1）肺下界移动范围减小见于：①肺组织弹性消失，如肺气肿；②肺组织萎缩，如肺纤维化、肺不张；③肺组织炎症及水肿，如肺炎和肺水肿。

2）肺下界移动范围不能叩出或消失：常见于大量胸腔积液或气胸、广泛胸膜粘连、膈神经麻痹等疾病。

（四）胸部异常叩诊音

正常肺叩诊的清音区域内出现浊音、实音、过清音或鼓音的叩诊音，称为胸部异常叩诊音，常提示有肺、胸膜或胸壁的病变。异常叩诊音的类型常与病变性质、范围及部位的深浅有关。通常距胸壁表面 5cm 以上的深部病灶、直径小于 3cm 的小病灶或少量的胸腔积液、积气时常不能出现异常叩诊音。临床上常见的异常叩诊音为：

1．浊音或实音 常见于：

（1）肺组织含气量减少的病变，如肺炎、肺梗死、肺不张等。

（2）肺内实质性占位性病变，如肺肿瘤、肺结核、未液化的肺脓肿等。

（3）胸膜病变，如胸腔积液、胸膜增厚等。

产生胸部异常叩诊音浊音和实音的病理基础是相同的，浊音或实音的出现视病灶范围的大小、距胸壁的远近及积液量的多少而定，如病灶较小、位置较深或积液量较少时叩诊呈浊音，反之叩诊呈实音。

2．过清音 提示肺内含气量增多且肺组织弹性减弱，见于肺气肿。

3．鼓音 常见于气胸。此外，肺内大空洞性病变，如近胸壁的直径大于 3 ~ 4cm 的空洞型肺结核、液化后的肺脓肿或肺囊肿等，叩诊可呈鼓音。

五、听诊

案例 1-3-6

患者，男，56 岁，因"突发喘憋 4 小时"来诊。

肺部听诊：双肺呼吸音减弱，呼气相延长，并可闻及高调哮鸣音。

问题与思考：

1．肺部听诊的主要内容有哪些？

2．该患者为什么会出现"双肺呼吸音减弱，呼气相延长及高调哮鸣音"？

3．什么是哮鸣音？其特点是什么？

听诊是胸部评估最重要的方法。肺部听诊时，被评估者宜取坐位或卧位，均匀呼吸，必要时可在深呼吸或咳嗽后立即听诊。听诊的顺序通常是从肺尖开始，自上而下，先前胸部、侧胸部、最后到背部，听诊的同时应注意上下及左右对称部位的比较。

（一）肺部呼吸音

1．正常呼吸音 正常呼吸时，气流进出呼吸道及肺泡，产生湍流而引起振动，所发出的声音通过肺组织和胸壁，在胸部体表可听到，称为呼吸音（breath sound）。正常肺部可闻及三种呼吸音：

（1）支气管呼吸音（bronchial breath sound）：吸入或呼出的气流经过声门、气管和主支气管时形成湍流所产生的声音，颇似舌抬高后再呼气所发出的"哈…"音。此种呼吸音的特点为音响强、音调高、呼气相较吸气相长（图1-3-36）。此呼吸音的呼气相较吸气相长是由于吸气为主动运动，吸气时声门增宽，气流通过快；而呼气为被动运动，声门较窄，气流通过慢之故。

正常支气管呼吸音的听诊部位在喉部、胸骨上窝、背部第6、7颈椎及1、2胸椎附近。

（2）肺泡呼吸音（vesicular breath sound）：吸气时，气流经支气管进入肺泡，冲击肺泡壁，使肺泡由松弛变为紧张，呼气时肺泡由紧张变为松弛，这种肺泡的弹性变化和气流的振动所形成的声音为肺泡呼吸音，似上齿咬下唇吸气时发出的"夫——"音。肺泡呼吸音较柔和，与呼气相相比，吸气相较长、音响较强、音调较高（图1-3-36）。此系由于吸气为主动运动，单位时间内吸入肺泡的气流量较大、流速较快，肺泡维持紧张的时间较长；而呼气为被动运动，气流量逐渐减少、流速逐渐减慢，肺泡随之转为松弛状态所致。

大部分肺野区均可闻及正常肺泡呼吸音，其音响强弱与性别、年龄、呼吸深浅、肺组织弹性、胸壁薄厚等因素有关。男性的肺泡呼吸音较女性为强；儿童较老年人为强；瘦长者较矮胖者强；乳房下部、腋窝下部和肩胛下部的肺泡呼吸音较强，而肺尖和肺下缘处则较弱。

（3）支气管肺泡呼吸音（bronchovesicular breath sound）：又称混合性呼吸音，兼有支气管呼吸音与肺泡呼吸音的特点。表现为吸气音的性质与正常肺泡呼吸音相似，但音响较强、音调较高；呼气音的特点与支气管呼吸音相似，但音响较弱、音调较低；吸气相与呼气相大致相等（图1-3-36）。正常人的支气管肺泡呼吸音的听诊部位于胸骨两侧第1、2肋间隙、肩胛间区第3、4胸椎水平以及肺尖前后部。

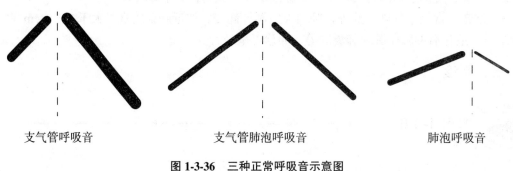

支气管呼吸音　　　　　　支气管肺泡呼吸音　　　　　　肺泡呼吸音

图1-3-36　三种正常呼吸音示意图

2．异常呼吸音

（1）异常肺泡呼吸音：是在病理情况下，肺泡呼吸音的性质、时间和强度均发生了改变。常见于：

1）肺泡呼吸音增强：由于呼吸运动或肺泡的通气功能增强，进出肺泡的气流量增加或气流速度加快所致。发生的原因有：①由于机体需氧量增加而使呼吸加深、增快，双侧肺泡呼吸音增强，常见于剧烈运动、发热、代谢功能亢进；②缺氧兴奋呼吸中枢，使呼吸运动增强，如贫血等；③血液酸度增高，刺激呼吸中枢，而使呼吸变深大，如代谢性酸中毒；④一侧肺或胸膜病变而引起单侧或局部肺泡呼吸音减弱，如肺炎、肺肿瘤、肺结核、胸腔积液或气胸等，同时可出现健侧或无病变肺组织代偿性肺泡呼吸音增强。

2）肺泡呼吸音减弱或消失：由于肺泡通气量减少、进入肺内的空气流速减慢或呼吸音传导受阻所致，可出现在局部、单侧或双侧肺部。常见于：①胸腔积液、气胸等导致的压迫性肺不张；②胸壁外伤、肋骨骨折等所致的胸廓活动受限；③喉头水肿、支气管炎、支气管肿瘤等引起的支气管阻塞及狭窄。

3）呼气音延长：由于下呼吸道部分痉挛、狭窄、梗阻，导致呼气阻力增加，或肺组织弹性回缩减弱，使呼气的推动力减弱，见于支气管哮喘和阻塞性肺气肿。

（2）异常支气管呼吸音：在正常肺泡呼吸音区域内听到了支气管呼吸音，则为异常支气管呼吸音，又称管状呼吸音。常见于下述病变：

1）肺组织实变：由于实变的肺组织对音响传导较好，故支气管呼吸音很容易通过实变处传至胸壁体表而被闻及，肺实变的范围越大、距胸壁越近，管状呼吸音越强，如大叶性肺炎实变期。

2）肺内大空腔：由于肺内的大空腔与支气管相通，且其周围有炎症浸润的实变肺组织，因此吸入的气流在空腔中产生共鸣，再通过实变的肺组织传到胸壁，故可听到清晰的支气管呼吸音，见于空洞型肺结核或液化后肺脓肿。

3）压迫性肺不张：肺组织因受压而致密，有利于支气管呼吸音的传导，故在胸腔积液上方肺组织受压处可闻及管状呼吸音，强度较弱而遥远。

（3）异常支气管肺泡呼吸音：指在正常肺泡呼吸音区域内听到了支气管肺泡呼吸音。其发生机制是由于肺组织内实变区较小且与正常肺组织混合，或肺组织实变区较深且被正常肺组织覆盖而产生。常见于大叶性肺炎早期、肺结核、支气管肺炎、胸腔积液上方肺组织受压而膨胀不全的部位。

（二）啰音

啰音（rale）为呼吸音以外的附加音，正常情况下不存在，按其性质可分为干啰音和湿啰音两种。

1．干啰音（rhonchi）

（1）发生机制：气流通过狭窄或部分梗阻的气道，产生湍流而发出的声音。其基本病理改变为：①气管、支气管的炎症使管壁黏膜充血肿胀、分泌物增多；②支气管平滑肌痉挛使管腔狭窄；③气管、支气管内肿瘤或异物导致管腔部分阻塞；④管壁外肿大的淋巴结或肿瘤的压迫使气道狭窄或梗阻（图1-3-37）。

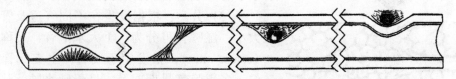

（1）管腔黏膜肿胀或　（2）管腔内有分泌物　（3）管腔内有侵入物　（4）管腔受压
　　平滑肌痉挛

图1-3-37　干啰音的发生机制

（2）听诊特点：干啰音于吸气和呼气时均可闻及，以呼气时最为明显，音调较高，持续时间较长，其强度、数量、性质和部位易发生变化。

（3）分类：干啰音可分为：①低调干啰音：多发生在气管或主支气管，音调较低，如同熟睡中的鼾声，又称为鼾音（rhonchus rale）。发生在主支气管以上的大气道的干啰音，则不用听诊器也可闻及，称为喘鸣（wheeze）（图1-3-38）。②高调干啰音：多发生在较小支气管或细支气管，音调较高，常被称为哮鸣音、哨笛音、鸟鸣音（图1-3-38）。

（4）临床意义：干啰音可局限分布或广泛分布于肺部。广泛分布于双侧肺部的干啰音，常见于支气管哮喘、心源性哮喘、慢性支气管炎喘息型、肺肿瘤等疾病。局限分布的干啰音，是由于支气管局部出现管腔狭窄所致，可见于支气管内膜炎症、肿瘤、结核或异物等。

2．湿啰音（moist rale）

（1）发生机制：气道内含有较稀薄的分泌物，如渗出液、血液、黏液或脓液等，当呼吸时，气流通过气道内的液体形成水泡破裂而产生的声音，又称之为水泡音（bubble sound），如

R1-4
干啰音的音频

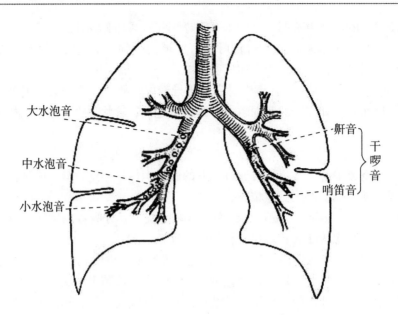

图 1-3-38 干、湿啰音的发生部位

水煮沸时的冒泡音或用吸管插入水中吹水的声响。当细、小支气管壁或肺泡壁因分泌物黏着呈闭合状态，吸气时，突然被气流冲击扩展开所产生的爆裂声，又称爆裂音（crackles），似用手指在耳边搓捻头发所发出的细微而均匀一致的声音，也称捻发音（图 1-3-39）。

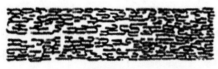

肺泡壁粘合

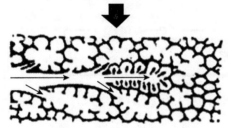

肺泡壁被吸入的气流扩展开

图 1-3-39 捻发音的发生机制

（2）听诊特点：多出现于吸气相，以吸气末听诊最清楚，有时也可出现在呼气早期；断续而短暂，一次常多个连续出现；部位较固定，性质不易变化；中、小水泡音可同时出现，咳嗽后可减少或消失。

（3）分类：根据发生在不同气道及管腔口径的大小，湿啰音可分为：①大水泡音：又称粗湿啰音（coarse rales），指发生于气管、主支气管或空洞部位，多于吸气早期闻及，见于肺水肿、肺结核及肺脓肿空洞等。昏迷或濒死患者因无力咳出气道分泌物而出现的大水泡音，不用听诊器也可闻及，称痰鸣音（wheezy phlegm）。②中水泡音：又称中湿啰音（medium rales），指发生于中等大小的支气管，多于吸气中期闻及，常见于支气管炎、支气管肺炎、肺结核等。③小水泡音：又称细湿啰音（fine rales），发生于小支气管和细支气管，多于吸气后期闻及，常见于细支气管炎、肺淤血、肺结核早期、肺梗死等（图 1-3-38）。④捻发音（crepitus）：多于吸气末闻及，常见于细支气管及肺泡的炎症或充血，如肺炎早期及肺淤血等；也可见于老年人或长期卧床患者，于肺底也可闻及捻发音，经数次深呼吸或咳嗽后消失，无临床意义。

（4）临床意义：湿啰音是支气管与肺部病变的重要临床体征。湿啰音出现在局部，见于支气管扩张、肺炎、肺结核等局部病变；湿啰音出现在两肺底，多见于心功能不全所致的肺淤血、支气管肺炎等；湿啰音满布于两肺野，常见于严重的支气管肺炎或急性肺水肿。

（三）胸膜摩擦音

1. 发生机制 正常时胸膜表面光滑，胸膜腔内有少量浆液起润滑作用，呼吸时脏层、壁层两层胸膜间相互滑动，无任何音响产生。当胸膜发生炎症时，纤维蛋白渗出、沉积于胸膜，

湿啰音的音频

使其表面粗糙，呼吸时胸膜的脏层、壁层相互摩擦而发出的声音，为胸膜摩擦音。

2. 听诊特点 胸膜摩擦音似两张皮革或两手背相互摩擦时产生的粗糙音，于吸气和呼气时均可听到，以吸气末或呼气初最为明显，深呼吸或在听诊器体件上加压时声音可增强，屏住呼吸时消失。胸膜摩擦音可出现在胸膜任何部位，于胸壁腋中线下部最易听到，可随体位变化而消失或出现。胸腔内积液增多时，积液使脏、壁两层胸膜分开，摩擦音可消失，当胸腔积液被吸收减少时，两层胸膜又相互接触，会再出现胸膜摩擦音（图1-3-40）。

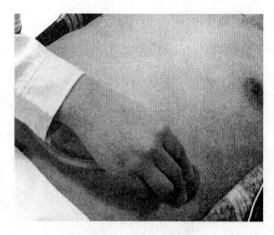

图1-3-40 听诊胸膜摩擦音

3. 临床意义 胸膜摩擦音常出现在下列病变：①胸膜炎症，如结核性或化脓性胸膜炎；②胸膜原发或继发肿瘤；③胸膜高度干燥，如严重脱水；④肺部或全身疾病累及胸膜，如肺炎、肺梗死及尿毒症等。

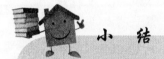

小 结

1. 为了描述胸部脏器在胸廓内的准确位置以及异常体征的位置和范围，必须熟悉胸部的一些常用的自然标志和人工划线。

2. 胸廓与肺评估时被评估者一般取坐位或仰卧位，充分暴露胸部，按视诊、触诊、叩诊、听诊的顺序进行，先评估前胸，再评估侧胸及背部，同时注意左右对称部位的比较。

3. 视诊：评估内容包括：①胸壁皮肤；②胸廓外形；③呼吸运动（呼吸运动类型、呼吸频率和幅度、呼吸节律的改变等）。重点掌握胸廓外形改变的临床意义；呼吸运动类型、呼吸频率和幅度、呼吸节律改变的临床意义。

4. 触诊：评估内容包括：①胸壁压痛；②胸廓扩张度；③触觉语颤；④胸膜摩擦感。重点掌握触觉语颤的产生机制；评估方法；触觉语颤增强、减弱或消失的临床意义。

5. 叩诊：评估内容包括：①胸部叩诊方法；②胸部正常叩诊音；③肺界叩诊；④胸部异常叩诊音。重点掌握胸部叩诊方法、胸部正常叩诊音、肺下界位置、胸部出现异常叩诊音的临床意义。

6. 听诊：听诊是胸部评估最重要的方法。评估内容包括：①肺部呼吸音（3种正常呼吸音、异常呼吸音）；②啰音（干、湿啰音）；③胸膜摩擦音。应重点掌握以下内容：

（1）3种正常呼吸音的产生机制、听诊特点及听诊部位。

（2）异常呼吸音的定义、临床意义。

（3）干、湿啰音的发生机制、听诊特点、分类及临床意义。

（4）胸膜摩擦音的发生机制、听诊特点、临床意义。

参考答案 1

参考答案 2

思 考 题

1．请根据所学内容按视、触、叩、听顺序总结大叶性肺炎实变期、胸腔积液患者的胸部体征。

2．案例分析：

患者，男性，25 岁，半小时前在打篮球过程中，突然出现胸痛，呼吸困难，大汗淋漓，被送来急诊。

身体评估：心率 140 次 / 分，呼吸 38 次 / 分。

初步诊断：自发性气胸。

问题与思考：

（1）为减轻不适，该患者可能采取什么体位？

（2）你认为该患者颈部及胸部评估可能会有哪些异常体征？

（蒋　茹）

第六节　乳房评估

案例 1-3-7

女性，52 岁，公司职员，你正在为其进行乳房评估。

问题与思考：

1．你认为应如何进行乳房评估？

2．该女性乳房，其正常状态应该是怎样的？

3．在对其进行乳房评估时，应特别注意哪些问题？

正常儿童及男性乳房（breast）一般不明显，乳头位置大约位于锁骨中线第 4 肋间隙。正常女性乳房在青春期逐渐增大，乳头也逐渐长大呈圆柱形。

评估乳房时被评估者应采取坐位或仰卧位，充分暴露胸部，并有良好照明，先评估健侧后患侧，先作视诊，再作触诊。除了评估乳房外，还应包括引流乳房部位的淋巴结。

为便于描述和记录，以乳头为中心作一垂直线和水平线，可将乳房分为外上、外下、内上、内下 4 个象限，在外上象限上有一突出部分为乳房尾部（图 1-3-41）。

一、视诊

（一）对称性（symmetry）

应注意观察双侧乳房大小、形状及位置是否对称。正常女性两侧乳房基本对称。一侧乳房明显增大见于炎症、肿瘤、先天畸形、囊肿形成等。一侧乳房明显缩小则多因发育不全所致。

（二）乳房皮肤（skin of breast）

应注意观察乳房皮肤的颜色、有无水肿及局部回缩等。乳房局部皮肤有红、肿、热、痛为

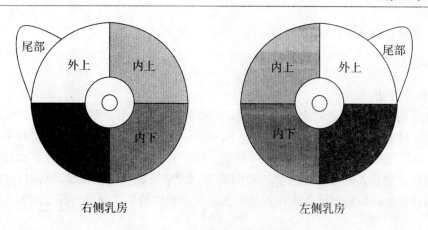

右侧乳房　　　　　　　左侧乳房

图 1-3-41　乳房病变的定位与划区

乳腺炎表现。乳腺癌局部皮肤呈深红色，不伴疼痛，因癌细胞阻塞乳房皮肤淋巴管引起水肿，毛囊及毛囊孔明显下陷，局部皮肤外观呈"橘皮样"改变。局部皮肤回缩，可能是乳腺癌早期体征。

为能及时发现皮肤回缩等改变，评估乳房时应嘱被评估者做各种使前胸肌肉收缩、乳房悬韧带拉紧的上肢运动，如双臂上举过头、两手叉腰、背部后伸等动作（图 1-3-42）。

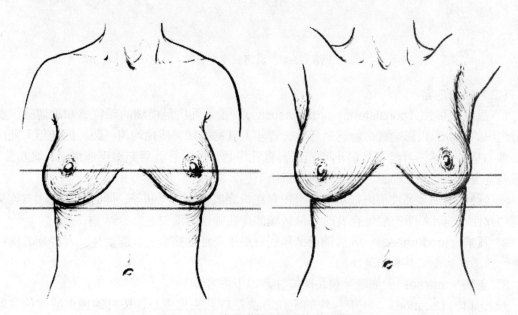

图 1-3-42　变换姿势进行乳房视诊异常

A. 双臂自然下垂时，双侧乳房对称；B. 双臂上举时，右侧乳房不能随之上移

（三）乳头（nipple）与乳晕

注意乳头位置、大小、双侧是否对称、有无回缩与分泌物。正常乳头呈圆柱形，颜色相似，双侧大小相等、对称，无回缩和分泌物。乳头回缩如系自幼发生，为发育异常；如近期发生回缩，则可能为乳腺癌。乳头出现分泌物提示乳腺导管有病变，分泌物可呈浆液性、黄色、绿色或血性。乳头出现血性分泌物，常见于导管内良性乳头状瘤、乳癌；黄色分泌物见于慢性囊性乳腺炎。肾上腺皮质功能减退时乳晕可出现明显色素沉着。

（四）腋窝和锁骨上窝

完整的乳房视诊还应包括乳房淋巴引流区域，应详细观察腋窝和锁骨上窝有无包块、红肿、溃疡、瘘管和瘢痕等。

二、触诊

（一）触诊方法

触诊乳房时，被评估者取坐位或平卧位，先评估健侧，后患侧。坐位时，先双臂自然下垂，然后高举过头或双手叉腰。平卧位时，肩下垫一小枕以抬高肩部。评估者将手指和手掌平放在乳房上，以指腹轻施压力，按外上、外下、内下、内上四个象限的顺序，由浅入深，进行旋转或来回滑动触诊，切忌抓捏乳腺。以同样方式评估另侧乳房。触诊乳房时应注意有无红、肿、热、痛和包块；最后触诊乳头，注意有无硬结、弹性消失及分泌物等（图1-3-43）。

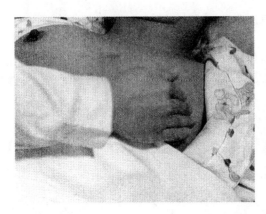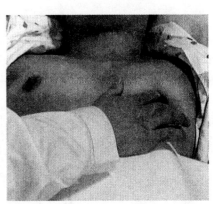

图1-3-43 乳房触诊方法

（二）触诊内容

1. 质地和弹性（consistency and elasticity） 正常乳房呈模糊的颗粒感和柔韧感，皮下脂肪组织的多少，可影响乳房触诊的感觉，青年人乳房柔韧，质地均匀一致，而老年人乳房则多松弛和呈结节感。月经期乳房小叶充血，有乳房紧张感，月经后充血迅速消退，乳房复软。妊娠期乳房增大并有柔韧感，而哺乳期则呈结节感。

乳房硬度增加和弹性消失提示皮下组织存在炎症或新生物浸润等。同时，还应注意乳头的硬度和弹性，当乳晕下有癌肿存在时，该区域的皮肤弹性常消失。

2. 压痛（tenderness） 乳房的局部压痛可见于炎症性病变、乳腺增生。月经期乳房可较敏感，而恶性病变则甚少出现压痛。

3. 包块（masses） 如触及包块时应注意以下内容：

（1）部位（location）：一般包块的定位方法是以乳头为中心，按时钟钟点的方位和轴向予以描述（图1-3-41）。此外，还应做包块与乳头间距离的记录。

（2）大小（size）：应描写其长度、宽度和厚度，以便前后进行比较。

（3）外形（contour）：包块的外形是否规则、边缘是否清楚或是否与周围组织粘连固定。大多数良性肿瘤表面多光滑规整，而恶性肿瘤则凹凸不平，边缘多黏连固定。

（4）硬度（consistency）：一般可描写为柔软、质韧、中等硬度或坚硬等。良性肿瘤多呈中等硬度，但表面光滑，形态较规则；坚硬伴表面不规则者多提示恶性病变。

（5）压痛（tenderness）：一般炎性病变常表现中度至重度压痛，而大多数恶性病变压痛则不明显。

（6）活动度（mobility）：评估者应确定病变能否自由移动，如仅能向某一方向移动或固定不动，应明确包块系固定于皮肤、乳腺周围组织抑或固定于深部结构。大多数良性病变的包块活动度较大，炎性病变则较固定，而早期恶性包块虽可活动，但当病程发展至晚期，其他组织被癌肿侵犯时，其固定度则明显增加。

（7）淋巴结：乳房触诊后，还应常规触诊腋窝、锁骨上窝及颈部的淋巴结，注意有否肿大或其他异常。因此部位常为乳房炎症或恶性肿瘤扩展和转移的所在。

三、乳房的常见病变

（一）急性乳腺炎

乳房红、肿、热、痛，常局限于一侧乳房的某一象限。触诊有硬结、包块，伴寒战、发热及出汗等全身中毒症状，常发生于哺乳期妇女。

（二）乳腺肿瘤

应区别良性或恶性肿瘤，乳腺癌一般无炎症表现，多为单发并与皮下组织粘连，局部皮肤呈橘皮样，乳头常回缩。多见于中年以上的妇女，晚期常伴有腋窝淋巴结转移。良性肿瘤则质地较柔韧或中等硬度，界限清楚并有一定活动度，如乳腺纤维瘤等。

四、乳房自我评估

定期的乳房自我评估（breast self-examination）有助于及早发现乳房的病变，因此 20 岁以上的妇女，特别是高危人群应每月进行 1 次乳房自我评估。乳房自我评估的方法如下：

（一）视诊

站在镜前取各种姿势（两臂放松垂于身体两侧、向前弯腰或双手上举置于头后），观察双侧乳房的大小和外形是否对称；有无局限性隆起、凹陷或皮肤橘皮样改变，有无乳头回缩或抬高等。

（二）触诊

乳房较小者平卧，乳房较大者侧卧，肩下垫软薄枕或将手臂置于头下进行触诊。一侧手的示指、中指和无名指并拢，用指腹在对侧乳房上进行环形触摸，要有一定压力。从乳房外上象限开始，依次为外上、外下、内下、内上象限，然后触诊乳头、乳晕，最后触诊腋窝有无肿块，乳头有无溢液。若发现肿块和乳头溢液，应及时到医院做进一步检查。

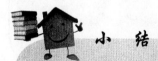

小　结

1. 乳房评估按视诊、触诊顺序进行。触诊应按一定顺序，由浅入深，进行施转或来回滑动触诊。

2. 乳房视诊内容包括：①对称性；②乳房皮肤；③乳头和乳晕。④腋窝和锁骨上窝。

3. 乳房触诊内容包括：①质地和弹性；②压痛；③包块。如触诊有包块，应注意其部位、大小、外形、硬度、压痛、活动度等。

4. 乳房常见病变有急性乳腺炎和乳腺肿瘤。

5. 定期的乳房自我评估：20 岁以上的妇女，特别是高危人群应每月进行 1 次乳房自我评估，有助于及早发现乳房病变，自我评估按视诊、触诊的顺序进行。

思考题

1．为急性乳腺炎患者做乳房评估可能发现哪些异常体征？

2．案例分析

患者，女，45 岁。发现右侧乳腺肿块 3 周，经过一系列的检查后门诊以乳腺癌收入院。

问题与思考：

你认为该患者做乳房评估可能有哪些异常发现？

（张英艳）

第七节　心脏评估

心脏位于胸腔中纵隔内，在胸骨体和第 2～6 肋软骨后方，第 5～8 胸椎前方，其上方与大血管相连，下方为膈肌，约 2/3 在前正中线左侧，1/3 在右侧。心脏的前表面主要为右心室和右心房，小部分为左心室和左心房；心脏的后表面主要为左心房，小部分为右心房；心脏膈面主要为左心室；左侧面也几乎完全为左心室。

进行心脏评估时，患者可取仰卧位、半卧位或坐位，充分暴露胸部，环境应安静、温暖。

一、视诊

案例 1-3-8

男，20 岁，参加征兵体检，平时身体健康。心脏视诊：心前区无膨隆，心尖搏动位于第 5 肋间左锁骨中线内 1.0cm 处，搏动范围的直径为 2.0cm。

问题与思考：

1．对该青年心脏视诊评估是否完全？心脏视诊包括哪几项内容？

2．该青年心尖搏动位置及范围有无异常？

心脏视诊，被评估者最好取仰卧位，充分暴露胸部，光线来源于左侧，评估者观察心前区隆起和心尖搏动时需蹲下，两眼与被评估者的胸廓平行，双眼视线与心前区呈切线方向（图 1-3-44）。

（一）心前区外形

正常人心前区外形与右侧相应部位对称，无异常隆起或凹陷。心前区隆起主要见于某些先天性心脏病，如法洛四联症，或在儿童期患风湿性心脏病伴有右心室增大者，由于胸壁骨骼尚软所致。成人有大量心包积液时，心前区外观饱满。

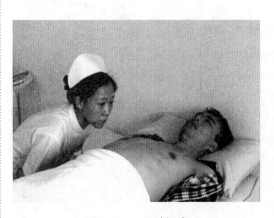

图 1-3-44　心脏视诊

法洛四联症

法洛四联症是一种青紫型先天性心脏病，患儿心脏发生4种病理变化：①肺动脉狭窄；②主动脉右置；③高位室间隔缺损；④右心室肥厚。一般在出生后3～6个月即可出现全身青紫及呼吸困难，典型表现是患儿在行走中不断采取强迫蹲位，以减少血液右向左分流，改善缺氧症状。

（二）心尖搏动（apical impulse）

心脏收缩时，心尖冲击心前区左前下方胸壁，使局部肋间软组织向外搏动，称为心尖搏动。正常成人心尖搏动位于左侧第5肋间锁骨中线内0.5～1.0cm处，搏动范围的直径为2.0～2.5cm（图1-3-45）。有相当一部分正常人心尖搏动不明显。

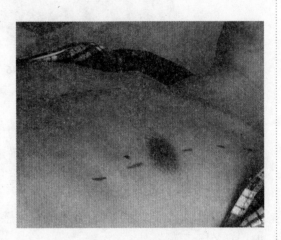

图1-3-45　心尖搏动位置

1. 心尖搏动位置的改变

（1）生理性因素：心尖搏动位置可因体型、体位、年龄、呼吸等而有所改变。①体型：超力型者心脏呈横位，心尖搏动向外上方移位可达第4肋间；无力型者心脏呈悬垂位，心尖搏动向内下移位，可达第6肋间。②体位：仰卧位时横膈升高，心尖搏动的位置稍上移；左侧卧位时，心尖搏动可向左移2～3cm；右侧卧位时，心尖搏动可向右移1.0～2.5cm。③年龄：小儿横膈位置较高，使心脏呈横位，心尖搏动的位置可在第4肋间左锁骨中线外。

（2）病理性因素：

1）心脏疾患：①左心室增大：心尖搏动向左下移位。②右心室增大：因左心室被推向左后，心尖搏动只向左移位。③全心增大时，心尖搏动向左下移位，并伴心界向两侧扩大。

2）胸部疾病：①一侧胸腔积液或气胸，心尖搏动移向健侧。②一侧肺不张或胸膜粘连，心尖搏动移向患侧。③脊柱或胸廓畸形时，也可影响心尖搏动位置。

3）腹部疾患：大量腹水或腹腔巨大肿物，心尖搏动向上移位。

2. 心尖搏动强弱和范围变化

（1）生理情况：胸壁厚或肋间隙窄者，心尖搏动减弱，搏动范围减小。胸壁薄或肋间隙宽者，心尖搏动强，范围大。

（2）病理情况：①心肌收缩力增强时，也使心尖搏动增强，如高热、甲状腺功能亢进症、严重贫血，心尖搏动增强。②心肌收缩力减弱时，心尖搏动也减弱，如心肌炎、急性心肌梗死。③心包积液、左侧胸腔大量积液、气胸或肺气肿时，心尖搏动减弱或消失。

（三）心前区异常搏动

胸骨左缘第2肋间搏动：多见于肺动脉高压，有时也可见于少数正常青年人在体力活动或情绪激动时；胸骨左缘第3、4肋间搏动：见于右心室肥大；剑突下搏动：见于肺气肿伴右心室肥大、腹主动脉瘤等。

二、触诊

心脏触诊是为了进一步证实视诊所见，并可发现视诊所未能发现的体征。通常先以右手全手掌放在被评估的心前区进行触诊，为了进一步确定体征的部位，再用手掌尺侧或 2～4 指指腹进行触诊（图 1-3-46）。

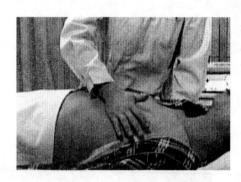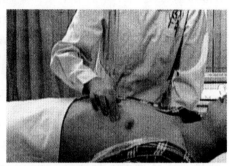

图 1-3-46　心尖搏动触诊

（一）心尖搏动与心前区异常搏动

对于确定心尖搏动及心前区异常搏动的位置、强弱和范围，触诊较视诊更准确。特别是当心尖搏动在视诊不能看出时，常需用触诊确定。心尖搏动开始冲击手掌的时间标志着心室收缩期的开始，故可利用心尖搏动的触诊来确定震颤、心音和杂音出现的时期。

（二）震颤（thrill）

用手触诊时感觉到的一种微细的震动感，称为震颤，与猫呼吸时在其喉部触到的震动类似，故又称"猫喘"。

震颤的发生机制与杂音相同，是血液经口径狭窄处流向宽大部位或循不正常通道流动，产生湍流场（旋涡），使瓣膜、心壁或血管壁产生振动，传至胸壁所致。震颤的强度与瓣膜狭窄的程度、血流速度及心脏两腔室之间压力差的大小有关。

触到震颤即提示有器质性心血管疾病，多见于心脏瓣膜狭窄及某些先天性心脏病。发现震颤相当于听诊发现的杂音，但听到杂音不一定触到震颤，这是因为触觉对频率较低的振动较敏感，所以听到音调较高的杂音时，可能触不到震颤。

发现震颤时，应注意其部位、发生时间，然后分析其临床意义。按震颤出现的时间，可分为收缩期、舒张期和连续性震颤三种，其临床意义见表 1-3-3。

表1-3-3　心前区震颤的临床意义

部位	时期	常见病变
心尖部	舒张期震颤	二尖瓣狭窄
胸骨右缘第 2 肋间	收缩期震颤	主动脉瓣狭窄
胸骨左缘第 2 肋间	连续性震颤	动脉导管未闭
胸骨左缘第 3～4 肋间	收缩期震颤	室间隔缺损
胸骨左缘第 2 肋间	收缩期震颤	肺动脉瓣狭窄

（三）心包摩擦感

心包摩擦感是由于急性心包炎时心包膜纤维素渗出，致使其表面粗糙，心脏收缩时脏层与壁层心包摩擦产生的振动传至胸壁所致。

心包摩擦感通常在胸骨左缘3、4肋间处较易触及。收缩期及舒张期均能触及，但以收缩期、坐位前倾或深呼气末更为明显（图1-3-47）。当心包渗出液较多时，摩擦感消失。

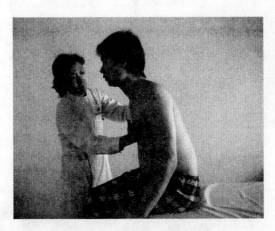

图1-3-47 心包摩擦感的触诊

三、叩诊

案例1-3-9A

患者，女，47岁，自述患"风湿性心脏病、二尖瓣狭窄"10多年，一直无任何症状。

问题与思考：

1. 该患者心脏视诊及触诊可能发现哪些体征？为什么？

2. 该患者心脏叩诊可能发现什么异常？为什么？

通过心脏叩诊可确定心脏的大小、形状及其在胸腔中的位置。

（一）叩诊方法

心脏为不含气器官，叩诊呈绝对浊音（实音），但心左、右缘被肺遮盖的部分（图1-3-48）叩诊呈相对浊音。进行心脏叩诊时，如被评估者取仰卧位时，评估者左手板指与肋间平行放置（图1-3-49a）；坐位时，评估者左手板指应与心缘平行放置（图1-3-49b）。叩诊用力要均匀，并尽可能地轻叩。

（二）叩诊顺序

一般先叩左界，后叩右界，按由外而内，由下而上顺序进行。叩心左界时，从心尖搏动外

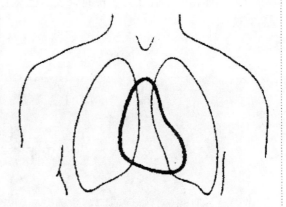

图1-3-48 心脏与肺相互重叠关系示意图

2～3cm处由外向内叩，至叩诊音由清音变为相对浊音时，表示已达心脏边界，用笔做一标记（图1-3-50），再依次按肋间上移至第2肋间。叩诊心右界时，自肝浊音界的上一肋间（通常为第4肋间）开始，由外向内叩出浊音界，再依

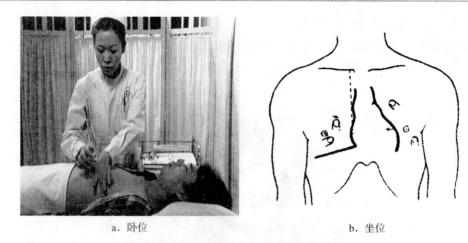

a. 卧位   b. 坐位

1-3-49 叩诊心脏浊音界时板指位置

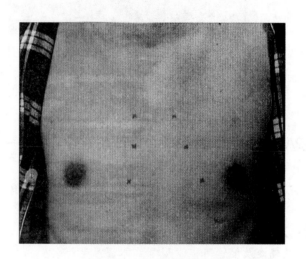

图 1-3-50 标记心脏浊音界

次上移至第 2 肋间。然后测量出每个标记点与前正中线的垂直距离（图 1-3-51）。此界为心脏的相对浊音界，它相当于心脏在前胸壁的投影，代表心脏的真正大小和形状（图 1-3-52）。再继续向内叩，叩诊音变为实音时，表示已达心脏未被肺遮盖的部分，称为心脏绝对浊音界（图 1-3-52）。

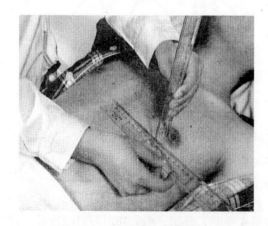

图 1-3-51 心脏浊音界测量方法

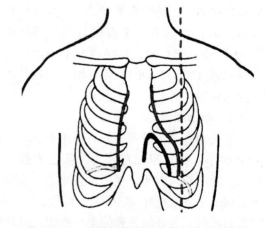

图 1-3-52 心脏的相对浊音界和绝对浊音界

（三）正常心脏浊音界

正常人心左界在第 2 肋间几乎与胸骨左缘相合，第 3 肋间以下向左下逐渐形成一向外凸起的弧形。心右界几乎与胸骨右缘相合，但在第 4 肋间处可在胸骨右缘稍外方。正常成人心脏左右相对浊音界与前正中线的平均距离，见表1-3-4。正常成人左锁骨中线距前正中线为 8 ~ 10cm。

表1-3-4　正常成人心脏相对浊音界

右（cm）	肋间	左（cm）
2 ~ 3	II	2 ~ 3
2 ~ 3	III	3.5 ~ 4.5
3 ~ 4	IV	5 ~ 6
	V	7 ~ 9

左锁骨中线至前正中线距离为 8 ~ 10cm。

（四）心浊音界的各部组成

心左界第 2 肋间处相当于肺动脉段，第 3 肋间为左心耳，第 4、5 肋间为左心室。心右界自右侧第 1 肋间向下，首先为上腔静脉，接着为升主动脉，自第 3 肋间以下为右心房。心上界相当于第 3 肋骨前端下缘水平，心下界除心尖部分为左心室外均由右心室组成。位于第 1、2 肋间隙水平的胸骨部分的浊音区，一般称为心底部浊音区，相当于大血管在胸壁上的投影区。主动脉结与左心缘间的轻度凹陷部分称为心腰部（图 1-3-53）。

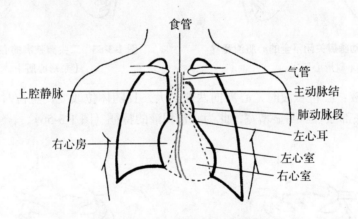

图 1-3-53　心脏各部在胸壁的投影

案例 1-3-9B

上述患者的身体评估：脉率 80 次／分，二尖瓣面容，心前区无隆起，心尖搏动向左移位，心尖部可触及舒张期震颤，心脏叩诊呈梨形。

问题与思考：

1. 该患者的主要异常体征有哪些？有何临床意义？

2. 该患者"心脏叩诊呈梨形"是什么意思？为什么心脏呈梨形？

（五）心脏浊音界改变及其临床意义

心浊音界的大小、形态、位置可因心脏本身病变或心外因素的影响而发生改变。

1．心脏本身病变

（1）左心室增大：心脏浊音界向左、向下扩大，心腰部由钝角变为近似直角，使心浊音界呈靴形。因其常见于主动脉瓣关闭不全，故称主动脉型心脏（图1-3-54），亦可见于高血压性心脏病。

（2）右心室增大：轻度增大时，只绝对浊音界扩大；显著增大时，相对浊音界向左右两侧扩大，由于心脏沿长轴顺钟向转位，故以向左扩大明显。常见于肺心病。

（3）双心室增大：心浊音界向两侧扩大，且左界向左下增大，称普大型心。常见于扩张型心肌病、全心衰竭等。

（4）左心房与肺动脉段扩大：心腰部饱满或膨出，使心浊音界呈梨形，常见于二尖瓣狭窄，也称二尖瓣型心脏（图1-3-55）。

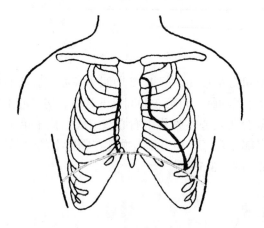 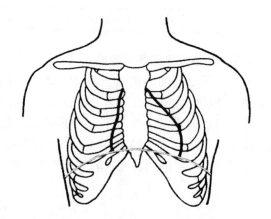

图 1-3-54　主动脉瓣关闭不全的心脏浊音界　　　　图 1-3-55　二尖瓣狭窄的心脏浊音界
（靴形心脏）　　　　　　　　　　　　　　（梨形心脏）

（5）心包积液：心包积液时，心界向两侧扩大，且随体位改变，坐位时心浊音界呈烧瓶形，仰卧位时心底部浊音界明显增宽，此为心包积液的特征（图1-3-56）。

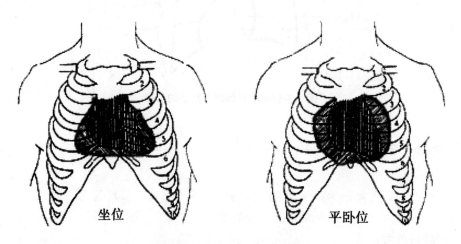

坐位　　　　　　　　　　　　　　平卧位

图 1-3-56　心包积液的心脏浊音界

2．心外因素　可造成心脏移位或心浊音界改变。肺气肿时，心浊音界缩小或叩不出；大量胸腔积液或气胸时，可使心界向健侧移位；腹腔大量积液或巨大肿瘤，使膈肌上升，心脏呈横位，心脏左右界均可稍扩大。

四、听诊

案例 1-3-9C

上述患者的心脏评估还发现：心率 80 次 / 分，律齐，心尖部第一心音亢进，二尖瓣听诊区可闻 2/6 级收缩期吹风样杂音及舒张期雷鸣样杂音。

问题与思考：

1．该患者心脏二尖瓣听诊区可闻 2/6 级收缩期吹风样杂音，能确定二尖瓣有病变吗？

2．该患者二尖瓣听诊区为什么会出现舒张期雷鸣样杂音？

3．除了上述内容外，心脏听诊时还包括哪些其他内容？

听诊是心脏评估的重要方法，听诊时被评估者取仰卧位或坐位，为了更好地辨别心音或杂音，有时需改变体位或做适当运动。

（一）心脏瓣膜听诊区

心脏各瓣膜开放与关闭所产生的声音，常沿血流方向传导至胸壁不同部位，在该处听诊最清楚，则称为该瓣膜的听诊区。心脏各瓣膜听诊区与其瓣膜的解剖位置并不完全一致（图 1-3-57）。

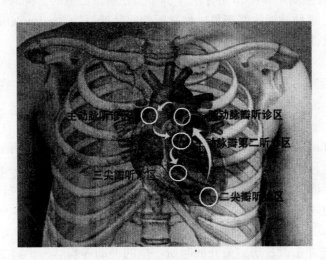

图 1-3-57　心脏瓣膜解剖部位及瓣膜听诊区

1．**二尖瓣区**　正常在心尖部，即左侧第 5 肋间锁骨中线稍内侧。心脏增大时，心尖搏动移位，可选择心尖搏动最强点为二尖瓣听诊区。

2．**主动脉瓣区**　在胸骨右缘第 2 肋间。

3．**主动脉瓣第二听诊区**　在胸骨左缘第 3、4 肋间。

4．**肺动脉瓣区**　在胸骨左缘第 2 肋间。

5．**三尖瓣区**　在胸骨体下端左缘，即胸骨左缘第 4、5 肋间。

（二）听诊顺序

1．**按病变好发部位的顺序进行**　即二尖瓣区→主动脉瓣区→主动脉瓣第二听诊区→肺动脉瓣区→三尖瓣区。

2．**按逆时钟顺序进行**　即二尖瓣区→肺动脉瓣区→主动脉瓣区→主动脉瓣第二听诊区→

三尖瓣区。

（三）听诊内容

1. 心率（heart rate） 为每分钟心搏的次数，以第一心音为准计数。正常成人在安静情况下心率为 60～100 次／分，3 岁以下儿童多在 100 次／分以上，老年人偏慢。成人心率超过 100 次／分，婴幼儿心率超过 150 次／分，称为心动过速（sinus tachycardia）。成人心率低于 60 次／分（> 40 次／分）称为心动过缓（sinus bradycardia）。心动过速与心动过缓可表现为短暂性或持续性，可由多种生理性、病理性因素或药物性因素引起。

2. 心律（cardiac rhythm） 指心脏搏动的节律。正常成人心跳节律规整，但在部分青年和儿童可出现窦性心律不齐，表现为吸气时心率增快，呼气时心率减慢，一般无临床意义。临床上最常见的心律失常是期前收缩（早搏）和心房颤动：

（1）期前收缩（premature beat）：是在原来规则心律基础上突然提前出现一次心跳。期前收缩按其异位起搏点的不同，可分为房性、房室交界性及室性三种类型，而以室性多见。期前收缩听诊特点为：① 心音提前出现，其后有一较长代偿间歇；② 期前收缩的第一心音增强，第二心音减弱，有时甚至消失。如每一次窦性搏动后出现一次期前收缩，称为二联律；如每两次窦性搏动后出现一次期前收缩，则称为三联律。二联律和三联律多为病理性。

生理情况下，情绪激动、酗酒、疲劳等可出现一过性期前收缩。病理情况下，常见于器质性心脏病、洋地黄中毒、低血钾、心导管检查时等。

（2）心房颤动（atrial fibrillation）：是临床最常见的心律失常。听诊特点为：① 心律绝对不规则；② 第一心音强弱不等；③ 心率大于脉率。在听诊心脏时，同时计数心率和脉率，可发现脉率少于心率，这种脉搏脱漏现象，称脉短绌或脉搏短绌（pulse deficit）。心房颤动常见于二尖瓣狭窄、冠状动脉粥样硬化性心脏病和甲状腺功能亢进症等。

3. 心音 正常心音有四个，按其在心动周期出现的先后依次命名为第一心音（S_1）、第二心音（S_2）、第三心音（S_3）和第四心音（S_4），通常只能听到 S_1 和 S_2，在部分健康儿童和青少年中也可听到 S_3，S_4 一般不易听到，如听到多为病理性的。

（1）心音类型：

1）第一心音（first heart sound，S_1）：主要由二尖瓣和三尖瓣关闭时的振动所产生；其次，两心室的收缩以及半月瓣开放时的振动等均参与了第一心音的形成。第一心音的出现标志着心室收缩期的开始。听诊特点：①心尖部听诊最清楚；②音调较低钝；③强度较响；④持续时间较长；⑤与心尖搏动同时出现。

2）第二心音（second heart sound，S_2）：主要由主动脉瓣和肺动脉瓣关闭时的振动所产生；其次，大血管受血流冲击以及房室瓣开放时所产生的振动等均参与了第二心音的形成。第二心音的出现标志着心室舒张期的开始。听诊特点：①心底部听诊最清楚；②音调较高且清脆；③强度较 S_1 弱；④持续时间较第一心音短；⑤于心尖搏动之后出现。

正常儿童及青少年肺动脉瓣区第二心音（P_2）较主动脉瓣区第二心音（A_2）强（$P_2 > A_2$）；老年人则相反（$A_2 > P_2$）；中年人二者几乎相等（$A_2 = P_2$）。

3）第三心音（third heart sound，S_3）：部分正常儿童及青少年，于第二心音后 0.12～0.18s 可听到一个短而弱的声音，酷似第二心音的回声，称为第三心音。其产生是由于在心室舒张早期，血液自心房快速流入心室，使心室壁、房室瓣、腱索等突然紧张产生的振动所致。通常在心尖部或其内上方听诊最清楚。

（2）第一心音和第二心音的区别：正确区别第一心音和第二心音是心脏听诊的重要环节，只有先确定第一、第二心音之后，才能确定心室收缩期和舒张期；确定异常心音或杂音出现的时期；以及第一心音和第二心音的时间关系。第一心音和第二心音的区别见表 1-3-5。

正常心音

表1-3-5 第一心音与第二心音的区别

项目	第一心音	第二心音
听诊部位	心尖部最清晰	心底部最清晰
音调	较低	较高
强度	较响	较 S_1 弱
所占时间	较长，持续约0.1s	较短，持续约0.08s
S_1 与 S_2 间隔	S_1 与 S_2 间隔较短	S_2 与下一个心动周期 S_1 间隔较长
与心尖搏动关系	同时出现	在心尖搏动之后出现

（3）心音的改变及其临床意义：

1）心音强度改变：

①第一心音强度改变：与心室肌收缩力、心室充盈情况、瓣膜弹性及位置有关。

A．第一心音增强：见于二尖瓣狭窄，系由于舒张期左心室充盈减少，以致在心室开始收缩时二尖瓣位置较低，以及由于心室充盈减少，收缩时间亦相应缩短，左心室内压迅速上升，致低位的二尖瓣突然紧张关闭，产生较大振动，因而 S_1 亢进。第一心音增强也可见于心室收缩力增强时，如高热、甲状腺功能亢进症等。

R1-7

S_1 增强

B．第一心音减弱：见于二尖瓣关闭不全时，由于左心室在舒张期过度充盈，使二尖瓣位置较高，关闭时瓣膜活动幅度减小所致。也可见于心肌收缩减弱时，如心肌炎、心肌病、心肌梗死和左心衰竭等。

②第二心音改变：影响第二心音强度的主要因素为主动脉、肺动脉内的压力及半月瓣的情况。

A．主动脉瓣区第二心音（A_2）变化：主动脉内压力增高时，A_2 增强，并带有高调金属性音调，主要见于高血压、动脉粥样硬化等。主动脉内压力降低时，A_2 减弱，主要见于主动脉瓣狭窄、主动脉瓣关闭不全等。

B．肺动脉瓣区第二心音（P_2）变化：肺动脉内压力增高时，P_2 增强，主要见于肺源性心脏病、二尖瓣狭窄等。肺动脉内压力降低时，P_2 减弱，主要见于肺动脉瓣狭窄、肺动脉瓣关闭不全等。

③第一、第二心音同时改变：同时增强，见于胸壁薄或心脏活动增强时，如运动后、情绪激动、贫血等。同时减弱，见于肥胖、心肌炎、心肌梗死、左侧胸腔大量积液、肺气肿或休克等。

2）心音性质改变：当心肌有严重病变时，第一心音失去原有低钝特征而与第二心音相似，且多有心率增快，致收缩期与舒张期时限几乎相等，听诊有如钟摆的"滴答"声，称钟摆律。如同时伴有心动过速，心率＞120次/分，酷似胎儿心音，又称胎心律。二者均可见于重症心肌病、心肌炎和急性心肌梗死等。

3）心音分裂（splitting of heart sounds）：第一、第二两个心音的各两个主要组成成分间的间隔延长，在听诊时出现一个心音分成两个心音的现象，称为心音分裂。

①第一心音分裂：在生理情况下，心室收缩时，构成第一心音的两个主要成分，即二尖瓣和三尖瓣的关闭不是同步的，三尖瓣关闭时间略迟于二尖瓣，当二者关闭时间差超过0.04s时，即可出现第一心音分裂。第一心音分裂偶见于健康儿童和青年。病理情况下，可见于完全性右束支传导阻滞。

②第二心音分裂：临床较常见。在心室舒张时，构成第二心音的两个主要成分，即主动脉瓣和肺动脉瓣的关闭也不完全同步，肺动脉瓣的关闭略迟于主动脉瓣，当二者关闭时间差超过

0.35s 时，即可出现第二心音分裂，在肺动脉瓣区听诊最清楚。生理性第二心音分裂，常见于健康儿童和青年，于深吸气末可闻及。由于某些疾病，右心室排血时间延长，使肺动脉瓣关闭明显迟于主动脉瓣（如二尖瓣狭窄、肺动脉瓣狭窄等）；或左心室射血时间缩短，主动脉瓣关闭时间提前（如二尖瓣关闭不全、室间隔缺损等），则出现第二心音分裂。

4）额外心音（extra cardiac sound）：指在正常两个心音之外额外出现的附加音，又称三音律，多数为病理性，大部分出现于舒张期，也可出现于收缩期。

①舒张期额外心音

A．奔马律（gallop rhythm）：系在 S_2 之后出现的响亮额外心音，在心率＞ 100 次 /min 时，与原有的 S_1、S_2 共同组成的韵律，犹如马奔跑的蹄声，故称奔马律，是心肌功能严重受损的重要体征。按其出现时间的早晚可分为：舒张早期奔马律、舒张晚期奔马律、重叠型奔马律，其中以舒张早期奔马律最常见，是病理性的 S_3。舒张早期奔马律的发生机制是由于心室舒张期负荷过重，心肌张力减低与顺应性减退，以致心室舒张时，血液充盈引起室壁振动。听诊特点为：①音调较低；②强度较弱；③在 S_2 之后，与 S_1 和 S_2 的间距相仿；④在心尖部或其内上方易听到，呼气末最清楚。常见于心功能不全、急性心肌梗死、严重心肌炎及心肌病、高血压性心脏病等。

B．二尖瓣开放拍击音（opening snap）：也称开瓣音。在二尖瓣狭窄时，于第二心音之后出现的一个音调较高而清脆的附加音。它的出现表示瓣膜尚有一定弹性，可为作二尖瓣分离术适应证的参考条件之一。

C．心包叩击音（pericardial knock）：它的出现是由于在心室舒张早期，心室快速充盈时，心室的扩张被缩窄并失去弹性的心包骤然遏止，使室壁振动所致。该音在心尖部和胸骨下段左缘处听诊最清楚，见于缩窄性心包炎。

②收缩期额外心音：又分为收缩早期喷射音（收缩早期喀喇音）；收缩中期、晚期喀喇音，其临床意义相对较小。

③医源性额外音：由于心血管病治疗技术的进展，人工器材置入心脏后可产生额外音，常见的有人工起搏音和人工瓣膜音。

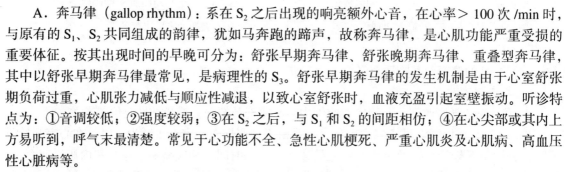

知识链接

医源性额外心音

由于心血管病治疗技术的发展，人工器材的置入心脏，也可导致额外心音。常见的主要有 2 种：①人工瓣膜音：在置换人工金属瓣后均可产生瓣膜开关时撞击金属支架所致的金属乐音，音调高、响亮、短促。②人工起搏音：安置起搏器后可能出现 2 种声音，A.起搏音：高频、短促、带喀喇音性质；B.膈肌音：由起搏电极发放的脉冲电流刺激膈肌引起膈肌收缩所产生。

4．**心脏杂音**（cardiac murmurs）　是指在心音和额外心音以外，在心脏收缩或舒张过程中出现的一组不同频率、不同强度、持续时间较长的夹杂声音，它可以与心音完全分开，也可以与心音连续，甚至完全掩盖心音。杂音对于某些心脏病的诊断具有重要价值。

（1）杂音产生的机制：正常情况下，血液在血管内流动呈层流状态，在血流加速、异常血流通道、血管管径异常改变等情况下，可使血流由层流转变为湍流或旋涡，冲击心壁、大血管壁、瓣膜、腱索等，产生振动，而在相应部位产生杂音。具体机制如下（图 1-3-58）：

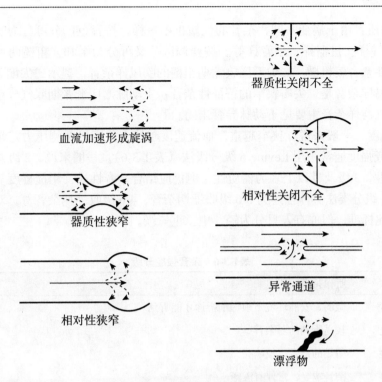

图 1-3-58　杂音的产生机制示意图

1）血流加速：血流速度越快，就越容易产生旋涡，杂音也越响。可见于正常人剧烈运动后、贫血、甲状腺功能亢进症等。

2）瓣膜口狭窄：瓣膜口或大血管有狭窄时，血流通过狭窄部位产生湍流，而形成杂音，这是形成杂音的常见原因。器质性狭窄如二尖瓣狭窄、主动脉瓣狭窄等。相对性狭窄如心室腔扩大或大血管扩张所引起的瓣膜口相对性狭窄，血流通过时也可产生旋涡，形成湍流而出现杂音。

3）瓣膜关闭不全：血液通过关闭不全的瓣膜而逆流，形成旋涡，产生杂音。器质性关闭不全，见于风湿性心脏病二尖瓣关闭不全、主动脉瓣关闭不全等。也可由于心室腔扩大导致相对性瓣膜关闭不全，如高血压性心脏病左心室扩大导致的二尖瓣相对关闭不全。

4）异常通道：心脏或大血管间有异常通道，血流通过异常通道时会形成旋涡而产生杂音，如室间隔缺损、动脉导管未闭等。

5）心腔内有漂浮物：如心内膜炎时心内膜上的赘生物，或心室内乳头肌、腱索断裂的残端在心腔内漂浮，均可干扰血液层流，而产生杂音。

6）血管腔扩大：血液从正常血管腔流入扩大的部分时，产生湍流，而引起杂音，如动脉瘤。

（2）杂音听诊要点

1）杂音最响部位：杂音的最响部位因病变部位和血流方向不同而不同。一般来说，杂音在某瓣膜听诊区最响，病变就在该区相应的瓣膜。如杂音在心尖部最响，提示病变就在二尖瓣；在主动脉瓣区最响，提示主要为主动脉瓣病变。

2）心动周期中的时期：发生在第一心音和第二心音之间的杂音，称为收缩期杂音（systolic murmur，SM）；发生在第二心音与下一个心动周期的第一心音之间的杂音，称为舒张期杂音（diastolic murmur，DM）；连续出现在收缩期和舒张期的杂音，称为连续性杂音（continuous murmur）；收缩期与舒张期均出现但不连续，则称为双期杂音。舒张期和连续性杂音均为器质性杂音，而收缩期杂音有功能性和器质性两种，应注意区分。

3）杂音性质：由于病变不同，杂音的性质也不一样，按音色区分可分为吹风样、隆隆样（雷鸣样）、叹气样、机器样、乐音样等。按音调区分又可分为柔和、粗糙两种。功能性杂音较柔和，器质性杂音较粗糙。二尖瓣区收缩期粗糙的吹风样杂音，提示二尖瓣关闭不全；二尖瓣区舒张期雷鸣样杂音是二尖瓣狭窄的特征性杂音；主动脉瓣区舒张期叹气样杂音，为主动脉瓣关闭不全；机器样杂音主要见于动脉导管未闭。

4）杂音强度：一般来说，狭窄越重、血流速度越快、狭窄口两侧压力差越大，则杂音越强。收缩期杂音强度通常采用Levine 6级分级法（表1-3-6）。一般来说，2级及其以下收缩期杂音多为功能性，3级及其以上多为器质性，但仍应结合杂音性质、粗糙程度等来判断功能性抑或器质性。6级分类法具体描述为3/6级收缩期杂音，4/6级收缩期杂音等。对舒张期杂音的分级有人也用此标准，但亦有人只分为轻、中、重三级。

表1-3-6 杂音强度分级

级别	响度	听诊特点
1	最轻	微弱，安静环境下须仔细听诊才能听到
2	轻度	较易听到的弱杂音
3	中度	明显的杂音，较响亮
4	响亮	杂音响亮，常伴有震颤
5	很响	杂音很强，但听诊器离开胸壁即听不到，伴有较强的震颤
6	最响	极响亮的杂音、震耳，即使听诊器离开胸壁一定距离也能听到，有强烈的震颤

5）杂音的传导：杂音常沿着产生杂音的血流方向传导，也可经周围组织向四周扩散。杂音越响，传导越广。根据杂音的最响部位及其传导方向有助于判断杂音的来源及其病理性质。如二尖瓣关闭不全产生的收缩期杂音，在心尖部最响，并向左腋下及左肩胛下区传导；主动脉瓣狭窄的收缩期杂音，在主动脉瓣区最响，可向颈部传导。

6）杂音与体位、运动、呼吸的关系：

①体位：改变体位可使某些杂音的强度发生变化。如二尖瓣狭窄的舒张期杂音在左侧卧位更明显；主动脉瓣关闭不全的舒张期杂音在坐位上身稍前倾时更明显。

②呼吸：呼吸可改变心脏的位置及左、右心室的排血量，从而影响杂音的强度。如深呼气时，可使二尖瓣关闭不全及主动脉瓣关闭不全的杂音增强。

③运动：运动时可使血流速度加快，心肌收缩力增强，故使杂音增强，如二尖瓣狭窄的舒张期杂音，在活动后增强。

（3）心脏杂音的临床意义：有无杂音对心血管疾病的诊断和鉴别诊断具有重要价值，但有杂音不一定有心脏病，有心脏病也可无杂音。杂音有器质性与功能性之分，产生杂音的部位有器质性病变者为器质性杂音；产生杂音的部位无器质性病变者为功能性杂音，包括生理性杂音、全身疾病所致血流动力学改变引起的杂音，以及有心脏病理意义的相对性关闭不全或相对性狭窄引起的杂音（相对性杂音）。相对性杂音虽然没有器质性病变，但其与器质性杂音又可合称为病理性杂音。应该注意的是，生理性杂音只限于收缩期，无心脏增大，杂音柔和、吹风样、无震颤。

1）收缩期杂音：

①二尖瓣区：包括功能性、相对性和器质性收缩期杂音。功能性杂音可见于部分健康人、剧烈运动、发热、贫血、甲状腺功能亢进症等，听诊特点为吹风样、杂音柔和，强度一般在2/6级以下。相对性杂音是因左心室扩大所引起的二尖瓣相对性关闭不全，见于高血压

性心脏病、冠状动脉硬化性心脏病、贫血性心脏病、扩张型心肌病等，听诊特点为吹风样，杂音较粗糙，强度 2 ～ 3/6 级。器质性杂音主要见于风湿性心脏病二尖瓣关闭不全，听诊特点为吹风样，杂音粗糙、响亮、高调，强度常在 3/6 级以上，多占据全收缩期，可遮盖第一心音，并向左腋下传导，呼气及左侧卧位时明显。

②主动脉瓣区：以主动脉瓣狭窄引起的器质性杂音多见，听诊特点为喷射样或吹风样，性质粗糙，向颈部传导，常伴震颤及主动脉瓣区第二心音减弱。

③肺动脉瓣区：以功能性杂音多见，器质性少见。功能性见于儿童及青少年，听诊特点为柔和、吹风样、短促、2/6 级以下；器质性见于先天性肺动脉瓣狭窄，听诊特点为喷射性、响亮、粗糙、伴有震颤。

④三尖瓣区：功能性见于右心室扩大引起三尖瓣相对关闭不全，听诊特点为柔和、吹风样、短促、3/6 级以下；器质性极少见。

⑤其他部位：室间隔缺损时，可在胸骨左缘第 3、4 肋间闻及响亮而粗糙的收缩期杂音，常伴震颤。

2）舒张期杂音：

①二尖瓣区：可因器质性或相对性狭窄引起，器质性主要见于风湿性心脏病二尖瓣狭窄，听诊特点为舒张隆隆样杂音，较局限，常伴有震颤、第一心音增强或有开瓣音。相对性舒张期杂音又称为 Austin Flint 杂音，常见于主动脉瓣关闭不全所致的相对性二尖瓣狭窄，其听诊特点为性质柔和，不伴有震颤和开瓣音。

②主动脉瓣区：主要见于各种原因所致的主动脉瓣关闭不全所致的器质性杂音，听诊特点为舒张早期叹气样杂音，于胸骨左缘第 3、4 肋间（主动脉瓣第二听诊区）最清晰，向心尖部传导，前倾坐位及呼气末屏住呼吸时更明显。常见于风湿性心脏病、梅毒性升主动脉炎等。

③肺动脉瓣区：器质性病变引起者少见，多由于肺动脉高压、肺动脉扩张致肺动脉瓣相对关闭不全所引起，听诊特点为吹风样或叹气样，于胸骨左缘第 2 肋间最响，平卧或吸气时增强。常见于二尖瓣狭窄伴肺动脉高压、肺源性心脏病等。

3）连续性杂音：最常见于动脉导管未闭，听诊特点为于第一心音后不久开始，持续整个收缩期和舒张期，性质响亮、粗糙，似机器转动的噪声，故又称机器样杂音（machinery murmur），于胸骨左缘第 2 肋间稍外侧处最响，常伴有震颤。

5．心包摩擦音（pericardial friction sound）

心包因炎症或其他原因发生纤维蛋白沉着而变得粗糙，在心脏搏动时，壁层和脏层两层粗糙的心包互相摩擦而产生心包摩擦音。其与心搏一致，在心脏收缩期及舒张期均可听到，而与呼吸运动无关，音质粗糙，似用指腹摩擦耳壳声。通常在胸骨左缘 3、4 肋间处较易听到，在坐位前倾、屏住呼吸时更清楚（图 1-3-59）。心包摩擦音见于风湿性、结核性及化脓性心包炎，亦可见于心肌梗死、尿毒症等。当心包腔有一定积液量后，摩擦音可消失。

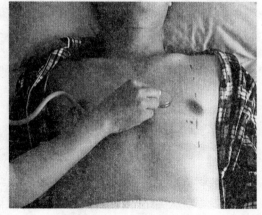

图 1-3-59 心包摩擦音听诊

小　结

1. 心脏评估按视诊、触诊、叩诊、听诊顺序进行。

2. 心脏视诊包括：①心前区外形；②心尖搏动；③心前区异常搏动，其中以心尖搏动的视诊最为重要。应掌握正常成人心尖搏动的位置，生理情况下、病理情况下心尖搏动位置发生改变的临床意义。

3. 心脏触诊包括：①心前区搏动与心前区异常搏动；②震颤；③心包摩擦感。重点应掌握震颤的概念、发生机制、临床意义。震颤是用手触诊时感觉到的一种微细的震动感。触到震颤即提示有器质性心血管疾病。发现震颤时，应注意其部位、出现时期和临床意义。

4. 心脏叩诊：通过心脏叩诊可确定心脏的大小、形状及其在胸腔中的位置。一般先叩左界，后叩右界，由外而内，由下而上顺序进行。应掌握：①心脏叩诊方法；②正常成人心脏相对浊音界；③心浊音界的大小、形态、位置改变的临床意义。心浊音界的大小、形态、位置可因心脏本身因素或心外因素而发生改变。特别应注意因心脏本身病变造成心浊音界的大小、形态、位置改变的临床意义。心脏本身病变可造成左心室增大（靴形心）、右心室增大、双心室增大、左心房与肺动脉段扩大（梨形心）、心包积液等心外形改变。

5. 心脏听诊：是心脏评估的重要方法，内容包括：①心率；②心律；③心音；④杂音；⑤心包摩擦音。

（1）心率：正常成人心率为 60 ~ 100 次 / 分。生理性、病理性或药物性因素均可引起心动过速或心动过缓。

（2）心律：正常成人心跳节律规整。期前收缩（早搏）和心房颤动是临床上最常见的心律失常，掌握其听诊特点及临床意义。

（3）心音：正常心音有四个，通常只能听到 S_1 和 S_2。心音强度、性质可发生改变，还可发生心音分裂及产生额外心音。重点掌握 S_1 和 S_2 的产生机制、听诊特点、S_1 和 S_2 的区别、心音改变的临床意义等。还应掌握奔马律的定义、听诊特点及临床意义。

（4）心脏杂音：掌握①心脏杂音的定义、产生的机制。②杂音听诊的要点：最响部位；出现的时期；杂音性质；杂音强度；杂音的传导；杂音与体位、运动、呼吸的关系。③心脏杂音的临床意义。

（5）心包摩擦音　注意心包摩擦音的产生机制、听诊特点、听诊部位、临床常见疾病等。

思考题

1. 主动脉关闭不全患者心脏及血管评估可有哪些异常体征？

2. 案例分析：

患者，男，65 岁，患高血压病 20 多年，诊断"高血压性心脏病"8 年，因未按医嘱服药，血压控制不满意，经常有头晕、头痛症状。

身体评估：BP170/100mmHg，P 76 次 / 分。

参考答案

参考答案

问题与思考：

（1）长期血压增高对心脏会产生什么影响？为什么？

（2）为此患者做心脏评估可能发现哪些异常体征？

（吴光煜）

第八节　血管评估

血管评估是身体评估中不可忽略的一部分。全身的血管包括动脉、静脉和毛细血管，在各种疾病，特别是心血管疾病中可有重要的变化，可为疾病的诊断提供重要的依据。

一、脉搏

本节仅叙述动脉血管的触诊，即进行脉搏触诊。进行脉搏触诊时要选择表浅的动脉，一般选择桡动脉，特殊情况下也可选择肱动脉、颈动脉、股动脉、足背动脉等。通常用3个手指的（示指、中指、环指）指腹进行触诊，检查时需要两侧脉搏同时进行触诊，以便对比，比较两侧动脉的强弱及出现时间是否相同，一般两侧脉搏差异很小。在病理情况下，可有明显差异。一般在确定两侧动脉脉搏相同后，即可利用一侧进行评估（图1-3-60）。

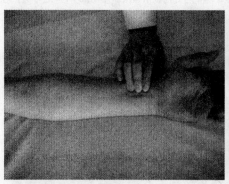

桡动脉触诊　　　　　　　　　　肱动脉触诊

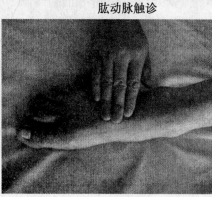

股动脉触诊　　　　　　　　　足背动脉触诊

图 1-3-60　浅表动脉触诊

（一）脉率

正常人脉率因年龄、性别而有不同。正常成人在安静、清醒状态下，脉率60～100次/分。进食后、劳动、情绪激动时，脉率可增快。在病理情况下，脉搏可增加或减慢，如发热、贫血、甲状腺功能亢进症、心力衰竭、休克、心肌炎等脉搏增加；颅内压增高、阻塞性黄疸、Ⅱ度以上房室传导阻滞、甲状腺功能减退症等脉率减慢。除了观察脉率快慢外，还应观察脉率是否与心率一致。某些心律失常，由于部分心搏的搏出量显著下降，不能使外周的动脉产生搏动，故脉率低于心率，即脉搏短绌，如心房颤动、频发期前收缩等。

（二）脉律

脉搏的节律可反映心脏的节律。正常人脉搏的节律规则，且强弱相等，有窦性心律不齐者的脉搏可随呼吸改变，即吸气时脉搏增快，呼气时减慢。各种心律失常影响脉律，如心房颤动时脉律绝对不齐，脉搏强弱不等，且脉率小于心率，后者称为脉搏短绌；期前收缩呈二联律、三联律可形成二联脉、三联脉；二度房室传导阻滞者可有脉搏脱落，称为脱落脉，它与脉搏短绌不同。

（三）紧张度和动脉壁状态

脉搏的紧张度与动脉硬化的程度有关。检查时，可将两个手指的指腹置于桡动脉或颞动脉上，近心端手指用力按压阻断血流，使远心端手指触不到脉搏，通过施加压力的大小及感觉到的血管弹性状态判断脉搏紧张度。例如将桡动脉压紧后，虽远端手指触不到动脉搏动，但可触及条状动脉的存在，并且硬而缺乏弹性，似条索状、迂曲或结节状，提示动脉硬化。

（四）脉搏强弱

脉搏强弱与心搏出量、脉压和外周血管阻力有关。心搏出量增加、脉压增大、外周动脉阻力减低时，脉搏强而振幅大，称为洪脉（bounding pulse），见于高热、甲状腺功能亢进症、主动脉瓣关闭不全等。反之，脉搏减弱而振幅小，称为细脉（small pulse），见于心力衰竭、休克、主动脉瓣狭窄等。

（五）脉搏波形

波形是用脉波计描记出来的曲线，也可借助脉搏触诊粗略地估计其波形。

1. **正常波形**　由升支（叩击波）、波峰（潮波）和降支（重搏波）三部分组成。升支发生在左心室收缩早期，由左心室射血冲击主动脉壁所致。波峰出现在收缩中、晚期，由血液向动脉远端运行的同时，部分逆返，冲击动脉壁引起。降支发生在左心室舒张期，在降支上有一切迹称为重搏波，来源于主动脉瓣关闭。血液由外周向近端折回后又向前，以及主动脉壁弹性回缩，使血液持续流向外周动脉所致。在明显主动脉硬化者，重搏波趋于不明显。

2. **水冲脉（water hammer pulse）**　脉搏骤起骤落、急促而有力。因脉压增大所致，主要见于主动脉瓣关闭不全、甲状腺功能亢进症、严重贫血等。检查时将患者手臂抬高过头，并紧握其腕部掌面，可感到急促有力的冲击。

3. **奇脉（paradoxical pulse）**　吸气时脉搏显著减弱或消失的现象，称为奇脉。正常人脉搏不受呼吸周期的影响。奇脉见于心包积液和缩窄性心包炎，是心包填塞的重要体征之一。其产生主要与左心室排血量减少有关。正常人吸气时由于胸腔负压增大，回心血量增多，肺循环血流量也增加，因而对左心搏出血量无明显影响，因此脉搏强弱无明显变化。当有心包积液或缩窄性心包炎时，一方面吸气时由于右心舒张受限，回心血量减少，继而使右心排血量也减少，致使肺静脉血液流入左心房血量减少；另一方面由于肺循环受吸气时胸腔负压的影响，肺血管扩张，致使肺静脉回流入左心房的血量相应减少，因而左心室排血量也减少，形成吸气时脉搏减弱或消失，甚至触不到，故又称"吸停脉"。明显的奇脉触诊时即可触知，不明显的可用血压计检测，吸气时较呼气时收缩压低10mmHg以上。

4. **交替脉（pulse alternans）**　为节律规则而强弱交替出现的脉搏，必要时嘱患者在呼气中期屏住呼吸，以排除呼吸变化所影响的可能性。由于左心室收缩强弱交替所致，是心肌受损的表现，为左心室心力衰竭的重要体征。常见于高血压性心脏病、急性心肌梗死和主动脉瓣关闭不全导致的心力衰竭等。

5. 无脉 (pulseless)　脉搏消失，主要见于严重休克和多发性大动脉炎，前者血压测不到，脉搏随之消失；后者因某一部位动脉闭塞，相应部位脉搏消失（图1-3-61）。

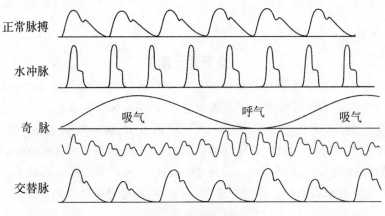

图1-3-61　各种脉波波形

二、血压

血压的测量方法和注意事项见《护理学基础》。此节仅叙述血压变化及其临床意义。

（一）血压标准

正常成人血压水平的分类和定义，见表1-3-7。

表1-3-7　成人血压水平的定义和分类

类型	收缩压（mmHg）		舒张压（mmHg）
正常血压	< 120	和	< 80
正常高值	120 ~ 139	和/或	80 ~ 89
高血压	≥ 140	和/或	≥ 90
1级高血压（轻度）	140 ~ 159	和/或	90 ~ 99
2级高血压（中度）	160 ~ 179	和/或	100 ~ 109
3级高血压（重度）	≥ 180	和/或	≥ 110
单纯收缩期高血压	≥ 140	和	< 90

注：当患者的收缩压与舒张压分数不同级别时，则以较高的分级为准；单纯收缩期高血压也可按照收缩压水平分为1、2、3级

（二）血压变动的临床意义

1. 高血压　血压测量值受多种因素的影响，如情绪激动、运动、紧张等，若在安静、清醒和未使用降压药物情况下采用标准测量方法，至少3次非同日血压值达到或超过收缩压140mmHg和（或）舒张压达90mmHg或以上，称为高血压。主要见于原发性高血压，约5%继发于其他疾病，称为继发性高血压，如肾病、肾上腺皮质或髓质肿瘤等。

2. 低血压　血压低于90/60mmHg，称为低血压。部分健康人，其血压长期低于90/60mmHg，一般无症状，无组织器官缺血和缺氧等损伤，称为生理性低血压状态，可见于运动员、重体力劳动者。病理性低血压依据起病缓急可分为急性和慢性两类。急性的持续低血压状态，多见于严重疾病，如休克、急性心肌梗死、心力衰竭等，是指血压由正常或较高水平突然而明显地下降，常出现头晕、黑矇、心悸、出冷汗、肢软等重要脏器缺血和缺氧的表现。慢性低血压是指血压持续低于正常标准，可见于直立性低血压、体质性低血压和继发

性低血压。

动态血压监测

动态血压监测是使用动态血压检测仪按设定的时间间隔，24小时连续记录血压，对血压进行动态监测的一种方法，是高血压诊治的一个重要方面。一般设白昼时间为6am ~ 10pm，每15或20分钟测血压一次；晚间为10pm ~ 次晨6am，每30分钟记录一次。动态血压的国内正常参考标准为：24小时平均血压值 < 130/80mmHg；白昼平均值 < 135/85mmHg；夜间平均值 < 120/70mmHg。凡疑有隐蔽性高血压、发作性高血压或低血压、白大衣高血压、顽固难治性高血压均应考虑做动态血压监测。

3．双侧上肢血压差别显著 正常双侧上肢血压差别达5 ~ 10mmHg，若超过此范围则属异常，常见于多发性大动脉炎或先天性动脉畸形等。

4．上下肢血压差异常 正常下肢血压高于上肢血压20 ~ 40mmHg，若下肢血压低于上肢应该考虑主动脉缩窄或胸主动脉型大动脉炎。

5．脉压改变 脉压大于40mmHg时称为脉压增大，见于主动脉瓣关闭不全、甲状腺功能亢进症等。脉压小于30mmHg称为脉压减小，主要见于主动脉瓣狭窄、重度心功能不全、心包积液、缩窄性心包炎等。

三、血管杂音

（一）静脉杂音

由于静脉压低，不易出现漩涡，故杂音一般不明显。临床比较有意义的有颈静脉营营音，在颈根部近锁骨处，甚至在锁骨下，尤其是在右侧可出现低调、柔和、连续性杂音，坐位及站位时较明显。系静脉血流快速回流上腔静脉所致，以手指按压颈静脉暂时中断血流时，杂音可消失，属于无害性杂音。此外，肝硬化门静脉高压引起腹壁静脉曲张时，可在脐周或上腹部闻及连续性静脉营营声。

（二）动脉杂音

动脉杂音多见于周围动脉、肺动脉和冠状动脉。如：①甲状腺功能亢进症：在甲状腺侧叶可闻及连续性杂音；②多发性大动脉炎：狭窄累及部位可闻及收缩期杂音；③肾动脉狭窄：可在上腹部及腰背部听到收缩期杂音；④肺内动静脉瘘：在胸部相应部位有连续性杂音；⑤外周动静脉瘘：在病变部位出现连续性杂音；⑥冠状动静脉瘘：可在胸骨中下段出现较为表浅而柔和的连续性杂音或双期杂音，部分以舒张期更为明显。

四、周围血管征

（一）枪击音（pistol shot sound）

将听诊器体件置于患者肱动脉或股动脉处，可听到一种短促如射枪的"Ta-Ta-"声音，称为枪击音。主要见于主动脉瓣关闭不全，因脉压增大，脉波冲击动脉壁所致。

（二）Duroziez双重杂音

将听诊器钟型体件置于患者股动脉上，稍加压力，可听到收缩期及舒张期双期吹风样杂音，称Duroziez双重杂音。这是由于脉压增大，血流往返于听诊器体件下所造成的人工动脉狭窄所致。

（三）毛细血管搏动（capillary pulsation）征

用手指轻压患者甲床末端，或以清洁玻片轻压其口唇黏膜，如见到受压部分的边缘有红、白交替的节律性微血管搏动现象，称为毛细血管搏动征阳性。

凡血管评估发现枪击音、Duroziez双重杂音、毛细血管搏动征和水冲脉可统称为周围血管征，主要见于脉压增大的疾病，如主动脉瓣重度关闭不全、甲状腺功能亢进症和严重贫血等。

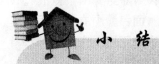

小 结

1. 脉搏　进行脉搏触诊一般选择桡动脉，通常用3个手指（示指、中指和环指）的指腹进行触诊，需要两侧脉搏同时进行触诊以进行对比。评估项目有：①脉率；②脉律；③紧张度和动脉壁状态；④脉搏强弱（洪脉、细脉）；⑤脉搏波形。异常脉搏波形有：①水冲脉；②奇脉；③交替脉；④无脉。掌握异常脉搏的定义及临床意义。

2. 血压变动的临床意义有：①高血压；②低血压；③双侧上肢血压差别显著；④上下肢血压差异常；⑤脉压改变。掌握血压变动的临床意义。

3. 血管杂音　①静脉杂音：有临床意义的是在肝硬化门静脉高压引起腹壁静脉曲张时，可在脐周或上腹部闻及静脉杂音。②动脉杂音：见于甲状腺功能亢进症、多发性大动脉炎、肾动脉狭窄等。

4. 周围血管征　①枪击音；②Duroziez双重杂音；③毛细血管搏动征。凡血管评估发现上述体征和水冲脉可统称为周围血管征，掌握其临床意义。

思 考 题

患者，女，43岁，以"心包积液"收入院。血管评估时，发现患者脉搏吸气时减弱甚至消失。

问题与思考：

1. 患者脉搏出现了哪种异常？
2. 此种异常脉搏的产生机制是什么？

T1-12
参考答案

（单伟超）

第九节　腹部评估

腹部的范围是以膈肌为顶，骨盆为底，前面及侧面为腹壁，后面为脊柱及腰肌，其内为腹膜腔及腹腔脏器等。腹腔脏器包括肝、脾、胃、肠、肾、膀胱等主要器官。

一、腹部的体表标志与分区

为准确描述和记录脏器及病变的位置，需要借助某些体表标志，并对腹部进行适当分区。

（一）体表标志：

腹部常用的体表标志如下（图 1-3-62）：

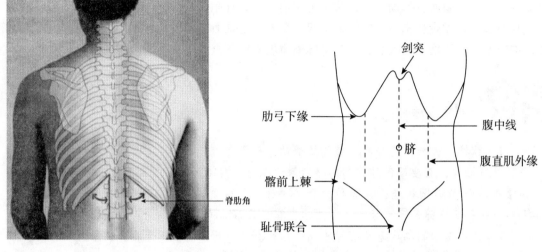

图 1-3-62 腹部体表标志

1．**腹上角（胸骨下角）** 为两侧肋弓至剑突根部的夹角，用于判断体形及肝的测量。

2．**肋弓下缘** 由 8 ～ 10 肋软骨构成，其下缘构成腹部的上界，用于腹部分区及肝、脾的测量。

3．**脐** 为腹部中心，位于 3 ～ 4 腰椎之间，为腹部四区法、阑尾压痛点及腰椎穿刺的标志。

4．**腹中线（腹白线）** 为前正中线的延续，也为腹部四区分法的垂直线。

5．**腹直肌外缘** 相当于锁骨中线的延续，右侧腹直肌外缘与肋弓下缘的交界处为胆囊点。

6．**髂前上棘** 髂棘前方的突出点，为腹部九区分法、阑尾压痛点的定位标志及骨髓穿刺的部位。

7．**腹股沟韧带** 两侧腹股沟韧带与耻骨联合上缘共同构成腹部体表下界，为寻找股动、静脉的标志。

8．**耻骨联合** 为腹中线最下部的骨性标志。

9．**肋脊角** 背部两侧第 12 肋骨与脊柱的交角，为肾叩击痛位置。

（二）腹部分区

临床上常根据上述体表标志将腹部划分为若干区。常用腹部分区法有四区法、九区法。

1．**四区法** 通过脐分别划—水平线与垂直线，将腹部分为右上腹、右下腹、左上腹、左下腹四区（图 1-3-63）。各区所包含的主要脏器如下：

（1）左上腹部（left upper quadrant）：包括胃、部分小肠、部分横结肠和降结肠、肝左叶、脾、胰体及胰尾、左肾、左肾上腺、结肠脾曲及腹主动脉。

（2）左下腹部（left lower quadrant）：部分小肠、部分降结肠、乙状结肠、充盈的膀胱、左输尿管、增大的子宫、女性左侧卵巢及输卵管、男性左侧精索。

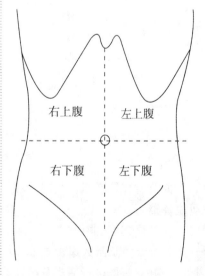

图 1-3-63 腹部四区法

（3）右上腹部（right upper quadrant）：幽门、十二指肠、肝右叶、胆囊、胰头、右肾、右肾上腺、结肠肝曲、部分升结肠及横结肠、部分小肠、腹主动脉。

（4）右下腹部（right lower quadrant）：部分小肠、盲肠、阑尾、部分升结肠、充盈的膀胱、增大的子宫、右侧输尿管、女性右侧卵巢及输卵管、男性右侧精索。

2．**九区法**　由两条水平线和两条垂直线将腹部划分为九个区。上下两条水平线为：①连接两侧肋弓下缘的肋弓线；②连接两侧髂前上棘的髂棘线。左右两条垂线分别是通过左右髂前上棘至腹中线连线中点的垂直线。上述四线相交将腹部分为九个区，即左及右上腹部（左右季肋部）、左及右侧腹部（左右腰部）、左及右下腹部（左右髂部）、上腹部、中腹部（脐部）、下腹部（图1-3-64）。

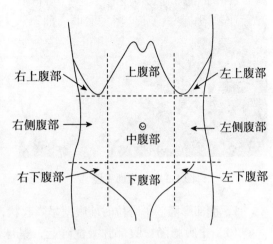

图1-3-64　腹部九区法

各区的主要脏器有：

（1）左上腹部（左季肋部）：胃、结肠脾曲、脾、胰尾、左肾、左肾上腺、降结肠。

（2）左侧腹部（左腰部）：降结肠、空肠或回肠、左肾下极。

（3）左下腹部（左髂部）：乙状结肠、淋巴结、女性左侧卵巢及输卵管、男性左侧精索。

（4）上腹部：胃、肝左叶、十二指肠、横结肠、大网膜、胰头与胰体、腹主动脉。

（5）中腹部（脐部）：十二指肠下部、空肠、回肠、横结肠、下垂的胃、输尿管、肠系腹、腹主动脉、大网膜。

（6）下腹部：回肠、乙状结肠、输尿管、增大的子宫、充盈的膀胱。

（7）右上腹部（右季肋部）：肝右叶、胆囊、结肠肝区、右肾上腺、右肾上部。

（8）右侧腹部（右腰部）：升结肠、空肠、右肾。

（9）右下腹部（右髂部）：盲肠、阑尾、回肠下端、淋巴结，男性右侧精索、女性右侧卵巢及输卵管。

二、视诊

案例 1-3-10

患者男性，24岁，农民。患者近2日来腹泻、每日10多次，为大量水样便，并呕吐数次，量大，病后尿少。

身体评估：神志清，皮肤弹性差，眼窝凹陷，心、肺（-），腹部明显凹陷，呈舟状腹，肠鸣音活跃。

问题与思考：

1．患者舟状腹是何原因造成的？为什么？

2．腹部视诊应注意哪几个问题？

进行腹部视诊时，被评估者应取仰卧位，充分暴露全腹，光线宜充足且柔和，最好是自然光。评估者立于被评估者的右侧，自上而下进行视诊。有时为观察腹部小的隆起或蠕动波，评

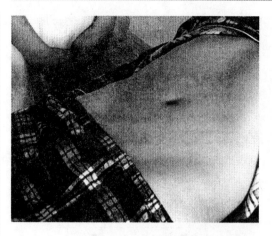

图 1-3-65 腹部平坦

估者需俯身或蹲下以使眼睛与被评估者腹部在同一水平，从侧面呈切线方向观察。

（一）腹部外形

正常人腹部双侧对称。正力型成年人平卧位时，前腹壁处于肋缘至耻骨联合同一平面或略低，称腹部平坦（图 1-3-65），坐起时脐以下部分稍前凸。肥胖者及小儿前腹壁稍高于肋缘至耻骨联合的平面，称腹部饱满。消瘦者因前腹壁皮下脂肪较少，腹部下陷，前腹壁稍低于肋缘至耻骨联合的平面，称腹部低平。老年人腹肌松弛，但皮下脂肪较多，腹形稍大或宽扁。腹部明显膨隆或凹陷具有病理意义。

1．腹部膨隆 平卧位时前腹壁呈隆起状，明显高于肋缘至耻骨联合的平面，称腹部膨隆。

（1）全腹膨隆：腹部弥漫性隆起，呈球形或扁圆形。常见于下列情况：①腹腔积液：当腹腔内有大量积液（腹水），在平卧位时，因腹壁松弛，液体沉积于腹腔两侧，致两侧腹壁明显隆起，呈扁平状，称为蛙腹。坐位时，致下腹部膨隆。常见于肝硬化门脉高压症、严重心功能不全、肾病综合征等。②腹内积气：胃肠道内有大量积气时可引起全腹膨隆，使腹部呈球形，腹部形状不随体位改变而改变。常见于肠梗阻或中毒性肠麻痹等。腹腔内有积气时称为气腹，常见于胃肠穿孔及治疗性人工气腹。③腹内巨大包块：如巨大卵巢囊肿、畸胎瘤等。

全腹膨隆时，为观察其程度和变化，常需测量腹围。方法是让被评估者排尿后平卧，用软尺经脐绕腹一周，所得周长为脐周腹围，通常以厘米为单位；还可以同时测其腹部最大周长，即最大腹围。

（2）局部膨隆：腹部局部膨隆常见于腹腔内有肿大的脏器、腹内肿瘤、炎症性包块及腹壁上的肿物等。右上腹膨隆可见于肝肿瘤、肝脓肿、胆囊肿大等；左上腹膨隆多见于巨脾；上腹中部膨隆见于幽门梗阻、胰腺肿瘤等；下腹部膨隆见于子宫增大、膀胱胀大，后者排尿后可以消失。

2．腹部凹陷 仰卧时前腹壁明显低于肋缘至耻骨联合平面，称腹部凹陷。

（1）全腹凹陷：仰卧时前腹壁明显凹陷，主要见于脱水和消瘦者。严重时，前腹壁凹陷几乎贴近脊柱，肋弓、髂嵴和耻骨联合显露，腹外形如舟状，称舟状腹（图 1-3-66）。见于重度脱水、恶病质，如恶性肿瘤等消耗性疾病。

（2）局部凹陷：较少见，多因腹部外伤或手术后瘢痕收缩所致

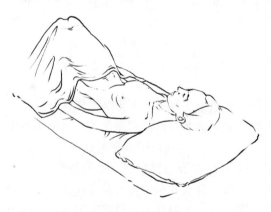

图 1-3-66 舟状腹

（二）呼吸运动

腹壁随呼吸上下起伏，称为腹式呼吸运动。正常成人男性及儿童以腹式呼吸为主，成年女性则以胸式呼吸为主。腹膜炎症、腹水、急性腹痛、腹腔内巨大肿物或妊娠时，腹式呼吸运动减弱；胆或胃肠穿孔所引起的急性腹膜炎或膈肌麻痹等腹式呼吸消失。

（三）腹壁静脉（abdominal wall vein）

正常人的腹壁静脉一般不显露，在较瘦或皮肤薄而松弛的老年人可见直而细小的静脉网，

不迂曲。正常时，脐水平线以上的腹壁静脉血流自下向上，经胸壁静脉和腋静脉进入上腔静脉；脐水平线以下的腹壁静脉血流自上而下，经大隐静脉流入下腔静脉。

在门静脉高压致循环障碍或上、下腔静脉回流受阻时，由于侧支循环形成，此时腹壁静脉明显可见或迂曲变粗，则称腹壁静脉曲张（图1-3-67）。门静脉高压时，可见曲张的静脉以脐为中心向四周伸展，血液从脐静脉经脐孔进入腹壁浅静脉而流向四周，其血流方向与正常人相同（图1-3-68a），称水母头。常在此处听到静脉血管杂音。

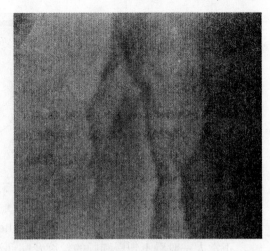

图1-3-67 腹壁静脉曲张

 知识链接

脐静脉

在胚胎时期的脐静脉于胎儿出生后闭塞而形成圆韧带。门脉高压时脐静脉再通，血液经脐静脉至脐孔再进入腹壁浅静脉流向四方，而形成以脐为中心向四周放射的曲张静脉，如水母头。

腔静脉阻塞时，曲张的静脉多分布于腹壁及胸壁两侧。上腔静脉阻塞时，血流方向为自上而下流入大隐静脉（图1-3-68b）。下腔静脉阻塞时，脐水平以下腹壁静脉血流方向为自下而上流入胸壁静脉和腋静脉（图1-3-68c）。

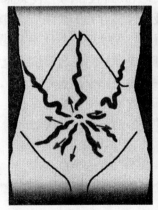 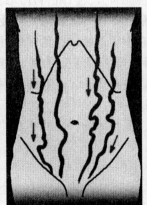 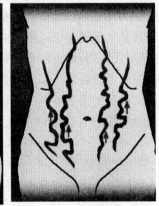

a. 门静脉高压所致　　　　b. 上腔静脉阻塞所致　　　　c. 下腔静脉梗阻所致

图1-3-68 腹壁静脉曲张示意图

腹壁静脉血流的评估方法：评估者用右手示指和中指并拢紧压在一段无分支的静脉上，然后一只手指紧紧压住静脉并向外滑动3～5cm，挤出静脉内血液，放松该手指，另一手指紧压不动，观察静脉是否迅速充盈，再用同样的方法放松另一手指，根据血流的充盈情况可判断出血流方向（图1-3-69）。

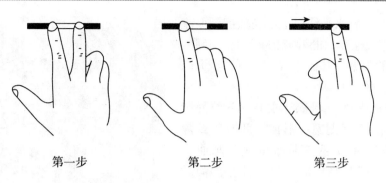

第一步　　　　　　　第二步　　　　　　　第三步

图 1-3-69　指压法判断血流方向示意图

（四）胃肠型（gastral or intestinal pattern）和蠕动波（peristalsis）

正常人一般看不到胃和肠的轮廓及蠕动波，但在腹壁菲薄或松弛的老年人、经产妇或极度消瘦者可见到。胃肠道发生梗阻时，在梗阻近端的胃或肠道因内容物聚集而饱满隆起，在腹壁上可见到相应的各自轮廓，称为胃型或肠型，同时伴该部位蠕动加强，在腹壁可见到蠕动波。当幽门梗阻时，可见胃蠕动波自左肋缘下开始缓慢向右推进，一般到右腹直肌下消失，为正蠕动波。有时可见到自右向左的逆蠕动波。小肠梗阻所致蠕动波多见于脐部。肠麻痹时，肠蠕动波消失。

（五）腹壁的其他情况

腹部视诊时还需注意下列情况：①皮肤：观察皮肤颜色、色素、弹性、皮疹、瘢痕、出血点等情况。②脐部：正常人脐与腹壁相平或稍凹陷。腹壁肥胖者脐常呈深凹状；脐明显突出见于大量腹水者。③疝：腹部疝可分为腹内疝和腹外疝，后者多见。是腹腔内容物经腹壁或骨盆的间隙或薄弱部分向体表突出而形成。④上腹部搏动：大多由腹主动脉搏动传导而来，可见于正常人较瘦者。有时见于腹主动脉瘤和肝血管瘤，上腹部搏动明显。二尖瓣狭窄或三尖瓣关闭不全引起右心室增大时，上腹部可见明显搏动，吸气时尤为明显。

三、触诊

触诊是腹部评估的主要方法。触诊时，被评估者应取低枕仰卧位，两上肢平伸放于躯干两侧，双腿屈曲稍分开，使腹部放松，并做均匀的腹式呼吸。评估者立于被评估者右侧。评估时，手要温暖，动作轻柔，一般自左下腹开始，以逆时针方向，先左后右，自下而上，由浅入深，触诊全腹各部。若被评估者已诉有疼痛部位，则应由健侧逐渐移向疼痛部位。边触诊边观察被评估者的反应与表情，或与被评估者交谈，可转移其注意力而减少腹肌紧张。

根据不同的目的采取不同的触诊方法。浅部触诊法用于腹壁紧张度、抵抗感、浅表压痛等的评估；深部触诊法用于腹腔脏器、深部压痛、反跳痛及肿物等的评估。腹部触诊的主要内容如下：

（一）腹壁紧张度

正常人腹壁有一定的张力，但触之柔软，称为腹壁柔软。某些病理情况可使腹壁紧张度增高或减弱。

1. 腹壁紧张度增加　当腹腔容量增加，如腹水、胀气时，可使腹壁紧张度增加；腹腔内炎症刺激腹膜时，腹肌可因反射性痉挛而引起腹肌痉挛。腹壁紧张分为弥漫性腹肌紧张和局限性腹肌紧张：

（1）弥漫性腹肌紧张：常见于①胃肠穿孔或脏器破裂所致的急性弥漫性腹膜炎，腹壁明显紧张，硬如木板，称为板状腹；②结核性腹膜炎炎症发展较慢，对腹膜刺激缓慢，并且有腹膜增厚，与肠管、肠系膜粘连，触之腹壁柔软并且有抵抗，不易压陷，犹如揉面团，称揉面感（dough kneading sensation）。

（2）局限性腹肌紧张：常见于腹部某一脏器炎症波及局部腹膜，如急性阑尾炎出现右下腹肌紧张，急性胆囊炎发生右上腹肌紧张。

2. 腹壁紧张度减低　多因腹肌张力减低或消失所致，按压腹壁时感到腹壁松弛无力，失去弹性，全腹壁紧张度减低。可见于慢性消耗性疾病、刚放出大量腹水者、严重脱水、腹肌瘫痪及重症肌无力，也可见于身体瘦弱的老年人和经产妇。

（二）压痛与反跳痛

1. 压痛（tenderness）　正常人腹部在浅部触诊时一般不引起疼痛，重压时可有不适感。由浅入深按压腹部引起疼痛，称为腹部压痛。腹膜炎症刺激、脏器炎症、空腔脏器痉挛及腹壁病变等均可引起压痛。压痛部位常为相关脏器病变所在部位。压痛局限于一点，称为压痛点。临床意义较大的压痛点有：①胆囊点：位于腹直肌外缘与肋缘交界处，常见于胆囊病变。②阑尾点：又称 McBurney 点，位于右髂前上棘与脐部连线的中、外 1/3 交界处，常为阑尾病变的标志。

此外，在上腹部剑突下正中线偏右或偏左的压痛点，见于消化性溃疡；胸部病变可在上腹部或肋下部出现压痛点，盆腔病变可在下腹部出现压痛。

2. 反跳痛（rebound tenderness）　指评估者用手指按压被评估者腹部出现压痛后，手指在该处稍停片刻，然后将手迅速抬起，被评估者感觉腹痛加重，伴有痛苦表情或呻吟，称为反跳痛。反跳痛的出现标志着壁层腹膜受炎症累及，当突然抬手时腹膜被牵拉所致。

腹膜炎患者常有肌紧张、压痛与反跳痛，称腹膜刺激体征，亦称腹膜炎三联征。当腹内脏器炎症尚未累及腹膜壁层时，可仅有压痛而无反跳痛。

V1-6
反跳痛评估

（三）腹部肿物

腹部触及肿物时，要鉴别此肿物是实质性还是空腔脏器；是炎症性还是非炎症性；是良性还是恶性，因此触诊肿物时要注意部位、大小、表面形态、有无压痛、移动性及与腹壁的关系等，进行综合分析、判断。如肿块位于右上腹部、随呼吸上下移动，可能是肿大的肝或胆囊；如肿块与周围组织粘连、压痛明显者，以炎性肿块可能性大；如肿块巨大或增长迅速、质地坚硬、边界不清、表面不平、活动度差者，则应怀疑恶性肿瘤。

（四）波动感

腹腔内有大量游离液体时，用手触击腹部，可感到有波动感（fluctuation）。评估方法是：让患者平卧，评估者以一手掌面贴于患者一侧腹壁，用另一手手指迅速叩击腹壁另一侧，如腹腔内有大量游离液体，则贴于腹壁的手掌就有波动冲击的感觉，称波动感。为了防止腹壁脂肪层震动而引起的波动感，可请助手（或患者）将一手手掌的尺侧缘压在腹壁正中线上，即可阻止腹壁震动的传导（图 1-3-70）。

（五）脏器触诊

腹腔内的脏器较多，重要的有肝、脾、肾、胆囊、膀胱，通过触诊常可发现脏器的肿大、质地有无改变、局部有无肿块及有无压痛等。

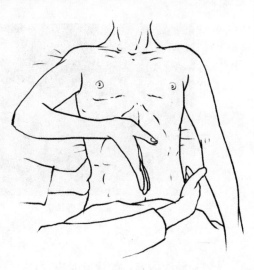

图 1-3-70　波动感评估

1. 肝触诊

案例 1-3-11

患者男，48岁，患"慢性乙型肝炎"10年，近1个月来感右上腹部疼痛、食欲不振、乏力加重，并有明显消瘦，而来诊。

身体评估：一般情况较差，肝面容，颈部有蜘蛛痣3个，肝掌（+），右上腹局部稍隆起，肝肋下5cm、质硬、表面不光滑、边缘不整齐、有压痛，脾肋下2cm，移动性浊音（-）。

问题与思考：

1．该患者肝有何异常？特点是什么？

2．你应如何对该患者进行肝触诊？触诊肝应注意哪几项内容？

3．该患者可能为何种疾病？依据是什么？

（1）触诊方法：①单手触诊法：评估者站于被评估者右侧，被评估者取仰卧位，两膝关节屈曲，使腹壁放松，并做深呼吸，以使肝上下移动。评估者右手平放于被评估者右侧腹壁上，四指并拢，掌指关节伸直，示指与中指指端指向右肋缘，或示指前端的桡侧与右肋缘平行，嘱被评估者做缓慢而深的腹式呼吸，触诊的手应与被评估者的呼吸运动密切配合，当深吸气时腹壁隆起，触诊的手指被动上抬，但仍紧贴腹壁，右手上抬的速度落后于腹壁的抬起，并以指端或桡侧向前上迎随膈下移的肝下缘；当深呼气时，腹壁松弛，触诊手指主动下按，如此反复，自下而上逐渐移向肋缘，直到触及肝缘或肋缘为止。以同样的方法于前正中线上触诊肝左叶。触及肝者，需分别在右锁骨中线及前正中线上测量其肝缘至肋缘或剑突根部的距离，并以厘米（cm）表示（图1-3-71a）。②双手触诊法：评估者右手位置同单手触诊法，左手手掌置于被评估者右腰背部，向上托起肝，大拇指固定在右肋缘，限制右下胸扩张，以增加膈肌下移的幅度，进而使吸气时下移的肝更易被触及（图1-3-71 b）。③冲击触诊法（沉浮触诊法）：主要用于腹腔内有大量液体、不易触到肿大的肝下缘时。

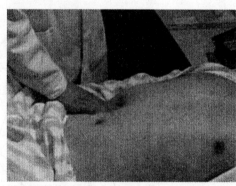
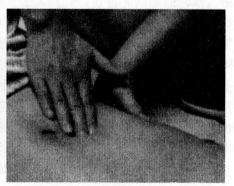

a. 单手触诊法　　　　　　　　　　　b. 双手触诊法

图 1-3-71　肝触诊

（2）触诊内容：触诊肝时应注意：

1）大小：正常成人在右锁骨中线肋缘下一般触不到肝下缘，仅少数正常人可被触及，但在1cm以内；在剑突下触及肝下缘，多在3cm以内，当肝上界正常或升高时，肝下缘超过上述标准，提示肝大。

2）质地：肝质地一般分为三度：质软，如触口唇感，见于正常肝或急性肝炎；中等硬度，如触鼻尖感，见于慢性肝炎或脂肪肝；质硬，如触前额感，见于肝硬化、肝癌。

3）表面形态及边缘：正常人肝表面光滑、边缘整齐、厚薄一致。脂肪肝或肝淤血时肝边缘圆钝；肝癌患者肝表面不光滑、呈不均匀结节状、边缘厚薄不一。

4）压痛：正常人肝无压痛，肝脓肿、肝炎等患者肝可有压痛。

2．脾触诊　正常人脾不能触及。内脏下垂、左侧胸腔积液或积气等可导致膈肌下降，使脾随之向下移位，深吸气时可在左肋缘下触及脾边缘。除此以外，触及脾则提示为脾肿大至正常2倍以上。触诊脾时除要注意脾大小外，还需注意硬度、质地、表面与边缘、有无压痛等。

（1）触诊方法：通常脾触诊采用单手触诊法及双手触诊法。脾明显肿大，位置较表浅时，用单手触诊稍用力即可触到。如果脾轻度肿大，并且位置较深，则需要用双手触诊法进行。被评估者采取仰卧位，双腿稍屈曲，使腹壁松弛，评估者位于右侧，左手置于被评估者左腰背部第7～10肋处，将脾由后向前托起，右手掌平放于脐左侧腹部，与右肋弓垂直，以稍微弯曲的手指末端轻轻按压腹壁，自脐平面开始，配合被评估者的腹式呼吸运动，逐渐由下向上进行触诊，直至触到脾缘或左肋缘（图1-3-72）。轻度肿大，不易触及时，被评估者可采取右侧卧位，右下肢伸直，左下肢屈髋、屈膝进行评估。

（2）脾大的测量方法（图1-3-73）：当触及肿大的脾，临床上常用的测量方法有：①第Ⅰ测量（又称甲乙线），指左锁骨中线与左肋弓交点至脾下缘的距离，以厘米表示。一般轻度肿大时，只作第Ⅰ测量。②第Ⅱ测量（又称甲丙线），指左锁骨中线与左肋弓交点至脾最远点距离。③第Ⅲ测量（又称丁戊线），指脾右缘与前正中线的距离。如脾高度肿大向右超过前正中线，则测量脾右缘与前正中线的最大距离，以（+）表示；未超过前正中线，则测量脾右缘与前正中线的最短距离，以（-）表示。

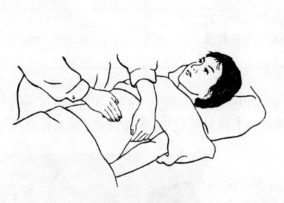

图1-3-72　脾触诊

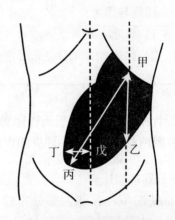

图1-3-73　脾大的测量

（3）脾大分度：临床上将脾大分为轻、中、高三度：①轻度大：深吸气时脾大在肋缘下不超过3cm，见于急慢性肝炎、伤寒、感染性心内膜炎等。②中度大：脾大在肋缘下超过3cm，但在脐水平线以上者，见于肝硬化、慢性淋巴性白血病等。③高度大：脾下缘超过脐水平线或前正中线，即巨脾，见于慢性淋巴性白血病、淋巴瘤等。

3．胆囊触诊　触诊要领与肝触诊相同。正常胆囊不能触及。胆囊肿大超过肝缘及肋缘，可在右肋缘下腹直肌外缘处触到一张力较高，梨形或卵圆形的肿块，随呼吸上下移动，即为肿大的胆囊。

急性胆囊炎早期，胆囊尚未肿大或虽已肿大而未达肋缘以下者，则不能触及胆囊，但此时可探及胆囊触痛。其方法为：评估者将左手掌平放在患者的右胸下部，以拇指指腹以中等

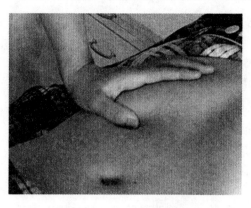

图 1-3-74 Murphy 征评估

度压力按压于右肋弓与腹直肌外缘交界处（胆囊压痛点）。然后，嘱患者缓慢深吸气，在吸气过程中，有炎症的胆囊下移时碰到用力按压的拇指，即可引起疼痛，此为胆囊触痛。如因剧烈疼痛而突然屏气，称为墨菲（Murphy）征阳性（图 1-3-74）。

胆囊肿大呈囊性感，无压痛，见于壶腹周围癌。胆囊肿大有实性感，见于胆囊结石或胆囊癌，如胆囊明显肿大而无压痛，且出现黄疸并进行性加重，为胰头癌压迫胆总管导致梗阻的表现。

4. 膀胱触诊 被评估者排空尿液后取仰卧位并屈膝，评估者站于被评估者右侧，采用单手滑行触诊法，从脐开始向耻骨联合方向触诊。正常膀胱排空时不能触及。当膀胱充盈增大时，超过耻骨联合上缘方可触及。尿液潴留所致的肿大膀胱呈圆形或扁圆形、有弹性、不能移动的肿物，按压时有憋胀尿意感，排尿或导尿后缩小或消失，借此可与妊娠子宫、卵巢囊肿等其他肿物鉴别。尿液潴留见于脊髓病、尿路梗阻等。

四、叩诊

 案例 1-3-12

患者男，49 岁，患"肝硬化"12 年，近 1 个月来食欲不振、发现腹部逐渐增大，下肢轻度水肿，而来医院诊治。

问题与思考：

1. 该患者腹部逐渐增大可能是什么原因？
2. 你用什么评估方法可发现这个异常体征？

腹部叩诊可以验证和补充视诊和触诊所得的结果，主要用于评估腹部某些脏器的大小和有无叩痛；胃肠道有无胀气；腹腔内有无积气、积液或肿物等。腹部叩诊可以采用直接叩诊法或间接叩诊法，一般采用间接叩诊法。

（一）腹部叩诊音

正常情况下，腹部大部分叩诊为鼓音，在肝、脾及增大的膀胱和子宫部位以及两侧腹部近腰肌处叩诊为浊音。当胃肠高度胀气、麻痹性肠梗阻、胃肠穿孔致气腹时，鼓音明显、范围增大，甚至出现肝浊音界消失。当肝脾高度肿大、腹腔内肿瘤或大量积液时，鼓音范围缩小，病变部位可出现浊音或实音（图 1-3-75）。

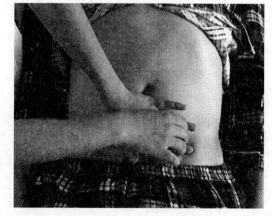

图 1-3-75 腹部叩诊示意图

（二）肝叩诊

应用间接叩诊法确定肝的位置，浊音界大小以及肝的叩击痛。

1. 肝界的确定 肝上界被肺遮盖的部分叩诊为浊音，未被肺遮盖的肝叩诊呈实音。确定肝上界时，嘱被评估者平卧，平静呼吸，评估者采用间接叩诊法，自右锁骨中线第2肋间开始，由肺部向下叩诊，叩诊音由清音转为浊音时，即为肝上界，又称肝相对浊音界，相当于被肺覆盖的肝顶部。再向下叩由浊音转为实音，称绝对浊音界。由腹部鼓音区沿右锁骨中线向上叩诊，当叩诊音由鼓音转为浊音时，即为肝下界（图1-3-76）。因肝下缘较薄且与胃、结肠等空腔脏器重叠，很难叩准，故临床上多用触诊法确定肝下界。

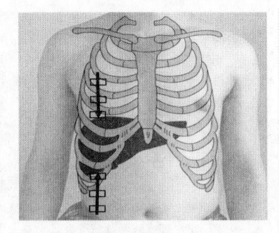

图 1-3-76　肝界叩诊示意图

判断肝上界时要考虑体型，匀称体型者正常的肝上界位于右锁骨中线上第5肋间，下界在右肋弓下缘，两者距离称肝上下径，为9～11cm；在右腋中线上，其上界为第7肋间，下界相当于第10肋骨水平；在右肩胛线上，上界为第10肋间。矮胖型及妊娠妇女肝上下界均上移一肋间，瘦长型者则下移一肋间。

2．肝浊音界改变的临床意义　病理情况下，①肝浊音界扩大：见于肝癌、肝脓肿、肝炎、肝淤血等；②肝浊音界缩小：见于肝硬化、急性或亚急性重症肝炎、胃肠胀气等；③肝浊音界消失：见于急性胃肠道穿孔、人工气腹等，因气体覆盖于肝表面所致；④肝浊音界上移：见于右下肺不张、右肺切除术后及腹水等；⑤肝浊音界下移：见于肺气肿、右侧张力性气胸等。

3．肝区叩击痛　评估者左手掌平放于被评估者的肝区部位，右手握拳轻击左手背，观察被评估者面部表情和疼痛引起的退缩反应。正常人肝区无叩击痛，肝区叩击痛主要见于肝炎、肝脓肿、肝淤血等。

（三）胆囊的叩诊

胆囊位于深处，被肝遮盖，不能用叩诊法评估其大小，只能评估有无叩击痛。评估方法同肝区叩击痛的评估法。正常人胆囊无叩击痛，胆囊叩击痛主要见于胆囊炎。

（四）腹水的叩诊

若腹腔内有较多液体积存，液体因重力关系而处于腹腔的低处。患者仰卧位时，腹部两侧因有液体聚积，叩诊呈浊音，腹中部因肠管漂浮于液面上，故叩诊呈鼓音。评估者自腹中部脐水平面开始向患者腹部左侧叩诊，发现浊音时，板指固定不动，嘱患者右侧卧，再度叩诊，如呈鼓音，表明浊音移动。同样方法向腹部右侧叩诊，叩得浊音后嘱患者左侧卧，以证实浊音是否移动（图1-3-77）。这种因体位不同而出现浊音区变动的现象，称为移动性浊音（shifting dullness）。当腹腔内游离液体在1000ml以上时，可叩出移动性浊音，是临床上评估腹水的重

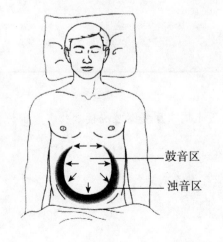

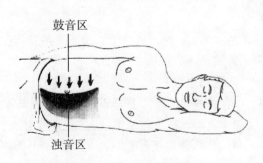

鼓音区

浊音区

鼓音区

浊音区

图 1-3-77　移动性浊音评估

要方法。腹水常见于肝硬化、心功能不全、腹膜炎等。

若腹水量少，用上述方法不能叩出时，可让患者取站立位，因下腹部聚积有液体，叩诊呈浊音，肠管漂浮于液面上，故叩诊呈鼓音。也可让患者取肘膝位，腹腔内液体集聚于最低的脐部，叩诊呈浊音，患者仰卧位时，脐部叩诊呈鼓音。

知识链接

肝硬化失代偿期

肝硬化失代偿期可出现以下临床表现：①腹水：是肝硬化失代偿期最突出的临床表现，叩诊可有移动性浊音、波动感；②侧支循环的建立和开放：重要的侧支循环有三条 a.食管和胃底静脉曲张：在进食粗糙食物等原因作用下，可致曲张的静脉破裂出血，是临床上最常见的呕血原因之一，严重时可危及生命；b.腹壁静脉曲张：腹壁静脉高度曲张时形成水母头状外观；c.痔静脉曲张：明显扩张形成痔核，破裂时可引起便血。③脾大：可伴有脾功能亢进表现。

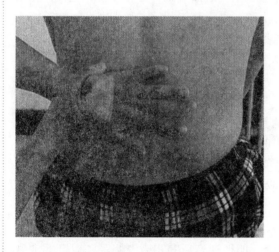

图 1-3-78　肾区叩击痛

（五）肾叩击痛

主要用于评估肾有无病变，正常时肋脊角处无叩击痛。评估时，被评估者取坐位或侧卧位，评估者左手掌平放在被评估者的肋脊角处，右手握拳以轻至中等的力量叩击左手背，如出现叩击痛时，称为脊肋角（肾区）叩击痛（图 1-3-78）。同时进行左右两侧对比。脊肋角叩击痛可见于肾盂肾炎、肾小球肾炎、肾结石、肾结核等。

（六）膀胱叩诊

膀胱叩诊主要用于判断膀胱的充盈程度，叩诊部位在耻骨联合上方。当膀胱空虚时，隐于耻骨联合下方，耻骨联合上方为肠管所占据，故叩诊呈鼓音。当膀胱有尿液充盈时，可在耻骨联合上方叩出圆形浊音区。排尿或导尿后，则浊音区转为鼓音。

五、听诊

案例 1-3-13

患者男，36 岁，患"十二指肠溃疡"8 年，近 1 周来反复呕吐隔夜食物。腹部评估：可见胃蠕动波、振水音（+）。

问题与思考：

1. 该患者在十二指肠溃疡病基础上又发生了什么问题？
2. 胃蠕动波、振水音（+）说明了什么？如何发生的？
3. 如何评估振水音？

（一）肠鸣音

肠蠕动时，肠管内的气体和液体随之流动而产生的一种断断续续的咕噜声，称为肠鸣音。正常情况下，肠鸣音 4～5 次/分，全腹均可听到，其音响和音调变化较大。为准确评估肠鸣音的次数和性质，应在固定部位至少听诊 1 分钟（图 1-3-79）。临床上肠鸣音异常分为：

1. 肠鸣音活跃 肠蠕动增强，肠鸣音每分钟在 10 次以上，音调不特别高亢。主要见于急性肠炎、胃肠道大出血和服用泻药后。

2. 肠鸣音亢进 肠鸣音次数增多，声音响亮，音调高亢，甚至呈金属声。主要见于机械性肠梗阻。

3. 肠鸣音减弱 肠鸣音明显少于正常，甚至数分钟才听到 1 次。主要见于腹膜炎、便秘、低钾血症等。

4. 肠鸣音消失 持续听诊 2 分钟以上仍未听到肠鸣音。主要见于急性腹膜炎或肠麻痹等。

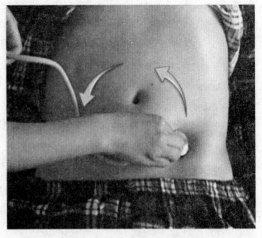

图 1-3-79 肠鸣音听诊示意图

（二）振水音（succussion splash）

被评估者呈仰卧位，评估者将听诊器体件放于上腹部，同时用稍弯曲的手指在被评估者的上腹部做连续、迅速的冲击动作，若胃内有液体积存时，则可听到胃内气体与液体撞击而产生的声音，称为振水音（图 1-3-80）。

正常人在餐后或饮入大量液体后可出现振水音。当清晨空腹及餐后 6～8 小时以上仍能听到振水音，则表示有较多液体在胃内潴留，提示幽门梗阻、胃扩张等。

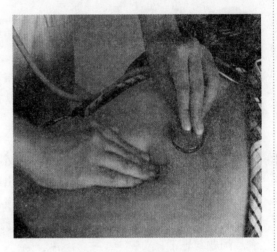

图 1-3-80 振水音评估示意图

（三）血管杂音

正常人腹部无血管杂音，若听到腹部血管杂音则有病理意义。血管杂音可分为：

1. 动脉性血管杂音 常在腹中部或腹部两侧，腹中部的收缩期血管杂音常提示腹主动脉瘤或腹主动脉狭窄。前者可在该部位触及搏动性包块，后者下肢血压明显低于上肢血压，甚至有足背动脉搏动消失。年轻的高血压患者在左、右上腹部听到收缩期杂音，常提示肾动脉狭窄。

2. 静脉性血管杂音 为连续的嗡鸣声，常出现在脐周或上腹部，见于门脉高压侧支循环形成。

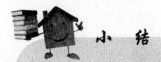

小　结

1. 为准确描述和记录腹部脏器及病变的位置，需要借助某些体表标志，并对腹部进行适当分区。腹部分区方法有四区法、九区法等。

2. 腹部评估包括视诊、触诊、叩诊、听诊等基本方法，尤以触诊最为重要。

3. 腹部视诊：主要包括：①腹部外形；②呼吸运动；③腹壁静脉；④胃肠型及蠕动波等。重点掌握：①腹部膨隆和腹部凹陷的定义及临床意义。②掌握腹壁静脉曲张的定义、判断血流方向的方法、临床意义。③胃肠型和蠕动波的临床意义。

4. 腹部触诊：是腹部评估的主要方法。主要包括：①腹壁紧张度；②压痛与反跳痛；③腹部肿物；④波动感；⑤肝、脾、胆囊、膀胱等脏器触诊。应掌握其相关概念、评估方法、阳性体征的临床意义，特别注意肝、脾、胆囊的正常状态及肿大的临床意义。

5. 腹部叩诊：包括：①腹部叩诊音；②腹水的叩诊；③肝、胆囊、肾、膀胱的叩诊。应掌握其评估方法、异常体征的临床意义，尤应注意移动性浊音是临床上评估腹水的重要方法，应掌握其定义、评估方法、移动性浊音阳性的临床意义。

6. 腹部听诊：包括：①肠鸣音；②振水音；③血管杂音。应掌握其相关概念、评估方法、异常体征的临床意义。

思 考 题

1. 对于一位肝硬化导致大量腹水的患者，你认为在腹部评估时会有哪些异常体征？（请思考后自行解答）

2. 案例分析：

患者，男，32岁，因腹部剧烈疼痛4小时，伴恶心、呕吐而急诊入院。

患者4小时前因与朋友聚会进食过量出现腹痛，开始为上腹部隐痛，尚能忍受，半小时后出现上腹剧烈疼痛，为绞痛样，渐波及全腹，并伴有恶心、呕吐3次，为胃内容，量较大。

5年前诊断为"十二指肠溃疡"，曾服药治疗，但上腹痛仍有周期性发作。

问题与思考：

（1）根据症状初步考虑为溃疡穿孔，你认为身体评估可能发现哪些阳性体征？

（2）出现这些阳性体征的机制是什么？

（张　军）

第十节　肛门、直肠与生殖器评估

一、肛门与直肠

直肠（rectum）全长约12～15cm，下连肛管（anal canal）。肛管下端在体表的开口为肛门（anus），位于会阴中心体与尾骨尖之间。肛门与直肠的评估方法简便，常能发现有重要临床价值的体征。

评估肛门与直肠时可根据病情需要，让被评估者采取不同的体位，以便达到所需的评估目的。肛门与直肠的评估方法以视诊、触诊为主，辅以内镜检查。

（一）常用的体位

1. **肘膝位（膝胸位）** 被评估者两肘关节屈曲，置于检查台上，胸部尽量靠近检查台，两膝关节屈曲成直角跪于检查台上，臀部抬高。此体位最常用于前列腺、精囊及内镜检查（图1-3-81）。

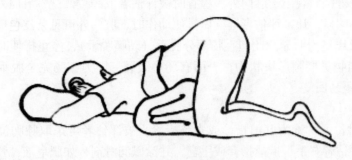

图 1-3-81 肘膝位

2. **左侧卧位** 被评估者取左侧卧位，右腿向腹部屈曲，左腿伸直，臀部靠近检查台右边，在被评估者背后进行检查。该体位适用于病重、年老体弱或女性被评估者（图1-3-82）。

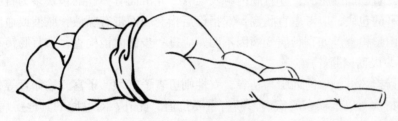

图 1-3-82 左侧卧位

其次还有截石位或蹲位。肛门与直肠评估所发现的病变如肿块、溃疡等，应按时针方向进行记录，并注明检查时被评估者所取体位。肘膝位时肛门后正中点为12点钟位，前正中点为6点钟位，而仰卧位的时钟位则与此相反。

（二）视诊

评估者用手分开被评估者臀部，观察肛门及其周围皮肤颜色及皱褶，正常颜色较深，皱褶自肛门向外周呈放射状。让被评估者提肛收缩肛门时括约肌皱褶更明显，做排便动作时皱褶变浅。还应观察肛门周围有无脓血、黏液、肛裂、外痔、瘘管口或脓肿等。常见异常情况如下：

1. **肛门外伤及感染** 肛门有创口或瘢痕，多见于外伤与手术；肛门周围有红肿及压痛，见于肛门周围脓肿（perianal abscess）。

2. **肛裂（anal fissure）** 是肛管下段（齿状线以下）深达肌层的纵行及梭形裂口或感染性溃疡。评估时肛门常可见裂口，可有明显触压痛。被评估者自觉疼痛，尤其是排便时，粪便周围可附有血液。

3. **痔（hemorrhoid）** 是直肠下端黏膜下或肛管边缘皮下的内痔静脉丛或外痔静脉丛扩大和曲张所致的静脉团。多见于成年人，被评估者常有大便带血、痔块脱出、疼痛或瘙痒感。内痔（internal hemorrhoid）位于齿状线以上，表面被直肠下端黏膜所覆盖，在肛门内口可查到柔软的紫红色包块，排便时可突出肛门口外；外痔（external, hemorrhoid）位于齿状线以下，表面被肛管皮肤所覆盖，在肛门外口可见紫红色柔软包块；混合痔（mixed hemorrhoid）是齿状线上、下均可发现紫红色包块，下部被肛管皮肤所覆盖；具有外痔与内痔的特点。

4. **肛门直肠瘘** 简称肛瘘（archosyrinx），有内口和外口，内口在直肠或肛管内，瘘管经过肛门软组织开口于肛门周围皮肤，肛瘘多为肛管或直肠周围脓肿与结核所致，不易愈合。检查时可见肛门周围皮肤有瘘管开口，有时有脓性分泌物流出，在直肠或肛管内可见瘘管的内口或伴有硬结。

5. **直肠脱垂**（proctoptosis）　又称脱肛（hedrocele）。是指肛管、直肠或乙状结肠下端的肠壁部分或全层向外翻而脱出于肛门外。检查时被评估者取蹲位，观察肛门外有无突出物。如无突出物或突出不明显，让被评估者屏气做排便动作时，肛门外可见紫红色球状突出物，且随排便力气加大而突出更为明显。此即直肠部分脱垂（黏膜脱垂），停止排便时突出物常可回复至肛门内；若突出物呈椭圆形块状物，表面有环形皱襞，即为直肠完全脱垂（直肠壁全层脱垂），停止排便时不易回复。

（三）触诊

肛门和直肠触诊通常称为肛门指诊或直肠指诊。被评估者可采取膝胸位、左侧卧位或仰卧位等。触诊时评估者右手示指戴指套或手套，并涂以润滑剂，如肥皂液、凡士林、液状石蜡后，将示指置于肛门外口轻轻按摩，等被评估者肛门括约肌适应放松后，再徐徐插入肛门、直肠内。先检查肛门及括约肌的紧张度，再查肛管及直肠的内壁。注意有无压痛及黏膜是否光滑，有无肿块及搏动感。

直肠指诊时常见的异常改变有：①直肠剧烈触痛，常由肛裂及感染引起；②触痛伴有波动感见于肛门、直肠周围脓肿；③直肠内触及柔软、光滑而有弹性的包块多为直肠息肉；④触及坚硬凹凸不平的包块，应考虑直肠癌；⑤指诊后指套表面带有黏液、脓液或血液，应取其涂片镜检或做细菌学检查。如直肠病变病因不明，应进一步做内镜检查，如直肠镜和乙状结肠镜（见内镜检查），以助诊断。

男性直肠指检还可触诊前列腺与精囊，女性则可查子宫颈、子宫、输卵管等，必要时配用双合诊。直肠指诊对以上器官的疾病诊断有重要价值。此外，对盆腔的其他疾病，如阑尾炎、髂窝脓肿也有诊断意义。

二、男性生殖器官

男性生殖器官包括外生殖器（阴茎及阴囊）及内生殖器（前列腺和精囊等）。评估时，被评估者暴露外阴部，双下肢取外展位，采用视诊与触诊相结合的方法，先检查外生殖器，后检查内生殖器。

（一）外生殖器

1. **阴茎**（penis）

（1）包皮：阴茎的皮肤在冠状沟前向内翻转覆盖在阴茎头上称为包皮。正常成人包皮不应遮盖尿道口，上翻后可露出阴茎头。检查包皮时注意其有无过长或包茎。包皮长过阴茎头但上翻后能露出阴茎头，称为包皮过长（prepuce redundant），易引起炎症或包皮嵌顿，甚至成为致癌因素；包皮上翻不能露出阴茎头或尿道口，称为包茎（phimosis），多由先天性包皮狭窄或炎症粘连所致。包皮过长或包茎易引起尿道或阴茎头感染、嵌顿；污垢在阴茎颈部易于残留，长期的污垢刺激常被认为是阴茎癌的重要因素之一，故提倡早期手术处理过长的包皮。

（2）阴茎：阴茎为前端膨大的圆柱体，分头、体、根三部分。正常成年人阴茎长7~10cm，由3个海绵体（两个阴茎海绵体，一个尿道海绵体）构成。阴茎头和冠状沟表面光滑红润、无红肿和结节。检查阴茎时注意其大小，成人<4cm为阴茎过小，见于性功能减退；儿童阴茎过大呈成人型阴茎，见于性早熟。翻开包皮检查阴茎头有无红肿、溃疡、分泌物、肿块。如有硬结伴暗红色溃疡或菜花状，易出血、恶臭，应怀疑阴茎癌。冠状沟处有单个椭圆形质硬溃疡称为下疳（chancre），常见于梅毒。阴茎出现淡红色小丘疹融合成薹样，呈乳头样突起，多为尖锐湿疣。

（3）尿道口：尿道口位于龟头正中前方。检查时用双手拇指和示指将被评估者尿道分开，可视诊尿道前口处 1～2mm，正常尿道口黏膜红润、无分泌物，无触痛或压痛。尿道口红肿，附着分泌物或有溃疡，伴触痛，多见于感染所致的尿道炎。尿道出口位置异常，如尿道口开口于阴茎腹面为尿道下裂，排尿时，裂口处常有尿液溢出。

2．阴囊 阴囊是腹壁的延续部分，囊壁由多层组织构成。阴囊内中间有一隔膜分为左右 2 个囊腔，每个囊腔内含有精索、睾丸和附睾。评估时被评估者取站立位或仰卧位，两腿稍分开。先观察阴囊皮肤及外形，后进行阴囊触诊，方法是将双手的拇指置于被评估者阴囊前面，其余手指放在阴囊后面，起托护作用，拇指做来回滑动触诊，可双手同时进行。也可用单手触诊。阴囊检查按以下顺序进行：

（1）阴囊皮肤与外形：视诊阴囊时要将其抬起以便能看到后面，注意阴囊颜色，有无皮疹、水肿等。阴囊常见的异常改变包括：①阴囊水肿：为全身性水肿的一部分，也可为局部因素所致，如局部炎症或过敏反应、静脉血液回流受阻等。②阴囊象皮肿：阴囊肿胀，皮肤粗糙、增厚呈象皮样，见于丝虫病引起的淋巴管炎或淋巴管阻塞。③阴囊疝：是肠管或肠系膜等腹腔内器管，经腹股沟管下降至阴囊内的腹股沟斜疝。表现为一侧或双侧阴囊肿大，触之有囊样感。④鞘膜腔积液：阴囊肿大，触之无痛，有水囊样感，且总是在睾丸的前方。鞘膜腔积液时，透光试验阳性，而阴囊疝或睾丸肿瘤则为阴性，可做鉴别。透光试验于暗室内进行，评估者将笔形电筒贴紧阴囊皮肤，从肿块或囊肿向前照射，从前方观察。鞘膜腔积液时阴囊透光呈橙红色、均质的半透明状，阴囊疝或睾丸肿瘤则不透光。⑤阴囊湿疹：阴囊皮肤增厚呈苔藓样，并有小片鳞屑；或皮肤呈暗红色、糜烂，有大量浆液渗出，有时形成软痂，伴有顽固性奇痒。

（2）精索：位于附睾上方，正常呈柔软的索条状，质韧无压痛。触诊输精管呈串珠样改变，见于输精管结核；若有挤压痛且局部皮肤红肿，多为急性精囊炎；靠近附睾的精索触及硬结，常由丝虫病所致；精索有蚯蚓团样感，为精索静脉曲张的特征。

（3）睾丸：左、右各一，成人睾丸约 5cm 长，2～3cm 厚，椭圆形，表面光滑柔韧。一般左侧较右侧略低，均降入阴囊中，无肿大和增生。评估时应注意大小、形状、硬度及有无触压痛等，并做两侧对比。睾丸急性肿痛且压痛明显者多为外伤、急性睾丸炎、流行性腮腺炎或淋病等炎症所致；慢性肿痛多由结核引起。一侧睾丸肿大、质硬并有结节，应考虑睾丸肿瘤。睾丸过小常由先天性或内分泌异常所致，如肥胖性生殖无能症等。如果睾丸未降入阴囊内而在腹腔、腹股沟管内或阴茎根部、会阴部等处，称为隐睾症，以一侧为多，也有双侧者。无睾丸者常见于染色体数目异常所致的先天性无睾症，可为单侧或双侧。

（4）附睾：是贮存精子和促进精子成熟的器官，位于睾丸后外侧。触诊时应注意左、右两侧附睾的大小和形态及对称性。慢性附睾炎时，可触及附睾肿大，有结节，稍有压痛；急性炎症时，肿痛明显，并发急性睾丸炎时可有睾丸肿大。如触及附睾呈结节状之硬块，并伴有输精管增粗且呈串珠状，多为附睾结核。结核灶可与阴囊皮肤粘连，破溃后形成瘘管且不易愈合。

（二）内生殖器

1．前列腺（prostate） 位于膀胱下方，耻骨联合后约 2cm 处，椭圆形，上端宽、下端窄小。尿道从前列腺中纵行穿过，排泄管开口于尿道前列腺部。评估前排空膀胱。评估时被评估者多取膝胸位。评估者示指戴好指套，涂润滑剂，徐徐插入肛门，向腹侧触诊。触诊时，注意前列腺的大小、质地、活动度，表面是否光滑，有无结节或压痛，左、右叶和中间沟等结构是否变浅或消失。正常成人前列腺质韧而有弹性，无压痛，左、右两叶大小及形态对称，可触及中间沟。

前列腺中间沟变浅或消失，表面光滑、质韧，无压痛及粘连者见于老年人前列腺肥大，常有排尿困难或不畅。肿大并有明显压痛者多见于急性前列腺炎。前列腺表面不平呈结节状，质地坚硬者多为前列腺癌。

117

2. 精囊（seminal vesicle）　精囊位于前列腺上方。正常精囊光滑柔软，直肠指诊时不易触及。精囊病变常继发于前列腺，如前列腺炎或积脓累及精囊时，精囊可触及条索状肿胀并有压痛。前列腺癌累及精囊时，精囊可触到不规则的硬结。

三、女性生殖器官

一般情况下女性生殖器官不做常规检查，详细内容见妇产科学。

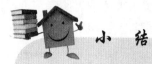

小　结

1. 肛门与直肠评估常用体位有膝胸位、左侧卧位等，评估按视诊、触诊顺序进行。

2. 肛门与直肠评估时视诊常见异常有：①肛门外伤及感染；②肛裂；③痔；④肛门直肠瘘；⑤直肠脱垂。

3. 肛门与直肠触诊通常采用肛门指诊或直肠指诊，应注意有无压痛、黏膜是否光滑、有无肿块及搏动感。

4. 男性生殖器官评估包括外生殖器（阴茎、阴囊）以及内生殖器（前列腺、精囊等）。被评估者暴露外阴部，双下肢取外展位，采用视诊与触诊相结合的方法，先评估外生殖器，后评估内生殖器。

思 考 题

1. 肛门视诊时，应注意什么？

2. 评估阴囊时，应注意评估什么器官？

3. 案例分析：

患者男，12岁，门诊检查发现有包茎，进一步行透光试验检查发现透光试验阳性，以"包茎、鞘膜积液"收入院。

问题与思考：

（1）作为一名责任护士如何对该患者进行透光试验检查？

（2）如何为此患者做生殖器官评估？

（张英艳）

第十一节　脊柱与四肢评估

一、脊柱

脊柱是支撑体重，维持躯体各种姿势的重要支柱，并作为躯体活动的枢纽。脊柱由7个颈椎、12个胸椎、5个腰椎、5个骶椎、4个尾椎组成。脊柱有病变时表现为局部疼痛、姿势或形态异常以及活动度受限等。脊柱评估以视诊、触诊和叩诊为主。

（一）脊柱的弯曲度

通过视诊评估患者脊柱的弯曲度和活动度。

1．生理性弯曲　评估时患者双足并拢站立，双臂自然下垂，评估者分别从侧面和背面视诊脊柱。正常人直立时，脊柱从侧面观察有四个生理弯曲，即颈段稍向前凸，胸段稍向后凸，腰椎明显向前凸，骶椎则明显向后凸，呈S状（图1-3-83），从背面视诊脊柱无侧弯。

2．病理性变形

（1）颈椎变形：应观察自然姿势有无异常，如患者立位时有无侧偏、前屈、过度后伸和僵硬感。颈侧偏见于先天性斜颈，患者头向一侧倾斜，患侧胸锁乳突肌隆起。

（2）脊柱后凸：脊柱过度后弯称脊柱后凸（kyphosis），多发生于胸段（图1-3-84），可表现为前胸凹陷，头颈部前倾，俗称"驼背"。引起胸段后凸的原因甚多，表现也不完全相同。常见于佝偻病、胸椎结核、强直性脊柱炎、老年脊椎退行性变、胸椎骨折等。

（3）脊柱前凸：脊柱过度向前凸出，称为脊柱前凸（lordosis）。多发生在腰椎部位（图1-3-84），评估可见腹部明显向前，臀部明显向后突出，多见于晚期妊娠、大量腹水、腹腔巨大肿瘤及先天性髋关节后脱位等。

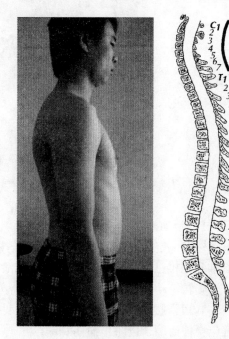

图1-3-83　脊柱生理弯曲

（4）脊柱侧凸：脊柱离开后正中线向左或右偏曲称为脊柱侧凸（scoliosis）（图1-3-84）。评估时让患者取立位或坐位，评估者用示、中指或拇指沿脊椎的棘突以适当的压力往下划压，划压后皮肤出现一条红色充血痕，以此痕为标准，观察脊柱有无侧弯（图1-3-85）。根据侧凸发生部位不同，分为胸段侧凸、腰段侧凸及胸腰段联合侧凸；根据侧凸的性状分为姿势性和器质性两种。姿势性侧凸可因改变体位使侧凸纠正，多见于儿童发育期坐姿不良、椎间盘突出症等；器质性侧凸改变体位不能使侧凸纠正，见于先天性脊柱发育不全、慢性胸膜肥厚、胸膜粘连及肩部或胸廓的畸形等。

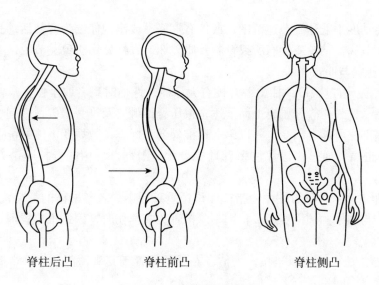

脊柱后凸　　　　脊柱前凸　　　　　脊柱侧凸

图1-3-84　脊柱病理性弯曲

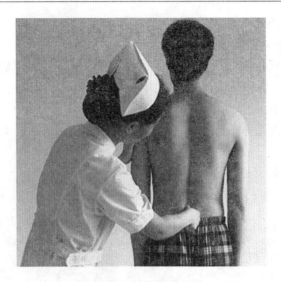

图 1-3-85　脊柱侧弯评估

（二）脊柱的活动度

正常人脊柱有一定活动度，但各部位不同。颈、腰椎段的活动范围最大，胸椎段活动范围最小，而骶椎和尾椎已融合成骨块状，几乎无活动性。评估脊椎活动度时，应让患者做前屈、后伸、侧弯、旋转等动作，以观察脊柱的活动情况及有无变形。正常人在直立、骨盆固定的条件下，颈段、胸段、腰段的活动范围参考值，见表 1-3-8。已有脊柱外伤、可疑骨折或关节脱位时，应避免脊柱活动，以防止损伤脊髓。

表1-3-8　颈、胸、腰椎及全脊椎活动范围

	前屈	后伸	左右侧弯	旋转度（一侧）
颈椎	$35° \sim 45°$	$35° \sim 45°$	$45°$	$60° \sim 80°$
胸椎	$30°$	$20°$	$20°$	$35°$
腰椎	$75° \sim 90°$	$30°$	$20° \sim 35°$	$30°$
全脊柱	$128°$	$125°$	$73.5°$	$115°$

注：由于年龄、运动训练以及脊柱结构差异等因素，脊柱运动范围存在较大的个体差异。

脊柱各段活动度不能达到上述范围，或伴有疼痛，或出现僵硬为脊柱活动受限，常见于软组织损伤、骨关节病、结核或肿瘤所致脊髓骨质破坏、脊柱外伤所致关节脱位或骨折等。

（三）脊柱压痛与叩击痛

1. 脊柱压痛　通过触诊评估患者脊柱有无压痛。评估时患者取坐位，身体稍向前倾，评估者以右手拇指从枕骨粗隆开始自上而下逐个按压脊椎棘突及椎旁肌肉，询问有无压痛。如有压痛，提示压痛部位可能有病变，并以第七颈椎棘突为标志计数病变椎体的位置。

2. 脊柱叩击痛　通过叩诊评估患者脊柱有无叩击痛，常用的脊柱叩击方法有两种（图 1-3-86）。

（1）直接叩击法：评估者用手中指或叩诊锤垂直叩击患者各椎体的棘突，询问有无疼痛，多用于评估胸椎与腰椎。颈椎疾病，特别是颈椎骨关节损伤时，因颈椎位置深，一般不用此法评估。

（2）间接叩击法：患者取坐位，评估者左手掌面置于其头顶部，右手半握拳以小鱼际肌部位叩击左手背，询问患者有无疼痛。

脊柱直接叩击痛

脊柱间接叩击痛

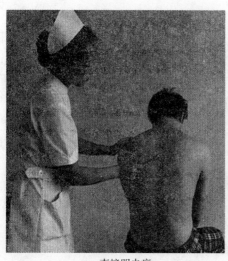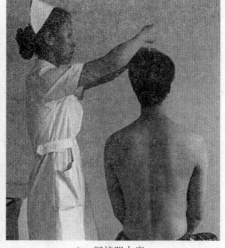

a. 直接叩击痛   b. 间接叩击痛

图 1-3-86 脊柱叩击痛

正常人脊柱无压痛及叩击痛。脊柱有病变,受损部位可有压痛和叩击痛,常见于脊柱结核、脊椎外伤或骨折、椎间盘突出症等。

二、四肢与关节

正常人四肢(four limbs)与关节(arthrosis)左右对称、形态正常、无肿胀及压痛,活动不受限制。评估四肢和关节主要以视诊和触诊为主。

(一)形态异常

1. 杵状指(趾)(acropachy) 又称槌状指,表现为远端指(趾)节呈杵状膨大,特点是末端指节软组织明显增厚、增宽,指(趾)甲呈弧形隆起,使指(趾)端背面皮肤与指(趾)甲所构成的基底角等于或大于 180°(图 1-3-87)。

杵状指(趾)产生的机制不明,可能与慢性缺氧、代谢障碍和中毒损伤有关。临床上多见于呼吸系统疾病,如慢性肺脓肿、支气管扩张、支气管肺癌、慢性阻塞性肺气肿等;心血管系统疾病,如发绀型先天性心脏病、亚急性感染性心内膜炎等;代谢障碍性疾病,如肝硬化。

2. 匙状甲(koilonychia) 又称反甲,特点为指甲中央凹陷,边缘翘起,呈匙状,病变指甲变薄,表面粗糙有条纹(图 1-3-88)。常见于缺铁性贫血和高原疾病,偶见于风湿热及甲癣。

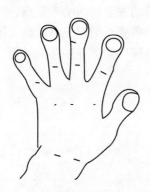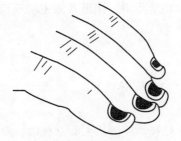

图 1-3-87 杵状指   图 1-3-88 匙状指

3. 指关节变形 梭形关节,指间关节增生、肿胀呈梭状畸形,病变活动期关节有红肿和疼痛,重者手指及腕部向尺侧偏移,晚期活动受限。病变多为双侧性(图 1-3-89),常见于类

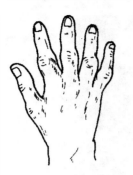
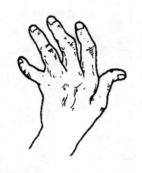

图 1-3-89　梭形关节

风湿性关节炎。

4．肩关节异常　正常双肩对称，呈弧形。当肩关节脱位或三角肌萎缩时，肩关节弧形轮廓消失，肩缝突出，呈"方肩"。

5．髋关节畸形　评估髋关节要注意步态、畸形、肿胀、皮肤皱褶、窦道和瘢痕等。髋关节畸形常见内收畸形、外展畸形和旋转畸形。

6．膝关节变形　评估膝关节时应充分暴露膝关节，两侧对比观察。膝关节红、肿、热、痛及运动障碍，多见于风湿性关节炎。膝关节变形也可见于外伤性关节炎、老年性骨关节病、痛风等。当关节腔有积液时可出现浮髌现象。

7．膝内、外翻畸形　正常人两脚并拢直立时，两膝和两踝可靠拢。如两踝靠拢时，双膝关节却向外分离，称膝内翻，又称 O 型腿。当两膝靠拢时，两内踝分离，称膝外翻，又称 X 型腿（图 1-3-90）。此两种畸形见于佝偻病和大骨节病。

8．足内、外翻畸形　足内翻时，足掌部呈固定性内翻、内收畸形；足外翻时，足掌部呈固定性外翻、外展畸形。此两种畸形见于脊髓灰质炎后遗症和先天性畸形（图 1-3-91）

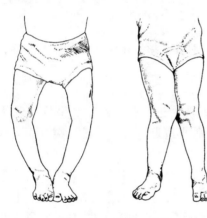

图 1-3-90　膝内、外翻

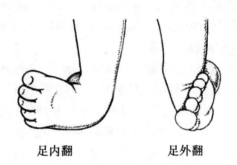

足内翻　　　　足外翻

图 1-3-91　足内、外翻畸形

（二）运动障碍

四肢的运动功能是在神经的协调下，由肌肉、肌腱带动关节的活动来完成，其中任何一个环节受损害，都会引起运动功能障碍或异常运动。关节的病变可引起关节运动受限和关节的主动和被动运动功能障碍。让患者做主动或被动运动，包括屈、伸、外展及旋转等，观察各关节的活动幅度。

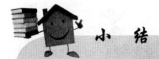

小　结

1．脊柱和四肢评估主要以视诊、触诊和叩诊为主。

2．脊柱评估包括：①脊柱的弯曲度；②脊柱活动度；③脊柱的压痛和叩击痛。

（1）直立位侧面视诊脊柱时呈 S 状，正常有 4 个生理弯曲，后面视诊脊柱无侧弯。

病理性变形包括：颈椎变形、脊柱后凸、脊柱前凸及脊柱侧凸。

（2）脊柱的活动度各部位不同，颈椎和腰椎段活动度最大。

（3）正常情况下脊柱无压痛和叩击痛。脊柱结核、椎间盘突出症、骨折等可使受损部位有压痛和叩击痛。

3. 四肢与关节评估包括：①形态异常：常见有杵状指（趾）、匙状甲、指关节变形、肩关节异常、髋关节畸形、膝关节变形、膝内翻和膝外翻畸形、足内翻和足外翻畸形等，要掌握各种异常的定义、表现及其临床意义。②运动障碍：神经、肌肉、关节的病变均会引起运动功能障碍或异常运动。

思 考 题

1. 脊柱侧凸的常见原因有哪些？其对健康状况会有哪些影响？（请思考后自行解答）

2. 案例分析

患者，男，35岁，长途客车司机，近1个月来出现腰部疼痛，有时伴左下肢疼痛，经检查后考虑为"腰椎间盘突出症"。

问题与思考：

该患者进行脊柱评估时，可能会有哪些异常体征？

T1-17
参考答案

（孙 柳）

第十二节 神经系统评估

神经系统包括中枢神经系统与周围神经系统两大部分。不仅神经系统的疾病，很多全身性疾病也可侵犯神经系统，出现神经系统的症状和体征。神经系统评估主要包括运动功能、感觉功能、神经反射以及自主神经评估。在进行神经系统评估时，首先要确定被评估者对外界刺激的反应状态，即意识状态，本节涉及的许多评估均要在被评估者意识清晰状态下完成。

一、感觉功能

 案例 1-3-14

患者女，56岁，自觉近一年来双脚有针刺样疼痛感，夜间加重，有时有触觉过敏，甚至感觉不能忍受棉被之压力，睡眠时须把被子支撑起来。

已确诊糖尿病13年，应用口服降糖药治疗，有时忘记服药，血糖控制不满意。

问题与思考：

1. 该患者的主要症状有哪些？对诊断有何提示意义？

2. 应该如何评估该患者双下肢的感觉功能？

评估感觉功能时，被评估者必须意识清晰。评估前让被评估者了解评估的目的与方法，以取得充分合作。评估时要耐心细致，注意左右侧和远近端部位的对比，一般从感觉缺失部位向正常部位或从四肢远端向近端评估。被评估者宜在闭目状态下进行，以免主观和暗示作用，忌用暗示性提问。除非被评估者有神经系统的症状和体征，一般感觉功能的评估仅选择触觉、痛觉和震动觉即可。

（一）浅感觉

浅感觉是测试皮肤、黏膜的痛觉、触觉和温度觉。

1. 痛觉（pain sensation）　用大头针的针尖均匀地轻刺被评估者皮肤，询问被评估者是否疼痛，并注意双侧对比，评估后记录有无感觉障碍及类型，包括正常、过敏、减退或消失及其范围。痛觉障碍见于脊髓丘脑侧束损害。

2. 触觉（touch sensation）　用棉签轻触被评估者的皮肤或黏膜，询问有无一种轻痒的感觉，正常人对轻触觉灵敏。触觉障碍见于脊髓丘脑前束和后索病损。

3. 温度觉　用盛有热水（40～50℃）或冷水（5～10℃）的玻璃试管交替接触被评估者皮肤，让被评估者辨别冷热感。温度觉障碍见于脊髓丘脑侧束损害。

（二）深感觉

深感觉是测试肌肉、肌腱和关节等深部组织的感觉。

1. 运动觉　评估时嘱被评估者闭目，评估者用示指和拇指轻轻夹住被评估者的手指或足趾两侧，上或下移动，令被评估者根据感觉说出"向上"或"向下"。如发现有障碍加大活动幅度，或测试较大关节。运动觉障碍见于脊髓后索病变。

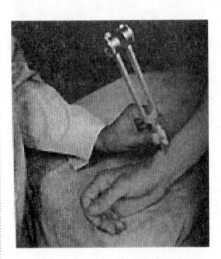

图 1-3-92　震动觉评估

2. 位置觉　评估时嘱被评估者闭目，评估者将被评估者的肢体放于某一位置，令被评估者说出所放位置，或用对侧肢体模仿。位置觉障碍见于脊髓后索病损。

3. 震动觉　用震动着的音叉柄端置于骨突起处（如内、外踝，手指、桡尺骨茎突、胫骨、膝盖等），询问有无震动感觉，双侧对比，正常人有共鸣性震动感，无震动感者则属震动觉障碍。见于脊髓后索病损（图 1-3-92）。

（三）复合感觉

复合感觉是大脑综合分析和判断的结果，也称皮质感觉。

1. 皮肤定位觉（point localization）　是测定触觉定位能力的评估。评估者以手指轻触被评估者皮肤某处，让被评估者指出被触部位。皮肤定位觉障碍见于皮质病变。

2. 两点辨别觉（two-point disrcimination）　评估时嘱被评估者闭目，用分开的钝双脚规轻轻刺激皮肤上的两点，如被评估者有辨别两点的能力，再逐渐缩小双脚间距，直到被评估者感觉为一点时止，测其实际间距，两侧对比。身体各部对两点辨别觉灵敏度不同，以舌尖、鼻尖、指尖敏感度最高，四肢近端和躯干最差。触觉正常而两点辨别觉障碍时则为额叶病变（图 1-3-93）。

3. 体表图形觉（graphesthesia）　评估时嘱被评估者闭目，以钝物在其皮肤上画图形或写简单的字，询问被评估者能否辨别，如有障碍，常为丘脑水平以上病变。

4. 实体辨别觉（stereognosis）　嘱被评估者用单手触摸熟悉的物体，如钢笔、钥匙、硬币等，并说出物体的名称。先测功能差的一侧，再测另一手。功能障碍见于大脑皮质病变。

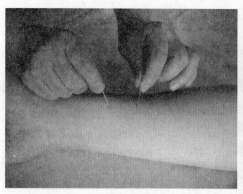

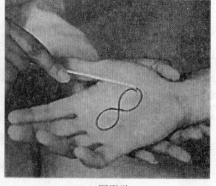

a. 两点辨别觉　　　　　　　　　　　　　　b. 图形觉

图 1-3-93　复合感觉评估

二、运动功能

案例 1-3-15

患者，女，72 岁，因右侧肢体活动障碍 6 小时，伴头晕入院。发病以来神志清，无失语，无头痛、恶心及呕吐，无抽搐，无大小便失禁。

体评估：右侧肢体活动障碍，肌力 3 级。余未见异常。

问题与思考：

1. 该患者肌力是否正常？

2. 如何正确评估该患者的肌力？

运动功能包括随意运动和不随意运动，随意运动由锥体束支配，不随意运动（不自主运动）由锥体外系和小脑支配。

（一）肌力与随意运动

1. 肌力（muscle strength）　是指肌肉运动时的最大收缩力。评估时嘱被评估者做肢体伸屈动作，评估者从相反方向给予阻力，测试被评估者对阻力的克服力量，并注意两侧对比（图 1-3-94）。

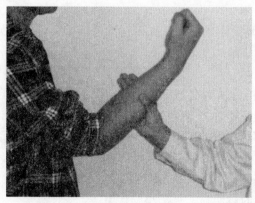

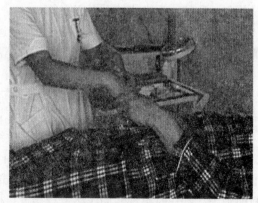

a. 上肢伸肌肌力评估　　　　　　　　　　　b. 双手握力评估

图 1-3-94　肌力评估

肌力的分级采用 0 ~ 5 级的六级分级法（表 1-3-9）。

表1-3-9 肌力的六级分级法

分级	表现
0 级	完全瘫痪
1 级	肌肉可收缩，但不能产生动作
2 级	肢体能在床面上移动，但不能抬起
3 级	肢体能抬离床面，但不能抵抗阻力
4 级	能做抗阻力动作，但较正常差
5 级	正常肌力

2. 随意运动 指意识支配下的动作，随意运动功能的丧失或减弱称瘫痪。肌力减弱者称不完全性瘫痪（轻瘫），肌力为 1 ~ 4 级；完全不能做随意运动者称完全性瘫痪，肌力为 0 级。根据瘫痪的部位或不同组合的瘫痪分别命名（表 1-3-10）。

表 1-3-10 瘫痪的类型和特点

类型	特点	临床意义
单瘫	单一肢体瘫痪	脊髓灰质炎
偏瘫	为一侧肢体（上、下肢）瘫痪，常伴有同侧脑神经损害	脑出血、脑栓塞、脑肿瘤、脑动脉血栓形成
交叉瘫	为一侧肢体瘫痪及对侧脑神经损害	脑干病变
截瘫	多为双侧下肢瘫痪	脊髓外伤、炎症等所致的脊髓横贯性损伤

（二）肌张力

肌张力（muscular tension）是指静息状态下的肌肉紧张度和被动运动时遇到的阻力，是骨骼肌受到外力牵拉时产生的收缩反应。评估时根据触诊肌肉的硬度以及肌肉完全松弛时关节被动运动时的阻力是否正常做判断。

1. 肌张力增高 触摸肌肉坚实，被动运动时阻力增大，关节运动范围缩小。可表现为：①痉挛状态：在被动伸屈其肢体时，起始阻力大，终末突然阻力减弱，也称折刀现象，为锥体束损害现象；②铅管样强直：即伸肌和屈肌的肌张力均增高，做被动运动时各个方向的阻力增加是均匀一致的，为锥体外系损害现象。

2. 肌张力降低 肌肉弛缓、柔软，被动运动时阻力减退，关节运动范围扩大，可呈关节过伸现象。见于周围神经炎、脊髓前角灰质炎及小脑病变等。

（三）不自主运动（不随意运动）

不自主运动（involuntary movements）是指被评估者在意识清楚的情况下，随意肌不自主收缩所产生的一些无目的的异常动作，表现形式多样，多为锥体外系损害的表现。

1. 震颤（tremor） 为两组拮抗肌交替收缩所产生的不自主的、快速有节律的肢体摆动动作，常见类型如：①静止性震颤（static tremor）：静止时明显，运动时减轻，睡眠时消失，常伴肌张力增高，见于帕金森病（Parkinson's disease）等；②动作性震颤（action tremor）：在休息时消失，动作时出现，动作终末越接近目标时越明显，见于小脑疾患。

2. 舞蹈样运动（choreic movement） 为面部肌肉及肢体的快速、不规则、无目的、不对称的不自主运动，在静止时可发生，也可因外界刺激、精神紧张而引起发作。表现为做鬼脸、转颈、耸肩、手指间断性伸曲、摆手和伸臂等舞蹈样动作，多见于儿童期脑风湿性病变。

3. 手足抽搐 发作时手足肌肉呈紧张性痉挛，在上肢表现为腕部屈曲，手指伸展、掌指关节屈曲、拇指向掌心内收，并与内收的小拇指相对，呈"助产士手"。下肢表现为踝关节伸直，足趾向下弯曲呈弓状（芭蕾舞足）。见于低血钙和碱中毒等。

（四）共济运动

机体任一动作的完成均依赖于某组肌群协调一致的运动，称共济运动（coordination）。主要靠小脑、前庭神经、感觉及锥体外系的共同参与。当上述任一结构发生病变，协调动作出现障碍，称共济失调（ataxia）。评估时首先要观察被评估者日常生活动作，如吃饭、穿衣、取物、书写、站立等活动是否协调，然后再做以下评估，常用的评估方法有：

1. 指鼻试验（finger-to-nose test） 嘱被评估者先以示指接触距其前方 0.5m 评估者的示指，再以示指触自己的鼻尖，由慢到快，先睁眼、后闭眼重复进行。正常人动作准确，小脑半球病变时同侧指鼻不准；如睁眼时指鼻准确，闭眼时出现障碍则为感觉性共济失调。

2. 跟膝胫试验（heel-knee-shin test） 嘱被评估者仰卧，上抬一侧下肢，将足跟置于另一下肢膝盖下端，再沿胫骨前缘向下移动，先睁眼、后闭眼重复进行。小脑损害时，动作不稳；感觉性共济失调者则闭眼时足跟难以寻到膝盖。

3. 快速轮替动作（rapid alternating movements） 嘱被评估者伸直手掌，并以前臂做快速旋前旋后动作，共济失调者动作缓慢、不协调。

4. 闭目难立征（Romberg's test） 又称 Romberg 征，嘱被评估者足跟并拢站立，双手向前平伸，先睁眼后闭眼，观察其姿势平衡。若出现身体摇晃或倾斜则为阳性，提示小脑病变。如睁眼时能站稳而闭眼时站立不稳，则为感觉性共济失调。

三、神经反射

机体受到刺激所产生的不自主反应称反射，神经反射是通过反射弧来完成的，反射弧主要包括感受器、传入神经元、中枢、传出神经元和效应器等 5 部分。反射弧中任一环节有病变都可使反射减弱或消失，而锥体束以上病变可使反射活动失去抑制而出现反射亢进。反射包括生理反射和病理反射，根据刺激部位的深浅，又可将生理反射分为浅反射和深反射两部分。在神经系统评估中，反射评估结果比较客观，较少受到意识状态和意识活动的影响，但仍需被评估者保持平静和松弛，以利于反射的引出。

案例 1-3-16

> 患者，男，58 岁。患者于 1 小时前在田间工作时突然晕倒在地，牙关紧咬，口吐白沫，四肢抽搐，被送来急诊。
>
> 身体评估：血压测不到，脉搏消失，深昏迷，双侧瞳孔散大，对光反射消失，角膜反射消失。
>
> **问题与思考：**
>
> 1. 角膜反射属于哪一类神经反射？
> 2. 患者的瞳孔对光反射和角膜反射消失对病情的评估有何意义？

（一）浅反射

浅反射（superficial reflexes）系刺激皮肤、黏膜或角膜等引起的反应。

1. 角膜反射（corneal reflex） 嘱被评估者向内上方注视，以细棉签纤维由角膜外缘向

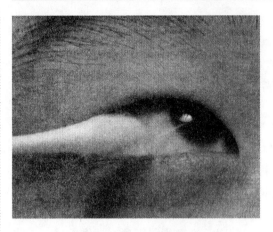

图 1-3-95　角膜反射

内轻触其角膜，注意避免触及睫毛，正常可引起该侧眼睑迅速闭合，称为直接角膜反射（图1-3-95）。如刺激一侧角膜，对侧也出现眼睑闭合反应，称为间接角膜反射。深昏迷者角膜反射消失。一侧三叉神经病变时（传入障碍），刺激病变侧角膜，直接与间接反射均消失，一侧面神经病变时（传出障碍）刺激病变侧角膜，直接反射消失而间接反射存在。

2．**腹壁反射**（abdominal reflex）　被评估者仰卧，下肢稍屈曲，使腹壁松弛，评估者用钝竹签分别沿肋缘下（胸髓 7 ～ 8 节）、平脐（胸髓 9 ～ 10 节）及腹股沟上（胸髓 11 ～ 12 节）的平行方向，由外向内轻划两侧腹壁皮肤（图 1-3-96）。正常反应是上、中或下部局部腹肌收缩，分别称为上、中、下腹壁反射。反射消失分别见于上述不同平面的胸髓病损。全部反射均消失见于昏迷和急性腹膜炎患者。一侧上、中、下部腹壁反射均消失见于同侧锥体束病损。肥胖、老年及经产妇由于腹壁过于松弛也会出现腹壁反射减弱或消失。

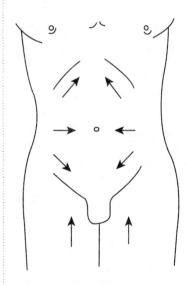

图 1-3-96　腹壁反射和提睾反射

3．**提睾反射**（cremasteric reflex）　用竹签由下而上轻划被评估者大腿内侧上方皮肤，可引起同侧提睾肌收缩，睾丸上提。双侧反射消失为腰髓 1 ～ 2 节病损。一侧反射减弱或消失见于锥体束损害。局部病变如腹股沟疝、阴囊水肿等也可影响提睾反射（图 1-3-96）。

（二）深反射

深反射（deep reflexes）刺激骨膜、肌腱经深部感受器完成的反射，又称腱反射。评估时被评估者要合作，肢体肌肉应放松、位置适当。评估者应注意叩击力量要均匀，并应双侧对比。

1．**肱二头肌反射**（biceps tendon reflex）　被评估者前臂屈曲 90°，评估者以左拇指置于被评估者肘部肱二头肌腱上，用右手持叩诊锤叩击左拇指指甲（图 1-3-97），正常反应为肱二头肌收缩，前臂快速屈曲，反射中枢为颈髓 5 ～ 6 节。

2．**肱三头肌反射**（triceps tendon reflex）　被评估者前臂外展，半屈肘关节，评估者用左手托住其前臂，右手用叩诊锤直接叩击鹰嘴上方的肱三头肌腱，正常反应为肱三头肌收缩，引起前臂伸展（图 1-3-98）。反射中枢为颈髓 6 ～ 7 节。

3．**膝腱反射**（patellar tendon reflex）　坐位评估时，被评估者小腿完全松弛下垂，与大腿成直角；卧位评估时，评估者用左手在腘窝处托起被评估者双下肢，使膝关节屈曲约 120°，用右手持叩诊锤叩击膝盖髌骨下方股四头肌腱，正常反应为小腿伸展（图 1-3-99）。反射中枢在腰髓 2 ～ 4 节。

4．**跟腱反射**（achilles tendon reflex）　又称踝反射（ankle reflex）。被评估者仰卧，髋及膝关节屈曲，下肢取外旋外展位，评估者左手将被评估者足部背屈成直角，以叩诊锤叩击跟腱，正常反应为腓肠肌收缩，足向跖面屈曲（图 1-3-100）。反射中枢为骶髓 1 ～ 2 节。

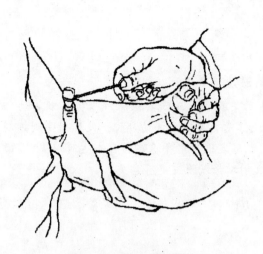

图 1-3-97　肱二头肌反射

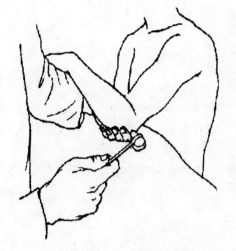

图 1-3-98　肱三头肌反射

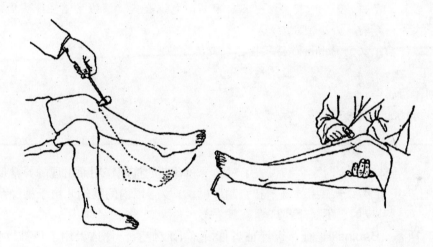

图 1-3-99　膝腱反射

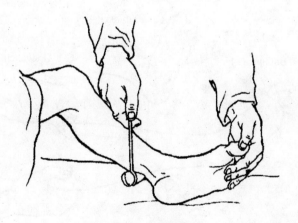

图 1-3-100　跟腱反射

（三）病理反射

案例 1-3-17

患者男，67岁。3小时前突然晕倒，有短暂意识丧失，清醒后觉轻度头痛、恶心，呕吐一次为内容物，大小便正常。

身体评估：双侧 Babinski 征阳性，余未见异常。

CT 检查：基底核腔隙性脑梗死。

问题与思考：

Babinski 征阳性有什么临床意义？

病理反射指锥体束病损时，大脑失去了对脑干和脊髓的抑制作用而出现的异常反射，也称锥体束征。此类反射多属于原始的脑干和脊髓反射。1岁半以内的婴幼儿由于神经系统发育未完善，也可出现这种反射，不属于病理性。

1．巴宾斯基（Babinski）征 被评估者仰卧，下肢伸直，评估者用手持被评估者踝部，用竹签沿被评估者足底外侧缘由后向前划至小趾近跟部再转向内侧，阳性反应为踇趾背伸，其余四趾呈扇形展开（图1-3-101）。

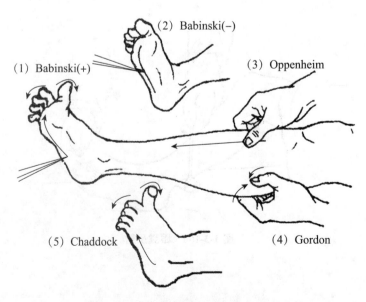

图1-3-101 巴宾斯基征及其等位征

2. **奥本海姆（Oppenheim）征** 评估者用用拇指及示指沿被评估者胫骨前缘用力自上而下滑压，阳性表现同 Babinski 征（图 1-3-101）。

3. **戈登（Gordon）征** 评估者用手以一定力量捏压腓肠肌，阳性表现同 Babinski 征（图 1-3-101）。

4. **查多克（Chaddock）征** 评估者用钝竹签从外踝下方足背外缘由后向前划至趾跖关节处，阳性表现同 Babinski 征（图 1-3-101）。

上述方法虽然评估方法不同，但阳性表现与临床意义相同，称为巴宾斯基等位征，但以巴宾斯基征最常用。

5. **霍夫曼（Hoffmann）征** 评估者左手持被评估者腕部，以右手示指和中指两指夹住被评估者中指并稍向上提，使腕处于轻度过伸位，然后以拇指向下迅速弹拨被评估者的中指指甲，如引起其余四指轻度掌屈表现则为阳性（图 1-3-102），此征为上肢锥体束征。

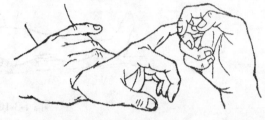

图 1-3-102 霍夫曼（Hoffmann）征

（四）脑膜刺激征

 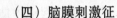

患者，男，15 岁。2 天来发热，并伴有剧烈头痛、恶心、呕吐 2 次，为胃内容。

身体评估：T 39.5℃，BP 90/60mmHg，P 110 次 / 分，神志清楚，胸腹部可见散在出血点，颈强直，Kernig 征阳性，Brudzinski 征阳性。

临床诊断：流行性脑脊髓膜炎。

问题与思考：

1. 患者的身体评估结果有哪些异常？脑膜刺激征包括哪几项？

2. 脑膜刺激征阳性的常见的病因有哪些？

3. 此患者脑膜刺激征阳性，为什么？

脑膜或脑膜邻近器官的病变波及脑膜时，使脊神经跟受到刺激，导致其支配的肌肉反射性痉挛，当牵拉这些肌群时，被评估者出现防御性反应，从而产生一系列阳性体征，统称为脑膜刺激征。常见于脑膜炎、蛛网膜下腔出血和颅压增高等。

1. **颈强直** 被评估者仰卧，颈部放松，双下肢伸直。评估者左手托被评估者枕部做屈颈动作，右手按于其胸前以阻止其身体随之抬起。被动屈颈时如感觉抵抗力增强，即为颈部阻力增高或颈强直（图 1-3-103）。在除外颈椎或颈部肌肉局部病变后，即可认为有脑膜刺激征，颈强直的程度可用下颌与胸骨柄间的距离（几横指）表示。

2. **克匿格（Kernig）征** 被评估者仰卧，评估者托起被评估者一侧大腿，使其髋、膝关节屈曲成直角，然后评估者一手固定其膝关节，另一手握住足跟，将被评估者小腿慢慢上抬，使其被动伸展膝关节。正常人膝关节可伸达 135° 以

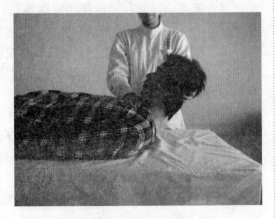

图 1-3-103 颈强直

上（图 1-3-104）。如伸膝受阻且伴疼痛与屈肌痉挛，则为阳性。

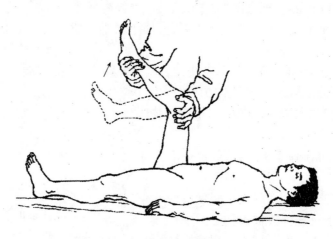

图 1-3-104　克匿格征

3. 布鲁津斯基（Brudzinski）征　被评估者仰卧，下肢伸直，评估者一手托起被评估者枕部，另一手按于其胸前（图 1-3-105）。当头部前屈时，双髋与膝关节同时屈曲则为阳性。

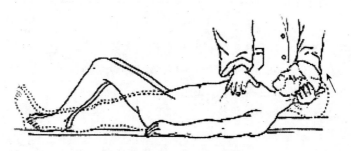

图 1-3-105　布鲁津斯基征

四、自主神经功能

自主神经可分为交感与副交感两个系统，主要功能是调节内脏、血管与腺体等活动，故又称为内脏神经。大部分内脏接受交感和副交感神经纤维的双重支配，在大脑皮质的调节下，协调整个机体内、外环境的平衡。临床常用检查方法有以下几种。

（一）一般观察

1. 皮肤及黏膜　皮肤及黏膜是反映自主神经功能的重要部位，评估时注意皮肤及黏膜的色泽（有无苍白、潮红、红斑、发绀等）、质地（光滑、变硬、增厚、脱屑、潮湿、干燥），有无水肿及溃疡等。交感神经短期损害，血管扩张、充血，局部皮肤潮红，温度升高；长期损害，血管调节功能丧失，血液淤滞，局部皮肤发绀、湿冷，温度降低。

2. 出汗　评估全身或局部有无出汗过多、过少或无汗。

（二）自主神经反射

1. 眼心反射　被评估者仰卧，双眼自然闭合，计数脉率。评估者用左手中指、示指分别置于被评估者眼球两侧，逐渐加压，以被评估者不痛为限。加压 20 ～ 30 秒后计数脉率，正常可减少 10 ～ 12 次 / 分，超过 12 次 / 分提示副交感（迷走）神经功能增强，迷走神经麻痹则无反应。如压迫后脉率非但不减慢反而加速，则提示交感神经功能亢进。

2. 卧立位试验　分别于平卧位和直立位时计数脉率。如由卧位到立位脉率增加超过 10 ～ 12 次 / 分，为交感神经兴奋性增强。由立位到卧位脉率减慢超过 10 ～ 12 次 / 分，则为副交感（迷走）神经兴奋性增强。

3．皮肤划痕试验　用钝竹签在皮肤上适度加压划一条线，数秒钟后，皮肤先出现白色划痕（血管收缩）高出皮面，以后变红，属正常反应。如白色划痕持续较久，超过 5 分钟，提示交感神经兴奋性增高。如红色划痕迅速出现、持续时间较长、明显增宽甚至隆起，提示副交感神经兴奋性增高或交感神经麻痹。

4．竖毛反射　竖毛肌由交感神经支配。将冰块置于被评估者颈后或腋窝皮肤上数秒，可见竖毛肌收缩，毛囊处隆起如鸡皮。根据竖毛反射障碍的部位来判断交感神经功能障碍的范围。

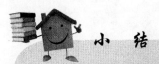

小　结

1．神经系统评估：包括感觉功能、运动功能、神经反射以及自主神经评估。

2．感觉功能评估：包括浅感觉（痛觉、触觉和温度觉）、深感觉（运动觉、位置觉和振动觉）、复合感觉（皮肤定位觉、两点辨别觉、体表图形觉、实体辨别觉）。

3．运动功能评估：包括①肌力与随意运动；②肌张力；③不自主运动；④共济运动。其中以肌力、肌张力评估最为重要，掌握其概念、评估方法及临床意义。

4．神经反射评估：包括浅反射、深反射、病理反射、脑膜刺激征。

（1）浅反射包括：①角膜反射；②腹壁反射；③提睾反射。

（2）深反射包括：①肱二头肌反射；②肱三头肌反射；③膝腱反射；④跟腱反射。

（3）病理反射包括：①巴宾斯基征；②奥本海姆征；③戈登征；④查多克征；⑤霍夫曼征。

（4）脑膜刺激征包括：①颈强直；②克匿格征；③布鲁津斯基征。

应掌握各种神经反射的概念、评估方法及出现异常的临床意义。

5．自主神经功能评估：可分为交感与副交感两个系统，主要功能是调节内脏、血管与腺体等活动，故又称为内脏神经。评估内容包括：一般观察和自主神经反射（眼心反射、卧立位试验、皮肤划痕试验、竖毛反射）。

思考题

1．评估患者感觉功能的目的和意义是什么？（请思考后自行解答）

2．案例分析

患者，男，69 岁。今晨 7 点起床小便时自觉头晕，继而出现言语不清，逐渐出现左侧肢体无力，口角歪斜，急送医院诊治。

患者既往有高血压史 20 余年，未规律服药。吸烟史 40 年，20 支 / 天，饮酒史 40 余年，2 两 / 天。

身体评估：T 36.8℃，BP 160/100mmHg，P 100 次 / 分，R 20 次 / 分，身高 170cm，体重 90kg。意识清醒，口齿欠清，左侧鼻唇沟略浅，左上下肢肌力均为 4 级，左膝腱反射亢进，巴宾斯基征（+）。

初步诊断：脑梗死。

问题与思考：

（1）该患者神经系统评估有哪些异常？

（2）该患者肌力是否正常？如何评估该患者肌力？

（3）膝腱反射亢进、巴宾斯基征（+）有什么临床意义？

（孙　柳）

第四章　实验室检查

学习目标

通过本章内容的学习，学生应能够：

◎ **识记**

1. 描述各项实验室检查标本的采集、保存及运送的注意事项。
2. 叙述各项实验室检查项目的参考区间。

◎ **理解**

解释常用实验室检查的目的及临床意义。

◎ **应用**

1. 会执行各项实验室检查标本的采集、保存及运送。
2. 正确分析实验室检查结果，结合患者的其他健康资料对其健康状况进行分析和判断，进而做出护理诊断。

第一节　概　述

实验室检查是运用实验室的方法和技术对人体的血液、体液、分泌物、排泄物等标本进行检验，获取反映病原学、病理学和脏器功能状态等资料，为疾病诊断、治疗、病情观察、预后判断提供客观依据。

实验室检查的主要内容包括：①临床血液学检查：血液和造血组织的原发性疾病及非造血组织疾病所致的血液学变化的检查，包括血液中红细胞、白细胞、血小板的数量和质量的检查；出血与血栓性疾病的实验室检查；血型鉴定与交叉配血试验等；②体液和排泄物检查：针对尿液、脑脊液、浆膜腔积液、精液等体液及粪便、痰液等排泄物的常规检查；③临床生物化学检查：包括糖、脂类、蛋白质、电解质、微量元素、血气和酸碱平衡、临床酶学、激素和内分泌功能等检查，用以反映重要脏器的生化功能、代谢功能等；④临床免疫学检查：包括机体免疫功能检查、感染性免疫、自身性免疫及肿瘤标志物等检查；⑤临床病原学检查：感染性疾病常见病原体的检查、细菌耐药性分析等；⑥其他检查：包括染色体分析、基因诊断及床旁检测等。

实验室检查是健康评估的一个重要组成部分，大部分实验室检查的标本由护士采集，标本采集、储存、运送过程中的诸多因素直接影响检验结果，对于护理专业的学生必须掌握标本采集的原则、操作及注意事项，并在结合健康史、身体评估以及其他辅助检查结果基础上，正确解释实验室检查结果，全面准确地判断患者的健康状况，确定护理诊断，以采取相应的护理措施。

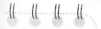

一、影响实验室检查结果的主要因素

（一）标本采集前的影响因素

1. 饮食 餐后血糖、甘油三酯明显增高，进餐后导致的脂血浑浊也可干扰测定结果。大多数生物化学检查要求空腹采血，即禁食至少8h后采血，一般多在晨起早餐前采血。另一方面，空腹时间过长也可导致体内某些成分过度下降及一些代谢产物升高。饮酒后2～4h血糖降低，乳酸升高，严重者导致代谢性酸中毒。大量饮酒还可改变血脂水平。

2. 吸烟 长期吸烟者血中碳氧血红蛋白浓度升高；吸烟者平均白细胞计数可高于非吸烟者30%；吸烟者可使生长激素、皮质醇、肾上腺素、癌胚抗原等水平升高。

3. 药物 某些药物本身或其代谢物会干扰检测过程，影响检验结果，在采集标本前应暂停使用对检验结果有直接影响的药物，或在检验申请单上注明使用的药物，便于检验人员审核结果。

4. 运动 运动时可引起细胞膜通透性增加，使血浆中源于骨骼肌的酶，如天冬氨酸氨基转移酶、乳酸脱氢酶、肌酸激酶等增加。运动可使血胆固醇和甘油三酯持续降低数日。因此采集标本前嘱患者休息，避免剧烈活动。

5. 情绪 在紧张、恐惧、兴奋、寒冷等应激状态下，通过大脑皮质等途径导致肾上腺素、去甲肾上腺素、糖皮质激素、生长激素等升高，而胰岛素降低，引起红细胞、白细胞增多，嗜酸性粒细胞减少。因此采集标本前嘱患者保持平静状态。

6. 体位 一个成年人在站位时比卧位时血容量一般少600～700ml，由于无蛋白质的水溶液容易通过毛细血管壁，故血浆减少量比血容量减少更为显著，导致血浆蛋白质以及与蛋白质有关的物质如酶、蛋白质激素及和蛋白质结合的药物等浓度增加。因此采集标本前嘱患者不要长久站立，对同一个患者，最好每次都在相同体位采血，以利于比较。

7. 生理节奏 人体体液内许多物质全天中表现有生理节奏的变化，激素水平尤为明显；白细胞早晨较低，下午较高，日间最大可相差1倍。对于时间引起的差异，应统一标本采集的时间，可避免随时间变化呈节律性改变的检验结果差异。

8. 检验申请单填写质量 检验申请单应遵循信息齐全、信息规范、容易识别、简单方便等原则，至少包括受检者姓名、性别、年龄、申请科室、住院号或门诊病历号、住院病房号及床位号、临床诊断、样本类型、检验项目、申请日期、申请医师签名等，完成采样后，应在检验申请单上标明采样时间。检验申请单可为纸质版，也可为电子版。

（二）标本采集中的影响因素

1. 标本采集错误 标本采集过程中注意"三查七对"，避免误采他人标本。

2. 正确使用止血带 静脉采血时止血带压迫时间过长可使多种血液成分发生改变，如静脉扩张、淤血，水分转入组织间隙，导致血液浓缩，可使血清白蛋白、铁、钙、胆固醇、钾等升高。同时，由于氧消耗增加，无氧酵解加强，乳酸增高，血液pH降低。若压迫时间过长，也可导致纤溶系统被激活、血小板活化及某些凝血因子活性增强等。因此，在采集血液标本时应缩短止血带压迫时间（一般应小于1min），见到血液进入采血容器后应松开止血带。

3. 标本溶血 标本溶血的主要原因有：①采血用的注射器或试管潮湿；②静脉穿刺血流不顺利；③穿刺处消毒所用乙醇未干即采血、注射器和针头连接不紧、采血时有空气进入或产生泡沫等；④混匀含添加剂的试管时用力过猛或运输时动作过大；⑤相对试管中的添加剂来说采血量不足，导致渗透压改变；⑥试管质量粗糙，运输过程中挤压血细胞等。由于细胞内、外各种成分有梯度差，溶血对很多检验结果都可能有影响，如导致红细胞计数、血细胞比容降低；细胞内钾、乳酸脱氢酶、转氨酶等漏出后引起假性升高。

4. 输液的影响 要尽可能避免在输液过程中采血，因为输液不仅使血液稀释，而且输注的成分可能干扰检验结果，最常见的干扰项目是葡萄糖和电解质。如果必须在输液时采集血液标本，避免在输液同侧采血，不要利用原有输液针头采血。

（三）标本采集后的影响因素

标本采集后，应根据不同检查项目的特点和要求进行相应的处理，以保证标本的完整和新鲜。从标本采集到检查的间隔时间越短，检查结果越可靠。标本运送过程中应注意3个原则：①唯一标识原则，标本具有唯一标识，采用条形码系统能很好地保证标本的唯一性，也可以通过编号、标本容器上手工标注患者姓名等方式保证标本的唯一性。②生物安全原则，使用可反复消毒的专用容器运送标本，特殊标本应采用特殊标识字样（如剧毒、烈性传染等）的容器密封运送。③及时运送原则，标本离体后会迅速发生许多变化，导致各种成分的含量有所改变，要求及时运送标本至实验室。

二、标本的采集与处理

实验室检查所用的标本种类包括：①血液；②尿液；③粪便；④其他体液，如脑脊液、浆膜腔积液、痰液、胃液、十二指肠引流液、阴道分泌物、精液、前列腺液等。本节主要介绍血液、尿液、粪便常规检验的标本采集要求，微生物学检查的标本要求在本章第八节中介绍。

（一）血液标本采集与处理

1．标本类型

（1）全血：①静脉全血；②动脉全血；③末梢全血。

（2）血浆：于血液中加入抗凝剂，阻止血液凝固，经离心后分离出的上层液体即为血浆，主要用于化学成分测定和凝血项目检测等。由于不必等候血液凝固即可分离出血浆，可以节约时间，有利于急诊检查时代替血清应用。

（3）血清：血液离体凝固后分离出来的液体即血清，血清与血浆相比较，主要是缺乏纤维蛋白原，某些凝血因子也发生了改变。血清主要用于化学和免疫学等检测。

2．采集部位

（1）静脉采血：静脉是临床应用最广泛的采血部位，所采集的血液能较准确地反映全身循环血液的真实情况，成人首选的采血部位是肘部静脉，肘部静脉不明显时，可用腕部或踝部等处静脉，幼儿可于颈外静脉采血。

（2）毛细血管采血：主要用于因静脉采血困难而需血量又较少的检测项目，如血液一般检查及床旁检测的项目。所获得的血液标本是微动脉血、微静脉血和毛细血管血混合的末梢全血。成人首选采血部位是手指，婴幼儿可选择踇趾或足跟处采血。这种末梢全血受到外界气温及末梢血液循环好坏的影响，血细胞计数结果不稳定，与静脉血细胞计数存在较大差异，故应尽量使用静脉血。

（3）动脉采血：常用于血气分析，多在肱动脉、桡动脉或股动脉处穿刺，采集的血液标本必须与空气隔离，立即送检。

3．采集时间

（1）空腹采血：一般指禁食8h后采血，常在早餐前采血，常用于临床化学定量测定，受饮食、体力活动、生理活动等影响最小，易于发现和观察病理情况，且重复性较好。

（2）随时或急诊采血：指无时间限制或无法规定时间而必须采血，主要用于体内代谢较稳定或受体内因素干扰较少的物质检测，或者是急诊、抢救患者必须做的检验。

（3）特定时间采血：根据不同的检测要求有不同的指定时间，如葡萄糖耐量试验、血药浓度监测、激素水平测定等。

4．采血容器 真空定量采血系统包括穿刺针和真空试管两部分，试管内根据不同检验目的已加入了一定量的特定添加剂，如抗凝剂、促凝剂或防腐剂等（表1-4-1），这种采血方式具有计量准确、传送方便、标识醒目、容易保存、一次进针多管采血等优点。

真空采血管发展简史

知识链接

真空采血管内添加剂

（1）EDTA：通过螯合凝血过程中的钙离子发挥抗凝作用，适合血细胞计数。血液学检测中可使用三种形式的 EDTA 盐（EDTA-K_2、EDTA-K_3、EDTA-Na_2）

（2）枸橼酸三钠：凝血检测使用的抗凝剂，采用液态形式，血液和添加剂的比例为 9：1。枸橼酸浓度常用 3.2% 或 3.8%。由于不同浓度对 APTT 和 PT 检测结果具有显著影响，不建议实验室内部交叉使用两种采血管。

（3）肝素：常用于急诊生化检测，通过阻断凝血酶和 Ｘ a 因子发挥抗凝作用，常用肝素锂和肝素钠两种形式。尽管肝素的溶解度高于其他添加剂（如 EDTA），在采血后仍应立即轻柔地完全颠倒混匀 5 次以上以保证足够的抗凝效果。同时，应注意肝素盐对生化离子检测的影响。

（4）分离胶：可将血浆或血清与血细胞隔离开，是血样在一支采血管内完成采集、处理和保存技术的一大进步。

表1-4-1　真空采血管的种类及主要用途

管帽颜色	添加剂	主要用途
红色	促凝剂	生成血清，用于大多数化学试验
黄色	促凝剂 / 分离胶	生成血清，用于大多数化学试验
绿色	肝素	生成血浆，用于大多数化学试验
紫色	EDTA-K_2 或 K_3	血液一般检查
蓝色	枸橼酸钠：血液 =1：9	凝血试验
黑色	枸橼酸钠：血液 =1：4	红细胞沉降率测定
灰色	氟化钠 / 草酸钾	葡萄糖、乳酸测定（当不能及时测定时）

案例 1-4-1

某住院患者进行术前常规检查，护士行静脉穿刺，分别使用紫色帽、蓝色帽、绿色帽的真空采血管采集血液标本。由于采血不顺利，蓝色帽的采血管内血液较少，护士将绿色帽采血管内血液少许倒入蓝色帽采血管内，3 管血同时送实验室进行检验。

问题与思考：

1. 紫色、绿色、蓝色帽真空采血管内分别加入了何种添加剂？

2. 蓝色帽真空采血管对抗凝剂和血液的比例要求是什么？

护士的这个错误操作将对蓝色帽内的血液标本进行凝血试验的结果有什么影响？

每种采血管内含有特定的添加剂，适合不同的检验项目，使用时不能发生错误，也不能把一管内的血液污染到另一管内，例如即使污染一滴紫色帽试管（含高浓度的 EDTA 钾盐）内的血液，就会使血钾明显升高，而钙和镁明显降低，同时肌酸激酶和碱性磷酸酶活性降低。再如将绿色帽管内的血液污染到蓝色帽管内，由于肝素使血液中凝血因子失去活性，导致蓝色帽管内的血液进行凝血试验时，凝血因子活性大大降低，得出错误的结论。

（二）尿液标本采集与处理

1. 标本种类

（1）随机尿：留取任意时间的尿液，便于门、急诊患者应用，但易受饮食、运动、用药等因素影响，检查结果波动性较大，重复性差。有些病理变化不易检出，导致漏诊。

（2）晨尿：清晨起床后第一次排出的尿液称为首次晨尿，尿液较浓缩和酸化，有形成分较稳定，也可避免饮食干扰，结果较准确。

（3）定时尿：主要用于尿中化学成分的定量和有形成分、尿量、尿比重的观察。常用的是24h 尿，第一天早晨 8 时排空膀胱，弃去尿液，至第二天早晨 8 时，收集 24h 内所有的尿液。

（4）中段尿、导尿、耻骨上膀胱穿刺尿等：使用无菌容器收集尿液，多用于细菌培养。

2. 尿液标本采集　①标本留取于清洁、干燥的容器内送检；②不能配合的婴幼儿应先消毒会阴部后，将塑料采集袋黏附于尿道外口收集尿液，避免粪便混入；③女性患者应冲洗外阴后留取中段尿，防止混入阴道分泌物及经血；④男性患者应避免精液、前列腺液混入尿液；⑤标本留取后应立即送检，以免因光照、细菌生长等造成化学物质和有形成分的改变和破坏；⑥若不能及时检查，可将尿液置于 4℃冷藏保存 6 ～ 8h 或加入适当防腐剂。

（三）粪便标本采集与处理

1. 留取新鲜粪便，盛于洁净、干燥、无吸水的有盖容器内，不得混有尿液、消毒剂及污水等，以免有形成分被破坏、病原菌死灭及污染腐生性原虫等。

2. 采集时挑取粪便含有病理成分为黏液或脓血的部分，外观无异常的粪便应从粪便表面、深处及粪端多处取材，采取量应至少相当于拇指大小。

3. 标本采集后应于 1h 内检查完毕，否则可因 pH 改变及消化酶等影响导致有形成分破坏分解。

4. 无粪便排出而又必须检查时可用采便管采取标本，灌肠后的粪便不适于做检查。

5. 检查阿米巴痢疾滋养体时应于排便后立即检查。寒冷季节标本送检需保温。

6. 检查蛲虫卵需用透明薄膜拭子于清晨排便前自肛门周围皱襞处拭取后镜检。

三、检验报告单的阅读

（一）检验报告单内容

检验报告单的内容至少包括：实验室名称、患者姓名、性别、年龄、住院病历或者门诊病历号、检验项目、检验结果和单位、参考区间、异常结果提示、操作者姓名、审核者姓名、标本接收时间、报告时间等。

（二）参考区间

参考区间（reference intervals）是指从参考下限到参考上限的区间，通常是参考分布中间 95% 区间，在某些情况下只有一个参考限有临床意义，通常是参考上限，这时的参考区间是 0 到参考上限。必须强调的是由于不同国家、地区、民族，生活环境、饮食、遗传背景等差异性，需建立符合本地区人群特征的参考区间，并且随着方法学和检测技术不断更新，许多检验项目的参考区间也在变化。

（三）危急值

危及生命的极度异常的检验结果称为危急值（critical value），说明患者可能正处于有生命危险的边缘状态，立即给予有效治疗可明显改善预后。实验室可采用电话、网络发送、手机短信等多种方式向临床报告危急值，以电话报告为基本报告途径，其他途径为参考途径。危急值报告信息至少包括患者识别信息（姓名、病历号、病房/病床号等）、危急值项目及危急值、报告时间（精确到分）、报告实验室、报告人与接收人全名、接收人须"回读"危急值，且报告人和接收人均须完整记录危急值报告信息。当临床医护人员得到危急值报告后一定要结合患者临床表现做出判断，确认危急值准确无误后，迅速采取相应处理措施。

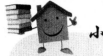

小 结

1. 实验室检查是通过相应的技术手段对患者的血液、尿液、分泌物、排泄物等标本进行检测，以获得患者组织脏器的功能状态、病理生理改变等信息，为病情的观察及预后判断等提供客观依据。

2. 影响实验室检查结果的主要因素：①标本采集前：主要有饮食、药物、运动、情绪、体位、生理节奏以及检验申请单填写质量等。②标本采集中：标本采集错误；使用止血带压迫时间过长；标本溶血；输液的影响。③标本采集后：应根据检查项目的具体要求采取适宜的保存及送检方法。在保存及运送标本过程中应遵循以下原则：唯一标识原则、生物安全原则、及时运送原则。

3. 血液标本采集与处理：①标本类型：全血、血浆和血清；②采集部位有：静脉、毛细血管及动脉采血，其中以静脉采血最常用。③采集时间：空腹采血、随时或急诊采血、特定时间采血。④采血容器：应根据不同项目的要求选择适宜的真空采血器。

4. 尿液标本采集与处理：①标本种类：随机尿、晨尿、定时尿、中段尿、导尿、耻骨上膀胱穿刺尿等。②标本采集：应留取于清洁、干燥的容器内及时送检；若不能及时检查，可将尿液冷藏保存或加入适当防腐剂。

5. 粪便标本采集与处理：①留取新鲜粪便；②挑取含有黏液或脓血的部分；③必要时，可用采便管采集；④标本采集后应于1h内检查完毕；⑤注意某些特殊检查的特殊要求。

6. 检验报告单的阅读：①对参考区间要有正确的理解和认识；②注意危急值的报告与处理。

思考题

1. 实验室检查在健康评估中的意义。（请思考后自行解答）
2. 作为一名护士应如何保证标本采集的准确性？
3. 护士应如何处理实验室报告的患者危急值结果？

（王小林）

T1-19
参考答案

第二节　血液检查

案例 1-4-2

患者，男，28岁，因近2日来发热、腹痛而来急诊。查：体温 39.6℃。血液一般检查结果：白细胞 18.0×10^9/L，中性分叶核粒细胞70%，中性杆状核粒细胞12%，中性晚幼粒细胞1%，可见中毒颗粒，淋巴细胞14%，单核细胞3%，血红蛋白145g/L，血小板 180×10^9/L。

问题与思考：

1. 血液一般检查包括哪些项目？

2. 该患者血液一般检查结果有哪些异常？对诊断有何帮助？

一、血液一般检查

血液一般检查主要是对外周血液细胞成分（红细胞、白细胞及血小板）的数量和质量进行检查，主要指标包括：红细胞计数、血红蛋白浓度、血细胞比容、红细胞平均指数、白细胞总数及分类计数、血小板计数等，由于取材方便，操作简单，对血液及其他系统疾病的诊断、治疗监测等有着广泛的临床意义。

（一）血液一般检查主要指标的参考区间

表1-4-2列举了中国成年人静脉血液血细胞计数主要指标的参考区间。

表1-4-2　中国成年人静脉血血细胞计数参考区间

项目	单位	性别	参考区间
红细胞计数	$\times 10^{12}$/L	男	4.3 ~ 5.8
		女	3. 8 ~ 5.1
血红蛋白	g/L	男	130 ~ 175
		女	115 ~ 150
血细胞比容	L/L	男	0.40 ~ 0.50
		女	0.35 ~ 0.45
平均红细胞容积	fL	男／女	82 ~ 100
平均红细胞血红蛋白含量	pg	男／女	27 ~ 34
平均红细胞血红蛋白浓度	g/L	男／女	316 ~ 354
白细胞计数	$\times 10^9$/L	男／女	3.5 ~ 9.5
中性粒细胞百分数	%	男／女	40 ~ 75
淋巴细胞百分数	%	男／女	20 ~ 50
嗜酸性粒细胞百分数	%	男／女	0.4 ~ 8.0
嗜碱性粒细胞百分数	%	男／女	0 ~ 1
单核细胞百分数	%	男／女	3 ~ 10

项目	单位	性别	参考区间
中性粒细胞绝对值	×10⁹/L	男/女	1.8 ~ 6.3
淋巴细胞绝对值	×10⁹/L	男/女	1.1 ~ 3.2
嗜酸性粒细胞绝对值	×10⁹/L	男/女	0.02 ~ 0.52
嗜碱性粒细胞绝对值	×10⁹/L	男/女	0 ~ 0.06
单核细胞绝对值	×10⁹/L	男/女	0.1 ~ 0.6
血小板计数	×10⁹/L	男/女	125 ~ 350

（以上数据摘自中华人民共和国卫生行业标准 WS/T 405-2012）

（二）红细胞检查的临床意义

1. 红细胞计数及血红蛋白测定

（1）红细胞和血红蛋白增多

1）相对性增多：见于严重呕吐、腹泻、大量出汗、大面积烧伤、尿崩症、甲状腺功能亢进症危象、糖尿病酮症酸中毒等。

2）绝对性增多：①原发性：是一种原因未明的以红细胞增多为主的骨髓增殖性肿瘤，总血容量增加，白细胞和血小板也不同程度增多；②继发性：胎儿、新生儿、高原地区居民、阻塞性肺气肿、肺源性心脏病等使促红细胞生成素（EPO）代偿性增加，导致红细胞和血红蛋白增多。

（2）红细胞和血红蛋白减少：指单位容积循环血液中红细胞数、血红蛋白量及血细胞比容低于参考区间下限，通常称为贫血（anemia）。按贫血的严重程度可将贫血分为：①轻度贫血：血红蛋白小于参考区间下限至90g/L；②中度贫血：血红蛋白90 ~ 60g/L；③重度贫血：血红蛋白60 ~ 30g/L；④极度贫血：血红蛋白 < 30g/L。

2. 红细胞形态学检查　红细胞形态学检查有助于对贫血的病因及鉴别诊断提供帮助。

知识链接

红细胞形态学检查

正常红细胞形态：呈双凹圆盘形，直径6 ~ 9μm，平均7.5μm，这种结构表面积大，变形性好，有利于红细胞完成其生理功能。

异常红细胞形态：

（1）红细胞大小改变：小红细胞、大红细胞、巨红细胞、红细胞大小不等；

（2）红细胞形态改变：球形红细胞、椭圆形红细胞、靶形红细胞、镰形红细胞、口形红细胞、棘细胞、红细胞形态不整；

（3）红细胞内血红蛋白含量的改变：正常色素性、低色素性、高色素性、嗜多色性；

（4）红细胞内结构的异常：嗜碱性点彩、染色质小体、卡波环、有核红细胞等。

3. 血细胞比容及红细胞平均指数

（1）血细胞比容测定：血细胞比容（hematocrit，Hct）主要用于诊断贫血及判断贫血的严重程度。

1）Hct 增高：见于各种原因引起的血液浓缩，测定血细胞比容，可了解血液浓缩程度，作为补液计算的依据。

2）Hct 减低：见于各种贫血。常用 Hct、RBC 及 Hb 来计算红细胞平均指数，有助于贫血的鉴别诊断。

（2）红细胞三种平均指数：①平均红细胞容积（mean corpuscular volume，MCV）；②平均红细胞血红蛋白含量（mean corpuscular hemoglobin，MCH）；③平均红细胞血红蛋白浓度（mean corpuscular hemoglobin concentration，MCHC）。根据以上三项红细胞平均指数可对贫血进行形态学分类（表1-4-3）。

表1-4-3　根据MCV、MCH、MCHC对贫血进行形态学分类

形态学分类	MCV	MCH	MCHC	病因举例
大细胞性贫血	＞100fl	＞34pg	316～354g/L	缺乏叶酸和（或）维生素B₁₂引起的巨幼细胞性贫血
正常细胞性贫血	82～100fl	27～34pg	316～354g/L	再生障碍性贫血、急性失血性贫血、多数溶血性贫血、骨髓病性贫血等
小细胞低色素性贫血	＜82fl	＜27pg	＜316g/L	缺铁性贫血、珠蛋白生成障碍性贫血、铁粒幼细胞性贫血
单纯小细胞性贫血	＜82fl	＜27pg	316～354g/L	慢性感染、炎症、肝病、尿毒症、恶性肿瘤等引起的贫血

4．网织红细胞计数　网织红细胞（reticulocyte）指晚幼红细胞到成熟红细胞之间的尚未完全成熟的红细胞。

【参考区间】百分数：成人 0.5%～1.5%，新生儿 3%～6%

绝对值：（24～84）×10⁹/L

【临床意义】

（1）反映骨髓的造血功能：溶血性贫血时外周血网织红细胞可高达20%或更高，再生障碍性贫血时网织红细胞低于 15×10⁹/L 常作为诊断指标之一。

（2）作为疗效观察指标：凡骨髓增生功能良好的患者，在给予抗贫血药物后，网织红细胞升高；若网织红细胞不见升高，说明这种治疗无效或骨髓造血功能有障碍。

5．红细胞沉降率测定　红细胞沉降率（erythrocyte sedimentation rate，ESR）指红细胞在一定条件下沉降的速率，简称血沉。

【参考区间】成年男性：0～15mm/h，成年女性：0～20mm/h

【临床意义】

（1）生理性变化：女性月经期血沉增快，妊娠3个月以上血沉逐渐增快，直到分娩后3周逐渐恢复正常。60岁以上的老年人因纤维蛋白原含量逐渐增高使血沉增快。

（2）病理性变化：血沉测定并无特异性意义，但结合病史、临床表现，对疾病的诊断、鉴别诊断有一定的意义。①急性感染类型的鉴别：急性细菌性炎症时，血沉增快；病毒性感染时血沉变化不大；②风湿性疾病、结核病变活动与否观察：活动期血沉加快；静止期血沉减慢；③组织损伤或坏死的鉴别：大面积组织损伤或手术创伤等时血沉加快。急性心肌梗死常于发病3～4天血沉加快，可持续1～3周；心绞痛时血沉正常；④良性与恶性肿瘤的鉴别：恶性肿瘤血沉常明显增快；良性肿瘤血沉多正常；⑤各种原因引起的高球蛋白血症血沉常明显加快；⑥贫血时血沉增快。

（三）白细胞检查的临床意义

人体外周血的白细胞包括中性粒细胞、嗜酸性粒细胞、嗜碱性粒细胞、淋巴细胞和单核细胞5种。它们通过不同方式、不同机制消灭病原体、清除过敏原、参加免疫反应等保证机体健康。

1．中性粒细胞

（1）中性粒细胞数量的变化

1）中性粒细胞生理性增多：①年龄因素：初生儿白细胞较高，以中性粒细胞为主，到6～9天与淋巴细胞大致相等，以后淋巴细胞逐渐增多，到4～5岁两者又大致相等，以后以中性粒细胞为主，逐渐接近于成年人水平；②日间变化：早晨较低，下午较高；静息状态较低，活动、进食后较高；剧烈运动、剧痛、激动时可显著增多；③妊娠、分娩：中性粒细胞可增多。

2）中性粒细胞病理性增多：①急性感染：尤其是急性化脓性感染。中性粒细胞增高程度与感染微生物的种类、感染灶的范围、感染的严重程度、患者的反应能力有关；②严重的组织损伤或大量血细胞破坏：如大手术后、急性心肌梗死、急性溶血反应等；③急性大出血：特别是急性内出血，如脾破裂、宫外孕输卵管破裂后迅速增高，可作为急性内出血的一个诊断参考指标；④急性中毒：化学药物、生物毒素、代谢性中毒如糖尿病酮症酸中毒、慢性肾炎尿毒症时常见增高；⑤恶性肿瘤。

3）中性粒细胞减少：①某些感染：如伤寒杆菌、流感、麻疹、风疹等感染时可减少；②某些血液病：如再生障碍性贫血、粒细胞减少症、粒细胞缺乏症等；③理化因素损伤：X线辐射，化学药物如退热镇痛药、氯霉素、磺胺类药、抗肿瘤药、抗甲状腺药及免疫抑制剂等；④脾功能亢进；⑤某些自身免疫性疾病等。

（2）中性粒细胞核象变化

1）核左移：指外周血中杆状核细胞增多或并出现晚幼粒、中幼粒、早幼粒细胞等。最常见于急性化脓性细菌感染。

2）核右移：正常人外周血中性粒细胞以3叶核为主，若5叶核以上者超过3%称为核右移。主要见于巨幼细胞性贫血、抗肿瘤代谢的一些药物应用后。

（3）中性粒细胞形态学变化：①大小不等；②中毒颗粒；③空泡变性；④核变性。

2．嗜酸性粒细胞

（1）嗜酸性粒细胞增多：①过敏性疾病：如支气管哮喘、食物过敏等；②肠道寄生虫感染；③血液病：如慢性粒细胞白血病、恶性淋巴瘤、嗜酸性粒细胞白血病等。

（2）嗜酸性粒细胞减少：见于伤寒、副伤寒、手术后严重组织损伤、应用肾上腺皮质激素或促肾上腺皮质激素后。

3．嗜碱性粒细胞 增多：见于慢性粒细胞白血病、骨髓纤维化、嗜碱性粒细胞白血病等。

4．淋巴细胞

（1）淋巴细胞数量的变化

1）淋巴细胞增多见于：①某些细菌或病毒感染，如风疹、流行性腮腺炎、传染性单核细胞增多症、病毒性肝炎、流行性出血热、百日咳、结核等；②组织移植后的排斥反应；③淋巴细胞白血病、淋巴瘤；④再生障碍性贫血时淋巴细胞相对增多。

2）淋巴细胞减少：主要见于接触放射线、应用肾上腺皮质激素或促肾上腺皮质激素、免疫缺陷性疾病等。在急性化脓性细菌感染时，由于中性粒细胞显著增多，导致淋巴细胞相对减少。

（2）淋巴细胞形态学变化：在传染性单核细胞增多症、病毒性肝炎、流行性出血热等疾病时可使淋巴细胞增生，并出现形态学改变，称为异型淋巴细胞。

5．单核细胞

（1）生理性增多：出生后2周的婴儿单核细胞可达15%或更多，正常儿童也比成年人稍多。

（2）病理性增多：①某些感染：如亚急性感染性心内膜炎、疟疾、黑热病、结核及急性感染的恢复期；②某些血液病，如急性单核细胞白血病、粒细胞缺乏症的恢复期、恶性组织细胞病、淋巴瘤、骨髓增生异常综合征等。

（3）单核细胞减少意义不大。

（四）血小板计数的临床意义

1. 血小板减少　①血小板生成障碍：如再生障碍性贫血、白血病、放射线损伤、骨髓纤维化等；②血小板破坏或消耗亢进：如弥散性血管内凝血（DIC）、原发性免疫性血小板减少症（ITP）等；③血小板分布异常：如肝硬化、输入大量库存血或大量血浆引起血液稀释。

2. 血小板增多　①原发性增多：如慢性粒细胞白血病、真性红细胞增多症、原发性血小板增多症等；②反应性增多：如急性或慢性炎症等。

二、出血性与血栓性疾病的实验室检查

生理情况下，机体通过复杂的调控机制，使血液在血管内始终处于流动状态，当发生出血时又能及时止血。病理情况下，血液可从血管内溢出发生出血，或者血液在血管内凝固形成血栓。血栓与止血的实验室检查对出血性和血栓性疾病的诊断、鉴别诊断和治疗监测有着重要意义。

（一）出血时间（bleeding time，BT）测定

将皮肤刺破后，让血液自然流出到自然停止所需的时间。BT 的长短主要反映血小板数量、功能及血管壁通透性、脆性的变化。

【参考区间】　WHO 推荐用模板刀片法或出血时间测定器：9min±2.1min。

【临床意义】

BT 延长见于：①血小板数量明显减少，如原发性和继发性血小板减少性紫癜；②血小板功能异常，如血小板无力症和巨血小板综合征；③严重缺乏某些凝血因子，如弥散性血管内凝血、血管性血友病；④血管异常，如遗传性出血性毛细血管扩张症；⑤药物影响，如服用抗血小板药物（阿司匹林等）、抗凝药（肝素等）。

（二）血浆凝血酶原时间测定

在乏血小板血浆中加入 Ca^{2+} 和组织因子，测定其凝固所需要的时间称为血浆凝血酶原时间（plasma prothrombin time，PT）。本试验常作为外源性凝血活性的综合性筛查指标。

【参考区间】

（1）凝血酶原时间：11 ～ 14秒，超过正常对照3秒以上有临床意义。

（2）凝血酶原时间比值（prothrombin time ratio，PTR）：即患者 PT/ 正常对照 PT，参考区间为 0.85 ～ 1.15。

（3）国际标准化比值（international normalized ratio，INR）：即 PTR^{ISI}，参考区间为 0.8 ～ 1.2。ISI 为国际敏感指数（international sensitivity index）。

【临床意义】

（1）PT 延长见于：外源性凝血途径的凝血因子Ⅱ、Ⅴ、Ⅶ、Ⅹ和纤维蛋白原先天性缺陷或获得性缺乏，后者见于严重肝病、维生素 K 缺乏、纤溶亢进、DIC 后期等。

（2）PT 缩短见于：血液呈高凝状态，如 DIC 早期、心肌梗死、脑血栓形成、深部静脉血栓形成等。

（3）INR 是口服抗凝药物（如华法林）治疗的首选监测指标，国人的 INR 一般维持在 2.0 ～ 3.0 为宜。

（三）活化部分凝血活酶时间测定

在乏血小板血浆中加入部分凝血活酶、Ca^{2+} 及接触因子的激活剂，观察凝固的时间，即活化部分凝血活酶时间（activated partial thromboplastin time，APTT）。本试验常作为内源性凝血活性的综合性筛查指标。

【参考区间】 30 ～ 45 秒，超过正常对照 10 秒以上有临床意义。

【临床意义】

（1）APTT 延长见于：①先天性凝血因子异常，如血友病 A 和 B；②后天性凝血因子缺乏，如严重肝病、维生素 K 缺乏、DIC、纤溶亢进等；③循环抗凝物增加，如系统性红斑狼疮（SLE）；④普通肝素抗凝治疗的监测。患者使用普通肝素治疗后 APTT 延长，一般维持在正常对照的 1.5 ～ 2.5 倍比较合适。

（2）APTT 缩短见于：DIC 高凝期及其他血栓性疾病等。

（四）FDP、D-Dimer 测定

纤维蛋白（原）降解产物（fibrinogen and fibrin degradation products，FDP）在原发性和继发性纤溶时都会升高。D- 二聚体（D-Dimer）是继发性纤溶的标志。

【参考区间】 FDP：＜ 5mg/L，D-Dimer：＜ 0.3mg/L

【临床意义】

（1）FDP 增高是体内纤溶亢进的标志，但不能鉴别原发性和继发性纤溶。

（2）D-Dimer 是继发性纤溶的标志物，DIC 时，血浆 FDP 和 D-Dimer 均显著增高，两者联合测定更有利于提高 DIC 实验诊断的敏感性和特异性。

（五）凝血酶时间测定

在乏血小板血浆中加入标准凝血酶溶液，测定凝固时间，即凝血酶时间（thrombin time，TT）。

【参考区间】 16 ～ 18 秒，超过正常对照 3 秒以上有临床意义。

【临床意义】

TT 延长可见于：①低（无）纤维蛋白原血症、异常纤维蛋白原血症；②纤溶亢进，FDP 增多，如 DIC 时；③肝素样抗凝物质增多，如严重肝病、胰腺疾病及过敏性休克等；④血循环中抗凝血酶Ⅲ（AT-Ⅲ）活性明显增强；⑤普通肝素抗凝治疗及溶栓治疗的监测。

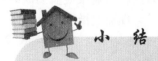

小 结

1. 血液一般检查主要是对外周血液细胞成分（红细胞、白细胞及血小板）的数量和质量进行检查。

2. 应熟悉红细胞计数、血红蛋白、网织红细胞计数、红细胞沉降率、白细胞计数与分类、血小板计数的参考区间以及常见异常改变的临床意义。

3. 出血性与血栓性疾病常用的实验室检查项目：①出血时间（BT）主要反映血小板数量、功能及血管壁通透性、脆性的变化。②血浆凝血酶原时间（PT）常作为外源性凝血活性的综合性筛查指标。③活化部分凝血酶时间（APTT）是内源性凝血活性的综合性筛查指标。④FDP 在原发性和继发性纤溶时均升高；而 D-Dimer 是继发性纤溶的标志。

参考答案

思考题

1．如何确保血液一般检查结果的准确性？（请思考后自行解答）

2．休克患者的血液一般检查会有哪些异常改变？为什么？

第三节　尿液一般检查

泌尿系统的主要功能是生成和排泄尿液，调节内环境的酸碱和电解质平衡。尿液一般检查可以初步反映泌尿系统病变，也可间接反映全身代谢及循环等系统的功能，是实验室检查常规检验项目之一。

案例 1-4-3

患者女性，35 岁，近 2 日来发热，体温 38.5℃左右，伴尿频、尿急、尿痛，故来医院就诊。

尿常规检查：尿液浑浊，蛋白（＋），红细胞 3 ～ 5 个 /HP，白细胞 25 ～ 30 个 /HP。

临床诊断：泌尿系感染。

问题与思考：

1．尿液一般检查的主要内容有哪些？

2．如何留取尿液一般检查的标本？

3．该患者哪些尿液检查结果支持泌尿系感染？

一、尿液外观和理学检查

（一）尿量

【参考区间】　成年人 24h 尿量约为 1000 ～ 2000ml。

【临床意义】

（1）增多：成人 24h 尿量多于 2500ml，称为多尿（polyuria）。由于饮水过多、使用利尿剂或静脉输液过多均可引起尿量不同程度增加。病理性多尿见于：①肾疾病：如急性肾功能不全多尿期、慢性肾炎后期及慢性肾盂肾炎等；②心血管疾病：如慢性心力衰竭、高血压肾病等；③内分泌疾病：如糖尿病、尿崩症等；④精神性多尿。

（2）减少：成人 24h 尿量少于 400ml 或每小时尿量持续少于 17ml，称为少尿（oliguria）；24h 尿量少于 100ml 为无尿（anuria）。常见原因有：①肾前性：如休克、严重脱水、心力衰竭等；②肾性：如急性肾小球肾炎、慢性肾炎急性发作、急性肾衰竭少尿期、肾移植急性排异等；③肾后性：如各种原因所致的尿路梗阻。

（二）尿液外观

【参考区间】　淡黄色、清晰透明。

【临床意义】

（1）无色：见于尿量增多，如因饮水、输液过多或病理情况下的尿崩症、糖尿病等。

（2）淡红色或红色：为肉眼血尿（macrohematuria），每升尿液中含血量超过1ml，由于出血量不同可呈淡红色、血红色、洗肉水样。如尿液外观无明显变化，但离心沉淀后红细胞超过3个/HP，称为镜下血尿。血尿可见于泌尿系统炎症、结核、肿瘤、结石、出血性疾病等。

（3）茶色或酱油色：为血红蛋白尿（hemoglobinuria），血管内溶血时，血浆中大量游离血红蛋白超过肾小管的重吸收能力从尿液中排出，可见于阵发性睡眠性血红蛋白尿、蚕豆病、血型不合的输血反应等。

（4）深黄色：尿液的泡沫也呈黄色，为胆红素尿（bilirubinuria），于空气中久置后胆红素可氧化为胆绿素，呈棕绿色，常见于梗阻性黄疸或肝细胞性黄疸。服用呋喃唑酮（痢特灵）、大黄、核黄素等药物也可使尿呈黄色，但尿泡沫不黄。

（5）乳白色：①脓尿（pyuria）和菌尿（bacteriuria），见于泌尿系感染性疾病，如肾盂肾炎、膀胱炎、尿道炎或前列腺炎等。②脂肪尿（lipiduria），见于肾病、挤压伤、骨折、肾病综合征、肾小管变性等。③乳糜尿（chyluria），见于丝虫病、肿瘤、腹部创伤等所致淋巴回流受阻。

（6）浑浊：尿液浑浊程度与其含有混悬物质的种类和数量有关，引起尿液浑浊的主要原因有尿液中含有大量细胞、细菌、结晶、乳糜液等。

（三）尿液气味

【参考区间】　健康人新鲜尿液有微弱芳香气味，并受食物影响。尿液久置后因尿素分解可产生氨臭味。

【临床意义】　新排出的尿液即有氨臭味提示有慢性膀胱炎及慢性尿潴留；蒜臭味提示有机磷农药中毒，鼠臭味提示苯丙酮尿症；在糖尿病酮症酸中毒时，尿液呈烂苹果味。

（四）尿液比密

尿比密（specific gravity，SG）又称为尿比重，受肾小管重吸收和浓缩功能影响，与尿中可溶性物质的数目和质量成正比，与尿量成反比。

【参考区间】　成人在普通膳食下尿比密为1.015～1.025，晨尿最高，一般＞1.020。婴幼儿偏低。

【临床意义】

（1）增高：见于急性肾小球肾炎、脱水、出汗过多、心力衰竭等导致的肾血流灌注不足；尿中含有较多蛋白质或葡萄糖等。

（2）减低：见于大量饮水、尿崩症、肾衰竭等影响尿液浓缩功能的疾病。

二、尿液化学检查

尿液化学检查包括尿液的酸碱度、蛋白质、葡萄糖、酮体、胆红素、尿胆原、血红蛋白、白细胞酯酶、亚硝酸盐等。临床上常用干化学试纸条浸上尿液，可快速定性或半定量报告尿液中化学成分的含量。

（一）尿酸碱度

【参考区间】　在普通膳食条件下新鲜尿液多呈弱酸性，pH为6.0～6.5，可波动在4.6～8.0之间。

【临床意义】　①病理性酸性尿见于：酸中毒、糖尿病、低钾血症、痛风等。②病理性碱性尿见于：碱中毒、醛固酮增多症、高钾血症、泌尿系感染、应用碱性药物等。

（二）尿蛋白

【参考区间】　定性为阴性，定量＜80mg/24h。

【临床意义】　24h 排出蛋白质超过 150mg 称为蛋白尿（proteinuria）。

（1）生理性蛋白尿：见于剧烈运动、发热、精神紧张、交感神经兴奋等所致的暂时性、轻度的蛋白尿，又称为功能性蛋白尿。

（2）体位性蛋白尿或直立性蛋白尿：指由于直立体位腰部前突时引起的蛋白尿。其特点为卧床时尿蛋白定性为阴性，起床活动后可出现蛋白尿。

（3）病理性蛋白尿

1）肾前性蛋白尿：多为溢出性蛋白尿，当血中出现大量低分子量蛋白质，超过肾阈时即可在尿中出现，如本周蛋白及血红蛋白等。

2）肾性蛋白尿：①肾小球性蛋白尿：肾小球滤膜损伤，毛细血管壁通透性增加或静电屏障作用减弱所致，尿蛋白以白蛋白增多为主。见于：急性肾小球肾炎、肾缺血、缺氧、淤血、糖尿病肾病、系统性红斑狼疮肾病等；②肾小管性蛋白尿：近曲小管对低分子量蛋白质重吸收功能减退而致的蛋白尿，见于：肾盂肾炎、间质性肾炎、肾小管性酸中毒、重金属（汞、铬、铋）中毒等；③混合性蛋白尿：指肾病变同时累及肾小球和肾小管而导致的蛋白尿。

3）肾后性蛋白尿：主要见于泌尿道炎症、出血或有阴道分泌物、精液混入尿液，一般无肾本身的损害。

（三）尿糖

【参考区间】　阴性

【临床意义】　正常人尿中可有微量葡萄糖。当血中葡萄糖浓度超过肾糖阈（8.88mmol/L）时，尿葡萄糖定性为阳性，称为葡萄糖尿（glucosuria）。

（1）血糖增高性糖尿：多见于内分泌疾病，如糖尿病、库欣综合征、甲状腺功能亢进、肢端肥大症、嗜铬细胞瘤等。

（2）血糖正常性糖尿：又称为肾性糖尿。①家族性肾性糖尿为先天性近曲小管对糖的吸收功能缺损所致；②后天获得性肾性糖尿见于慢性肾炎、药物中毒及肾病综合征等。

（3）暂时性糖尿：进食大量碳水化合物或静脉输注大量葡萄糖、颅脑外伤、脑血管意外、大面积烧伤、急性心肌梗死等时。

（四）尿酮体

酮体包括丙酮、乙酰乙酸及 β- 羟丁酸，是体内脂肪代谢的中间产物，当糖代谢发生障碍、脂肪分解增多、酮体产生速度超过机体组织利用速度时，可出现酮血症，酮体血浓度超过肾阈值时，可产生酮尿（ketonuria）。

【参考区间】　阴性

【临床意义】　尿酮体阳性见于：①糖尿病出现酮血症或酮症酸中毒时；②服用双胍类降糖药，如降糖灵等时；③非糖尿病性酮尿，如高热、严重呕吐（包括孕妇妊娠剧吐）、长期饥饿、全身麻醉后、肝硬化、嗜铬细胞瘤等。

（五）尿胆红素

【参考区间】　阴性

【临床意义】　尿胆红素增高见于：①肝内、外胆管阻塞，如胆石症、胰头癌、胆管肿瘤及门脉周围炎症等；②肝细胞损害，如病毒性肝炎、酒精性肝炎、药物或中毒性肝炎；③先天性高胆红素血症。

（六）尿胆原

【参考区间】　弱阳性

【临床意义】

（1）尿胆原增多：见于：①病毒性肝炎、药物或中毒性肝损伤等；②溶血性贫血或巨幼细胞性贫血等红细胞破坏过多时；③肠梗阻、顽固性便秘等使肠道对尿胆原回吸收增加，尿中尿胆原排出增多。

（2）尿胆原减少：见于：①胆道梗阻，如胆石症、胆管肿瘤、胰头癌等，完全梗阻时尿胆原缺如；②新生儿及长期服用广谱抗生素时肠道细菌缺乏，使尿胆原生成减少。

（七）尿亚硝酸盐

【参考区间】　阴性

【临床意义】　主要用于尿路感染的筛查，当尿液中有能产生硝酸盐还原酶的细菌（如大肠埃希菌）时可呈阳性。阳性结果需与尿白细胞及临床资料综合分析。阴性结果并不能除外泌尿系感染。

（八）尿血红蛋白

【参考区间】　阴性

【临床意义】　血尿和血红蛋白尿时呈阳性，见本节尿液外观。

（九）尿白细胞酯酶

【参考区间】　阴性

【临床意义】　反映尿中性粒细胞的变化。

三、尿液有形成分检查

尿液有形成分包括尿液中的细胞、管型、结晶、微生物等，可通过显微镜或尿液有形成分分析仪来检查不离心或离心后沉渣中的这些有形成分的数量和形态。

【参考区间】

红细胞：玻片法 0 ~ 3 个 /HP；定量检验 0 ~ 5 个 /µl

白细胞：玻片法 0 ~ 5 个 /HP；定量检验 0 ~ 10 个 /µl

肾小管上皮细胞：无

移行上皮细胞：少量

鳞状上皮细胞：少量

透明管型：0 ~ 1 个 /LP

病理管型：无

结晶：可见磷酸盐、草酸钙、尿酸等生理性结晶

【临床意义】

（1）细胞：

1）红细胞：见于泌尿系统炎症、肿瘤、结核、结石、创伤、肾移植排异、出血性疾病、前列腺炎、盆腔炎等。

2）白细胞：见于肾盂肾炎、膀胱炎、尿道炎；女性阴道炎、宫颈炎及附件炎时可因分泌物进入尿中，引起白细胞增多。

3）上皮细胞：①鳞状上皮细胞：正常尿中可见少量，无临床意义，如大量出现同时伴有白细胞增多应考虑泌尿生殖系炎症；②移形上皮细胞：在肾盂、输尿管或膀胱颈部炎症时可增多；③肾小管上皮细胞：急性肾小管肾炎、肾移植术后及肾小管损伤时可见到。

（2）管型：管型（cast）是尿液中的蛋白质、细胞等在肾小管、集合管内凝固而形成的圆柱体。

1）透明管型（hyaline cast）：正常成人浓缩尿中可偶见。剧烈运动、发热、麻醉、心功能不全时，尿中可出现透明管型。急、慢性肾小球肾炎、肾病、肾盂肾炎、肾淤血等时尿中可见增多。

2）细胞管型（cellular cast）：为含有细胞成分的管型，按细胞类别可分为：①红细胞管型：提示肾单位内有出血，可见于急性肾小球肾炎、慢性肾炎急性发作、急性肾小管坏死、肾出

血、肾移植术后产生排异反应、狼疮性肾炎等；②白细胞管型：提示肾实质有活动性感染，可见于急性肾盂肾炎、间质性肾炎等；③肾上皮细胞管型：提示肾小管病变，如急性肾小管坏死及重金属、化学物质、药物中毒等。

3）颗粒管型（granular cast）：见于肾实质性病变，如急、慢性肾小球肾炎、肾病、肾动脉硬化等。药物中毒损伤肾小管及肾移植术发生急性排异反应时亦可见。

4）脂肪管型（fatty cast）：见于慢性肾炎，尤多见于肾病综合征时。

5）蜡样管型（waxy cast）：见于慢性肾小球肾炎晚期、肾功能不全及肾淀粉样变性等。

6）肾衰竭管型（cast of renal failure）：又称宽大管型，见于慢性肾衰竭患者，提示预后不良。

7）细菌管型（bacterial cast）：含大量细菌、真菌、白细胞的管型，见于感染性肾疾病。

（3）结晶：尿液中常见的结晶有草酸钙、磷酸盐类、尿酸及尿酸盐等，一般无临床意义，若经常出现于新鲜尿中并伴有红细胞增多，应怀疑可能有结石。胆红素结晶见于阻塞性黄疸和肝细胞性黄疸。酪氨酸和亮氨酸结晶见于急性肝坏死、白血病、急性磷中毒等。胱氨酸结晶见于遗传性胱氨酸尿症患者尿中。胆固醇结晶见于肾淀粉样变性、尿路感染及乳糜尿患者。磺胺及其他药物结晶见于大量服用磺胺药物、解热镇痛药及使用造影剂等。

知识链接

尿液自动化仪器分析

常用的有尿液干化学分析仪和尿液有形成分分析仪。

尿液干化学分析仪是用干化学法检测尿液中的化学成分，每个干化学试纸条常包括 8～11 个模块，可以同时分析多种尿液中化学成分的含量。

尿液有形成分分析仪采用流式细胞术、图像分析等技术，定量分析尿液中红细胞、白细胞、上皮细胞、管型、细菌、精子、结晶等。这些自动化仪器只能作为筛查，尿液有形成分检查的"金标准"仍然是显微镜检查。

小　结

1. 尿液外观和理学检查主要包括尿量、尿液外观、尿液气味和比密。应掌握其正常表现及常见异常的临床意义。

2. 尿液化学检查　包括尿液的酸碱度、蛋白质、葡萄糖、酮体、胆红素、尿胆原、血红蛋白、白细胞酯酶、亚硝酸盐等。应熟悉常见异常改变的临床意义。

3. 尿液有形成分检查　包括尿液中细胞、管型、结晶、微生物等的检查。应熟悉不同有形成分的参考区间及常见异常的临床意义。

思考题

1. 急性肾小球肾炎患者的尿液检查会有哪些异常改变？为什么？

参考答案

2．请说出尿液常见的病理性外观及其临床意义。

3．请列举尿液化学检查的常用指标及其临床意义。（请自行解答）

4．请列举尿液有形成分的种类及临床意义。（请自行解答）

（王小林）

第四节　粪便检查

粪便由未被吸收的食物残渣、消化道分泌物、黏膜脱落物、细菌、无机盐和水等组成。粪便检查有助于诊断和筛查消化系统炎症、出血、寄生虫感染及肿瘤等。

一、一般性状检查

（一）粪便量

正常人大多每天排便一次，排便量随进食量、食物种类及消化器官功能状态而异。

（二）性状

正常成人粪便为成形柱状软便，病理情况下形状和硬度发生改变。黏液便见于肠道炎症、细菌性痢疾、阿米巴痢疾、肿瘤等；鲜血便见于痔疮、肛裂、直肠损伤、直肠息肉、结肠癌等；脓性及脓血便见于细菌性痢疾、溃疡性结肠炎、结肠或直肠癌等；米泔样便见于霍乱、副霍乱。

（三）颜色

正常成人排出的粪便为黄褐色，婴儿粪便可为黄色或金黄色。上消化道出血 50～75ml 时可出现黑便，若出血量较大，持续 2～3 天则可为黑色、发亮的柏油样便。服用铁剂、铋剂、活性炭等也可排出黑便，但无光泽。各种原因引起胆道阻塞，粪便呈白陶土样。行钡餐胃肠道造影时，粪便也可呈白色或黄白色。下消化道出血可呈不同程度的红色。

（四）气味

正常粪便有臭味，主要因细菌作用的产物吲哚、硫化氢、粪臭素等引起。粪便恶臭见于慢性肠炎、胰腺疾病、消化道大出血、结直肠癌溃烂等；鱼腥味见于阿米巴性肠炎；酸臭味见于脂肪分解或糖类异常发酵。

（五）寄生虫

粪便寄生虫检查有助于寄生虫感染的确诊。蛔虫、蛲虫、绦虫等较大虫体及节片混在粪便中肉眼即可辨认；钩虫体则须将粪便冲洗过滤后查验才能发现。

二、显微镜检查

通过粪便直接显微镜检查，可以发现细胞、寄生虫卵、真菌和原虫等病理成分，以及用于了解消化吸收功能的食物残渣。

（一）细胞

1．红细胞　正常人粪便中无红细胞，肠道下段炎症或出血时，如菌痢、肠炎、结肠直肠癌、直肠息肉等可见到红细胞。阿米巴痢疾时红细胞多于白细胞；细菌性痢疾时红细胞少于白细胞。

2．白细胞　正常人粪便中不见或偶见，主要是中性粒细胞。肠道炎症时白细胞可增多，如细菌性痢疾可见大量白细胞，过敏性肠炎、肠道寄生虫病患者粪便中可见嗜酸性粒细胞。

3．吞噬细胞　为吞噬较大异物的单核细胞，其增多见于细菌性痢疾、溃疡性结肠炎和直肠炎等。

4．**肠黏膜上皮细胞**　见于肠道炎症。

5．**肿瘤细胞**　见于大肠癌，以直肠部位最为多见，常为鳞状细胞癌或腺癌。

（二）食物残渣

粪便中的食物残渣有助于了解消化道功能，如淀粉颗粒见于慢性胰腺炎、胰腺功能不全；脂肪颗粒见于急慢性胰腺炎、胰头癌、吸收不良综合征及小儿腹泻等；肌纤维增加可见于胰腺外分泌功能不全；肠蠕动亢进可见植物纤维增加。

（三）结晶

正常粪便中可见多种结晶，均无病理意义，有意义的病理性结晶主要有夏科-雷登结晶，与阿米巴痢疾、钩虫病及过敏性肠炎有关，同时可见嗜酸性粒细胞。

（四）微生物和寄生虫卵

正常粪便中可见大量细菌，为正常菌群，球菌和杆菌的比值约为1∶10。菌群失调见于长期使用广谱抗生素、免疫抑制剂和各种慢性消耗性疾病。真菌检出见于长期使用广谱抗生素、免疫抑制剂、激素和化疗后患者，以白色假丝酵母菌最常见。

寄生虫卵见于寄生虫感染，常见的有蛔虫卵、血吸虫卵、钩虫卵、蛲虫卵、华支睾吸虫卵等，肠道寄生原虫主要有阿米巴滋养体和包囊、隐孢子原虫等。

三、化学和免疫学检查

粪便化学检查包括酸碱度反应、隐血试验、粪胆素、粪胆原等，其中隐血试验（occult blood test，OBT）临床意义最大。

隐血指消化道出血少、肉眼不能证实的出血。上消化道出血时，红细胞已破坏，显微镜检查也不能发现红细胞，需要用化学法或免疫学法检测才能证实。化学法利用血红蛋白中的亚铁血红素具有类似过氧化物酶的活性，催化底物显色来检测，受标本、食物、药物等影响因素较多，容易出现假阳性和假阴性。免疫学法常用单克隆抗体免疫胶体金法，利用抗人血红蛋白单克隆抗体来检测，灵敏度和特异性大大提高，不受食物因素影响；上消化道大量出血时，粪便血红蛋白浓度过高，即抗原过剩，可导致假阴性。

【**参考区间**】　阴性。

【**临床意义**】　阳性结果对消化道出血有重要诊断价值，消化道溃疡时阳性率为40%～70%，呈间歇阳性；消化道恶性肿瘤如胃癌、结肠癌、直肠癌阳性率可达95%，呈持续性阳性，故粪便隐血试验常作为消化道恶性肿瘤诊断的一个筛查指标，尤其是中老年患者早期发现消化道恶性肿瘤较为重要。其他如钩虫病、肠结核、流行性出血热等此试验也可呈阳性。

小　结

1．粪便一般检查的内容包括粪便的量、性状、颜色、气味以及有无寄生虫等。

2．粪便显微镜检查可发现粪便中有无细胞、寄生虫卵、真菌和原虫等病理成分，也可通过食物残渣了解其消化吸收功能。

3．隐血试验对消化道出血有重要诊断价值，常作为消化道恶性肿瘤诊断的一个筛查指标。化学法受标本、食物、药物等多种因素影响，易出现假阳性和假阴性，以免疫法的灵敏度和特异度较高。

参考答案

思考题

1．粪便的颜色和性状有哪些不同表现，其临床意义如何？
2．说出粪便隐血试验的临床应用。

（王小林）

第五节　其他体液检查

案例 1-4-4

患者男性，15 岁，主诉发热、寒战、头痛、恶心、呕吐 2 天。

身体评估：颈强直、克匿格征（＋），病理反射（－）。

脑脊液检查：外观呈白色浑浊，葡萄糖定量为 0.5mmol/L，有核细胞计数为 2000×10^6/L。

诊断：化脓性脑膜炎。

问题与思考：

1．留取脑脊液后送检应注意什么？为什么？
2．该患者脑脊液一般性状、化学检查、显微镜检查有哪些异常？为什么？

一、脑脊液检查

脑脊液（cerebrospinal fluid，CSF）是来源于脑室和蛛网膜下腔的无色透明液体，健康成人脑脊液总量约为 120 ～ 180ml。血液和脑脊液之间存在血 - 脑脊液屏障，对血浆中各种物质的通透性具有选择性，脑脊液中含有一定的细胞和化学成分，检查脑脊液这些指标的变化有助于诊断神经系统感染、脑出血、颅内占位性病变以及治疗监测和预后的评估。

脑脊液标本由临床医师进行腰椎穿刺采集，必要时可从小脑延髓池或侧脑室穿刺。穿刺后先做压力测定，然后将脑脊液分别收集于 3 个无菌小瓶中，每瓶 1 ～ 2ml，第 1 瓶可能含少量红细胞，宜做细菌学检查；第 2 瓶做化学或免疫学检查；第 3 瓶做一般性状和显微镜检查。标本采集后立即送检，一般不能超过 1h，如果标本放置时间过久，因为细胞破坏、葡萄糖分解、细菌溶解等原因导致检验结果的误差甚至错误的结果。

（一）一般性状检查

【参考区间】　无色透明液体，放置 24h 不形成薄膜，无凝块和沉淀。

【临床意义】

（1）颜色：脑脊液颜色的改变可反映中枢神经系统的疾病，但颜色正常不能排除神经系统疾病。①乳白色多因白细胞增多所致，见于各种化脓性脑膜炎；②黄色见于脑陈旧性出血、脊髓肿瘤压迫或蛛网膜下腔粘连梗阻等；③红色提示脑脊液中混有一定量血液，如果是穿刺损伤所致的出血，第 1 瓶为血性，第 2 瓶和第 3 瓶依次因 RBC 数量减少而颜色变浅或消失；蛛网膜下腔或脑室出血时三瓶脑脊液呈均匀血性。④微绿色见于铜绿假单胞菌、肺炎链球菌、甲型链球菌感染所致脑膜炎；⑤褐色或黑色见于脑膜黑色素瘤等。

（2）透明度：病毒性脑膜炎、流行性乙型脑炎、神经梅毒等疾病时，脑脊液中细胞数轻度增加，可呈清晰或微浑。结核性脑膜炎时，可呈毛玻璃样浑浊。化脓性脑膜炎时，常呈现明显浑浊。

（3）凝固物：结核性脑膜炎时，脑脊液放置 12～24h 后，可见液面形成纤细的网状薄膜。急性化脓性脑膜炎时，脑脊液静置 1～2h 后即可出现凝块或沉淀。蛛网膜下腔阻塞时，脑脊液因蛋白质含量显著增高，常呈黄色胶冻状。

（二）化学检查

1．蛋白质测定

【参考区间】 脑脊液中蛋白质的参考区间因年龄和标本来源不同而有差异，成人腰池的蛋白质为 0.20～0.45g/L，小脑延髓池内蛋白质为 0.10～0.25g/L，脑室内蛋白质为 0.05～0.15g/L。新生儿因血脑屏障尚不完善，蛋白质含量相对较高。

【临床意义】 脑脊液蛋白质含量增高可见于：①中枢神经系统炎症，如化脓性脑膜炎时明显增加；结核性脑膜炎时中度增加；病毒性脑膜炎时仅轻度增加；②脑或蛛网膜下腔出血时轻度增加；③椎管内梗阻，如脊髓肿瘤、蛛网膜下腔粘连、神经根病变和引起脑脊液循环梗阻时显著增加。

2．葡萄糖测定

【参考区间】 2.5～4.5mmol/L（腰池）。

【临床意义】 中枢神经系统受细菌或真菌感染时，病原体大量分解葡萄糖，细胞破坏后释放的酶也可降解葡萄糖使脑脊液中葡萄糖降低，尤以化脓性脑膜炎时最为显著；结核性脑膜炎、隐球菌性脑膜炎的脑脊液中葡萄糖亦可轻度降低；病毒性脑膜炎、脑脓肿等其他中枢神经系统疾病时，多无显著变化。

3．氯化物测定

【参考区间】 120～130mmol/L（腰池）

【临床意义】 细菌性脑膜炎时氯化物减少，尤以结核性脑膜炎时降低明显；病毒性脑膜炎、脑脓肿等无显著变化。其他非中枢神经系统疾病，如呕吐、脱水、腹泻等大量丢失氯化物情况造成血氯减低时，脑脊液氯化物也可减少。

（三）显微镜检查

【参考区间】 无RBC。仅有少量WBC，成年人：$(0～10)×10^6/L$；儿童：$(0～15)×10^6/L$，细胞分类：多为单个核细胞，淋巴细胞多于单核细胞。无细菌。

【临床意义】

（1）化脓性脑膜炎时，脑脊液细胞数明显增高，可达数千 $×10^6/L$ 以上，主要为中性粒细胞。

（2）结核性脑膜炎时，脑脊液细胞数增高，但很少超过 $500×10^6/L$。在发病初期以中性粒细胞为主，但很快下降，以后淋巴细胞增多。

（3）病毒性脑炎、脑膜炎时，脑脊液细胞数轻度增加，多为数十 $×10^6/L$ 以下，以淋巴细胞为主。

（4）新型隐球菌性脑膜炎时，细胞总数增加，可达数百 $×10^6/L$，以淋巴细胞为主。

（5）急性脑膜白血病时，细胞数增加，分类时可见相应的白血病细胞。中枢神经系统肿瘤时，脑脊液中细胞总数正常或稍高，以淋巴细胞为主。

（6）脑及蛛网膜下腔出血时，为血性脑脊液，除了RBC增多外，可见外周血中的WBC，以中性粒细胞为主。

（7）寄生虫性脑病时，可见嗜酸性粒细胞增多。

二、浆膜腔积液检查

胸腔、腹腔、心包腔及关节腔统称为浆膜腔。生理状态下，浆膜腔有少量液体，主要起润滑作用。病理状态下，腔内液体贮留形成浆膜腔积液，随部位不同分别称为胸腔积液（胸水）、腹水及心包积液等。按积液的性质分为漏出液和渗出液两大类。通过积液检查，区分积液性质，有助于对疾病的诊断和治疗。

浆膜腔积液标本由临床医生通过浆膜腔无菌穿刺术获得，最好留取中段液体于消毒容器内，标本需及时送检，以免细胞变性、破坏或出现凝块而影响结果。细胞学检查可用 EDTA-K_2抗凝，生化检查宜用肝素抗凝。另留 1 管不加任何抗凝剂用以观察标本有无凝固现象。

知识链接 ··

渗出液与漏出液的产生机制及常见原因

渗出液是由于微生物毒素、组织缺氧及炎症介质作用使内皮细胞受损，血管通透性增加，血液中大分子物质渗出血管壁。细菌感染是产生渗出液的主要原因，也可见于转移性肺癌、乳腺癌、淋巴瘤、卵巢癌，血液、胆汁、胰液、胃液等刺激、外伤等。

漏出液主要是由于毛细血管流体静压增高、血浆胶体渗透压降低、淋巴回流受阻、钠水潴留等所致。常见原因：①血浆胶体渗透压降低，当血浆白蛋白低于25g/L时就可能出现浆膜腔积液，可见于晚期肝硬化、肾病综合征、重度营养不良等；②毛细血管内流体静脉压升高，如充血性心力衰竭、晚期肝硬化及静脉回流受阻等；③淋巴管阻塞，如丝虫病或肿瘤压迫淋巴管，可出现乳糜样漏出液。

（一）一般性状检查

1. **颜色** 漏出液常为淡黄色，渗出液常为深黄色。恶性肿瘤、结核性胸（腹）膜炎、出血性疾病、内脏损伤等时可呈红色血性，铜绿假单胞菌感染可呈绿色，化脓性感染时多呈黄色脓样，淋巴管阻塞时常为乳白色。

2. **透明度** 漏出液常为清晰透明液体，渗出液因含大量细胞、细菌等呈不同程度的浑浊，乳糜液因含大量脂肪也呈浑浊外观。

3. **凝固性** 漏出液因含纤维蛋白原少，不易凝固。渗出液因含较多纤维蛋白原、细菌及组织裂解产物，往往自行凝固或出现凝块。

4. **比密** 漏出液比密常在 1.018 以下，渗出液常高于 1.018。

（二）化学检查

1. **黏蛋白定性试验**（Rivalta test） 漏出液常为阴性，渗出液常为阳性。

2. **蛋白质定量** 渗出液蛋白质含量常大于 30g/L，漏出液蛋白质含量常小于 25g/L。

3. **葡萄糖定量** 漏出液葡萄糖含量与血糖近似，渗出液中因含细菌或细胞酶的分解作用，葡萄糖含量减少，尤其是化脓性细菌感染时更低，结核性次之。

4. **酶学检查** ①乳酸脱氢酶（LD）：积液 LD > 200U/L 或与血清 LD 比值超过 0.6，提示可能为渗出液。②腺苷脱氨酶（ADA）：结核性积液时 ADA 明显增高，有助于结核的诊断及疗效观察。③淀粉酶（AMY）：大多数胰腺炎、胰腺癌或胰腺创伤所致的腹腔积液中淀粉酶活性增高。

（三）显微镜检查

1．**细胞计数**　RBC 计数对渗出液和漏出液的鉴别意义不大；WBC 计数对鉴别有参考价值，漏出液 WBC 较少，常 $< 100 \times 10^6/L$；渗出液常 $> 500 \times 10^6/L$。

2．**细胞分类**　漏出液中主要是淋巴细胞和间皮细胞。渗出液细胞较多，各种细胞增多的临床意义如下：①中性粒细胞增多：常见于化脓性积液及结核性积液的早期；②淋巴细胞增多：常见于慢性炎症，如结核、梅毒及肿瘤性积液等；③嗜酸性粒细胞增多：常见于变态反应及寄生虫感染引起的积液；④其他：炎症时，大量中性粒细胞出现的同时，常伴有组织细胞出现。浆膜刺激或受损时，间皮细胞可增多。狼疮性浆膜炎时，偶可找到狼疮细胞。

3．**脱落细胞学检查**　怀疑恶性肿瘤时可将积液离心沉淀，检查是否有肿瘤细胞。

（四）病原体检查

肯定或疑为渗出液时应做细菌学检查，将积液离心沉淀、涂片、染色后查找病原菌。必要时做细菌培养，一旦培养阳性应做药物敏感试验供临床用药参考。

三、痰液检查

痰液检查常用于协助诊断呼吸系统疾病，如急慢性支气管炎、支气管哮喘、支气管扩张、肺炎、肺结核、肺癌、肺寄生虫病等。

（一）一般性状检查

1．**量**　健康人一般无痰或少量泡沫状痰。急性呼吸系统感染较慢性炎症时痰少；细菌性炎症较病毒性感染痰多；支气管扩张、慢性支气管炎、肺脓肿、空洞型肺结核、肺水肿等痰量可明显增多。

2．**颜色**　健康人咳无色或灰白色痰。病理情况下痰的颜色可反映某些呼吸系统疾病：①黄色或黄绿色痰见于化脓性支气管炎、金黄色葡萄球菌肺炎、支气管扩张、铜绿假单胞菌感染等；②红色或棕红色痰见于肺癌、肺结核、支气管扩张、肺水肿等；③铁锈色痰见于大叶性肺炎、肺梗死；④棕褐色痰见于阿米巴肺脓肿、慢性充血性心力衰竭肺淤血时；⑤灰色或黑色痰见于锅炉工、矿工、长期吸烟者等。

3．**性状**　①浆液性痰为稀薄的泡沫样痰液，见于肺水肿；②黏液性痰见于支气管炎、支气管哮喘、早期肺炎等；③脓性痰见于支气管扩张、肺脓肿或脓胸向肺内破溃等；④血性痰见于肺癌、肺结核、肺梗死、支气管扩张及急性肺水肿。

4．**气味**　健康人的痰无特殊气味。血性痰可带血腥气味；肺脓肿、晚期肺癌、支气管扩张合并感染者的痰液常有恶臭；膈下脓肿与肺沟通时患者的痰液可有粪臭味。

（二）显微镜检查

正常人痰液中可见少量白细胞、鳞状上皮细胞（来自口腔）、柱状上皮细胞（来自呼吸道），痰液中的微生物种类较多，大部分为上呼吸道的正常菌群。

1．**红细胞**　见于支气管扩张、肺结核、肺癌等。

2．**白细胞**　见于呼吸系统化脓性炎症、支气管哮喘、过敏性支气管炎、肺吸虫病等。

3．**上皮细胞**　见于慢性支气管炎。

4．**肺泡巨噬细胞**　吞噬含铁血黄素颗粒的称心力衰竭细胞，见于心力衰竭引起的肺淤血；吞噬碳末颗粒的称碳末细胞，见于各种尘肺或吸入较多烟尘者。

5．**寄生虫及寄生虫卵**　肺吸虫病患者常可找到肺吸虫卵，阿米巴肺脓肿患者常可找到阿米巴滋养体。

6．**细菌**　痰涂片革兰染色可识别感染细菌的种类；抗酸染色可识别分枝杆菌；细菌培养加药物敏感试验可指导临床用药。

7．**脱落细胞**　肺癌患者痰液中可带有脱落的癌细胞，通过 HE 或巴氏染色可协助诊断肺癌。

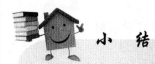

小　结

1. 脑脊液检查的内容：①一般性状检查：注意颜色、透明度有无异常，有无凝块和沉淀等。②化学检查：包括蛋白质、葡萄糖、氯化物测定等。③显微镜检查：注意细胞数及分类有无异常。正常无RBC，仅有少量WBC，无细菌等。应掌握化脓性脑膜炎、病毒性脑膜炎、结核性脑膜炎等不同病因所致的脑脊液改变的特点。

2. 浆膜腔积液检查的内容与脑脊液检查基本一致。应掌握漏出液与渗出液的不同特点。

3. 痰液检查包括痰量、颜色、性状、气味等一般检查以及显微镜检查。显微镜检查主要是对痰中的细胞、细菌、寄生虫及寄生虫卵进行检查。

思考题

1. 正常脑脊液一般性状的特点及常见的异常表现。
2. 渗出液和漏出液实验室检查的鉴别要点。
3. 正常和病理性痰液的颜色和性状。

（王小林）

参考答案

第六节　临床生物化学检查

临床生物化学检查是通过测定临床标本，如血液、尿液、穿刺液等体液标本中的生物化学物质，为疾病的诊断、治疗和预防提供科学数据的过程。临床生物化学检查主要包括心肌损伤、肝疾病、肾疾病、胰腺疾病、糖、脂类、电解质与酸碱平衡和内分泌激素等的实验室检查。

一、心肌损伤的实验室检查

心脏为血液循环提供动力。心脏需要的能量和氧由冠状动脉提供，当冠状动脉发生病理性改变如斑块破裂、血栓导致冠状动脉闭塞时，会发生急性冠状动脉综合征（acute coronary syndrome，ACS），包括不稳定性心绞痛和心肌梗死。ACS是临床上主要的心肌损伤类型。心肌损伤也包括心肌病、心肌炎和心力衰竭。

（一）肌酸激酶（CK）及其同工酶检测

肌酸激酶广泛存在于肌细胞质和线粒体中，为肌细胞提供能量。骨骼肌、心肌、平滑肌细胞中含有大量CK。肌酸激酶有三种同工酶：CK-MM、CK-MB、CK-BB。其中骨骼肌细胞中几乎是CK-MM；心肌细胞中CK-MM占70%～80%，CK-MB占20%～30%，是血液中CK-MB的主要来源；CK-BB主要存在于脑组织中，部分肿瘤细胞也有分泌CK-BB。

实验室采用IFCC推荐的动力学法测定肌酸激酶的酶活性浓度；采用M亚基抗体遮蔽法

测定 CK-MB 的酶活性浓度，目前采用化学发光法测定 CK-MB 质量，后者有替代前者的趋势。

【参考区间】

CK：男性 24 ~ 195U/L，女性 24 ~ 170U/L

CK-MB 酶活性：10 ~ 24U/L

CK-MB/CK：< 6%

CK-MB 质量：< 5.0μg/L

【临床意义】

（1）急性心肌梗死（AMI）发生 4 ~ 6h，CK 和 CK-MB 超出正常参考上限，24h 达峰值，48 ~ 72h 恢复，半衰期 10 ~ 12h。

（2）溶栓治疗时，利用动态监测 CK 和 CK-MB 的达峰时间，判断冠状动脉的再通。

（3）二者同时测定，鉴别肌肉损伤的组织来源。在总 CK 增高时，当 CK-MB/CK 的比值大于 6%，表明心肌损伤；比值小于 3%，表明骨骼肌损伤可能大。

（4）CK-MB 酶活性测定时，因存在异型 CK 可导致 CK-MB 严重的假性增高。目前多采用 CK-MB 蛋白质定量测定。

（二）乳酸脱氢酶（LD）及其同工酶检测

乳酸脱氢酶是无氧酵解中催化丙酮酸转化为乳酸的酶，广泛存在肝、心脏、骨骼肌、肺、脾、红细胞等组织细胞中。LD 有五种同工酶：LD1（H4）、LD2（H3M）、LD3（H2M2）、LD4（HM3）、LD5（MH4），在心肌组织细胞中主要是 LD1 和 LD2。

LD 的实验室的测定采用酶动力学法。由于红细胞中 LD 的含量是血清含量的 180 倍，溶血标本的 LD 结果严重增高。

【参考区间】

总 LD 酶活性：104 ~ 245U/L（底物乳酸，产物丙酮酸，L → P）

LD 同工酶：LD2 > LD1 > LD3 > LD4 > LD5

【临床意义】

（1）AMI 发生 8 ~ 12h，总 LD 增高，48 ~ 72h 达峰值，7 ~ 12d 恢复。其半衰期 57 ~ 170h。

（2）LD 组织分布广泛，临床诊断的特异性较差。在排除 AMI 时有意义。

（3）肝细胞受损以及恶性肿瘤时，血 LD 增高。

（三）天门冬氨酸转氨酶检测

天门冬氨酸氨基转移酶（AST）广泛存在于肝、心脏、骨骼肌、肾等组织细胞中。实验室的测定 AST 采用酶动力学法。

【参考区间】 AST 酶活性：5 ~ 40U/L

【临床意义】 AMI 发生 6 ~ 12h，AST 增高，24 ~ 48h 达峰值，5 ~ 7d 恢复。AST 组织分布广泛，临床诊断的特异性较差。目前不再推荐 AST 用于 AMI 的诊断。肝细胞受损时，异常增高。

（四）心肌肌钙蛋白测定

肌钙蛋白（troponin，Tn）复合体包括 TnC、TnI、TnT，该复合体存在于骨骼肌胞质的细丝中，由钙介导调节肌肉收缩。不同组织来源的 TnI、TnT 的氨基酸组成不同，心肌组织来源的 TnI、TnT 分别称为心肌肌钙蛋白 I（cTnI）和心肌肌钙蛋白 T（cTnT），具有组织特异性。心肌细胞中有大量肌红蛋白（myoglobin，Mb）。在心肌细胞受损时，三者大量释放到血液中，是 AMI 发生后的重要标志物。

1. 心肌肌钙蛋白 I、T　心肌肌钙蛋白 I/T 具有良好的心肌组织特异性，在 20 世纪 80 年代后期开始应用于 AMI 的诊断。近年来全球应用广泛，有逐渐取代传统的心肌酶学检查的趋势。实验室测定 cTnI、cTnT 采用灵敏的免疫学方法。

【参考区间】

cTnI：＜ 0.2μg/L，＞ 1.5μg/L 可诊断 AMI

cTnT：0.02 ～ 0.13μg/L，＞ 0.5μg/L 可诊断 AMI

【临床意义】

（1）AMI 发生 4 ～ 6h，cTnI 与 cTnT 增高。

（2）不稳定性心绞痛发生微小心肌损伤时，cTnI 与 cTnT 也可增高。

（3）有较长的诊断窗口期，cTnI 可达 10 天，cTnT 可达 7 天。

2. 肌红蛋白 Mb 肌红蛋白是发生 AMI 后，最早在血液中增高的标志物。

【参考区间】 男性：28 ～ 72μg/L；女性：25 ～ 58 μg/L。

【临床意义】

（1）AMI 发生 1 ～ 3h，肌红蛋白迅速增高，6 ～ 7h 达峰值，有利于临床 AMI 的诊断治疗。

（2）肌红蛋白存在于骨骼肌、心肌等肌肉组织细胞中，组织特异性差，需要鉴别诊断。可以同时测定碳酸酐酶同工酶 III，骨骼肌损伤时，二者均增高，心肌损伤时，碳酸酐酶同工酶 III 不增高。

（3）肌红蛋白的半衰期短，约 15min。胸痛 6 ～ 12h 不增高，可排除 AMI。

急性心肌梗死发生前后心肌损伤标志物的变化

案例 1-4-5

患者，女，25 岁。因发热、食欲不振、厌油腻、恶心 1 周，尿黄 3 天入院。

身体评估：T 37.3，皮肤、巩膜明显黄染，肝肋下 2.0cm，脾侧位肋下可及。

实验室检查：ALT 520U/L，AST 360U/L，血清胆红素 126.8μmol/L。

初步诊断：病毒性肝炎（急性黄疸型）。

问题与思考：

1. 患者肝功能检查有何异常？正常值是多少？

2. 为进行病原学诊断还应做什么实验室检查？

二、肝疾病的实验室检查

肝是人体重要的代谢和防御器官，具有不可替代的生理功能。肝疾病的类型主要包括肝细胞损伤、间质反应、胆汁淤积、局限性肝损害及肝血管损害。肝疾病的生化实验室检查主要包括血清酶学检查、胆红素与胆汁酸代谢检查、蛋白质代谢检查及肝纤维化检查。

（一）血清酶学检查

肝细胞中含有丰富的酶，且含量最高。肝细胞受损时，肝细胞内的酶蛋白大量释放入血。

1. 血清转氨酶的检测 目前临床实验室中主要应用的血清转氨酶有丙氨酸氨基转移酶（alanine aminotransferase，ALT）和天门冬氨酸氨基转移酶（aspartate aminotransferase，AST）。肝细胞中 AST 分为胞质 AST 和线粒体 AST，分别占 60% 和 40%。

实验室采用国际化学联合会（IFCC）推荐的酶动力学法测定血清转氨酶。标本采集要求避免溶血，溶血标本可导致假性增高。

【参考区间】 男性：ALT：9 ～ 50U/L；AST：15 ～ 40 U/L。

女性：ALT：7 ～ 40U/L；AST：13 ～ 35 U/L。

【临床意义】

（1）ALT 和 AST 是肝细胞受损时最灵敏的血清标志物，但不具有肝细胞特异性。

（2）在急性、慢性病毒性肝炎时，ALT 和 AST 显著增高，当血清中 ALT 或 AST 增高超出参考范围上限 2 倍以上，表明存在有肝细胞损害。

（3）在胆道疾病、肝纤维化、肝硬化、脂肪肝、肝癌时，ALT 和 AST 也明显增高。

（4）肝外组织存在实质性损害时，ALT 和 AST 也明显增高。如心肌梗死、多发肌炎、肌营养不良、肺炎、肾炎、传染性单核细胞增多症、疟疾以及手术、外伤。

2．血清碱性磷酸酶（alkaline phosphate，ALP）**检测** 碱性磷酸酶主要分布肝、骨骼、肾、小肠以及胎盘组织。ALP 存在多种同工酶，凝胶电泳分析将 ALP 分成 6 个条带，ALP2 ～ ALP5 的主要来源分别是肝、骨骼、胎盘、小肠组织，ALP1 是 ALP2 与细胞膜成分的复合物，ALP6 是 ALP2 与 IgG 的复合物。血清 ALP 检测主要采用国际化学联合会（IFCC）推荐的酶动力学法。

【参考区间】成年男性：45 ～ 125U/L。

成年女性：35 ～ 100U/L。

儿童：＜ 500 U/L。

【临床意义】

（1）ALP 的生理性增高：新生儿、儿童、青少年骨骼生长期，分别在 1 ～ 5 岁和 10 ～ 18 岁出现两次峰值，分别是成人的 2 ～ 4 倍和 4 ～ 5 倍。妊娠期妇女血清 ALP 从妊娠 3 月后开始增高，9 个月时达峰，是成人的 3 ～ 4 倍。

（2）在胆道梗阻性疾病时 ALP 可增高 10 倍，急性、慢性病毒性肝炎或肝硬化时 ALP 增高在 3 倍之内。肝癌组织可因占位压迫胆管或刺激肝细胞导致 ALP 持续增高。

（3）骨骼系统疾病，如成骨细胞瘤、骨折恢复期、变形性骨炎、佝偻病、转移性骨肿瘤时，ALP 明显增高。

（4）其他内分泌疾病，如甲状旁腺功能亢进、高维生素 D 血症、指端肥大症等，ALP 也明显增高。

3．γ- 氨酰转肽酶（gamma glutamyl transpeptidase，GGT）**检测** γ- 氨酰转肽酶广泛分布，在肾、前列腺、胰腺、肝、脾、肠、脑等组织细胞中含量丰富。血液中的 GGT 主要来源于肝。肝细胞微粒体合成的 GGT 主要分布毛细胆管的上皮细胞膜表面。实验室采用动力学法测定 GGT 的酶活性浓度。

【参考区间】成年男性：10 ～ 60 U/L；成年女性：7 ～ 45 U/L。

【临床意义】

（1）GGT 的生理性增高：新生儿至 6 个月内婴儿是成人的 3 ～ 5 倍。

（2）GGT 是胆道梗阻性疾病的灵敏指标，可增高 5 ～ 30 倍。

（3）急性酒精性肝炎患者血清 GGT 可高于 1000U/L，长期慢性酒精性肝炎的 GGT 在 100U/L 左右。

（4）急性、慢性病毒性肝炎、进行性肝纤维化、肝硬化失代偿期，GGT 增高。

（5）原发性肝细胞癌患者血清 GGT 增高，是肝癌诊断的重要标志物。

（6）长期服用具有诱导肝微粒体酶的药物，如扑癫酮、巴比妥、苯妥英钠、三环类抗抑郁药、对乙酰氨基酚等，血清 GGT 增高。系统性红斑狼疮、传染性单核细胞增多症患者血清 GGT 增高。

（7）可鉴别 ALP 增高的来源，ALP、GGT 同时增高，肝病；ALP 增高，GGT 不增高，肝外疾患。

4. 假性胆碱酯酶（pseudocholinesterase，PCHE）检测　假性胆碱酯酶由肝细胞粗面内质网合成，血清 PCHE 可以灵敏反映肝细胞合成蛋白质的能力。

实验室采用动力学法测定 PCHE 的酶活性浓度。

【参考区间】　成年　4250 ～ 12250 U/L（硫代丁酰胆碱法）

【临床意义】

（1）生理性降低，婴儿血清 PCHE 较成人低。

（2）肝功能不全时，血清 PCHE 降低。

（3）含有机磷杀虫剂中毒，血清 PCHE 降低。

5. α-L- 岩藻糖苷酶（α-L-fucosidase，AFU）检测

α-L- 岩藻糖苷酶水解糖蛋白、糖脂的特异糖链，肝细胞溶酶体中含有大量的 AFU。肝癌细胞合成 AFU。

实验室采用动力学法测定 AFU 的酶活性浓度。

【参考区间】　< 40 U/L（CNP 速率法）

【临床意义】　用于对原发性肝细胞癌的治疗、预后进行动态观测，与甲胎蛋白联合测定提高原发肝癌诊断率。AFU 在肝硬化、肝炎时也轻度增高。

（二）蛋白质代谢检查

1. 血清总蛋白（total protein，TP）、白蛋白（albumin，ALB）、前白蛋白（prealbumin，PA）的测定　蛋白质由肝合成，含量最高的蛋白质是血清白蛋白，占血清蛋白的 60% 以上。血清蛋白质称为总蛋白，总蛋白中减去白蛋白的部分称为球蛋白。白蛋白的半衰期约 18 天，前白蛋白半衰期为 1.9 天，后者含量变化较前者灵敏。

血清总蛋白、白蛋白、前白蛋白分别采用双缩脲法、溴甲酚绿（紫）染料法和免疫比浊法测定。

【参考区间】　血清总蛋白：65 ～ 85 g/L

血清白蛋白：40 ～ 55 g/L

血清前白蛋白：180 ～ 400 mg/L

白蛋白 / 球蛋白：1.0 ～ 2.0 : 1

【临床意义】

（1）急性肝损害早期或局灶性肝损害，ALB 轻度降低，球蛋白增高，TP 变化不大，PA 降低。

（2）肝硬化、慢性肝炎、肝实质损伤时，ALB、TP、PA 均显著减低，甚至出现白球比值倒置。当 ALB 小于 30g/L，易出现腹水。

（3）营养不良、肾病综合征、大面积烧伤时，ALB、TP、PA 均显著减低。

（4）血清 TP 增高，主要见于免疫球蛋白增高的疾病，如系统性红斑狼疮、多发性骨髓瘤、慢性感染的黑热病和血吸虫病。

2. 血清蛋白电泳测定　采用琼脂糖凝胶电泳的方法，可以将血清蛋白分离出 5 个区带：白蛋白、$α_1$ 球蛋白、$α_2$ 球蛋白、β 球蛋白、γ 球蛋白。

【参考区间】　白蛋白：48% ～ 63%；$α_1$ 球蛋白：2.8% ～ 5.4%；$α_2$ 球蛋白：8.3% ～ 14%；β 球蛋白：8.7% ～ 15%；γ 球蛋白：12% ～ 25%

【临床意义】

（1）肝实质性损害时，白蛋白区带降低，球蛋白增高。肝硬化时出现 β ～ γ 桥现象，即 β 球蛋白区带与 γ 球蛋白区带相连，不易分开。

（2）肝外疾病，如肾病综合征表现为白蛋白区带降低，α_2球蛋白和β球蛋白明显增高；多发性骨髓瘤表现为在β球蛋白区带与γ球蛋白区带出现单克隆区带；自身免疫性疾病（系统性红斑狼疮、类风湿关节炎）表现为白蛋白区带降低，γ球蛋白区带增高。

3．血氨测定　严重的肝病引起的中枢神经系统综合征，称为肝性脑病，又称肝昏迷。肝性脑病的发生机制尚不清楚。但有80%～90%的患者存在血氨浓度增高的现象。在重症肝病的情况下，代谢产生的氨不能在肝进行有效的鸟氨酸循环而转化成尿素，血中氨浓度升高，通过血脑屏障进入脑组织，引起脑功能障碍。

肝素抗凝全血（绿色帽真空采血管采血），标本需要密封，不能溶血。

【参考区间】　9～47mmol/L

【临床意义】　用于肝性脑病的诊断。

（三）胆红素代谢检查

胆红素（bilirubin）由主要来自衰老红细胞破坏后释放的血红素分解代谢，少量来自肌蛋白、游离血红素等。血液中的胆红素在进入肝细胞前为非结合胆红素（unconjugated bilirubin，UCB，又称间接胆红素）。非结合胆红素被肝细胞摄取并与葡萄糖醛酸结合后，形成结合胆红素（conjugated bilirubin，CB，又称为直接胆红素）。

胆红素生成过多或肝细胞对胆红素的摄取、结合与排泄障碍，可使血液中胆红素浓度增加，出现高胆红素血症或黄疸。检测血清胆红素浓度对了解肝功能、鉴别黄疸类型和病情判断有重要意义。

1．血清总胆红素、直接胆红素与间接胆红素测定　血清总胆红素指在加速剂（甲醇、咖啡因等）的作用下与重氮试剂反应的胆红素。直接胆红素指没有加速剂存在的条件下与重氮试剂反应的胆红素。总胆红素减去直接胆红素即为间接胆红素含量。

【参考区间】　总胆红素：3.4～23.3μmol/L；直接胆红素：0～6.8μmol/L。

【临床意义】　判断有无黄疸及黄疸类型（表1-4-4）：①溶血性黄疸：血清总胆红素增多，以间接胆红素为主，如溶血性贫血、严重大面积烧伤等。②阻塞性黄疸：血清总胆红素，特别是直接胆红素增高，尿胆原可呈间歇性减少或消失。③肝细胞性黄疸：血清总胆红素、直接胆红素及间接胆红素皆增高，如病毒性肝炎等。

表1-4-4　三种黄疸的鉴别

黄疸类型	总胆红素	直接胆红素	间接胆红素	尿胆红素	粪便颜色
溶血性黄疸	↑↑	-	↑↑	-	深棕色
梗阻性黄疸	↑↑	↑↑	-	强+	浅黄或灰白色
肝细胞性黄疸	↑↑	↑↑	↑↑	+	棕黄色

2．血清总胆汁酸代谢检查　胆汁酸（bile acid）是肝细胞内胆固醇转化生成，由肝细胞直接合成的胆汁酸为初级胆汁酸，其主要成分有胆酸（CA）、鹅脱氧胆酸（CDCA），然后在肠道内经肠内细菌分解作用形成为次级胆汁酸，主要成分有脱氧胆酸（DCA），还有少量石胆酸（LCA）及微量的熊脱氧胆酸（UDCA）。总胆汁酸（total bile acid，TBA）在脂肪的吸收、转运、分泌和调节胆固醇代谢方面起重要作用。

【参考区间】　TBA＜10μmol/L

【临床意义】　急、慢性肝炎患者肝细胞有损伤或胆汁淤积时，血清胆汁酸水平升高。

肝纤维化实验室检查

　　肝纤维化是肝硬化的前期阶段，各种病因导致慢性肝损伤，肝细胞减少、间质细胞增多及细胞外间质（尤其是胶原）含量增加。反映肝纤维化的检查指标有Ⅲ型前胶原 N 末端肽（P-Ⅲ-P）、Ⅳ型胶原、血清透明质酸（hyaluronic acid，HA）、层连蛋白（Laminin）及脯氨酸羟化酶（proline hydroxylase，PH）等。

　　Ⅳ型胶原是目前临床上主要用于观察肝硬化的指标。急性肝炎时，虽然有大量肝细胞损害，但无明显结缔组织增生，血清Ⅳ型胶原浓度无显著增加。慢性肝炎、肝硬化、原发性肝细胞肝癌时血清Ⅳ型胶原浓度依次增加。其正常参考范围为： < 140ng/ml。

三、肾疾病的实验室检查

　　肾（kidney）由肾小球、肾小管和集合管组成，其主要生理功能是产生尿液，排泄体内代谢产物，调节水、电解质和酸碱平衡，对维持生命系统的稳态，保证机体的新陈代谢平衡至关重要。肾还能分泌一些生物活性物质，如肾素、促红细胞生成素等，参与血压调节和造血功能。

61-13

肾的基本功能

（一）肾小球滤过功能检查

　　肾小球滤过指血液流经肾小球毛细血管网时，血浆中的水、电解质及一些小分子物质等通过滤过膜形成原尿的过程，决定肾小球滤过作用的因素有：①滤过膜的通透性；②有效滤过压；③肾血浆流量。

　　1. 内生肌酐清除率（clearance）　即单位时间内肾排出某物质的总量与同一时间该物质血浆浓度之比，是用以测定肾小球滤过功能的试验。临床上常用内生肌酐清除率（endogenous creatinine clearance rate，Ccr）试验。

　　要求患者连续 3 天每日蛋白质摄入少于 40g，并禁肉食，避免剧烈运动，使血中内生肌酐浓度达到稳定。试验前 24h 禁服利尿剂，留取 24h 或 4h 尿，同时取血一次，其间保持适当的水分入量，禁服咖啡、茶等利尿性物质，准确计量全部尿量（ml）。同时测定 24h 混合尿液肌酐及血浆肌酐浓度，根据下述公式计算。

$$Ccr = \frac{U \times V}{P} \ (ml/min)$$

V：平均每分钟尿量（ml/min）
U：24h 混合尿液肌酐浓度（μmol/L）
P：血浆或血清肌酐浓度（μmol/L）
　　由于每个人的肾大小不尽相同，每分钟排尿能力也有所差异，为消除个体差异可进行体表面积矫正：

$$矫正\ Ccr = \frac{U \times V}{P} \times \frac{1.73}{A} \ (ml/min)$$

说明：A：受试者实测体表面积（m²），可根据本人身高及体重进行计算。1.73：欧美成人标准体表面积（m²）。

【参考区间】

成人：80 ～ 120ml/min（健康人在中年以后每 10 年平均下降 4ml/min）

新生儿 25 ～ 70ml/min

【临床意义】

（1）反映肾小球损害程度：① Ccr 51 ～ 70 ml/min 为轻度损害；② 50 ～ 31 ml/min 为中度损害；③＜ 30 ml/min 为重度损伤；④＜ 20 ml/min 为肾衰竭；⑤＜ 10 ml/min 为终末期肾衰竭。

（2）用于临床治疗和用药指导。

（3）作为肾移植术是否成功的一种参考指征：如移植物存活，Ccr 会逐步回升，否则提示失败。一度上升后又下降，提示发生排异反应。

2．血清肌酐测定　肌酐（creatinine）是肌酸代谢的终产物。在控制外源性来源、未进行剧烈运动的情况下，血肌酐浓度主要取决于 GFR。在肾功能受损时，血肌酐可上升。

【参考区间】成人：53 ～ 130μmol/L；儿童：18 ～ 53μmol/L。

【临床意义】　肾的储备能力很大，当 GRF 降低到正常的 50% 时，Scr 仍可正常，降至正常水平 1/3 时，Scr 明显上升，且上升曲线斜率会陡然变大，故 Scr 增高提示肾病变较重，常作为氮质血症、肾衰竭等病情观察和疗效判断的有效指征。

3．血清尿素测定　尿素（urea）是蛋白质代谢的终产物之一，主要经肾小球滤过后随尿排出。当肾功能受损时，血中尿素浓度升高。

【参考区间】成人：2.9 ～ 7.5 mmol/L；儿童：1.8 ～ 6.5 mmol/L

【临床意义】

（1）在蛋白质摄入及体内分解代谢较恒定的状态下，尿素浓度取决于从肾排出的速度。因此在一定程度上能反映 GFR 功能，可见于各种原因引起的肾功能不全。

（2）尿素升高的肾外因素有：①肾前因素：肾血流量明显减少，GFR 减退，导致尿素排出减少，血中浓度上升。常见于各种原因造成的脱水、急性失血及休克等有效循环容量急剧减少时。②肾后因素：见于尿路梗阻，如尿路结石、肿瘤、前列腺肿瘤或肥大等。③蛋白质分解亢进，如消化道出血、甲状腺功能亢进、烧伤及挤压综合征等。

4．血清尿酸测定　尿酸（uric acid, UA）是嘌呤代谢的终产物，血中 UA 大部分通过肾排出。GFR 降低时，UA 排出减少，血液中浓度升高。

【参考区间】　140 ～ 420μmol/L

【临床意义】

（1）肾小球滤过率减退时，血清 UA 上升。

（2）用作痛风的诊断指标：痛风是嘌呤代谢失调所致，血清 UA 明显升高（可高达 800 ～ 1500μmol/L）。

（3）白血病、多发性骨髓瘤及真性红细胞增多症等，因核酸代谢亢进引起内源性 UA 生成增加，血 UA 上升。

（4）血清 UA 减低：见于 Wilson 氏病（肝豆状核变性）、Fancoi 综合征及严重贫血等。

5．氨甲酰血红蛋白的测定　尿素与红细胞中血红蛋白形成不可逆的氨甲酰血红蛋白（carbaminohemoglobin, CarHb）。血中 CarHb 的水平增高与长期高尿素水平相关。可采用高效液相色谱法（HPLC）、气相色谱、免疫学方法测定。

【参考区间】25 ～ 35μg/g（Hb）

【临床意义】用于鉴别急性、慢性肾衰竭。

6．血清胱抑素 C 测定　胱抑素 C 又称半胱氨酸蛋白酶抑制剂 C（cystatin C），分子量较小，为 13kD。机体内有核细胞均能产生，且产生量较恒定。胱抑素 C 可自由通过肾小球，原尿中胱抑素 C 全部被肾小管重吸收，在肾小管上皮细胞内分解。可采用乳胶颗粒增强浊度法测定。

【参考区间】　成人：0.6 ~ 2.5mg/L

【临床意义】　反映肾小球早期滤过功能改变；血清水平与 GRF 的相关良好。

（二）肾功能受损的早期实验室指标

肾具备强大代偿能力，许多原因导致的肾损伤缺乏明显的早期症状和体征。隐匿性肾损伤可发展为不可逆的肾功能受损，甚至发展为肾衰竭。早期发现、诊断肾损伤的意义重大。

1. 尿微量白蛋白测定　微量白蛋白尿指通常的尿蛋白定性试验阴性或尿蛋白定量处于参考范围上限时，不能诊断为临床蛋白尿，但尿液中白蛋白的排量超过参考范围上限（30mg/24h），处于 30 ~ 300mg/24h 的范围内，提示早期肾小球损伤。可留取 4h、8h、12h、24h 定时留尿或随机尿。

【参考区间】　< 30mg/24h

【临床意义】

（1）微量白蛋白尿是糖尿病诱发肾小球微血管病变的早期客观指标之一，对糖尿病性肾病的早期诊断有重要意义。

（2）高血压性肾损伤的早期标志，也可评估高血压的疗效。

（3）妊娠诱发高血压肾损伤的监测，持续的微量白蛋白尿常提示妊娠后期发生子痫的危险度增大。

2. α_1- 微球蛋白测定　α_1- 微球蛋白（α_1-M）分子量为 27kD，在酸性尿中较稳定，尿中浓度也远高于其他低分子量蛋白组分，目前已成为检测尿中低分子量蛋白质的首选指标。

【参考区间】　血清 10 ~ 30mg/L，尿液 < 15mg/24h

【临床意义】

（1）尿 α_1-M 浓度随年龄增加有增高趋势。成人男性高于女性，运动后尿中排出可增加。

（2）肾小管吸收功能损伤时尿 α_1-M 增加。

（三）肾小管功能检查

1. 浓缩 - 稀释试验　通过密切观察 24h 尿量、尿比密变化来判断肾小管的浓缩和稀释功能。

【试验要求】

试验前日晚 8 时后禁食，试验当日正常饮食。晨 8 时排尿弃去，于上午 10 时、12 时，下午 2、4、6、8 时（日间尿）及次晨 8 时（夜间尿）各留尿一次，尿须排尽。准确测定各次尿量及比密。

【参考区间】

24h 尿量为 1000 ~ 2000ml，夜尿量不应超过全日尿量的 1/3。夜间尿比密 > 1.020，日间尿比密可波动在 1.002 ~ 1.020 以上，最高与最低比密差应 > 0.009。

【临床意义】

肾浓缩功能减退时尿量增多，24h 尿量常超过 2500ml；夜尿量增加，常超过 750ml，夜尿量超过全日尿量的 1/3（早期表现）；各次尿间比密接近，比密差 < 0.009，严重者甚至只有 0.001 ~ 0.002，提示远段肾单位的浓缩功能丧失，见于慢性肾小球肾炎及慢性肾盂肾炎晚期、高血压肾病失代偿期。

2. 尿渗量测定　渗量（osmolality, Osm）代表溶液中质点数量，而与质点的种类、大小、电荷无关。通常用毫渗量（mOsm/kg·H_2O）来表示。

【试验要求】

（1）禁饮尿渗量测定：用于尿量基本正常的患者。晚饭后禁饮 8h，清晨一次性送尿液检查，同时空腹采集静脉血测血浆渗量。

（2）随机尿尿渗量测定，常用于尿量减少患者，同时空腹采集静脉血测血浆渗量。

【参考区间】

尿渗量（Uosm）：600 ~ 1000mOsm/kg·H_2O，平均 800mOsm/kg·H_2O，

血浆渗量（Posm）：275 ~ 305mOsm/kg·H_2O，平均 300mOsm/kg·H_2O

尿渗量 / 血浆渗量（Uosm/Posm）= 3 ~ 4.5 : 1

【临床意义】

（1）远端肾单位浓缩功能减退时，尿渗量明显降低，见于慢性肾小球肾炎、慢性肾盂肾炎、多囊肾及尿酸性肾病等慢性间质性肾病。

（2）尿渗量经反复测定在约 300mOsm/kg·H_2O 时，说明接近正常血浆渗量，称为等渗尿；尿渗量 < 200mOsm/kg·H_2O 时，为低张尿，提示浓缩稀释功能严重受损。

四、胰腺疾病的实验室检查

胰腺是人体重要的消化器官，其分泌多种酶，完成消化食物中蛋白质、糖和脂肪等营养物质。胰腺发生疾病时，其分泌的消化酶会发生消化自身组织及其他正常组织器官，产生严重后果。目前临床上常检测的指标有血、尿淀粉酶和血液胰脂肪酶。

胰腺功能

（一）淀粉酶测定

胰淀粉酶（pancreatic amylase，P-AMY）是最重要的水解碳水化合物的酶，可通过肾小球滤过，从尿液中排出。血液中淀粉酶主要来自胰腺、唾液腺。血清中淀粉酶主要有两种同工酶，来源于胰腺的淀粉酶称为 P- 同工酶，来源于唾液腺的淀粉酶称为 S- 同工酶。

【参考区间】 血清淀粉酶　30 ~ 110 U/L（干化学）；

尿淀粉酶　　　32 ~ 641U/L（干化学）

注意：淀粉酶测定方法不同，参考范围有较大差异，应使用本实验室的参考范围

【临床意义】

（1）血清淀粉酶升高：最多见于急性胰腺炎，是急性胰腺炎的重要诊断指标之一，在发病后 2 ~ 12 h 活性开始升高，12 ~ 72 h 达峰值，3 ~ 4 天后恢复正常。淀粉酶活性升高的程度不一定和胰腺损伤程度相关，但其升高的程度越大，患急性胰腺炎的可能性也越大。

（2）慢性胰腺炎时，淀粉酶活性可轻度升高。胰腺癌早期可见淀粉酶活性升高。

（3）淀粉酶活性中度或轻度升高亦可见于一些非胰腺疾病，如腮腺炎、急性腹部疾病（消化性溃疡穿孔、上腹部手术后、机械性肠梗阻、肠系膜血管病变、胆道梗阻及急性胆囊炎等）、服用镇痛剂后、酒精中毒、肾功能不全等，应加以注意。

（4）血液中淀粉酶能从肾小球滤过，故血清淀粉酶升高时，尿中淀粉酶排出量增加。巨淀粉酶血症时，血清淀粉酶升高，尿淀粉酶不增高。

（二）脂肪酶测定

脂肪酶（lipase，LPS）是一种水解长链脂肪酸甘油酯的酶，血清中的脂肪酶主要来自于胰腺。脂肪酶可由肾小球滤过，并被肾小管全部重吸收，所以尿中测不到脂肪酶活性。

【参考区间】 酶法（37℃）：23 ~ 300 U/L

【临床意义】 血清脂肪酶活性测定可用于胰腺疾病诊断，特别是在急性胰腺炎时，发病后 4 ~ 8h 内血清脂肪酶活性升高，24h 达峰值，一般持续 8 ~ 14 天。脂肪酶活性升高比淀粉酶升高的时间更早、持续时间更长、升高的程度更大。与淀粉酶同时测定，可用于鉴别诊断：在腮腺炎、巨淀粉酶血症、非胰腺炎的急腹症时，AMY 升高，LPS 不升高；急性胰腺炎时，

凡 AMY 升高的病例，LPS 均升高，而部分胰腺炎病例中 AMY 不升高的，LPS 也升高。LPS 对急性胰腺炎的诊断价值优于 AMY。

63-15
糖代谢概述

五、糖代谢的实验室检查

糖是人体生命活动所需能量的主要来源，也是人体结构物质的重要成分之一。糖代谢紊乱可引起多种疾病，如糖尿病（diabetes mellitus，DM）、低血糖症等。血糖及其他糖代谢指标的检测有重要的临床意义。

（一）血糖测定与糖尿病诊断

糖尿病诊断标准：①典型症状，随机血糖 ≥ 11.1mmol /L；②空腹血糖（FPG）≥ 7.0mmol/L；③口服糖耐量（OGTT）2h 血糖 ≥ 11.1mmol /L。以上 3 种方法可以独立诊断 DM，但需要复查。

1. 血糖测定　测定血中葡萄糖的方法有多种，早期采用氧化还原法测定，目前多采用酶法测定，包括葡萄糖氧化酶法和己糖激酶法。

【参考区间】　空腹血糖：3.6 ～ 6.1mmol /L

注意：标本长时间放置会导致标本中 Glu 降低。临床常用含氟化钠的专用真空管采集。

【临床意义】

（1）血糖增高见于：①糖尿病；②内分泌疾病：如皮质醇增多症、甲状腺功能亢进症、嗜铬细胞瘤等；③应激性高血糖；④麻醉、脱水、缺氧等；⑤高糖饮食、剧烈运动、情绪紧张等。

（2）血糖减低见于：①胰岛素过量；②肝糖原储存缺乏性疾病：如肝硬化、肝癌、重型肝炎等；③饥饿、急性酒精中毒等；④低血糖症：血糖低于参考水平下限，当血糖低于 1.7mmol/L，会严重损害中枢神经系统，出现头痛、头晕、意识模糊甚至死亡；⑤新生儿血糖远低于成人水平。

2. 口服葡萄糖耐量试验　葡萄糖耐量试验（oral glucose tolerance test，OGTT）是一种葡萄糖负荷试验，可了解机体对葡萄糖的调节能力，当怀疑糖尿病时本试验可帮助明确诊断。

试验时采空腹血后，将 75 克葡萄糖溶于 250ml 水内，在 5 分钟内饮完，并分别在 30、60、120 分钟时各取血一次，测定血、尿中葡萄糖。

【参考区间】　空腹血糖：< 6.11mmol/L；服糖后 30 ～ 60min 血糖达峰值，峰值：< 10 mmol/L；120min 时 < 7.8mmol/L；尿糖均为阴性。

【临床意义】

（1）空腹血糖 ≥ 7mmol/L（两次结果）、糖耐量试验峰值 ≥ 11.1mmol /L 时，可诊断糖尿病。

（2）空腹血糖介于 6.1 ～ 7.0mmol/L 之间，2h 血糖介于 7.8 ～ 11.1mmol/L 之间时，为糖耐量受损。

（3）糖耐量试验还受年龄、饮食、应激、药物、胃肠功能等许多因素影响，应加以注意。

（二）糖化血红蛋白测定

血红蛋白中两条 β 链 N 端的缬氨酸和葡萄糖经非酶促反应结合成糖化血红蛋白（glycohemoglobin，GHb）。血红蛋白 A_1 包括 HbA1a、HbA1b、HbA1c，HbA1c 为血红蛋白与葡萄糖结合的产物，临床上通常测定是 HbA1c。

【参考区间】　4% ～ 6%；糖尿病患者 > 6.5%

【临床意义】　血红蛋白糖基化速度主要取决于血糖浓度及血糖与 Hb 的接触时间，可以反映取血前 2 个月左右血糖的平均情况，是监测糖尿病患者血糖控制和诊断的指标之一，尤其是对一些血糖波动较大的患者更为合适。

（三）糖化血清蛋白测定

血浆蛋白（主要为白蛋白）也可与葡萄糖发生非酶促的糖基化反应形成糖化血清蛋白，由于白蛋白在血中浓度稳定，其半寿期为 19 天，故其测定可反映糖尿病患者 2 ~ 3 周内血糖的总体水平，有利于制定短期的治疗方案。

【参考区间】　11% ~ 16%（糖化白蛋白与白蛋白比值）。

【临床意义】　糖化血清白蛋白的浓度反映取血前 2 周左右血糖的平均水平，是监测糖尿病患者血糖控制的指标之一，尤其适合糖尿病住院期间治疗效果的评价。

（四）血清胰岛素与 C 肽测定

胰岛素是由胰岛 B 细胞产生和分泌的一种蛋白质。B 细胞合成的无活性的单链胰岛素原，胰岛素原经蛋白水解酶作用生成等分子的胰岛素和 C 肽释放入血。胰岛素分泌入血后其生物活性很快被肝降解。C 肽无胰岛素生物活性，半寿期比胰岛素长，反映胰岛素的分泌量。采用免疫学法测定。

【参考区间】　胰岛素：空腹 10 ~ 20U/ml，服糖后 30 ~ 60mim，可升高 5 ~ 10 倍。2h 降至空腹水平。C 肽：空腹 0.3 ~ 0.6nmol/L，服糖后 30 ~ 60mim，可升高 3 ~ 4 倍，3h 降至空腹水平。

【临床意义】　血清胰岛素和 C 肽水平测定有助于了解 B 细胞功能和指导治疗。

糖尿病相关抗体测定

六、血清脂质和脂蛋白检查

血清脂质包括游离胆固醇（free cholesterol，FC）、胆固醇酯（cholesterol ester，CE）、甘油三酯（triglyceride，triacylglycerol，TG）、磷脂（phospholipid，PL）、游离脂肪酸（free fatty acid，FFA）等，其中，FC 和 CE 称为总胆固醇。血脂测定的主要目的是了解脂质代谢情况，预防动脉粥样硬化的发生发展。

脂类物质概述

（一）血清脂质测定

1. 血清总胆固醇测定　胆固醇（cholesterol，CHO）是类固醇中的一种。血浆胆固醇包括胆固醇酯和游离胆固醇两种，前者约占 70%，后者占 30%。血浆胆固醇主要存在 LDL 中，其次为 HDL 和 VLDL，CM 中含量最少。胆固醇的主要功能有：①是所有细胞膜和亚细胞器膜上的重要组成成分。②是胆汁酸、类固醇激素的前体等。

【参考区间】　合适范围：2.8 ~ 5.2mmol/L（2000mg/L）以下

边缘升高：5.23 ~ 5.69mmol/L（2010 ~ 2190mg/L）

升高：　　　5.72mmol/L（2200mg/L）以上

【临床意义】

（1）胆固醇升高：胆固醇是动脉粥样硬化的重要危险因素之一，高胆固醇血症易引起动脉粥样硬化性心、脑血管疾病，如冠心病、心肌梗死、脑卒中等。

（2）胆固醇降低：见于各种脂蛋白缺陷状态、肝硬化、恶性肿瘤、营养吸收不良、巨幼细胞性贫血等。此外，女性月经期也可降低。

（3）对已经诊断冠心病的患者，要求血清胆固醇控制在 4.2mmol/L 以下。

2. 血清甘油三酯测定　甘油三酯（triglyceride，TG）属中性脂肪。饮食中脂肪被消化吸收后，以 TG 形式形成 CM 循环于血液中，CM 中 80% 以上为 TG。血中 CM 的半寿期仅为 10 ~ 15 分钟，正常人空腹血中几乎没有 CM。

【参考区间】　合适范围：1.7mmol/L（1500mg/L）以下

【临床意义】

（1）TG 升高：现认为 TG 也是冠心病发病的一个危险因素，当其升高时应该给予饮食控制或药物治疗。其升高可见于各种高脂蛋白血症、糖尿病、痛风、梗阻性黄疸、甲状腺功能低下、胰腺炎等。

（2）TG降低：见于低脂蛋白血症、营养吸收不良、甲状腺功能亢进、甲状旁腺功能亢进、过度饥饿、运动等。

（二）血清脂蛋白测定

1. 血清高密度脂蛋白胆固醇测定 高密度脂蛋白（HDL）是体积最小的脂蛋白，和其他脂蛋白相比，HDL含蛋白量最大（>50%），其主要的载脂蛋白为ApoAⅠ、AⅡ及少量的ApoC、E；磷脂是其主要的脂质，还有少量胆固醇、胆固醇酯和甘油三酯。HDL具有减少血浆游离胆固醇的浓度，降低组织胆固醇沉积的作用，限制动脉粥样硬化的发生、发展，起到抗动脉粥样硬化的作用。故血浆中HDL和动脉粥样硬化的发生呈负相关。临床用HDL-C来估计HDL水平。

【参考区间】 0.91～1.56mmol/L

【临床意义】 HDL-C值低的个体患冠心病的危险性增加；HDL-C水平高者，患冠心病的可能性小。对冠心病患者要求治疗目标为HDL-C水平大于1.00mmol/L。

2. 血清低密度脂蛋白胆固醇测定 低密度脂蛋白（LDL）含有的主要载脂蛋白为ApoB100（约占蛋白的95%）。LDL富含胆固醇，正常人空腹时血浆中胆固醇的2/3是和LDL结合的，其余的则由VLDL携带。LDL是发生动脉粥样硬化重要的危险因素之一。测定LDL中胆固醇量表示LDL水平。

【参考区间】 合适范围：<3.10mmol/L（1200mg/L）

边缘升高：3.13～3.59mmol/L（1210～1390mg/L）

升高： >3.62mmol/L（1400mg/L）

【临床意义】 LDL常用于判断是否存在患冠心病的危险性。对冠心病患者要求治疗目标为LDL-C水平小于2.60mmol/L。

3. 血清脂蛋白（a）测定 脂蛋白（a）[lipoprotein（a），Lp（a）]是脂蛋白中特殊的一种，其载脂蛋白由ApoB100：Apo（a）=1：1以单个双硫键相连。Apo（a）和纤溶酶原有同源性，竞争性结合纤维蛋白，延缓纤维蛋白的溶解，增加动脉粥样硬化和动脉血栓形成的危险性。

【参考区间】 0～300mg/L

【临床意义】 Lp（a）浓度明显升高是冠心病的一个独立危险因素。其浓度随年龄的增加而增加。

（三）血清载脂蛋白的测定

1. 血清载脂蛋白AI测定 载脂蛋白A（apolipoprotein A，ApoA）有ApoAⅠ、AⅡ、AⅣ三种。ApoAⅠ和ApoAⅡ主要分布在HDL中，是HDL的主要载脂蛋白。

【参考区间】 男性：1.11～1.72g/L；女性：1.2～1.9g/L

【临床意义】

ApoAⅠ和其他危险因素一起用于评价冠心病的危险性，临床意义与HDL相同。

2. 血清载脂蛋白B测定 载脂蛋白B（apolipoprotein B，ApoB）有ApoB48和ApoB100两种，前者主要存在于乳糜微粒中，后者存在于LDL中。ApoB100是LDL含量最高的蛋白质，90%以上的ApoB100是在LDL中，其余的在VLDL中，实验室通常测定ApoB100。

【参考区间】 男性：0.75～1.55g/L 女性：0.8～1.55g/L

【临床意义】 ApoB用作评价冠心病的一个危险因素指标。对一些遗传性脂蛋白异常血症，如无β-脂蛋白血症、低β-脂蛋白血症等，ApoB具有诊断意义。与LDL临床意义相同。

3. 其他载脂蛋白测定 也可测定载脂蛋白AII、CII、CIII、E等，但其临床价值尚需进一步明确。

61-18
高脂血症

01-19
水电解质平衡概述

七、水、电解质、酸碱平衡的实验室检查

人体细胞进行的一切生理活动都离不开内环境的稳定，机体内环境包括各种缓冲体系、水、电解质和 pH 的动态平衡。

（一）血清电解质测定

临床上常用静脉血清（浆）测定电解质，也有采用全血标本进行床旁检测（POCT）。需要注意不同类型的标本测定电解质时，其参考范围存在差异，血浆钾浓度低于血清钾、全血钾浓度 0.2 ~ 0.5mmol/L。

1. 血钾测定　血浆钾主要分布在红细胞内，红细胞内钾浓度约是血浆钾的 30 倍。血钾对调节水与电解质、渗透压与酸碱平衡，维持神经肌肉的应激性、心肌活动都有重要生理意义。

注意：标本采集时避免溶血，因红细胞破坏后钾从细胞内逸出，可引起血钾显著的假性升高。血浆钾比血清钾低。标本 25℃存放 1.5h，血钾会增高 0.2mmol/L；4℃存放 5h，血钾会增高 2mmol/L；标本 37℃孵育，血钾会降低。

【参考区间】　3.5 ~ 5.5mmol/L

【临床意义】

（1）低钾血症见于钾摄入不足、钾排出过度（严重腹泻、呕吐、肠瘘、利尿剂）以及细胞外钾进入细胞内（输注胰岛素、代碱）。

（2）高钾血症见于钾摄入过多、钾排泄障碍（少尿或无尿）以及细胞内钾转移到血浆（大面积烧伤、严重溶血、挤压综合征、代酸）等。

2. 血钠测定　血浆钠离子含量较红细胞高 10 倍，是血浆中含量最多的阳离子。血钠对保持血液容量、调节酸碱平衡、维持血浆正常晶体渗透压有重要意义。

【参考区间】　135 ~ 145mmol/L

【临床意义】

（1）低钠血症：①肾性原因：肾功能损害时因渗透性利尿、肾上腺功能低下及急、慢性肾衰竭等引起低钠血症。②非肾性原因：如呕吐、腹泻、肠瘘、大量出汗和烧伤等，除丢失钠外，还伴有不同比例水的丢失。

（2）高钠血症：水丢失大于钠丢失可见于尿崩症、水样泻、出汗过多等。糖尿病患者由于水随糖以糖尿形式排出体外可造成高钠血症。

3. 血氯测定　血浆中氯离子浓度高于红细胞内的浓度，氯离子是血浆内主要的阴离子，在调节酸碱平衡、渗透压及水、电解质平衡及胃液中胃酸的生成方面有重要意义。

【参考区间】　96 ~ 106mmol/L

【临床意义】

（1）低氯血症见于：①摄入不足：如饥饿、营养不良等。②呕吐、使用大剂量利尿剂导致丢失过多。③酸中毒时氯向细胞内转移。④肾上腺皮质功能减退。

（2）高氯血症见于：①低蛋白血症。②腹泻、呕吐、大量出汗等。③呼吸性碱中毒。④肾上腺皮质功能亢进。⑤摄入过多。

4. 血钙测定　人体总钙约 99% 以上以磷酸钙的形式存在于骨骼，血液中钙含量不到总钙的 1%。血清钙包括离子钙和结合钙，各占 50%。钙离子在调节神经肌肉的兴奋性、激活 ATP 及参与凝血过程等方面起了重要作用。

【参考区间】　总钙 2.25 ~ 2.75mmol/L

【临床意义】

（1）低钙血症：见于①摄入不足和吸收不良：如慢性脂肪性腹泻、小肠吸收不良综合征、维生素 D 缺乏症及甲状旁腺功能减退症等。②妊娠后期及哺乳期妇女需钙量增加。③肾疾病：

如急、慢性肾衰竭及肾性佝偻病、肾病综合征、肾小管酸中毒等。④坏死性胰腺炎。

（2）高钙血症：见于①摄入钙过多。②甲状旁腺功能亢进。③服用维生素 D 过多。④多发性骨髓瘤、转移性骨癌等骨溶解增加。

5. 血磷测定　血液中的磷主要有两种形式：有机磷和无机磷。血清无机磷含量与血钙有一定关系，两者浓度的乘积为一常数（以 mg/L 浓度计算，乘积等于 40）。磷参与机体糖、脂类及氨基酸的代谢，是骨盐的主要成分，也是转运能量的物质，磷酸盐是调节酸碱平衡的重要缓冲体系之一。

血中钙、磷浓度受甲状旁腺激素（parathyroid hormone PTH）、1, 25-（OH）$_2$ 维生素 D$_3$、降钙素（calcitonin，CT）的调节，PTH 可以增加溶骨，升高血钙和降低血磷；1, 25-（OH）$_2$ 维生素 D$_3$ 促进钙离子的重吸收，具有升高血钙和血磷的作用；CT 具有抑制骨质溶解，降低血钙和血磷的作用。

【参考区间】成人 0.97 ~ 1.61mmol/L；儿童 1.29 ~ 1.94mmol/L

注意：陈旧性血标本中血磷假性升高。

【临床意义】

（1）低磷血症：见于①饥饿或恶病质、吸收不良综合征、呕吐、腹泻、长期应用含铝的制酸剂等引起磷的摄入不足和吸收减少。②静脉注射葡萄糖、胰岛素及碱中毒、妊娠等引起磷转移入细胞内。③血液透析、肾小管酸中毒、急性痛风等致磷的丢失过多。④其他：如酒精中毒、糖尿病酮症酸中毒、维生素 D 缺乏症等。

（2）高磷血症：见于甲状旁腺功能减退症、维生素 D 过多症、Addison 病、肢端肥大症、多发性骨髓瘤等。

6. 血镁测定　镁离子主要存在于细胞内，红细胞中镁离子含量高于血清。血清镁有 3 种存在形式：游离镁（55%），与碳酸、磷酸、枸橼酸结合的镁盐（15%）以及与蛋白结合的镁（30%）。前二者具有生理活性。钙、镁的生理功能相似。临床上，低钙伴随有低镁血症。

【参考区间】

成人 0.74 ~ 1.0mmol/L，男性高于女性。

注意：标本应避免溶血，如发生溶血会导致结果假性偏高。

【临床意义】

（1）血清镁降低：见于①镁摄入不足，禁食、呕吐、慢性腹泻。②尿镁排出过多，肾功能不全、服用利尿剂。③甲状旁腺功能亢进、原发性醛固酮增多症、糖尿病酸中毒等。

（2）血清镁增多：见于①肾功能不全少尿期。②甲状旁腺功能减退症。③ Addison 病。④多发性骨髓瘤。⑤镁制剂用量过多。

（二）血气分析

血气分析（analysis of blood gas）是了解人体内环境状态的重要方法之一。对诊断呼吸功能和代谢紊乱具有重要价值。目前血气分析普遍应用于危重患者的抢救、各种疾病引起的急性和慢性呼吸功能衰竭的诊断和治疗、心肺复苏、体外循环监测等。血气分析主要项目包括血液的 pH、PO$_2$、PCO$_2$ 及计算得到的 TCO$_2$、AB、BE 等项目参数。

血气分析标本采集的要求：①动脉采血法：皮肤消毒后，穿刺股动脉、肱动脉或桡动脉，取 2ml 动脉血，不能有气泡。抽出后用小橡皮封针头，隔绝空气。将注射器放在手中双手来回搓动，立即送检。②耳垂或手指部位采血：婴儿取足跟、大趾或头皮，局部应先用热毛巾敷或轻轻按摩，使毛细血管血充分动脉化。若局部循环不好、局部水肿及休克等情况下，所取血液不能代表动脉血。③若不能在 15 分钟内完成检测，就必须放入冰水中保存，减少糖酵解和氧消耗。注意切勿用冰块，以避免红细胞破坏而溶血。④标本必须用肝素抗凝全血；⑤标本测定前必须密封。⑥容器洁净。

血气分析概述

1. **血液 pH（酸碱度）** 血液中的 pH 代表血液的酸碱度，是氢离子浓度的负对数：pH=-lg[H+]。健康人血液的 pH 相对恒定，其变化取决于动脉血中 $[HCO_3^-]/[H_2CO_3]$ 缓冲体系，此体系的比值为 20 : 1，当 $[HCO_3^-]$ 或 $[H_2CO_3]$ 发生改变时影响血液的 pH，二者成比例变化时，若比值不变则血液的 pH 不变。$[HCO_3^-]/[H_2CO_3]$ 比值是呼吸和代谢因素共同作用的结果。血液的 pH 可以判断酸血症或碱血症，但不能判断是呼吸性或代谢性因素，血液的 pH 正常也不能排除机体酸碱紊乱。健康人动脉血液的 pH 7.38 ～ 7.44，pH < 7.35 为酸血症，pH > 7.45 为碱血症。

2. **二氧化碳总量（T-CO$_2$）** T-CO$_2$ 是指血浆中各种形式的 CO_2 的总和，包括 HCO_3^-（95%）、少量物理溶解的 CO_2 和极少量其他形式存在的 CO_2。受呼吸和代谢两个因素的影响，主要反映代谢因素的影响。正常人动脉血中 T-CO$_2$ 的参考范围为：24 ～ 32mmol/L。

3. **碳酸氢盐（HCO$_3^-$）** HCO_3^- 是体内主要的碱储备成分，对酸有较强缓冲能力，反映代谢性因素，是判断酸碱平衡的主要指标。实际碳酸氢盐（AB）是血中 HCO_3^- 的真实含量；标准碳酸氢盐（SB）是在标准条件下 [37℃，SaO$_2$ 为 100%，P CO$_2$ 为 40mmHg（5.32kPa）]，测定的血中 HCO_3^- 的含量。AB 或 SB 的参考范围：22 ～ 27mmol/L。SB 排除了呼吸因素的影响。当 AB=SB，属于正常时，判断为酸碱平衡；AB=SB < 22 mmol/L，代谢性酸中毒未代偿；AB=SB > 27，代谢性碱中毒未代偿；AB > SB，为呼吸性酸中毒或代碱，提示 CO_2 潴留，通气不足；AB < SB，为呼吸性碱中毒或代酸，提示 CO_2 排出过多，通气过度。

4. **缓冲碱（buffer base，BB）** 全血中起缓冲作用阴离子的总和，包括 HCO_3^-、Pr$^-$、Hb$^-$等。参考范围：45 ～ 54mmol/L。当 BB 降低，反映代谢性酸中毒或呼吸性碱中毒；BB 升高，反映代谢性碱中毒或呼吸性酸中毒。

5. **剩余碱（base Excess，BE）** 在标准条件下 [37℃，SaO$_2$ 为 100%，PCO$_2$ 为 40mmHg（5.32kPa）] 将 1L 血液滴定到 pH7.4 所需的酸量或碱量，血液偏碱性时，用酸滴定，BE 为正值；血液偏酸性时，用碱滴定，BE 为负值，表示碱不足。参考范围：-3 ～ +3 mmol/L。BE 大于 3 mmol/L，代谢性碱中毒；BE 小于 -3 mmol/L，代谢性酸中毒。

6. **动脉二氧化碳分压（PaCO$_2$）** PaCO$_2$ 指血液中溶解的 CO_2 产生的压力，PaCO$_2$ 随肺通气量的变化而变化，通气量增加，PaCO$_2$ 下降；通气量减少，PaCO$_2$ 升高。PaCO$_2$ 参考范围：成人为 35 ～ 45mmHg（4.76 ～ 5.89kPa）；婴儿为 27 ～ 41mmHg（3.5 ～ 5.5kPa）。当 PaCO$_2$ > 50mmHg（6.65kPa），表明呼吸衰竭；PaCO$_2$ > 70 ～ 80mmHg（9.31 ～ 10.64kPa），可引起肺性脑病。PaCO$_2$ < 35mmHg（4.76kPa），见于通气过度，呼吸性碱中毒。

7. **动脉氧分压（PaO$_2$）** PaO$_2$ 指血液中溶解 O$_2$ 产生的压力，PaO$_2$ 升高，有利 HbO$_2$ 的生成，PaO$_2$ 降低，有利 HbO$_2$ 的解离。动脉 PaO$_2$ 参考范围：95 ～ 100mmHg(12.64 ～ 13.3kPa)。当 PaO$_2$ < 70 ～ 80mmHg（9.31 ～ 10.64kPa），表明轻度缺氧；PaO$_2$ < < 60 ～ 70mmHg（8.0 ～ 9.33kPa），表明中度缺氧；PaO$_2$ < 60mmHg（8.0kPa），表明重度缺氧；PaO$_2$ < 55mmHg（7.32kPa），提示呼吸衰竭；PaO$_2$ < 30mmHg（4.0kPa），有生命危险。

8. **动脉氧饱和度（SaO$_2$）** SaO$_2$ 指血液中实际含氧量与氧容量的比值，参考范围：95% ～ 98%，它反映了 Hb 结合氧的能力，与 PaO$_2$ 有关，SaO$_2$ 与 PaO$_2$ 的关系曲线称氧离曲线，氧离曲线呈 S 型。

八、内分泌激素的实验室检查

内分泌（endocrine）是机体特定的腺体或细胞合成具有生物活性的物质并经血液循环到达靶细胞，发挥调节系统、器官、细胞代谢的功能。内分泌细胞合成并分泌的具有生物活性的物质称为激素（hormone）。人体内分泌腺体包括有垂体、甲状腺、胰腺、肾上腺、性腺等，在胃肠道、心肌、神经等组织器官中存在内分泌细胞。内分泌系统和神经系统相互作用，共同调节机体的新陈代谢、内环境稳定以及生殖、生长、发育等基本生理过程。内分泌功能的实验室检查对内分泌疾病的诊断、治疗有重要意义。

体内激素的合成与分泌受神经系统的支配，其复杂而精细的调节机制以反馈调节为主要方式，即下丘脑 - 垂体 - 内分泌腺 / 内分泌细胞 - 激素的调节轴。

（一）甲状腺功能检查

甲状腺激素受下丘脑 - 垂体 - 甲状腺轴调节，甲状腺激素的分泌受腺垂体分泌的促甲状腺激素（thyroid-stimulating hormone，TSH）调节，TSH 受下丘脑分泌的促甲状腺激素释放激素（thyrotropin releasing hormone，TRH）调节，甲状腺激素对 TRH 具有负反馈调节作用。

甲状腺激素的生理功能包括促进生长、发育和组织分化，促进糖、脂、蛋白质的氧化分解，提高机体的基础代谢率，增大耗氧和产热效应。

1. 血清总 T4（tT4）和总 T3（tT3）测定 血清中 99% 的 T4 和 T3 为与 TBG 结合的结合型。临床测定血清 tT4 和 tT3 采用放免法、荧光免疫法和发光免疫法测定。近年来，临床不再建议使用总 T4、总 T3 作为判断甲状腺功能的指标。

【参考区间】 与年龄相关，成人 tT4：77 ~ 142nmol/L；tT3：1.4 ~ 2.2nmol/L。

【临床意义】 血清总 T4 增高见于甲状腺功能亢进症和 TBG 增高；减低见于甲状腺功能减退症、TBG 减少，服用糖皮质激素、水杨酸、苯妥英钠等药物时，血清 tT4 也降低。血清总 T3 增高见于甲状腺功能亢进症、T3 型甲状腺功能亢进症和 TBG 增高，诊断灵敏度较 tT4 高；降低见于低 T3 综合征。

2. 血清游离 T4（fT4）和游离 T3（fT3）测定 血清游离 T4 和游离 T3 能真实反映甲状腺功能状况，对甲状腺功能紊乱的诊断有重要价值。采用免疫学方法测定。

【参考区间】 与年龄相关，成人 fT4：10 ~ 23 pmol/L；fT3：5.4 ~ 8.8pmol/L。

【临床意义】 fT4 降低可诊断甲状腺功能减退症，fT3 增高可诊断甲状腺功能亢进症，对诊断甲状腺功能紊乱灵敏可靠。与 TSH 同时测定，价值更大。

3. 血清 TSH 测定 TSH 为腺垂体合成分泌的糖蛋白，有 α、β 两个亚基组成，β 亚基为功能亚基，α 亚基与绒毛膜促性腺激素（hCG）、黄体生成素（LH）、卵胞刺激素（FSH）同源。在反映甲状腺功能紊乱方面，血清 TSH 较甲状腺激素较 T3、T4 更为敏感。目前国际上推荐血清 TSH 作为甲状腺紊乱的首选筛查指标。

【参考区间】 成人 0.4 ~ 5.0mIU/L。

【临床意义】 因甲状腺病变所致的原发性甲状腺功能亢进，T4 和 T3 增高，TSH 降低；因下丘脑或垂体病变所致的继发性甲状腺功能亢进，T4 和 T3 增高，TSH 同时增高。原发性甲状腺功能减退症时，T4、T3 降低，TSH 却增高；继发性甲状腺功能减退症时，T4、T3 降低，TSH 也降低。长期服用含碘药物、居住缺碘地区、Addison 病时，血清 TSH 增高。

4. 甲状腺自身抗体测定 甲状腺功能紊乱是自身免疫性疾病，患者体内有多种针对甲状腺自身的抗体，主要包括 TSH 受体抗体（thyrotropin-receptor antibodies，TRAb），具有长效 TSH 样的作用，在 95% 的 Graves 患者中能检出。抗甲状腺过氧化物酶抗体（anti ~ thyroid peroxidase antibody，TPOAb）是甲状腺激素合成关键酶过氧化物酶的自身抗体；抗甲状腺球蛋白抗体（anti-thyroglobulin antibody，TGAb）是甲状腺滤胞中甲状腺球蛋白的自身抗体；甲状腺激素抗体（throid hormone autoantibody，THAb），存在于血清中，干扰 T3、T4 的测定，患者临床表现为甲状腺功能减退症，但血清 TSH 和 T3、T4 都升高。

（二）肾上腺功能检查

肾上腺是位于肾上方的三角形腺体，是由中心部的髓质核和周边部的皮质组成，肾上腺皮质和髓质各自独立，分泌化学结构、性质、生理作用都完全不同的激素。

1. 肾上腺皮质功能检查 主要用于诊断肾上腺皮质功能紊乱表现皮质醇增多症（又称

G1-21
甲状腺概述

G1-22
肾上腺功能

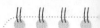

Cushing 病）和肾上腺皮质功能减退症（又称 Addison 病）。

（1）皮质醇测定：主要测定血液和尿液标本中的皮质醇。血液皮质醇反映肾上腺皮质激素分泌情况，尿液皮质醇主要反映血液中有活性的游离皮质醇水平。测定方法有荧光光度法、高效液相色谱法（HPLC）、免疫学法等。

【参考区间】

早晨 8AM ~ 10AM：165.5 ~ 441.6 nmol/L（60 ~ 160μg/L）

午夜：　　　　　55.2 ~ 165.6 nmol/L（20 ~ 60μg/L）；峰谷比 > 2。

24h 尿液：　　　55 ~ 248nmol/24h（20 ~ 90μg/24h）

【临床意义】　血浆总皮质醇增高见于 Cushing 病、肾上腺肿瘤、垂体肿瘤、长期应激状态、长期服用糖皮质激素；降低见于 Addison 病、垂体功能减退。地塞米松抑制试验时，血浆皮质醇降低 50%。

（2）促肾上腺皮质激素（ACTH）测定：血浆 ACTH 是腺垂体分泌的多肽激素，与皮质醇具有相同的生理昼夜变化。在皮质功能紊乱时，ACTH 和皮质醇的昼夜变化分泌节律消失。

【参考区间】

早晨 8AM ~ 10AM：2.2 ~ 12pmol/L

午夜：　　　　　< 2.2 pmol/L

【临床意义】　午夜血浆 ACTH 增高见于下丘脑、垂体性皮质醇增多症；早晨血浆 ACTH 降低于下丘脑、垂体性皮质醇减退症、原发性皮质醇增多症。二者均存在昼夜节律消失的情况。

（3）尿液 17- 羟皮质类固醇和 17- 酮类固醇测定：尿液中类固醇激素的代谢产物主要分为 17- 羟皮质类固醇（17-hydroxycorti ~ costeroids，17-OHCS）和 17- 酮类固醇（17-kesteroid，17-KS）。17-OHCS 主要是皮质醇的代谢产物，主要反映肾上腺的皮质功能；17-KS 主要是肾上腺皮质和男性睾丸分泌的雄性激素（睾酮、异雄酮、脱氢异雄酮）的代谢产物，男性尿液中的 17-KS 1/3 来自睾丸，2/3 来自肾上腺皮质，女性全部来自肾上腺皮质。尿液中 17-OHCS、17-KS 采用比色法测定。

留取 24h 尿液标本时，要求患者禁食水果、茶、有色蔬菜以及含有 Vc、咖啡因等。

【参考区间】

17-OHCS：儿童：2.8 ~ 15.5μmol/24h

　　　　　成人：男性 8.33 ~ 27.6μmol/24h

　　　　　　　　女性：5.5 ~ 22.1μmol/24h

17-KS：　男性：28.5 ~ 47.2 nmol/24h

　　　　　女性：20.8 ~ 34.7 nmol/24h

【临床意义】　尿液 17-OHCS 主要反映肾上腺皮质功能，17-KS 反映睾丸和肾上腺皮质功能。当皮质功能亢进时，如 Cushing 病、肾上腺皮质肿瘤、甲状腺功能亢进症、肥胖等，尿液 17-OHCS、17-KS 增高，睾丸间质细胞瘤时，17-KS 增高；当皮质功能减退时，如 Addison 病、腺垂体功能低下、肾上腺切除术后、甲状腺功能减退症等，尿液 17-OHCS、17-KS 减低，睾丸功能减退时，17-KS 减低。

2. 肾上腺髓质功能检查　儿茶酚胺代谢异常的主要疾病是嗜铬细胞瘤（pheochromocytoma）。嗜铬细胞瘤主要发生在肾上腺髓质，细胞内含嗜铬颗粒，为良性肿瘤。但是，嗜铬细胞瘤分泌大量儿茶酚胺，导致患者血压异常增高，表现为阵发性、持续性高血压。

（1）肾上腺素 E 和去甲肾上腺素（NE）测定：采用高灵敏 HPLC- 电化学检测法、荧光法定量测定。

【参考区间】

血液：E：0.615 ~ 3.24nmol/L；NE：109 ~ 437nmol/L。

24h 尿液：E：0.05 ~ 20μg/24h；NE：14 ~ 80μg/24h。

【临床意义】　嗜铬细胞瘤时，二者血液浓度及尿液排出量增多。

（2）尿液 VMA 测定：E、NE 的代谢产物是 3- 甲氧 -4- 羟苦杏仁酸，又称香草扁桃酸（vanillymandelic acid，VMA），采用化学法测定。

【参考区间】　VMA：2 ~ 7mg/24h。

【临床意义】　尿 VMA 增高见于嗜铬细胞瘤、交感神经母细胞瘤等。

（三）性激素测定

性激素（sex hormone）可分为雄性激素（adrogen）和雌性激素（estrogen），后者包括雌激素（esteogen）和孕激素（progesterone）。性激素少量在肾上腺皮质分泌外，男性主要在睾丸产生，女性在非妊娠期主要由卵巢产生，妊娠期在胎盘产生。雄性激素主要为睾酮（testostreone）及少量脱氢异雄酮（dehydroepiandrosterone，DHEA）和雄烯二酮（androsterone）。雌激素主要为雌二醇（estradiol，E_2）及少量雌三醇（estriol，E_3）和雌酮（estrone），孕激素即孕酮（progesterone）。雄性激素的主要生理功能是诱导男性生殖器官分化及发育，参与男性性功能及第二特征的出现和维持；雌性激素的主要生理功能是促进女性生殖器官形成和发育、第二特征的出现和维持，雌激素和孕酮协同作用形成月经周期。

1．血清睾酮测定　血清睾酮存在昼夜节律，清晨 8 时睾酮水平达峰值。血清中游离睾酮仅占总睾酮的 2%，为生理活性部分。实验室采用免疫化学发光方法测定。

【参考范围】　成年男性：3.0 ~ 10.0 μg/L；成年女性：0.2 ~ 0.8μg/L

【临床意义】　男性：睾丸生精功能衰竭，少精症患者睾酮降低；女性：多毛症与男性化患者以及肾上腺肿瘤患者，血清睾酮大于 2.0μg/L。

2．血清雌二醇测定　女性雌二醇主要来源于卵巢和胎盘，是生理活性最强的雌激素。血清雌二醇随女性月经周期呈现周期性变化。

【参考区间】

青春期前：≤ 40 ng/L

排卵女性：　卵泡期：40 ~ 500 ng/L

黄体期：120 ~ 500 ng/L

绝经期：< 30 ng/L

成年男性：< 40 ng/L

【临床意义】　月经周期变化规律为月经期最低，卵泡期间逐渐增高，在排卵前 12 ~ 36 小时达到卵泡期峰值；黄体期间，在排卵后 1 周内降低，一周后逐渐增高在月经前达峰值（未受孕时）；孕妇血清雌二醇继续升高，较排卵期增高 10 ~ 20 倍。雌二醇增高见于女性性早熟、男性乳房发育；血清雌二醇 < 30 ng/L 的女性会发生青春期延迟、闭经等。

3．血清孕酮测定　孕酮主要由月经后期黄体和妊娠胎盘产生。血清孕酮随女性月经周期呈现周期性变化。

【参考区间】　卵泡期：0.2 ~ 0.9 μg/L；黄体期：3.0 ~ 35.0 μg/L；绝经期：< 0.3 μg/L；妊娠期：20 ~ 400 μg/L。

【临床意义】　月经周期变化规律为卵泡期处于较低水平，排卵后快速升高并维持到月经前（未受孕时）；孕妇血清孕酮继续升高，第 7 周主要由胎盘。黄体期血清孕酮大于 3.0μg/L 表明排卵；妊娠期大于 25μg/L 表明正常怀孕，可排除异位妊娠，≤ 5μg/L 提示死胎。

G1-23

下丘脑 - 垂体激素测定

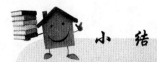

小　结

1. 临床生物化学检查主要包括心肌损伤、肝疾病、肾疾病、胰腺疾病、糖、脂类、电解质与酸碱平衡和内分泌激素等的实验室检查。应掌握相应检查项目标本采集的基本要求及常见异常的临床意义。

2. 心肌损伤检查：①心肌酶学检查：包括 CK、LD、AST 测定。②cTnI、cTnT、肌红蛋白（Mb）测定。

3. 肝疾病实验室检查：①血清酶学检查：包括 ALT、AST、ALP、GGT、PCHE、AFU 检测等。②蛋白代谢检查：包括血清总蛋白、白蛋白、前白蛋白测定；血清蛋白电泳；血氨测定等。③胆红素代谢检查：包括血清总胆红素、直接胆红素和间接胆红素测定。

4. 肾疾病的实验室检查：包括肾小球滤过功能检查、肾功能受损的早期实验室指标以及肾小管功能检查等。

5. 胰腺疾病的实验室检查：包括淀粉酶（AMY）测定及脂肪酶（LPS）测定。

6. 糖代谢的实验室检查：包括血糖测定、口服葡萄糖耐量试验、糖化血红蛋白（GHb）测定、糖化血清蛋白测定、血清胰岛素与 C 肽测定等。

7. 血清脂质和脂蛋白检查：包括血清脂质测定、血清脂蛋白测定、血清载脂蛋白测定。

8. 水、电解质及酸碱平衡的实验室检查：是了解机体内环境状态的重要方法，应掌握相关指标的参考范围及常见异常的临床意义。

9. 内分泌激素的实验室检查：对内分泌疾病的诊断与治疗等有重要意义。常用的检查有：甲状腺功能检查、肾上腺功能检查、性激素测定以及下丘脑-垂体激素测定等。

思 考 题

1. 阐述急性心肌梗死患者诊断治疗时实验室标志物的变化特点是什么？
2. 肝细胞受损时，血清蛋白质、血清酶、胆红素的代谢有哪些变化？
3. 急、慢性肾衰竭的实验室指标变化特点是什么？
4. 代谢综合征指什么？临床治疗的目标是什么？
5. Graves 病的实验室检测指标有哪些特点？
6. 水、电解质紊乱时实验室检测指标的变化规律是什么？

（李振荣）

01-24

参考答案

第七节 临床常用免疫学检查

案例 1-4-6

患者，女性，56岁，1年前面部出现红斑，日晒后加重，伴发热、关节疼痛。半年前患者自觉日晒后症状较前加重，面部红斑呈现蝶状、红褐色。1个月前全身关节疼痛明显加重伴乏力、口腔糜烂，为进一步诊治收入院。

实验室检查：抗核抗体均质型 1 : 160、抗双链 DNA 抗体阳性、补体 C3 0.45g/L、蛋白尿（++）。

问题与思考：

1. 该患者最可能的诊断是什么？

2. 病情活动时免疫学检测项目的结果会出现什么异常？

3. 进一步诊断还需进行哪些免疫学检测？

一、免疫球蛋白测定

免疫球蛋白（immunoglobulin, Ig）是指在抗原刺激下，B淋巴细胞分化成浆细胞合成并分泌的具有抗体活性的蛋白质。免疫球蛋白主要存在于血液和体液中，称分泌型Ig；少部分存在于B细胞膜上，称膜型Ig。根据其重链不同可以分为IgG、IgA、IgM、IgD和IgE五类。血清中五类Ig的含量不同，其中IgG占血液中Ig总量的75%，IgA含量仅次于IgG，占血液中Ig总量的10%~15%，IgM占血液中Ig总量的10%，IgD含量很低，占血液中Ig总量的1%以下，IgE含量最低，占血液中Ig总量不到0.001%。其中IgG、IgA、IgM测定方法主要为免疫浊度法，IgE的测定方法为放射免疫法、化学发光免疫分析法、酶免疫分析法、乳胶颗粒免疫浊度法等，IgD的测定方法主要为放射免疫法和乳胶颗粒免疫浊度法等。采用浊度法测定的项目要求空腹采集血液样本，否则会影响结果检测。

（一）IgG、IgA 和 IgM

【参考区间】 IgG 7.0 ~ 16.0 g/L；IgA 0.70 ~ 5.0 g/L；IgM 0.40 ~ 2.8 g/L

【临床意义】

（1）低 Ig 血症：

1）先天性低 Ig 血症：主要见于体液免疫缺陷和联合免疫缺陷病，可以三种免疫球蛋白均低，也可以其中一种或两种降低。其中缺乏IgA的患者易患呼吸道反复感染，缺乏IgG的患者易发生化脓性感染，缺乏IgM的患者易发生革兰阴性菌引起的败血症。

2）获得性低 Ig 血症：主要见于大量蛋白质丢失的疾病，如剥脱性皮炎、肠淋巴管扩张症、肾病综合征等；淋巴系统肿瘤，如淋巴肉瘤、霍奇金病、中毒性骨髓疾病等。

（2）高 Ig 血症：

1）多克隆性 Ig 增高：慢性细菌感染，如慢性骨髓炎、慢性支气管炎、慢性肺脓肿、肺结核；慢性肝疾病，如慢性活动性肝炎、隐匿性肝硬化、原发性胆汁性肝硬化；自身免疫性疾病，如 SLE 以 IgG、IgA 或 IgG、IgM 升高多见、类风湿关节炎以 IgM 升高为主。

2）单克隆 Ig 增高：主要见于浆细胞恶性增殖性疾病如多发性骨髓瘤、巨球蛋白血症、淋巴瘤、重链病、轻链病等。

（二）IgD

【参考区间】0.003 ～ 0.030g/L

【临床意义】IgD 的生物学功能尚不明确

（1）IgD 水平升高主要见于妊娠末期，IgD 型多发性骨髓瘤、甲状腺炎和大量吸烟者。

（2）IgD 水平降低主要见于原发性无丙种球蛋白血症、矽肺、细胞毒药物治疗后。

（三）IgE

【参考区间】ELISA 方法：男性 31 ～ 5500μg/L 或 631±128IU/ml

女性 31 ～ 2000μg/L 或 337±60IU/ml

电化学发光法： ＜ 100IU/ml（成年人）

【临床意义】

（1）IgE 水平升高：见于超敏反应性疾病、寄生虫感染、IgE 型多发性骨髓瘤、急性或慢性肝炎、获得性免疫缺陷综合征（AIDS）、伴血小板减少和湿疹的免疫缺陷病（Wiscott-Aidrich 综合征）、非霍奇金淋巴瘤、高 IgE 综合征、支气管肺曲霉病、系统性红斑狼疮、类风湿关节炎等风湿免疫性疾病。

（2）IgE 水平减低：主要见于原发性无丙种球蛋白血症、肿瘤及化疗后患者。

二、血清补体测定

补体是一组存在于人和脊椎动物新鲜血清及组织液中不耐热、经活化后具有酶样活性的糖蛋白。它包括约 40 种可溶性蛋白及膜结合蛋白，亦称为补体系统。按其生物学功能分成三类：第一类为参与补体级联反应的各种固有成分，包括 C1、C2、C3、C4、C5、C6、C7、C8、C9 等；第二类为参与补体活化的调节蛋白，包括血浆中的备解素、C1 抑制物（C1INH）、H 因子等；第三类为补体受体，如 CR1、CR2、CR3、CR4、CR5 等。补体约占血清总蛋白的 5% ～ 6%，C3 含量最高，其次为 C4，最低的是 D 因子。常用的补体测定试验有血清中补体总活性（CH50）的测定，主要采用溶血法（该方法基本被淘汰）或脂质体免疫检测法；补体 C3、C4 含量的测定主要采用免疫比浊法。

（一）**补体总活性（CH50）测定**

【参考区间】50 ～ 100IU/ml（溶血法）；23 ～ 46IU/ml（脂质体免疫检测法）

【临床意义】主要反映补体 C1 ～ C9 经经典途径活化的活性。补体在不同的自身免疫病可表现不同的变化，补体检测可用于自身免疫病的诊断，也可作为某些疾病活动的参考指标。

（1）总补体活性升高：主要见于急性炎症、心肌梗死、甲状腺炎、大叶性肺炎、糖尿病、妊娠等。

（2）总补体活性降低：主要见于细菌感染，特别是革兰阴性菌感染时；严重肝病或营养不良时由于蛋白质合成障碍也会引起血清补体水平下降。

（二）**补体 C3 和 C4 测定**

【参考区间】C3：0.79 ～ 1.52g/L；C4：0.16 ～ 0.38 g/L

【临床意义】

（1）补体 C3 和 C4 的升高：主要见于全身性感染、风湿热、皮肌炎、瑞氏综合征、心肌梗死、严重创伤以及妊娠。属于急性反应蛋白，对疾病的诊断无特异性。

（2）补体 C3 和 C4 的降低：见于活动性免疫复合物性疾病，如狼疮性肾炎、慢性活动性肝炎、系统性红斑狼疮、类风湿性关节炎等，还可见于遗传性 C3、C4 缺陷病。

三、感染性疾病免疫学检查

(一)甲型肝炎病毒抗体检测

甲型肝炎病毒（HAV）是甲型病毒性肝炎的病原体，主要经粪-口途径传播。人体感染HAV后，首先出现IgM类抗体，于发病后2~3周达高峰，1~2个月后迅速下降，3个月后基本消失。是急性HAV感染或者复发的可靠指标。HAV的IgG类抗体一般于感染后4周出现，24周达高峰，可维持多年，甚至终生。

【参考区间】阴性

【临床意义】IgM型抗体是甲肝病毒急性感染早期诊断的主要标志物，可作为临床确诊依据；IgG型抗体作为既往感染的标志主要用于流行病学调查。

(二)乙型肝炎病毒标志物检测

乙型肝炎病毒（HBV）感染引起的乙型病毒性肝炎是目前病毒性肝炎中对人类健康危害最为严重的一种肝炎。急性和慢性乙型肝炎患者及血液中HBsAg阳性无症状的携带者的血液、唾液、精液和阴道分泌物等均含有HBV而具有传染性。目前检测的HBV特异性血清标志物主要有HBsAg、抗HBs、HBeAg、抗HBe、抗HBc-IgM和抗HBc-IgG，常用的检测方法包括ELISA方法、化学发光法和金标法等。

1.乙型肝炎病毒表面抗原（HBsAg）

【参考区间】阴性

【临床意义】急性乙肝潜伏期后期或HBsAg携带者。亚型的检查有助于流行病学调查。

2.乙型肝炎病毒表面抗体（抗–HBs）测定

【参考区间】阴性

【临床意义】乙型肝炎恢复或痊愈的标志，注射疫苗后出现意味着免疫成功。

3.乙型肝炎病毒e抗原（HBeAg）测定

【参考区间】阴性

【临床意义】阳性代表病毒的复制，可作为HBV传染性的标志。

4.乙型肝炎病毒e抗体（抗–HBe）测定

【参考区间】阴性

【临床意义】①HBeAg消失和抗-HBe的出现提示肝炎病情好转，但不能作为无传染性的标志。②持续抗-HBe阳性可能是慢性迁延和恶性变化的信号。

5.乙型肝炎病毒核心抗体（抗–HBc）测定

【参考区间】阴性

【临床意义】

（1）抗HBc-IgM阳性提示近期感染HBV，是HBV复制和传染性强的重要血清标志物。慢性活动性肝炎时，抗HBc-IgM可持续低滴度阳性。

（2）抗HBc-IgG是感染过HBV的标志。对机体无保护作用，阳性可持续数十年甚至终身。可以经输血或胎盘被动获得抗HBc-IgG（表1-4-5）。

(三)丙型肝炎病毒抗体检测

丙型肝炎病毒（HCV）是含脂类蛋白包膜的单股正链RNA病毒，主要经血液和血液制品传播，其导致的肝炎为丙型肝炎，是常见的慢性进行性肝炎，部分患者可转化为原发性肝癌。主要检测方法有ELISA方法、化学发光法和电化学发光法等。抗-HCV的确诊试验是重组免疫印迹试验（RIBA），目前尚未用于临床常规检测。

表1-4-5 HBV血清学标志物的临床意义

| NO. | HBsAg | 抗 HBs | HBeAg | 抗 HBe | 抗 -HBc || 临床意义 |
					IgM	IgG	
1	+	-	-	-	-	-	急性乙肝潜伏期后期、携带者
2	+	-	+	-	-	-	急性乙肝早期或潜伏期
3	+	-	+	-	+	-	急性乙肝早期
4	+	-	±	-	+	+	急性乙肝后期
5	+	-	±	-	±	-	急性或慢性乙肝，有 HBV 复制
6	+	-	+	-	±	±	急性或慢性乙肝
7	+	-	-	+	±	+	急性期或无症状携带者、HBeAg 阴性慢性乙肝
8	+	-	-	+	-	-	慢性乙肝、无或低度 HBV 复制
9	-	+	-	-	-	+	乙肝恢复期、既往感染、隐匿性慢性乙肝
10	-	+	-	-	-	-	接种过乙肝疫苗

【参考区间】阴性

【临床意义】 诊断慢性丙型肝炎、丙型肝炎亚临床型或隐性感染者、肝硬化的辅助指标；献血员筛选。

（四）人类获得性免疫缺陷病毒抗体

获得性免疫缺陷综合征即艾滋病，它是一种严重的细胞免疫缺陷性疾病，其病原体是人获得性免疫缺陷病毒（human immunodeficiency virus，HIV），属于逆转录病毒，基因为单链 RNA，可分为 HIV-1、HIV-2 型。该病毒主要通过性接触、血液和母婴垂直传播。目前常用的筛选试验方法是乳胶颗粒凝集试验、ELISA 方法、化学发光或电化学发光法等，确证试验方法是免疫印迹法。

【参考区间】阴性

【临床意义】主要用于 HIV 感染的辅助诊断。但对于抗 -HIV 阳性的母亲所生婴儿，如 18 个月内检测该抗体阳性不能诊断为 HIV 感染，需用 HIV 核酸检测或 18 个月后的血清抗体检测来判断。

（五）梅毒血清学检查

梅毒属于一种性传播疾病，病原体为苍白密螺旋体（TP）苍白亚种，又称梅毒螺旋体。梅毒螺旋体只感染人类，主要通过性接触直接传染，接吻、手术、哺乳、输血、接触污染物也可被传染。人感染梅毒螺旋体后，可产生多种抗体，主要有 IgM 和 IgG 类两种特异性抗体。另外，还会有一种非特异性抗体（又称反应素）的产生，反应素是由螺旋体破坏的组织细胞所释放的类脂样物质以及螺旋体自身的类脂和脂蛋白刺激机体产生的 IgM 和 IgG 类抗体。特异性抗体和非特异性抗体检测方法，见表 1-4-6。

1. **快速血浆反应素试验**（rapid plasma reagin test，RPR） 梅毒螺旋体在破坏组织时，放出一种抗原性心磷脂，它能刺激机体产生反应素，这种反应素与从牛心提取的心磷脂在体外能发生抗原抗体反应，该方法检测的为非特异性梅毒螺旋体抗体。

【参考区间】阴性

【临床意义】RPR 是非特异的定性试验，某些麻风、疟疾、病毒性肝炎患者等，血清 RPR 试验可出现假阳性，故阳性结果者需进一步做确证试验。

表1-4-6　梅毒螺旋体特异性和非特异性抗体检测试验方法

梅毒螺旋体非特异性抗体检测	梅毒螺旋体特异性抗体检测
快速血浆反应素试验（RPR）	梅毒螺旋体颗粒凝集试验（TPPA）
灭活血清反应素试验（USR）	梅毒螺旋体血球凝集试验（TPHA）
甲苯胺红不加热血清试验（TRUST）	梅毒酶联免疫吸附试验（TP-ELISA）
性病研究实验室试验（VDRL）	梅毒免疫层析法 - 梅毒快速检测（TP-RT）
	荧光梅毒螺旋体抗体吸收试验（FTA-ABS）
	（电）化学发光免疫测定试验（CLIA）
	梅毒 IgM 抗体检测（TP-IgM）
	梅毒螺旋体蛋白印迹试验（TP-WB）

2. 梅毒螺旋体特异性抗体　苍白密螺旋体血凝试验（treponemal pallidum hemagglutination assay，TPHA）用活的或死的梅毒螺旋体包被红细胞作抗原，检测患者血清中的抗梅毒螺旋体抗体，抗原与抗体结合，出现红细胞凝集。检测的是梅毒特异性 IgG 抗体。

【参考区间】阴性

【临床意义】见表 1-4-7。

表1-4-7　梅毒螺旋体特异性和非特异性抗体检测结果的意义

梅毒螺旋体非特异性抗体检测	梅毒螺旋体特异性抗体检测	结果解释
阳性	阳性	梅毒的现症感染
阳性	阴性	假阳性
阴性	阳性	既往感染或极早期梅毒
阴性	阴性	排除梅毒螺旋体感染

梅毒的检测策略

（六）TORCH 血清学检查

"TORCH"一词是由多种引起宫内感染的微生物英文词的第一个字母组成，T 是弓形虫（toxoplasma）；O 是其他微生物（others），包括乙肝病毒、柯萨奇病毒、梅毒螺旋体等；R 是风疹病毒（rubella virus）；C 是巨细胞病毒（cytomegalovirus）；H 是单纯疱疹病毒（herpes simplex virus）。目前检测方法主要为 ELISA 方法、化学发光法等，可以分别检测 IgM 和 IgG 抗体。鉴于技术原因和生物学的交叉反应，对于任何一项阳性结果的解释应结合临床综合判断，不能仅以此结果作为终止妊娠的依据。

1. 弓形虫抗体　刚地弓形虫（toxoplasma gondii）属于孢子原虫纲。弓形虫病是由于弓形虫寄生于人体所引起的一种人畜共患的寄生原虫病。人类可通过食入含有弓形虫（包囊）而未充分加热的肉类、蛋类食品，误食被猫粪便中卵囊污染的食物，以及输血等多种途径感染。弓形虫感染一般分为先天性感染与后天获得性感染两类，以前者危害性较大。

【参考区间】阴性。

【临床意义】

（1）孕妇感染弓形虫后可垂直传播给胎儿。胎儿在 3 个月以内感染弓形虫后，多流产、死产，幸存者表现为智力低下。胎儿 4 ～ 6 个月受感染，多出现死胎、早产或严重脑、眼疾病。胎儿 7 ～ 9 个月受感染，出生数月或数年后出现畸形，如心脏畸形、耳聋、弱智等。

（2）如妊娠前弓形虫抗体 IgG 阳性，能有效保护妊娠期再次感染弓形虫，但不能作为早期诊断。

2. 风疹病毒抗体　风疹病毒（rubella virus）属披膜病毒科风疹病毒属，外形为不规则球形，直径 50 ~ 70nm。病毒核酸为单股正链 RNA。风疹病毒可由感染者的分泌物经呼吸道传播给易感人群。病毒可通过胎盘感染胎儿。人体感染风疹病毒后能产生特异性抗体，获得终身免疫力。

【参考区间】阴性

【临床意义】

（1）妇女妊娠期感染风疹病毒后，病毒可通过胎盘感染胎儿各个脏器，胚胎器官分化前期受风疹病毒发生畸形。

（2）先天性风疹综合征（congenital rubella syndrome，CRS）：胎儿感染风疹病毒后可在宫内死亡、流产、早产，也可发生先天性畸形，轻者表现为胎儿发育迟缓，重者可出现多脏器先天性畸形，常见有白内障、视网膜病、青光眼、神经性耳聋、先天性心脏病、精神运动性障碍、血小板减少性紫癜、智力迟钝及小头畸形等。

3. 巨细胞病毒抗体　人巨细胞病毒（cytomegalovirus，CMV）属疱疹病毒科，为双链 DNA 病毒。人类对 CMV 普遍易感，初次感染多在 2 岁以下，常为隐性感染，但可长期带毒成为潜伏感染。CMV 可通过多种途径传播，如性接触、血液传播、母婴传播等，另外进行器官移植也可传播 CMV。

【参考区间】　阴性

【临床意义】　先天性 CMV 感染的婴儿中，仅 10% 有明显症状，可出现迟发性中枢神经系统精神障碍、听觉损伤、小头畸形、脑积水、脑瘫痪等症状，造成死胎或流产。90% 以上的婴儿出生时可以完全没有症状，数年后，出现耳聋、智力迟钝等症状。

4. 单纯疱疹病毒抗体　单纯疱疹病毒（herpes simplex virus，HSV）为球形，是一种双链 DNA 病毒，分为 HSV-1、HSV-2 两个亚型。HSV-2 主要引起泌尿生殖系统的感染，母婴间 HSV 感染途径有两条：宫内和产道感染。

【参考区间】　阴性。

【临床意义】　HSV 造成胎儿损害主要是生殖道疱疹，国内孕妇患生殖道疱疹者少见。

四、自身免疫性疾病实验室检查

（一）类风湿因子测定

类风湿因子（rheumatoid factor，RF）是变性 IgG 刺激机体产生的一种自身抗体，主要为 IgM 型，也可见 IgG 和 IgA 型。RF 主要存在于类风湿性关节炎患者的血清及关节液中。检测方法主要有胶乳凝集试验、免疫比浊法和酶联免疫吸附试验（ELISA）等。

【参考区间】　< 20IU/ml

【临床意义】

1. 类风湿性关节炎（RA）　患者阳性率约 80%，动态观察可作为病变活动性及药物治疗的疗效评价。RF 阴性不能排除 RA 诊断。

2. 其他结缔组织性疾病　如干燥综合征、混合性结缔组织病、系统性红斑狼疮、硬皮病、多发性肌炎等也可检出低浓度 RF。

3. 其他疾病　冷球蛋白血症、慢性活动性肝炎、亚急性细菌性心内膜炎、各种微生物感染（细菌、病毒、真菌、螺旋体、寄生虫）等均可出现 RA 的轻度升高。

（二）抗核抗体测定

抗核抗体（antinuclear antibody，ANA）是指抗细胞所有成分的抗体的总称。抗核抗体狭义的概念是指抗细胞核成分的抗体。广义的抗核抗体包括抗脱氧核糖核酸抗体和抗可提取性核抗原抗体等。抗核抗体主要存在于血清中，也可存在于其他体液，如滑膜液、胸腔积液和尿液中。

1. 抗核抗体　应用间接免疫荧光法作为总的抗核抗体的筛选试验。

【参考区间】　＜ 1 ∶ 100 阴性

【临床意义】　现已证实抗核抗体对很多自身免疫性疾病有诊断价值。抗核抗体阳性（高滴度）标志了自身免疫性疾病的可能性，抗核抗体的检测对风湿性疾病的诊断和鉴别具有重要意义。

2. 抗双链脱氧核糖核酸抗体　抗脱氧核糖核酸抗体（anti-DNA antibody，抗 DNA）分为两大类：①抗天然 DNA 抗体（nDNA），或称抗双链 DNA（dsDNA）抗体；②抗变性 DNA 抗体，或称抗单链 DNA（ssDNA）抗体。抗 ssDNA 抗体可见于多种疾病中，也可见于药物性狼疮，特异性较差。所以目前临床主要检测抗双链 DNA 抗体。一般采用间接免疫荧光法、ELISA 方法等进行检测。

【参考区间】　＜ 1 ∶ 10 阴性

【临床意义】　抗 dsDNA 抗体对 SLE 有较高的特异性，70% ～ 90% 的活动期 SLE 患者该抗体阳性。

3. 抗可提取性核抗原（ENA）抗体　ENA 多从动物的胸腺中提取，ENA 不含 DNA，对核糖核酸酶敏感。ENA 抗体可分为十几种，主要有抗核糖核蛋白抗体（nRNP）、抗 Sm 抗体、抗 SS-A 抗体、抗 SS-B 抗体、SCl-70 和 Jo-1 抗体等。目前多采用斑点法、印迹法或 ELISA 方法进行检测。

【参考区间】　阴性

【临床意义】

（1）抗 nRNP 抗体：多见于混合性结缔组织病。

（2）抗 Sm 抗体：抗 Sm 抗体是 SLE 的特异性标志之一，但阳性率较低，若与抗 dsDNA 抗体同时检测，可提高 SLE 的诊断率。

（3）抗 SS-A 抗体：SS-A 为干燥综合征（SS）的 A 抗原，抗 SS-A 抗体主要见于 SS，也可见于其他自身免疫性疾病，如 SLE 中。

（4）抗 SS-B 抗体：SS-B 为 SS 的 B 抗原，13% 的 SLE 及 30% 的 SS 患者有抗 SS-B 抗体。

（5）抗 Scl-70 抗体：见于 25% ～ 75% 的进行性系统性硬化症（播散性）患者。

（6）抗 Jo-1 抗体：在多肌炎中的阳性率为 25% ～ 35%。常与合并肺间质纤维化相关。

五、肿瘤标志物检测

肿瘤标志物（tumor marker）是指肿瘤发生和增殖过程中，由肿瘤细胞合成、释放或由宿主对肿瘤细胞反应而产生的一类物质。肿瘤标志物主要用于肿瘤高危人群或者中老年人的筛查，由于其非特异性的特点不宜用作常规体检项目。临床上可能更多地用于疗效监测、预后判断和复发转移监测。检测的主要方法有化学发光免疫分析、电化学发光免疫分析、ELISA 方法等。

常见肿瘤标志物的
分类

（一）癌胚抗原

癌胚抗原（carcinoembryonic antigen，CEA）是一种多糖蛋白复合物，50% ～ 60% 为碳水化合物，45% 为蛋白质。正常情况下，CEA 是由胎儿胃肠道上皮组织、胰和肝的细胞合成。妊娠前 6 个月内 CEA 含量高，出生后血中含量极低。

【参考区间】　＜ 5 ng/ml

【临床意义】　CEA 属于广谱的肿瘤标志物。常见于肺癌、大肠癌、胰腺癌、胃癌、乳腺癌、甲状腺髓样癌等。值得注意的是 CEA 结果的影响因素如下：吸烟者假阳性较多，妊娠期妇女和心血管疾病、糖尿病、非特异性结肠炎等疾病患者中约有 15% ~ 53% 的血清 CEA 也会升高。

（二）甲胎蛋白

甲胎蛋白（alpha-fetoprotein，AFP）是胎儿发育早期的一种糖蛋白，主要由肝合成，4%为碳水化合物。胎儿出生后，AFP 的合成很快受到抑制，6 个月至 1 岁时，血中 AFP 逐渐降至正常成人水平。当肝细胞或生殖腺胚胎组织发生恶性病变时，有关基因重新被激活，使原来已丧失合成 AFP 能力的细胞又重新有合成能力，导致血中 AFP 含量明显增高。

【参考区间】 ＜ 20 ng/ml

【临床意义】

（1）主要相关肿瘤：肝细胞癌和生殖细胞癌。

（2）其他相关肿瘤：胚胎细胞癌、卵巢畸胎瘤、胃癌、胆道癌、胰腺癌等。

（3）影响因素：良性疾病包括肝炎、肝硬化、肠炎以及遗传性酪氨酸血症等会升高；妊娠时也可升高（妊娠 3 个月后开始升高，7 ~ 8 个月达高峰，分娩后 3 周恢复正常）。

（三）糖链抗原 125

糖链抗原 125（carbohydrate antigen 125，CA125）是一种糖蛋白，主要存在于胚胎发育中的体腔上皮细胞中，出生后消失。

【参考区间】 ＜ 35U / ml

【临床意义】

（1）主要相关肿瘤：卵巢癌。

（2）其他相关肿瘤：肺癌、胰腺癌、乳腺癌、肝癌、胃肠道恶性肿瘤、子宫癌。

（3）影响因素：女性盆腔炎、子宫内膜异位、行经期、卵巢囊肿、子宫肌瘤、慢性肝炎、胰腺炎、胆囊炎、肺炎等会升高。

（四）糖链抗原 15-3

糖链抗原 15-3（carbohydrate antigen 15-3，CA15-3）是一种糖蛋白，存在于乳腺、肺、卵巢、胰腺等恶性的或正常的上皮细胞膜上。

【参考区间】 ＜ 25U / ml

【临床意义】

1．主要相关肿瘤：乳腺癌的首选标志物。

2．其他相关肿瘤：肺癌、卵巢癌、肺腺癌、结直肠癌等均可增高。

3．影响因素：良性乳腺疾患、子宫内膜异位、卵巢囊肿等患者的血清 CA15-3 也可超过正常值。

（五）糖链抗原 19-9

糖链抗原 19-9（carbohydrate antigen 19-9，CA19-9）是一种与胰腺癌、胆囊癌、结肠癌、胃癌相关的肿瘤标志物。胚胎期间胎儿的胰腺、胆囊、肝、肠等组织也存在该抗原，但正常人体组织中含量甚微。

【参考区间】 ＜ 37 IU /ml

【临床意义】

（1）主要相关肿瘤：胰腺癌、胆管癌、结直肠癌。

（2）其他相关肿瘤：肝癌、胆囊癌、胆管癌等。

（3）影响因素：很多消化系统的良性疾病患者中也有升高，据报道有近 10% 的胰腺炎患者血清 CA19-9 有中等度升高。

（六）神经元特异烯醇化酶

烯醇化酶（α- 磷酸 -D- 甘油酸水解酶，EC4.2.1.1.11）是一种糖酵解酶。由 α、β、γ

三种亚基以二聚体的形式组成五种同工酶（γγ、αγ、αα、ββ、αβ）。其中γγ型特异地存在于神经元和神经内分泌细胞的胞质中，称为神经元特异烯醇化酶（neuron specific enolase，NSE）。

【参考区间】 ＜ 15.2 ng/ml

【临床意义】

（1）主要相关肿瘤：小细胞肺癌。

（2）其他相关肿瘤：肺腺癌、大细胞肺癌、神经系统癌。

（3）影响因素：脑梗死、脑出血、颅脑损伤、老年痴呆等均可导致 NSE 升高。

（七）前列腺特异性抗原

前列腺特异性抗原（prostate specific antigen，PSA）是一种由前列腺分泌的单链糖蛋白，存在于前列腺管的上皮细胞中。PSA 在体内以两种形式存在：游离的 PSA（f-PSA）和结合的 PSA（c-PSA）。临床测定的主要是总 PSA（t-PSA）和 f-PSA，计算二者的比值。

【参考区间】 t-PSA ＜ 4 ng/ml；f-PSA ＜ 1 ng/ml；f-PSA/t-PSA ＞ 0.25

【临床意义】

（1）一般用二者的比值来诊断前列腺癌，＜ 0.1 为前列腺癌；0.1 ～ 0.25 为恶性病变与良性病变重叠区；＞ 0.25 为良性病变。

（2）主要相关肿瘤：前列腺癌。

（3）其他相关肿瘤：某些妇科肿瘤，如乳腺癌。

（4）影响因素：PSA 检测应在前列腺按摩后 1 周，直肠指诊、膀胱镜检查、导尿等操作 48 小时后，前列腺穿刺 1 个月后进行。PSA 检测时应无前列腺炎、尿潴留等疾病。溶血、脂血标本避免使用。

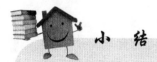

小 结

1. 免疫球蛋白测定：① IgG、IgA、IgM 测定；② IgD 测定；③ IgE 测定。

2. 血清补体测定：主要有 CH50 测定、C3 和 C4 测定。可用于自身免疫病的诊断，也可作为某些疾病活动的参考指标。

3. 感染性疾病免疫学检查：① HAV 抗体检测；② HBV 标志物检测；③ HCV 抗体检测；④ HIV 抗体检测；⑤梅毒血清学检查；⑥ TORCH 血清学检查。

4. 自身免疫性疾病的实验室检查：①类风湿因子（RF）测定；②抗核抗体测定。

5. 肿瘤标志物检测：主要有 CEA、AFP、CA125、CA15-3、CA19-9、NSE）、PSA 等。

思 考 题

1. 出现单克隆免疫球蛋白增高的疾病有哪些？

2. 血清补体检测的临床意义。

3. 抗核抗体的种类有哪些？它们在系统性红斑狼疮诊断中的价值如何？

4. 乙肝五项检测的临床意义。

5. 肿瘤标志物检测的临床意义是什么？

（崔丽艳）

第八节 临床微生物学检查

案例 1-4-7

患者，男性，40 岁，持续高热 5 日，疑为败血症，需抽取静脉血液进行细菌培养。

问题与思考：

如何为该患者进行血液标本的采集？应注意哪些问题？

微生物（microorganisms）是广泛存在于自然界中的一群体积微小、结构简单、肉眼不能直接看到，必须借助显微镜放大数百倍、数千倍甚至数万倍才能观察到的微小生物的总称，包括病毒、细菌、螺旋体、立克次体、衣原体、支原体、放线菌、真菌及寄生虫等。快速、准确地从感染性疾病患者体内检出病原微生物，对疾病诊断、指导治疗和控制感染扩散等均具有重要意义。

一、标本采集与处理

正确的标本采集、储存与运送是保证临床微生物学检查结果准确、可靠的重要因素。采集标本前必须考虑选择标本的种类和采集部位，采集时间一般在应用抗微生物药物之前，对已用抗微生物药物而不能中止的患者，应在血药浓度最低时或下次用药前采集。标本采集过程中应在无菌操作、防止污染的原则下进行。标本应留置于无菌、有螺纹盖的容器内，不能接触消毒剂和抗微生物药物等。标本采集后应尽快送到实验室。所有标本都应按有潜在病原菌予以处理，于采集、包装和送检过程中必须注意生物安全，对具有高度危险性的标本，如 HBV 感染患者标本、HIV 感染患者标本等，要有明显标识。标本用后均要做消毒处理，盛标本的容器要消毒处理或焚烧。

（一）血液标本

正常人的血液是无菌的，疑为菌血症、败血症和脓毒血症的患者，一般在发热初期或发热高峰期采集血液标本，如已用抗菌药物治疗，则在下次用药前采集。采样时，严格遵守无菌操作（用聚维酮碘（碘伏）、乙醇充分消毒），防止被皮肤表面正常菌群污染。成人每次采血 20 ~ 30ml，有氧和无氧瓶每瓶各 10 ~ 15ml；新生儿每瓶 1 ~ 2ml。骨髓标本可抽取 1 ~ 2ml 注入血培养瓶。24h 采血 3 次，并在不同部位采集，可提高血培养阳性检出率。

（二）尿液标本

正常情况下，由肾生成的原尿是无菌的，但终尿流经尿道及尿道口排出时会被尿道及尿道口的正常菌群污染，故采集尿液时更应注意无菌操作。女性患者可用肥皂水或聚维酮碘清洗外阴，再收集中段尿约 10 ~ 20ml，男性患者清洗阴茎头后留取中段尿标本。对于厌氧菌的培养，可采用膀胱穿刺法收集、无菌厌氧瓶运送。排尿困难者可导尿，但应避免多次导尿所致尿路感染。尿液中不要加入防腐剂。排出尿液后应在 2h 内接种完毕，夏季保存时间应缩短或冷藏保存。

（三）粪便标本

正常人粪便中含有大量细菌，粪便检查要在混有大量正常肠道菌的情况下选出病原菌，作

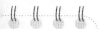

为检验的最低要求必须检出志贺菌和沙门菌，流行季节应增加霍乱弧菌的检查。取含脓、血或黏液的粪便或水样粪便 1 ～ 2ml 于有螺纹盖的无菌清洁容器中送检。不能混入污染物，如尿液、消毒剂、自来水等。排便困难者或婴幼儿可用直肠拭子采样，拭子应保持湿润，采样前可将拭子用无菌水浸润。

（四）呼吸道标本

鼻咽拭子、痰、通过气管收集的标本可作为呼吸道标本。鼻咽拭子和鼻咽洗液可供鼻病毒、呼吸道合胞病毒、肺炎衣原体等病原学诊断。痰是气管、支气管和肺泡产生的分泌物，在医护人员指导下留取，采集标本前应用清水漱口或用牙刷清洁口腔，然后用力咳出呼吸道深部的痰，若患者咳痰困难，可短时间抬高床脚，并吸入温热低张盐水雾化液，刺激下呼吸道，使痰液易于排出。对于小儿患者，可用弯压舌板向后压舌，将拭子伸入咽部，小儿经压舌刺激咳痰时，可将肺部或气管内的分泌物喷于拭子上。痰标本中鳞状上皮细胞＜ 10 个 / 低倍镜视野、白细胞＞ 25 个 / 低倍镜视野为合格标本。

（五）脑脊液及其他无菌体液标本

正常人脑脊液是无菌的，当病原体通过血 - 脑脊液屏障进入中枢神经系统可引起感染，以细菌、真菌和病毒感染常见。引起脑膜炎的病原体，如脑膜炎奈瑟菌、肺炎链球菌、流感嗜血杆菌等抵抗力弱，不耐冷、容易死亡，采集的脑脊液应保温立即送检或床旁接种。

其他无菌部位的体液指除血液和脑脊液以外部位的体液，如胸腔积液、腹腔积液、关节腔液、心包积液等，可用注射器抽取。由于这些部位的微生物数量少而液体量大，应采集较大量标本送检，可提高阳性检出率。所有标本都可以注入血培养瓶后送检。

（六）生殖道标本

根据不同疾病的特征及检验项目采集不同标本，如性传播性疾病患者常留取尿道口分泌物、阴道宫颈口分泌物、外阴糜烂病灶处分泌物及前列腺液等。对生殖道疱疹感染的患者常穿刺抽取疱疹液作为检验标本。盆腔脓肿患者可于直肠子宫凹陷处经穿刺抽取脓液送检。

（七）创伤、组织、脓肿标本

采集部位应首先清除污物，以碘酒、乙醇消毒皮肤，防止皮肤表面污染菌混入标本影响检验结果。开放脓肿患者，如有可能应尽量抽吸脓肿物送检，或用拭子深入损伤部位并旋转抹取脓肿壁。封闭脓肿患者，则以无菌干燥注射器穿刺抽取。疑为厌氧菌感染者，取脓液后立即排净注射器内空气，将针头插入一橡胶塞中，否则标本接触空气可导致厌氧菌死亡，降低检出率。

二、临床微生物学检查方法及耐药性检测

（一）病原学检查方法

1. 直接显微镜检查　病原体的直接显微镜检查是病原体检验中非常重要的方法之一，无菌体液的直接镜检对病原体诊断有一定意义，对正常菌群寄居腔道的分泌物涂片镜检可提示进一步检查的步骤、方法、分离鉴定病原体所需培养基等。不染色标本通常用于观察细菌形态、动力及运动状况。染色标本在显微镜下可清楚地观察细菌的形态和特殊结构，并可根据染色反应性对细菌加以分类鉴定。

2. 病原体特异性抗原检测　用已知抗体检测病原体抗原成分，包括免疫荧光技术、酶免疫技术、化学发光技术、胶乳凝集试验等。无菌体液标本中检测出特异性病原体抗原具有诊断价值。存在多种正常寄居微生物的标本可因交叉抗原存在而不能肯定诊断。

3. 病原体核酸检测　临床常用聚合酶链反应（PCR）、核酸探针杂交技术、实时荧光定量PCR 技术，可在短时间内对标本中微生物的基因进行扩增，具有很高的敏感性和特异性，应用于多种病原体的快速检测，特别适用于目前尚不能分离培养或很难分离培养的微生物，如结核分枝杆菌。

4．**病原体分离培养和鉴定**　根据待检标本的性质、培养目的和所用培养基的种类采用不同的接种方法，获得纯培养菌落后，根据菌落的大小、形状、气味，在血平板上的溶血特征做出初步判断，然后进行生化试验、血清学试验等进行鉴定。

5．**血清学试验**　人体感染病原体后经过一定时间产生特异性抗体，用已知病原体抗原检测患者血清中相应抗体来诊断感染性疾病，不仅可用于现症诊断，还是疾病追溯性调查的一种方法。

（二）病原体耐药性检测

常用的检查细菌是否对药物耐药的方法是药物敏感试验，特殊耐药菌株的检测还可以使用酶检测试验、基因检测等方法。

1．**药物敏感试验**

（1）微量稀释法：用 M-H 液体培养基在试管或微量塑料板的小孔中将抗菌药物倍比稀释，然后接种一定浓度的待测菌株，以无细菌生长的最低药物浓度为该药物对待检菌的最低抑菌浓度（minimal inhibitory concentration，MIC）。

（2）纸片扩散法（也称为 K-B 法）：其原理为将含有一定量抗菌药物的纸片平贴在已经接种被测细菌的琼脂培养基上，纸片中的抗菌药物溶解于培养基内，并向四周呈球面扩散，抗菌药物在琼脂中的浓度随离开纸片的距离增大而降低。含菌琼脂经孵育后细菌开始生长。在琼脂内的药物浓度高于该药对待检细菌的最低抑菌浓度（MIC）处，细菌的生长受到抑制；低于MIC处有细菌生长，两者的交界处形成抑菌环。可以通过测量抑菌环的直径间接判断菌株对相应药物的敏感性。通常以"敏感""中度敏感""耐药"解释和报告药物敏感试验的结果。敏感是指被测菌株能被测定药物常规剂量给药后在体内达到的血药浓度所抑制或杀灭；中度敏感是指被测菌株能被测定药物大剂量给药后在体内达到的血药浓度所抑制；耐药是指被测菌株不能被在体内感染部位可能达到的抗菌药物浓度所抑制。

2．**其他耐药性检测**　包括耐甲氧西林葡萄球菌的筛选测定、氨基糖苷类抗生素高耐药性肠球菌筛选测定、耐青霉素肺炎链球菌的筛选测定、β- 内酰胺酶检测、超广谱 β- 内酰胺酶检测、病原体耐药基因检测等。

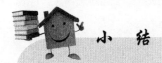

小　结

1．微生物学检查对感染性疾病的诊断、治疗以及控制感染扩散等均具有重要意义。

2．标本采集与处理：为保证检查结果的准确、可靠，应做到：①选择适宜的标本种类及采集部位；②采集时间：尽量在使用抗微生物药物之前采集，或在血药浓度最低时；③根据不同的标本种类选择适宜的采集方法，严格无菌操作；④标本应留置于无菌、有螺纹盖的容器内，不能接触消毒剂和抗微生物药物等；⑤尽快送检。此外，在标本采集、储存与运送过程中，要做好生物安全防护措施。

3．微生物检查的标本种类：血液、尿液、粪便、呼吸道分泌物、脑脊液及其他浆膜腔积液、生殖道分泌物、创伤及脓肿等部位的标本等。

4．病原学检查方法：包括直接显微镜检查、特异性抗原检测、病原体核酸检测、分离培养、血清学试验等。

5．耐药性检测：①药物敏感试验：根据抑菌环直径间接判断菌株对相应药物的敏感性，通常以"敏感""中度敏感""耐药"来加以描述。②必要时，可进行酶检测试验、基因检测试验等。

思 考 题

1. 临床微生物学检查标本采集与处理的原则是什么？

2. 请以无菌体液（如血液标本）和有菌排泄物（如粪便标本）举例说明标本采集的具体要求。

（王小林）

第五章　心电图检查

学习目标

通过本章学习，学生应能够：

◎ **识记**

1. 复述心电图机各导联的连接方法。
2. 描述正常心电图各波段的命名、波形特点及正常值。
3. 描述临床常见异常心电图的图形特征。

◎ **理解**

1. 解释心电图产生的原理、心肌梗死的心电图演变特点；
2. 解释心电图、心电监护的临床应用价值。

◎ **应用**

1. 正确进行心电图操作；
2. 对正常心电图及常见异常心电图进行正确判读。

1903 年 Einthoven 发明了心电图（electrocardiogram，ECG），一直使用至今。医学技术的进步使其得到了快速发展，其应用的内容、范围不断扩大，是心血管疾病病情观察和诊断的重要方法之一，有着其他方法无可替代的作用。掌握心电图检查的基本知识，具备心电图操作技能和常见异常心电图的识图能力对提高护理质量具有重要意义。

案例 1-5-1

请看下面这张心电图。

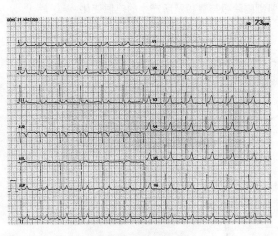

图 1-5-1　心电图示例

问题与思考：

1. 你知道心电图是怎么形成的吗？
2. 这份心电图是正常的吗？
3. 其上面的字母都是什么含义？
4. 对于一份心电图应该如何进行识别与分析？

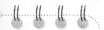

第一节　心电图的基本知识

一、心电图产生原理

心脏机械收缩之前，均会产生电激动，电激动产生的微小电流可经人体组织传导到体表。心电图是利用心电图机从体表将心脏每一心动周期所产生的电活动放大并描记成的曲线图形。

（一）心肌细胞的除极与复极

心电图是反映整个心脏电激动综合过程，其基础是单个心肌细胞的电激动，电激动过程分为极化（polarization）、除极（depolarization）和复极（repolarization）三个阶段（图1-5-2）。

1. **极化阶段**　心肌细胞在静息状态时，膜外带正电荷，膜内带负电荷，保持平衡的极化状态，不产生电位变化。此时描记出一水平的等电位线（图1-5-3）。

2. **除极阶段**　当细胞一端的细胞膜受到刺激（阈刺激），其通透性发生改变，使细胞内外正、负离子的分布发生逆转，受刺激部位的细胞膜出现除极化，使该处细胞膜外正电荷消失而其前面尚未除极的细胞膜外仍带正电荷，从而形成一对电偶（dipole）。电源（正电荷）在前，电穴（负电荷）在后，电流自电源流入电穴，并沿着一定的方向迅速扩展，直到整个心肌细胞除极完毕。

除极过程中，如探查电极面对除极方向则描记出向上的波形；如探查电极背对除极方向则描记出向下的波形；如探查电极放于细胞中部，则描记出先正后负的双向波形。除极完毕后，细胞膜外均带负电荷，无电位差，电流曲线回至等电位线（图1-5-3）。

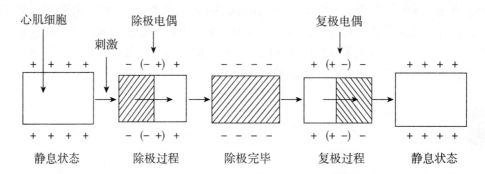

图1-5-2　单个心肌细胞除极与复极及所产生的电偶变化

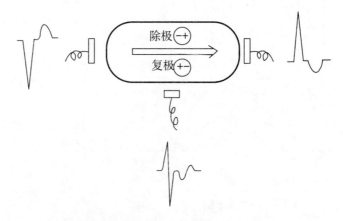

图1-5-3　单个心肌细胞探测电极方位与除极、复极波形方向的关系

3. **复极阶段** 除极完毕后,细胞又会逐渐复原到极化状态,复极与除极先后程序一致,但复极化的电偶是电穴在前,电源在后,并较缓慢地向前推进,直至整个细胞全部复极为止。复极过程中,描记出的波形与除极相反,且起伏迟缓,振幅较低。复极完毕后,细胞膜外均带正电荷,无电位差,电流曲线回至等电位线(图1-5-3)。

(二)心室肌的除极与复极

正常心室的除极从心内膜向心外膜方向,而复极则从心外膜向心内膜方向。其确切机制仍未完全清楚,可能是由于心外膜下的心肌温度较心内膜下高所致。因此,正常心电图中,记录到的复极波方向常与除极波主波方向一致,这与单个心肌细胞不同。

二、心电图导联体系

在人体不同部位放置电极,并通过导联线与心电图机相连,这种记录心电图的电路连接方法称为心电图导联。电极位置和连接方法不同,可组成不同的导联。目前临床上最普遍应用的是由Einthoven创设的国际通用导联体系(1ead system),称为常规12导联体系。

(一)肢体导联

肢体导联(1imb leads)包括标准导联Ⅰ、Ⅱ、Ⅲ和加压肢体导联aVR、aVL、aVF。标准导联为加压双极肢体导联,反映两个肢体之间的电位差变化。加压肢体导联属单极导联,基本上代表正极(探查电极)所放部位的电位变化。

肢体导联电极主要放置于右臂(R)、左臂(L)、左腿(F)(表1-5-1、图1-5-4、图1-5-5),连接此三点即成为所谓Einthoven三角,其中心点相当于中心电端。

表1-5-1 肢体导联的电极位置

导联	正极(探查电极)	负极
Ⅰ	左上肢	右上肢
Ⅱ	左下肢	右上肢
Ⅲ	左下肢	左上肢
aVR	右上肢	左上肢 + 左下肢
aVL	左上肢	右上肢 + 左下肢
aVF	左下肢	右上肢 + 左上肢

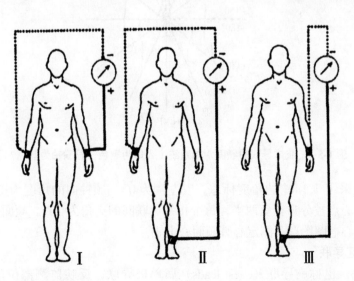

图1-5-4 标准导联电极连接方式(电极位置:右上为红色,左上为黄色,左下为绿色,下同)

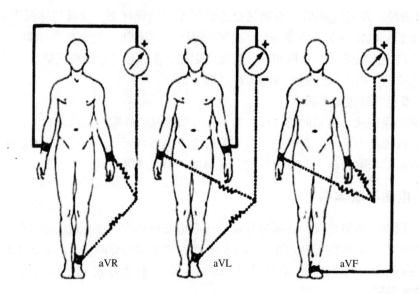

图 1-5-5 加压单极肢体导联电极连接方式

在每一个标准导联正负极间均可画出一假想的直线，称为导联轴。为便于表明 6 个导联轴之间的方向关系，将Ⅰ、Ⅱ、Ⅲ导联的导联轴平行移动，使之与 aVR、aVL、aVF 的导联轴一并通过坐标图的轴中心点，便构成额面六轴系统（hexaxial system）（图 1-5-6）。

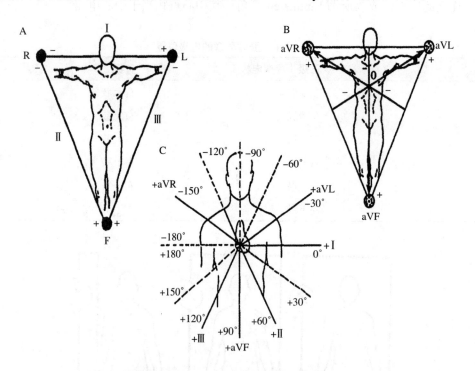

图 1-5-6 肢体导联的额面六轴系统（人体为黑色，导联轴为蓝色？）

此坐标系统采用 ±180° 的角度标志。以左侧为 0°，顺钟向的角度为正，逆钟向者为负。每个导联轴从中心点被分为正负两半，每个相邻导联间的夹角为 30°。额面六轴系统主要用于判断肢体导联的心电图图形及测定心脏额面心电轴。

（二）心前区导联

心前区导联，也称胸导联（chest leads）属单极导联，反映监测部位的电位变化，包括 $V_1 \sim V_6$ 导联。其检测的正电极应安放于胸壁规定部位（表 1-5-2、图 1-5-7），另将肢体导联 3

个电极分别通过 5K 电阻与负极连接构成中心电端（central terminal），此连接方式可使该处电位接近零电位且较稳定（图 1-5-8）。

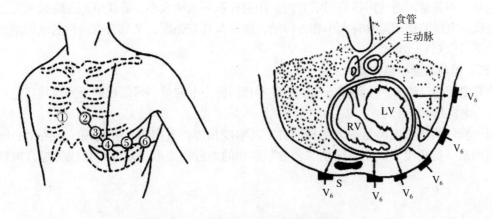

图 1-5-7 心前区导联探查电极的位置

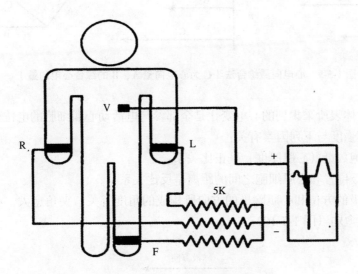

图 1-5-8 心前区导联连接方式

表 1-5-2 心前区导联的电极位置

导联	正极（探查电极）	负极
V_1	胸骨右缘第 4 肋间	中心电端
V_2	胸骨左缘第 4 肋间	中心电端
V_3	V_2 与 V_4 连线的中点	中心电端
V_4	左锁骨中线与第 5 肋间相交处	中心电端
V_5	左腋前线与 V_4 同一水平处	中心电端
V_6	左腋中线与 V_4 同一水平处	中心电端

临床上，为诊断后壁心肌梗死，还常选用 $V_7 \sim V_9$ 导联。V_7 位于左腋后线 V_4 水平处；V_8 位于左肩胛骨线 V_4 水平处；V_9 位于左脊旁线 V_4 水平处。小儿心电图或怀疑右心病变（例如右室心肌梗死）有时需要选用 $V_{3R} \sim V_{6R}$ 导联，即电极放置右胸部与 $V_3 \sim V_6$ 对称处。

三、心电向量与心电图

（一）心电向量

向量又叫矢量，通常用箭头指示方向，用箭杆长短表示大小。心肌细胞在除极或复极时可产生电偶，电偶的移动是具有大小和方向的。这种既具有强度，又具有方向性的电位幅度称为心电向量（ECG vector）。

（二）瞬间综合心电向量

心脏电激动过程中产生许多方向大小各不相同的心电向量，可以按照下列原理将它们合成为综合心电向量：

同一轴的两个心电向量的方向相同者，其幅度相加；方向相反者则相减；两个心电向量的方向构成一定角度者，则可应用"合力"原理的平行四边形法取其对角线为综合向量（图1-5-9）。

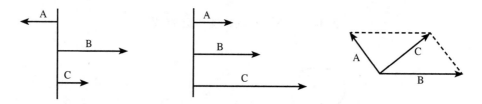

图 1-5-9　心电向量综合法（C 为心电向量 A、B 的综合心电向量）

可以认为，由体表所采集到的心电变化是全部参与电活动心肌细胞的电位变化按上述原理所综合的结果。其强度与下列因素有关：

1．与心肌细胞数量（心肌厚度）呈正比关系；

2．与探查电极位置和心肌细胞之间的距离呈反比关系；

3．与探查电极的方位和心肌除极的方向所构成的角度有关，夹角愈大，心电位在导联上的投影愈小，电位愈弱（图1-5-10）。

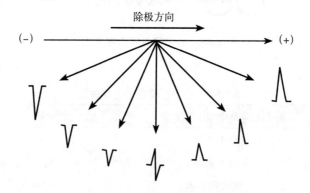

图 1-5-10　探查电极电位和波形与心肌除极方向的关系

正常心室除极始于室间隔中部，自左向右除极；随后左右心室游离壁从心内膜朝心外膜方向除极；左心室基底部与右心室肺动脉圆锥部是心室最后除极部位。心室肌这种规律的除极顺序，对于理解不同电极部位 QRS 波形态的形成颇为重要（图1-5-11）。

四、心电图各波段的形成与命名

正常心脏电活动源于窦房结，兴奋心房的同时，激动经结间束传导至房室结（激动传导在

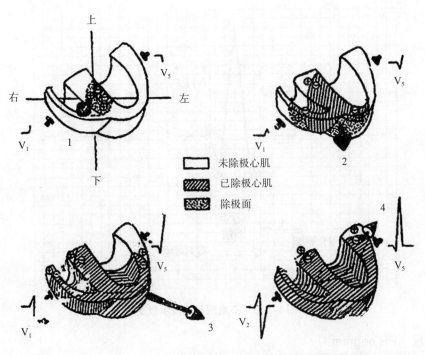

图 1-5-11　心室除极过程的瞬间综合心电向量

此处延迟 0.05 ~ 0.07s)，然后沿希氏束→左、右束支→浦肯野纤维顺序传导，最后兴奋心室（图 1-5-12）。这种先后有序的电激动的传播，引起一系列电位改变，形成了心电图上的相应的波段（图 1-5-13）。临床心电学对这些波、段规定了统一的名称：

1. P 波（P wave）

心动周期最早出现的振幅较小的波，反映心房的除极过程。P 波起始部反映右心房除极，终末部反映左心房除极，中间部反映左、右心房除极。

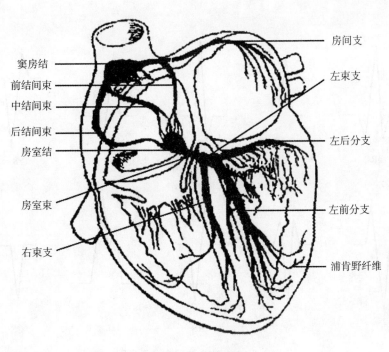

图 1-5-12　心脏传导系统

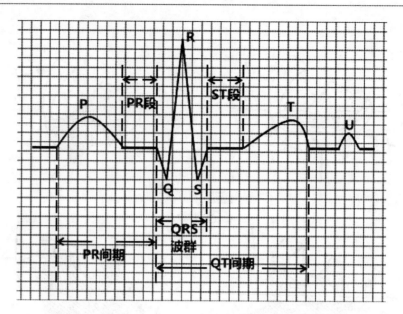

图 1-5-13　心电图各波段示意图

2．PR 段（PR segment）

实为 PQ 段，传统称为 PR 段。自 P 波终点至 QRS 波群起点间的线段。反映心房复极过程及房室结、希氏束、束支的电活动。

3．PR 间期（PR interval）

自 P 波起点至 QRS 波群起点间的线段，包括了 P 波和 PR 段。反映自心房开始除极至心室开始除极的时间。

4．QRS 波群（QRS wave）

为振幅最大的波群，反映心室除极的全过程。QRS 波群因探查电极放置位置不同而呈多种形态，统一命名如下（图 1-5-14）：

（1）首先出现的位于参考水平线以上的正向波称为 R 波；

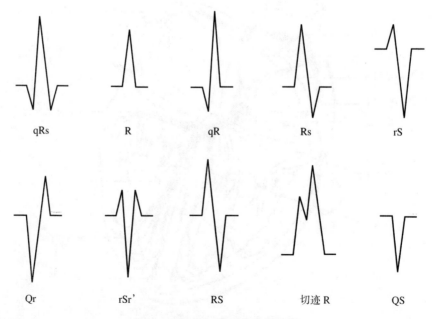

图 1-5-14　QRS 波群命名示意图

（2）R 波之前的负向波称为 Q 波；

（3）R 波之后第一个负向波称为 S 波；

（4）R' 波是继 S 波之后的正向波；R' 波后再出现负向波称为 S' 波；

（5）如果 QRS 波只有负向波，则称为 QS 波。

（6）位于参考水平线同侧的一个波有 2 个或以上转折点，称为切迹或顿挫。

（7）至于采用 Q 或 q，R 或 r，S 或 s 表示，应根据其振幅大小而定。若振幅 ≥ 0.5mV，常用 Q、R、S 表示；若振幅 < 0.5mV，常用 q、r、s 表示；在同一导联中，若振幅小于最高振幅的 1/2，也应用 q、r、s 表示。

5．J 点

QRS 波群与 S-T 段的交点，用于 S-T 段偏移的测量。

6．ST 段（ST segment）

自 QRS 波群终点至 T 波起点间的波形，反映心室缓慢复极过程的电位变化。

7．T 波（T wave）

是 S-T 段后一个较大的波，反映心室快速复极过程的电位变化。

8．QT 间期（QT interval）

自 QRS 波群起点至 T 波终点的水平距离，反映心室开始除极至心室复极完毕全过程的时间。

9．u 波（u wave）

是 T 波之后出现的振幅很小的波，反映心室后继电位，其产生机制尚不清楚。

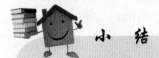

小　结

1. 心电图检查是临床重要的检查方法之一，作为护理人员应具备心电图检查的基本知识和操作技能以及识别常见异常心电图的能力。

2. 心电图是反映整个心脏电激动综合过程，其基础是单个心肌细胞的电激动，包括极化、除极和复极三个阶段。极化阶段由于细胞膜外均带正电荷，无电位差，可描记为一水平的等电位线。在除极与复极过程中，细胞膜内外的电荷发生变化，产生电位差，因而产生电流，可在体表记录到相应的波形变化，复极波与除极波的方向相反。但正常心电图所记录的复极波方向与除极波方向相同，可能与心肌除极、复极的推进方向不同有关。

3. 依据电极放置的位置以及连接方式的不同，可将心电导联分为肢体导联和心前区导联，6 个肢体导联（Ⅰ、Ⅱ、Ⅲ、aVF、aVR、aVL）构成了额面 6 轴系统。6 个常规的心前区导联构成了心前区导联的导联轴系统。不同导联所描记的心电图是心脏电活动在相应导联上的综合投影。这涉及对心电向量的理解。

4. 自窦房结发出的冲动沿着心脏的传导系统依次激动心房和心室，引起一系列的电位变化而形成相应的波段。因此，不同波段所代表的含义不同。

思 考 题

1. 心电图的临床应用价值及局限性？

参考答案

2. 常规心电图检查的适应证和禁忌证有哪些？

（武学润）

第二节 正常心电图

一、心电图操作

（一）常规心电图的操作步骤

1. 操作前准备

（1）用物准备：心电图机及其导联线、心电图纸、电源线、生理盐水棉球或导电胶、污物盘、必要时备大毛巾，并确保心电图机可正常使用。

心电图机根据其可同步记录的心电图导联数分为：单导联和多导联（包括 3 导联、6 导联和 12 导联）心电图机，目前临床比较常用的是 12 导联心电图机。

（2）患者准备：核对患者床号、姓名，解释操作目的；检查电极安置部位的皮肤及毛发，如污垢或毛发过多，应先清理，消除皮肤阻力，减少伪差；嘱患者检查前充分休息，检查时采取仰卧位，平静呼吸、放松肢体，记录过程中不要移动肢体。

（3）环境准备：室内要求保暖（不低于 10℃），避免寒冷引起的肌电干扰；检查床宽度不应窄于 80cm，避免肢体紧张引起的肌电干扰；心电图机的电源线应尽可能远离检查床和导联线，检查床旁不要摆放其他电器及穿行的电源线。

2. 心电图操作

（1）接通电源，设定心电图机：连接心电图机电源线，打开电源，选择交流电源，检查机器性能及导线，校对标准电压与走纸速度（走纸速度 25mm/s，定准电压 10mm/mV）。

（2）安置电极：在电极安置部位涂抹导电胶或生理盐水，消除皮肤阻力，减少伪差。具体安置方法为：①肢体导联：肢体导联线末端接电极板处有红、黄、绿、黑标志。在患者两侧腕关节上方约 3cm 处及两侧内踝上方约 7cm 处涂抹导电胶，将各个肢体导联连接紧密（红色电极接于右手腕，黄色电极接于左手腕，绿色电极接于左踝，黑色电极接于右踝）。②心前区导联：心前区导联线末端接电极板处有红、黄、绿、褐、黑、紫颜色标志，分别对应代表 $V_1 \sim V_6$ 导联。在电极放置部位涂抹电胶，依次放置 $V_1 \sim V_6$ 导联。

（3）描计各导联心电图：按导联切换键，选择 I 导联，按 Check 键，将热笔调节至记录纸中间，按 Start 键开始描计图形。I 导联描计结束，按定准电压键在记录纸上标记定准电压，之后按 Stop 键。依次记录 II、III、aVR、aVL、aVF 及 $V_1 \sim V_6$ 导联心电图。各导联记录 3 ～ 5 个心室波。准确记录描计结束时间。

如为多导心电图机，则按其不同要求进行心电图的描记。

（4）整理用物：关闭心电图机，拔下电源，整理电极板与导联线。

3. 标记心电图记录纸 标记各导联，在心电图纸前部注明患者门诊号或住院号、姓名、性别、年龄和描计时间等信息。

（二）心电图描计质量控制

高质量的心电图具有基线稳定、波形清晰、无伪差的特点。伪差是由于心脏电激动以外因素导致的基线不稳、交流电干扰和肌颤波等心电图改变。识别、减少或消除伪差的方法有：

1. 基线不稳 表现为心电图基线上下起伏，与患者肢体移动和呼吸影响有关（图 1-5-15）。嘱患者平静呼吸，不可移动肢体，必要时屏气后描计即可消除。

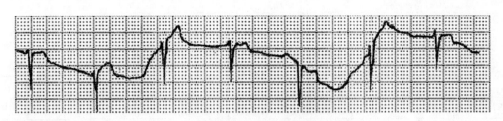

图 1-5-15 呼吸对心电图基线的影响

2. 交流电干扰 表现为基线上出现规则密集的小波，看上去基线变粗（图 1-5-16），与电极板与皮肤接触不良、地线接触不良、周围有交流电器干扰等因素有关。去除以上因素，必要时按下抗交流电干扰键可消除。

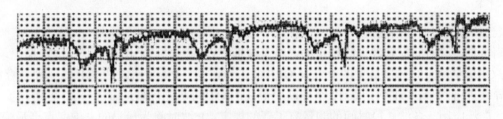

图 1-5-16 交流电干扰对心电图基线的影响

3. 肌颤波 表现为基线上出现不规则密集的微小波（图 1-5-17），与患者因紧张、寒冷导致的肌肉抖动有关。调节室内温度，嘱患者放松肢体，必要时按下去肌颤滤波键可消除。

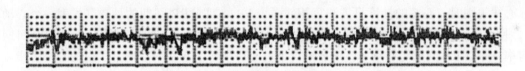

图 1-5-17 肌肉震颤对心电图基线的影响

二、心电图测量

心电图多描记在记录纸上。心电图记录纸由纵线和横线交织划分成多个 $1mm^2$ 的小方格。其中，横线代表时间，用秒（s）表示，指各波和各间期所占的时间；纵线代表电压，用毫伏（mV）表示，指各波振幅的大小。记录纸上细线间距为 1mm，粗线间距为 5mm。通常心电图机走纸速度为 25mm/s，所以横向每小格 1mm 代表 0.04 s，每大格代表 0.2s；当标准电压 1mV=10mm 时，最小方格纵线 1mm 代表 0.1mV（图 1-5-18）。

（一）各波段振幅的测量

1. 各波振幅的测量正向波形的高度，即为波峰的顶点到基线上缘垂直距离；负向波形的深度，即为波谷的最低点到基线下缘的垂直距离。测量双向波时，应计算波峰顶点到基线上缘垂直距离的电压值与波谷最低点到基线下缘垂直距离的电压值代数和。P 波振幅的测量应以 P 波起始前的水平线为参考；QRS 波群、J 点、ST 段、T 波和 U 波振幅均采用 QRS 起始部作为测量参考点。

2. ST 段抬高与压低的测量通常情况下，ST 段为一等电位线，应采取 QRS 起始部作为参考水平。但 ST 段有时会上下偏移，当 ST 段抬高时，应测量 ST 段上缘距参考水平线上缘的垂直距离；当 ST 段压低时，应测量 ST 段下缘距参考水平线下缘的垂直距离。

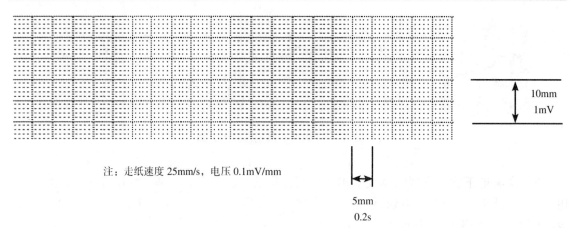

注：走纸速度 25mm/s，电压 0.1mV/mm

5mm
0.2s

图 1-5-18　心电图纸的规定

（二）各波段时间的测量

测量各波段时间应自波形起始点的内缘至波形终点的内缘。采用单导联心电图仪记录时，P 波、QRS 波时间应选择最宽的 P 波及 QRS 波进行测量；PR 间期应选择 P 波宽大且存在 Q 波的导联进行测量；QT 间期取 12 个导联中最长的 QT 间期进行测量。随着 12 导联同步心电图仪的广泛应用，各波、段时间的测量有了新的规定：P 波时间为最早的 P 波起点至最晚的 P 波终点测量值；QRS 波时间为最早的 QRS 波起点至最晚的 QRS 波终点测量值；PR 间期为最早的 P 波起点至最早的 QRS 波起点测量值；QT 间期为最早的 QRS 波起点至最晚的 T 波终点测量值。

（三）心率的测量

心律规则时，心率的计算只需测算相邻两个 PP 间期或 RR 间期的秒数（代表一个心动周期），用 60 除以该时间（秒），即心率（次 / 分）= 60/PP 或 RR 间期（秒）。除以 PP 间期是心房率；除以 RR 间期是心室率。一般情况下，心房率等于心室率，通常所说的心率多指心室率。除了用公式计算，还可用查表法或心率尺直接读出心率。

心律不规则时，心率的计算需测量数个连续的 PP 或 RR 间距的秒数，求出平均值，然后代入以上公式，便可较准确地求得心房率或心室率。

（四）心电轴的测量

1．概念　心电轴常指平均 QRS 心电轴，是左、右心室除极过程中全部瞬间向量的综合，代表左、右心室在除极过程这一总时间内的平均 QRS 向量的方向和强度。心电轴为空间立体结构，但心电图学中一般指的是它投影在前额面上的心电轴，可由任何两个肢体导联的 QRS 波群的振幅或面积计算得出。心电轴与 I 导联轴正侧段间的角度表示平均心电轴的偏移方向。规定 I 导联轴左（正）侧端为 0°，右（负）侧端为 -180°，沿 0° 的顺时针的角度为正，逆时针者为负。正常心电图的额面平均心电轴在 0°～+90°。除了 QRS 波群电轴外，P 波和 T 波电轴也可用同样的方法测定。心电轴是心电图检查的一项重要内容，在心电图报告中需判定有无偏转。

2．测定方法　常用的心电轴测定方法包括目测法、作图法、查表法、计算机自动分析法。不同方法测得的心电轴值不完全相同。

（1）目测法：为最简单的判定方法。通过目测 I 与Ⅲ导联 QRS 波群的主波方向估计心电轴是否发生偏移：如 I 和Ⅲ导联 QRS 主波均向上，心电轴在 0°～+90° 之间，可推断电轴不偏；如 I 导联 QRS 主波向上，Ⅲ导联 QRS 主波向下，则电轴左偏；如 I 导联 QRS 主波向下，Ⅲ导联 QRS 主波向上，则电轴右偏（图 1-5-19）。

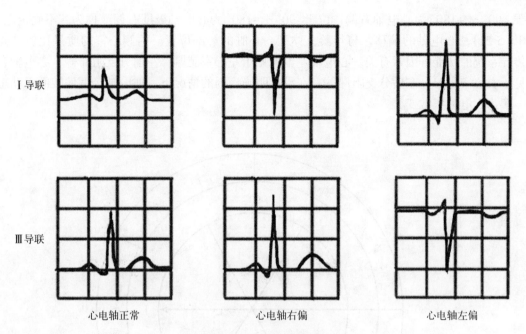

心电轴正常　　　　　　　　心电轴右偏　　　　　　　　心电轴左偏

图 1-5-19　目测法判断心电轴

（2）作图法：R 波取正值，Q 波与 S 波取负值，算出 I 和 III 导联 QRS 波群振幅的代数和。然后分别在 I 和 III 导联轴对应的 QRS 波群振幅数值点作垂线，两垂线相交于一点，将电偶中心 0 点与该交点相连，即为平均心电轴，其与 I 导联轴正侧的夹角即为心电轴的角度（图 1-5-20）。

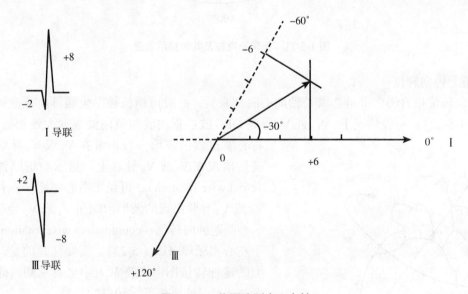

图 1-5-20　作图法测定心电轴

（3）查表法：先测算出 I、III 导联 QRS 波群振幅的代数和值，从心电轴角度表中对应的部位直接查出心电轴角度。

（4）计算机自动分析法：即应用心电图机自动分析程序测出心电轴。此测定方法需要操作者对报告细心审核，临床应用最广。

3．临床意义　正常心电轴的范围一般在 -30°～ +90°；位于 -30°～ -90°为心电轴左偏；

位于 +90°～+180° 为心电轴右偏；位于 -90°～-180° 为心电轴极度右偏或称为"不确定电轴"（图 1-5-21）。心电轴的偏移，与年龄、体型、心脏的解剖位置、两侧心室的质量比例、心室内传导系统的功能等因素有关。心电轴左偏可见于左心室肥厚、左前分支阻滞等；心电轴右偏可见于右心室肥厚、左后分支阻滞等；在没有明确病因的情况下，如电轴轻度偏转而无动态变化，多为心电轴正常变异。

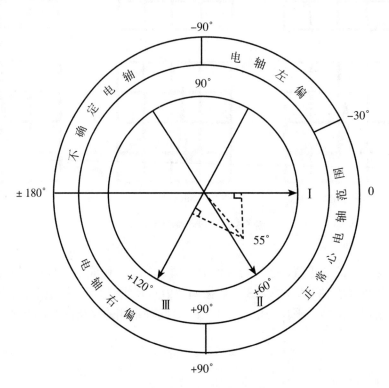

图 1-5-21　正常心电轴及其偏移示意图

（五）钟向转位

钟向转位指自心尖部沿心脏长轴向心底部观察，心脏可循长轴发生顺钟向或逆钟向的转动（图 1-5-22）。一般情况下，V_3 或 V_4 导联 QRS 波群正向波与负向波幅度大致相等，为左、右心室过渡区波形。若正常在 V_3 或 V_4 导联出现的波形出现在 V_5 或 V_6 导联上，提示心脏顺钟向转位（clockwise rotation），可见于右心室肥厚；若正常在 V_3 或 V_4 导联出现的波形出现在 V_1 或 V_2 导联上，提示心脏逆钟向转位（counterclockwise rotation），常见于左心室肥厚（图 1-5-23）。需要注意的是，心电图上的这种转位图形在正常人中也可见到，即这种改变并非都是心脏解剖学转位的结果。

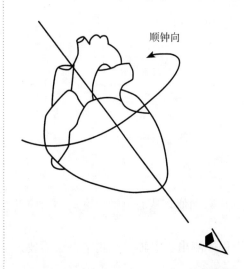

图 1-5-22　自心尖部沿其长轴向心底部观察

三、正常心电图波形特点与正常值

分析和测量心电图的各波段间期后需与正常心电图进行比较，以便从形态及数值等方面评估心电图特征，因此掌握正常心电图的波形特点与正常值非常重要。

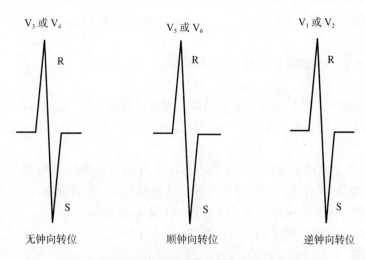

图 1-5-23　心电图图形转位判断方法示意图

（一）P 波

1．**位置**　任何导联的 P 波一定出现在 QRS 波群之前。

2．**形态**　P 波的形态一般呈钝圆形。心脏激动起源于窦房结，心房除极的综合向量指向左、前、下方。因此，P 波方向在 Ⅰ、Ⅱ、aVF、$V_4 \sim V_6$ 导联直立，aVR 导联倒置。在其他导联可直立、倒置、低平或双向。

3．**时间**　一般小于 0.12 秒。

4．**振幅**　在肢体导联不超过 0.25mV，心前区导联不超过 0.2mV。

（二）PR 间期

成人心率在正常范围时，PR 间期为 0.12 ～ 0.20 秒。心率越快 PR 间期越短；反之，PR间期越长。老年人、心动过缓者，PR 间期可以稍延长，但一般不超过 0.22 秒；幼儿或心动过速者，PR 间期可相应缩短。

（三）QRS 波群

1．**时间**　正常成人 QRS 波群时限 < 0.11 秒，多数在 0.06 ～ 0.10 秒之间。

2．**形态和振幅**　①心前区导联：QRS 波群波形和振幅变化有一定规律，V_1、V_2 导联多呈 rS 型，主波方向以向下为主，R_{V1} 不超过 1.0mV。V_5、V_6 导联 QRS 波群主波向上，呈 qR、qRs、Rs 或 R 型，R_{V5} 不超过 2.5mV。$V_1 \sim V_5$ 逐渐增高，V_6 的 R 波一般低于 V_5 的 R 波。V_2导联 S 波较深，以后振幅逐渐变小。V_1 的 R/S 小于 1，V_5 的 R/S 大于 1。在 V_3 或 V_4 导联，R波和 S 波的振幅大致相等。②肢体导联：Ⅰ、Ⅱ 导联的 QRS 波群主波向上，Ⅲ 导联的 QRS波群主波方向多变。aVR 导联的 QRS 波群主波向下。Ⅰ 导联的 R 波小于 1.5mV，aVR 导联的R 波不应超过 0.5mV，aVL 导联的 R 波不超过 1.2mV，aVF 导联的 R 波不超过 2.0 mV。

6 个肢体导联 QRS 波群振幅（正向波与负向波振幅的绝对值相加）一般不应均低于 0.5mV，6 个心前区导联 QRS 波群振幅一般不应均低于 0.8mV，否则为低电压。若心前区导联QRS 波群振幅超过正常范围，即为高电压。

3．**R 峰时间（R peak time）**　也称室壁激动时间（ventricular wall activation，VAT）或类本位曲折时间，指自 QRS 波群起点到 R 波顶端垂直线间的距离，代表心室激动波从心室肌的内膜面到达外膜面所经过的时间，以秒表示。若 R 波后有 R' 波，则应测量至 R' 峰；若 R 峰有切迹，则测量至切迹后峰。正常人 R 峰时间在 V_1、V_2 导联不超过 0.03 秒，在 V_5、V_6 导联不超过 0.05 秒。

4．**Q 波**　除 Ⅲ、aVR 导联外，正常人的 Q 波时限一般不超过 0.03 秒。Ⅲ 导联 Q 波宽度可达 0.04 秒，aVR 导联可出现较宽 Q 波，V₁、V₂ 导联不应有 Q 波，但偶尔可呈 QS 波。

（四）J 点

多位于等位线上，一般随 ST 段的偏移而移位。

（五）ST 段

正常 ST 段大多为一等电位线，向下偏移不应超过 0.05 mV。成人 ST 段抬高在心前区 V₂ 和 V₃ 导联可达 0.2mV 或更高。在 V₄ ~ V₆ 导联和肢体导联 ST 段抬高不应超过 0.1mV。

（六）T 波

1. 形态　正常 T 波前半部较平缓，后半部较陡。T 波方向多与 QRS 波群的主波方向一致，在 I、II、V₄ ~ V₆ 导联直立，aVR 导联倒置，其余可直立、倒置或双向。

2. 振幅　多与 QRS 波群振幅呈平行关系，在以 R 为主波的导联上，T 波振幅不应低于同导联 R 波的 1/10，心前区导联 T 波有时可高达 1.2 ~ 1.5mV。

（七）QT 间期

QT 间期与心率快慢相关，心率越快，QT 间期越短，反之越长。心率在正常范围时，QT 间期在 0.32 ~ 0.44 秒。由于 QT 间期受心率的影响很大，临床常用校正后的 QT 间期。一般采用 Bazett 公式计算：$QTc=QT/\sqrt{RR}$，即 RR 间期为 1 秒（心室率为 60 次 / 分）的 QT 间期。校正后 QT 间期不超过 0.44 秒，否则为 QT 间期延长（男性 QTc ≥ 0.45 秒，女性 ≥ 0.46 秒）。不同导联间的 QT 间期存在一定差异。

（八）u 波

正常 u 波方向一般与 T 波一致，其形态与 T 波相反，即前半部较陡，后半部平缓。u 波一般在心前区导联（尤其在 V₂、V₃ 导联）较明显。u 波振幅大小与心率快慢相关，心率增快时 u 波振幅降低或消失，心率减慢时 u 波振幅增高。

小　结

1. 心电图描记是临床护理的基本操作技术之一，除了常规操作的基本要求外，应注意避免交流电干扰、肌颤波等因素的干扰，确保所描记的心电图基线稳定、波形清晰、无伪差。

2. 心电图测量包括对各波段振幅及时间、心率、心电轴、钟向转位的测量。

3. 正常人心电图各波段的持续时间、波形、振幅等均有各自的特点，掌握各波段的正常表现是识别正常与异常心电图的基础。

小儿和老年人心电图特点

思 考 题

1. 什么是平均心电轴？其临床意义是什么？（请思考后自行解答）
2. 请根据下图计算其心率，判断其电轴有无偏转，并说明判断的方法。

参考答案

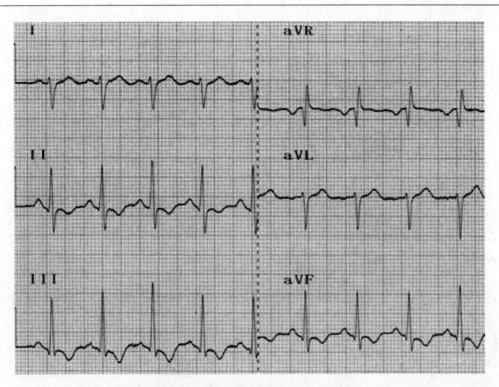

（走纸速度 25mm/s，定准电压 10mm/mV）

（张　盼）

第三节　常见异常心电图

一、心房与心室肥大

心房、心室肥大是由心房、心室容量负荷、压力负荷过重引起的，是器质性心脏病的常见表现。当心房、心室肥大发展到一定程度时会引起心电图的相应改变。心电图对心房、心室肥大的诊断有一定的临床应用价值。

（一）心房肥大

心房肥大时，多表现为心房的扩大而较少表现心房肌肥厚。因心房除极向量增大，传导时间增加，表现 P 波电压增高和（或）时间延长。

1. 右心房肥大（right atrial enlargement）　由于 P 波的前 1/3 由右房除极、中 1/3 为左右房同时除极、后 1/3 为左房除极所引起，其延长的除极时间与左心房除极时间重叠，所以右心房肥大以 P 波电压增高为主，P 波时间正常。

（1）心电图特征：①P 波形态高尖，电压增高，肢体导联 ≥ 0.25mV，以 Ⅱ、Ⅲ、aVF 导联最为突出，常称为"肺型 P 波"。②V_1 导联 P 波直立时，其振幅 ≥ 0.15mV，若 P 波呈双向时，其振幅的算术和 ≥ 0.2mV。③P 波时间正常，< 0.12s（图 1-5-24）。

（2）临床意义：右心房肥大常见于肺心病、肺动脉高压等。

2. 左心房肥大（left atrial enlargement）　左心房肥大时牵拉心房内的传导束，使其传导速度变慢，造成左心房的除极时间延长，导致 P 波时间增宽，呈双峰型，第一峰代表右心房除极波，第二峰代表左心房除极波。因此，左心房肥大时，主要表现为 P 波时间延长，而电压无显著增高。

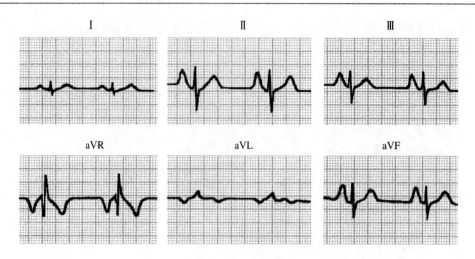

图 1-5-24　右心房肥大

（1）心电图特征：①P波增宽，其时限≥0.12s，P波常呈双峰型，两峰间距≥0.04s，以Ⅰ、Ⅱ、aVL及心前区导联明显，又称"二尖瓣型P波"。②V$_1$导联上P波常呈先正后负，负向部分增宽加深。V$_1$导联后段负向波的深度（mm）×宽度（S），称为P波终末电势（P-wave terminal force，Ptf）。左房肥大时V$_1$导联Ptf（绝对值）≥0.04mm·s（图1-5-25）。

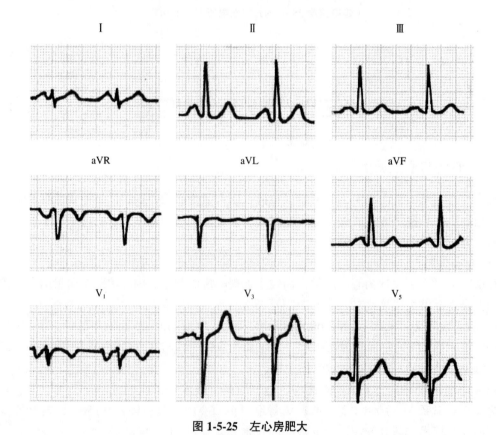

图 1-5-25　左心房肥大

（2）临床意义：左心房肥大多见于风湿性心脏病二尖瓣狭窄，高血压、肥厚性心肌病等亦较常见。

3．双心房肥大（biatrial enlargement）　双心房肥大兼有左、右心房肥大的心电图特征，表现为P波时间与电压均超过正常范围。P波异常高大，时间增宽，呈双峰型。常见于风湿性心脏病及某些先天性心脏病。

（二）心室肥大

心室肥大（ventricular hypertrophy）是心室肌肥厚和心室体积扩大的统称。心室肥厚多由于心脏收缩期压力负荷过重所致，心室扩张多因心脏舒张期的容量负荷过重所致。不论是心室肥厚或扩张都会影响到心肌的除极和复极过程，主要表现为心室除极面增大，室内激动传导时间延长，继发性心室复极异常。

1．左心室肥大（left ventricular hypertrophy） 左心室位于右心室的左后方，左心室壁比右心室壁厚3～4倍。在正常情况下，左心室除极向量即明显占优势。左心室肥大时，左心室除极向量加大，指向左后上方，但除极顺序无改变，故 QRS 波群形态变化不大，表现为 QRS 波的电压较正常增高。

（1）心电图特征（图1-5-26）：

1）QRS 波群形态及电压改变或左室高电压：①肢体导联：Ⅰ 导联的 R 波＞1.5mV，$R_Ⅰ$＋$S_Ⅲ$＞2.5mV，aVL 导联的 R 波＞1.2mV，aVF 导联的 R 波＞2.0mV。②胸导联：V_5 或 V_6 导联的 R 波＞2.5mV，或 R_{V5}＋S_{V1}＞4.0mV（男性）或＞3.5mV（女性）。

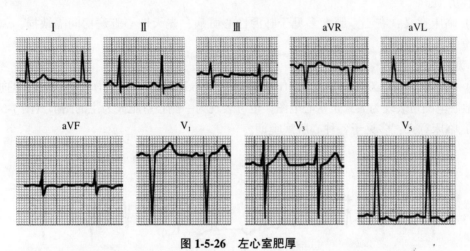

图1-5-26 左心室肥厚

2）心电轴：心电轴左偏。

3）QRS 波群时间：QRS 波群时间延长至0.10～0.11s。

4）ST-T 改变：以 R 波为主的导联（如 V_5、V_6 导联）ST 段下移达0.05mV 以上，T 波低平、双向或倒置。在以 S 波为主的导联（如 V_1 导联）T 波直立。此类 ST-T 改变可能同时伴有心肌缺血。当 QRS 波群电压增高同时伴有 ST-T 改变者，传统上称左心室肥大伴劳损。

在上述各条诊断标准中，以左心室电压增高为最重要，是不可缺少的条件，结合其他阳性指标之一，可以诊断为左心室肥厚。一般来说，符合的指标越多，左心室肥厚的诊断越可靠。

（2）临床意义：左心室肥大多见于高血压、冠状动脉粥样硬化性心脏病、风湿性心脏病及某些先天性心脏病。

2．右心室肥大 轻微的右室肥大时，左心室的除极电势仍然占优势，综合心电向量的改变不明显。当右心室肥大相当明显时，才会较显著地影响心电综合向量的方向（偏向右前方）使之产生特征性的改变，出现特异的 QRS 波群及 ST-T 的变化。

（1）心电图特征（图1-5-27）：

1）QRS 波群形态及电压改变：V_1 导联：R/S≥1，呈 R 型或 Rs 型，重度右心室肥厚可使 V_1 导联呈 qR 型（除外心肌梗死）；V_5 导联：R/S≤1 或 S 波比正常加深 R_{V1}＋S_{V5}＞1.05mV（重症＞1.2mV）；aVR 导联以 R 波为主或 R 波＞0.5mV。

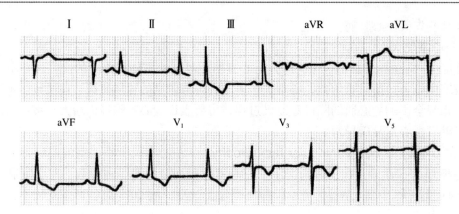

图 1-5-27 右心室肥大

2）额面 QRS 电轴右偏：≥ + 90°（重症可 > + 110°）。

3）继发性 ST-T 改变：右胸导联（V_1、V_2）ST 段压低及 T 波双向或倒置，传统上称右心室肥大伴劳损。

（2）临床意义：右心室肥大多见于肺源性心脏病、先天性心脏病房间隔缺损、风心病二尖瓣狭窄等。

3．双侧心室肥大

（1）心电图特征：双侧心室肥大（biventricular hypertrophy）由于增大的双侧心电向量相互抵消，故心电图可表现为大致正常心电图，也可表现为一侧心室肥大为主的图形（图 1-5-28）。

（2）临床意义：多见于各种心脏病晚期。

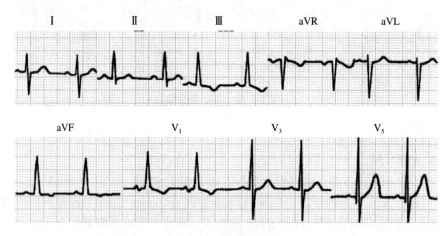

图 1-5-28 双侧心室肥大

（吴　晶）

二、心肌缺血

心肌缺血（myocardial ischemia）通常发生在冠状动脉粥样硬化基础之上。当心肌某一部位缺血时，直接影响心肌电活动，尤其引起心肌复极发生延迟，继而出现相关导联 ST-T 的改变。心肌缺血的心电图改变类型取决于缺血的严重程度、持续时间和缺血发生的部位。

（一）心肌缺血的心电图类型

1．T 波改变　正常情况下，心室复极是从心外膜开始向心内膜方向进行。发生心肌缺血时，复极过程异常改变，心电图上主要表现为 T 波变化。因缺血部位不同，T 波可有不同改变

（图 1-5-29）：

（1）**T 波高大直立**：心内膜下心肌缺血时，心室复极的方向仍正常，只是缺血部位的心肌复极时间较正常延长，使原来存在的与心外膜复极向量相抗衡的心内膜复极向量减小或消失，致使 T 波向量增加，在相应导联出现高大直立的 T 波（图 1-5-29a）。

（2）**T 波倒置**：心外膜下心肌缺血（包括透壁性心肌缺血）时，心肌复极顺序发生逆转，即复极方向由心内膜开始向心外膜进行。已复极的心内膜膜外电位为正，而缺血的心外膜心肌尚未复极，膜外电位仍呈负性，于是在相应导联出现与正常方向相反的 T 波向量。此时面向缺血区的导联出现倒置的 T 波，甚至会出现双支对称且倒置并逐渐加深的 T 波（图 1-5-29b）。由于这种倒置尖深、双支对称的 T 波多出现于冠状动脉供血不足时，又称为"冠状 T 波"。

（3）**T 波低平或双向**：心脏双侧对应部位心内膜下心肌均发生缺血或心内膜与心外膜下心肌同时缺血时，心肌心电向量的改变可相互抵消，在相应导联可表现出 T 波低平或双向。

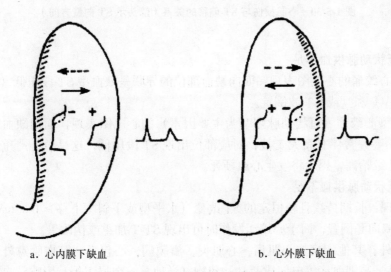

a. 心内膜下缺血   b. 心外膜下缺血

图 1-5-29 心肌缺血与 T 波变化的关系（虚线箭头示复极方向，实线箭头示 T 波向量方向）

2．ST 段改变 心肌缺血除了可出现 T 波改变外，还可出现损伤型的 ST 段改变。心肌损伤时，ST 向量从正常心肌指向损伤心肌，相应导联表现为 ST 段压低和 ST 段抬高两种类型：

（1）心内膜下心肌损伤时，ST 向量背离心外膜面指向心内膜，使位于心外膜面的导联出现 ST 段压低（图 1-5-30a）。

（2）心外膜下心肌损伤时，ST 向量指向心外膜面导联，引起 ST 段抬高（图 1-5-30b）。

发生损伤型 ST 改变时，对侧部位的导联常可记录到相反的 ST 改变。

在临床上发生透壁性心肌缺血时，心电图往往表现为心外膜下缺血（T 波深、倒置）或心外膜下损伤（ST 段抬高）类型。有学者把引起这种现象的原因归为：①透壁性心肌缺血时，心外膜缺血范围常大于心内膜。②因检测电极靠近心外膜缺血区，故透壁性心肌缺血在心电图上主要表现为心外膜缺血的改变。

（二）心肌缺血心电图图形的临床意义

临床上约 50% 的冠心病患者未发生心绞痛时，心电图可以正常，而仅于心绞痛发作时才记录到 ST-T 动态改变。约 10% 的冠心病患者在心绞痛发作时心电图仍正常或仅有轻度 ST-T 变化。而且心肌缺血类型不同，心电图表现也不一。

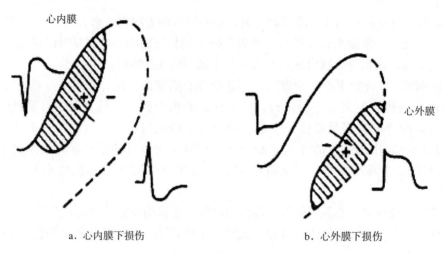

心内膜

心外膜

a. 心内膜下损伤 　　　　　　　　　　　b. 心外膜下损伤

图 1-5-30　心肌损伤与 ST 偏移的关系（箭头示 ST 向量方向）

1. 急性冠状动脉供血不足

（1）典型心绞痛的心电图表现：面向缺血部位的导联呈缺血型 ST 段压低（水平型或下斜型下移 ≥ 0.1mV）和（或）T 波倒置。

（2）变异型心绞痛（冠状动脉痉挛为主要因素）的心电图表现：面向缺血部位的导联呈暂时性 ST 段抬高并常伴有高大 T 波；对应部位出现 ST 段压低，这是急性严重心肌缺血的表现。若 ST 段持续抬高，提示将发生心肌梗死。

2. 慢性冠状动脉供血不足

心电图表现：长期持续且较恒定的 ST 改变（水平型或下斜型下移 ≥ 0.05mV）和（或）T 波低平、负正双向和倒置，而于心绞痛发作时可出现 ST-T 加重或伪改善。

除冠心病外，其他疾病如心肌病、心肌炎、瓣膜病、心包炎、脑血管意外（尤其颅内出血）、低钾血症、高钾血症等电解质紊乱、药物（洋地黄、奎尼丁等）影响、自主神经调节障碍等均可引起 ST-T 改变。此外，心室肥厚、束支传导阻滞、预激综合征等也可引起继发性 ST-T 改变。因此，必须结合其他临床资料进行综合分析进行鉴别诊断。

三、心肌梗死

临床上，绝大多数心肌梗死（myocardial infarction，MI）是由冠状动脉粥样硬化所致，属于冠心病的严重类型。除了临床症状、心肌坏死标志物升高外，心电图的特征性改变及演变规律对确定心肌梗死诊断、治疗方案、判断病情和预后起着重要作用。

（一）心肌梗死的基本图形

冠状动脉发生急性闭塞后，随时间的推移在心电图上可先后出现缺血、损伤和坏死 3 种类型的图形改变。因梗死部位从中心到边缘的病变程度是不同的，故往往同时出现上述 3 种图形的改变。心肌各部分接受不同冠状动脉分支的血液供应，因此图形改变常具有明显的区域特点。心电图显示的是梗死后心肌多种心电变化的综合结果（图 1-5-31）。

1. "缺血型"改变

急性冠状动脉闭塞后，最早出现的变化是缺血性 T 波改变：①通常缺血最早出现在心内膜下肌层，使面向缺血区的导联出现高大而直立的 T 波。②若缺血发生在心外膜下肌层，则面向缺血区的导联出现 T 波倒置。缺血使心肌复极时间延长，可引起 Q-T 间期延长。

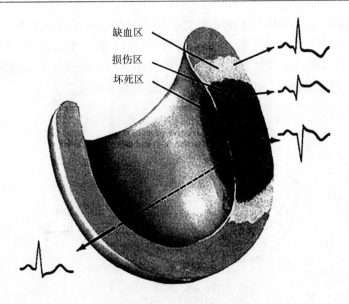

图 1-5-31 心肌梗死病变分布

2."损伤型"改变

随着缺血时间延长，缺血程度进一步加重，出现"损伤型"图形改变。

主要表现为面向损伤心肌的导联出现 ST 段弓背向上抬高（图 1-5-32）。其产生机制至今尚不清楚。ST 段明显抬高可形成单向曲线，损伤一般不会持久，要么恢复，要么进一步发生坏死。

"损伤型"ST 段抬高的产生机制

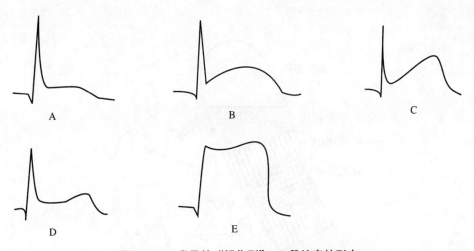

图 1-5-32 常见的"损伤型"S-T 段抬高的形态

3."坏死型"改变

长时间的缺血导致心肌细胞变性、坏死。坏死的心肌细胞丧失了电活动，不再产生心电向量，但正常心肌仍正常除极，故产生一个与梗死部位相反的综合向量。由于心肌梗死主要发生于室间隔或左室壁心肌，往往引起起始 0.03 ~ 0.04s 除极向量背离坏死区。

心电图改变主要表现为：面向坏死区的导联出现异常 Q 波（时间 ≥ 0.04s，振幅 ≥ 同导联 R 波 1/4）或者呈 QS 波（图 1-5-33）。一般认为，梗死的心肌直径 > 20 ~ 30mm 或厚度 > 5mm 才可产生病理性 Q 波。

临床上急性心肌梗死描记出的心电图是三种改变的混合图形：坏死区的异常 Q 波或 QS 波；

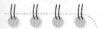

靠近坏死区周围受损心肌的损伤型改变；外边受损较轻的心肌呈缺血型改变（图1-5-34）。其中，缺血型T波较为常见，但对诊断心肌梗死的特异性较差；ST段抬高、异常Q波是诊断急性心肌梗死的特征性改变，尤其是ST弓背向上抬高是急性心肌梗死最具诊断价值的心电图改变。若上述三种改变同时存在，则急性心肌梗死的诊断基本确立。

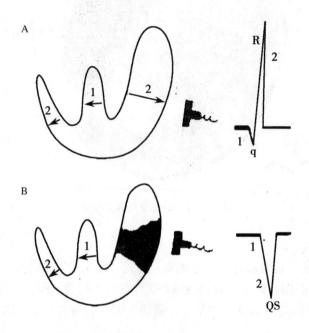

图1-5-33　坏死型Q波或QS发生机制

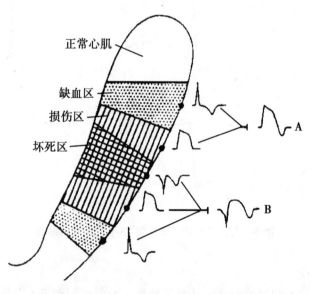

图1-5-34　急性心肌梗死心电图的特征性改变

（二）心肌梗死的图形演变及分期

急性心肌梗死发生后，心电图的变化随着心肌缺血、损伤、坏死的发展和恢复而呈现一定演变规律，这对诊断同样具有重要意义。根据心电图图形的演变过程和演变时间可将心肌梗死分为超急性期、急性期、近期和陈旧期（图1-5-35）。

1. **超急性期（早期）** 急性心肌梗死发生数分钟后，首先出现短暂的心内膜下心肌缺血，心电图表现为：

(1) 直立高大的 T 波；

(2) 以后迅速出现 ST 段呈上斜型或弓背向上型抬高，与高耸直立 T 波相连；

(3) 由于急性损伤性阻滞，可见 QRS 振幅增高，并轻度增宽；

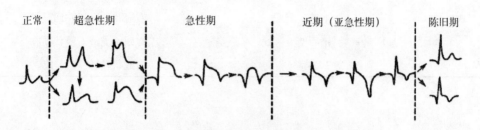

图 1-5-35 典型急性心肌梗死的图形演变及分期

(4) 无异常 Q 波。

这些表现仅持续数小时，临床上多因持续时间太短而不易记录到。此期若能及时有效治疗，有可能避免发展为心肌梗死或使已发生梗死的范围趋于缩小。

2. **急性期（充分发展期）** 此期开始于梗死后数小时或数日，可持续 3～6 周。在此期内，坏死型的 Q 波、损伤型的 ST 段抬高和缺血型的 T 波倒置可同时并存，心电图呈现一个动态演变过程：

(1) ST 段呈弓背向上抬高，抬高显著者可形成单向曲线，继而逐渐下降；

(2) 心肌坏死导致面向坏死区导联的 R 波振幅降低或丢失，出现异常 Q 波或 QS 波；

(3) T 波由直立开始倒置，并逐渐加深。

3. **近期（亚急性期）** 出现于梗死后数周至数个月，一般持续 3～6 个月，此期以坏死及缺血图形为主要特征，心电图表现为：

(1) 坏死型 Q 波持续存在；

(2) 缺血型 T 波由倒置较深逐渐变浅；

(3) 抬高的 ST 段恢复至基线。

4. **陈旧期（愈合期）** 常出现在急性心肌梗死 3～6 个月之后或更久，心电图表现为：

(1) ST 段和 T 波恢复正常或 T 波持续倒置、低平，趋于恒定不变；

(2) 残留下坏死型的 Q 波。

理论上异常 Q 波将终生存在。但实际随着瘢痕组织的缩小和周围心肌的代偿性肥大，其范围在数年后有可能明显缩小。小范围梗死的图形改变有可能变得很不典型，异常 Q 波甚至可消失。

近年来，溶栓、抗栓或介入性治疗的广泛应用，急性心肌梗死的病程被显著缩短，可不再呈现上述典型的演变过程。

（三）心肌梗死的定位诊断

心肌梗死的部位主要根据心电图坏死型图形（异常 Q 波或 QS 波）所出现的导联做出判断。发生心肌梗死的部位多与冠状动脉分支的供血区域相关（G1-32），因此，心电图的定位基本上与病理一致（表 1-5-3、图 1-5-36）。

表1-5-3 心电图导联与心室部位及冠状动脉供血区域的关系

导联	心室部位	供血的冠状动脉
$V_1 \sim V_3$	前间壁	左前降支
$V_3 \sim V_5$	前壁	左前降支
I、aVL、V_5、V_6	侧壁	左前降支或左回旋支
$V_1 \sim V_5$	广泛前壁	左前降支
II、III、aVF	下壁	右冠状动脉或左回旋支
$V_7 \sim V_9$	正后壁	左回旋支或右冠状动脉
$V_{3R} \sim V_{4R}$	右心室	右冠状动脉

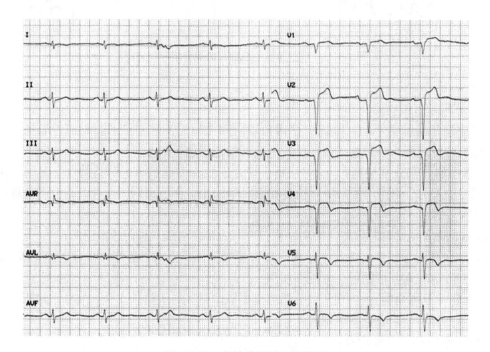

图 1-5-36 急性前间壁心肌梗死

在急性心肌梗死早期（数小时内），尚未出现坏死型 Q 波，可根据 ST-T 异常（ST 段抬高或压低，或 T 波异常变化）所出现的导联判断梗死的部位。

为提高心电图诊断急性心肌梗死的敏感性和准确性，应注意：

（1）前后对比描记的心电图；

（2）对疑诊者，可描记 18 导联心电图，即加做 $V_7 \sim V_9$、$V_3R \sim V_5R$；

（3）除观察 QRS 波群和 ST 段外，还应观察 PR 段和 P 波的变化（PR 段抬高或明显下移，提示心房梗死）；

（4）在发病 12 ~ 24 小时内，心电图可出现一过性伪正常化，应多次描记心电图加以鉴别。

四、心律失常

正常人的心脏起搏点位于窦房结，并按正常传导系统顺序激动心脏。由于各种原因使心脏激动的起源异常和（或）传导异常而引起的心脏节律改变，称为心律失常（arrhythmias）。

心律失常目前多按形成原因进行如下分类：

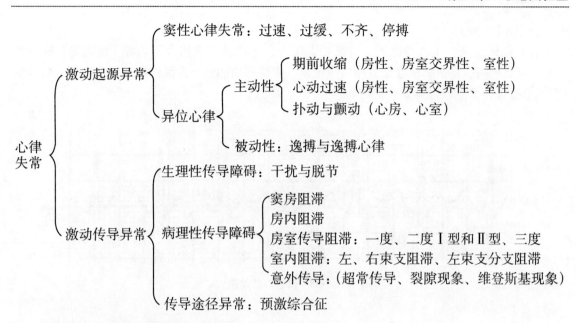

$$
\text{心律}\atop\text{失常}
\begin{cases}
\text{激动起源异常}
\begin{cases}
\text{窦性心律失常：过速、过缓、不齐、停搏}\\
\text{异位心律}
\begin{cases}
\text{主动性}
\begin{cases}
\text{期前收缩（房性、房室交界性、室性）}\\
\text{心动过速（房性、房室交界性、室性）}\\
\text{扑动与颤动（心房、心室）}
\end{cases}\\
\text{被动性：逸搏与逸搏心律}
\end{cases}
\end{cases}\\
\text{激动传导异常}
\begin{cases}
\text{生理性传导障碍：干扰与脱节}\\
\text{病理性传导障碍}
\begin{cases}
\text{窦房阻滞}\\
\text{房内阻滞}\\
\text{房室传导阻滞：一度、二度Ⅰ型和Ⅱ型、三度}\\
\text{室内阻滞：左、右束支阻滞、左束支分支阻滞}\\
\text{意外传导：（超常传导、裂隙现象、维登斯基现象）}
\end{cases}\\
\text{传导途径异常：预激综合征}
\end{cases}
\end{cases}
$$

（一）窦性心律及窦性心律失常

由窦房结发出激动引起的心律，称为窦性心律（sinus rhythm），属正常节律。一般心电图机描记不出窦房结激动电位，都是以窦性激动发出后引起的 P 波特点来推测窦房结的活动。窦性心律并非意味着窦性激动均能下传到心室，而只表明窦房结已发出了激动，只要窦性 P 波规律地出现，无论其后有无 QRS 波群，均应诊断为窦性心律。当窦性心律发生变化时，就会产生窦性心律失常。

1. 窦性心律成人窦性心律的心电图特征

（1）P 波规律出现，频率 60 ～ 100 次 / 分，呈钝圆形，且 P 波形态表明激动来自窦房结（即 P 波在Ⅰ、Ⅱ、aVF、$V_4 \sim V_6$ 导联直立，在 avR 导联倒置）。

（2）P-R 间期 0.12 ～ 0.20s。

（3）P-P 间期固定，同一导联上 P-P 间期相差 < 0.12s（图 1-5-37）。

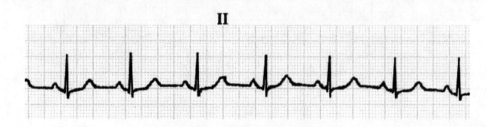

图 1-5-37　正常窦性心律心电图

2. 窦性心动过速（sinus tachycardia）

（1）心电图特征：①具有窦性心律特点，成人窦性心律的频率 > 100 次 / 分；②PR 间期及 QT 间期相应缩短，有时可伴有继发性 ST 段轻度压低和 T 波振幅降低（图 1-5-38）。

（2）临床意义：生理情况下，常见于运动、精神紧张、饮酒、饮浓茶活咖啡、吸烟等。病理情况下，可见于发热、甲状腺功能亢进、贫血、失血、心功能不全及应用肾上腺素、阿托品等药物。

3. 窦性心动过缓（sinus bradycardia）

（1）心电图特征：具有窦性心律特点，成人窦性心律的频率 < 60 次 / 分，一般为 40 ～ 50

次 / 分（图 1-5-39）。

（2）临床意义：生理情况下，常见于老年人、运动员、重体力劳动者、睡眠等。病理情况下，可见于病态窦房结综合征、颅内压增高、甲状腺功能低下、高钾血症以及应用某些药物（例如 β 受体阻滞剂、洋地黄过量等）。

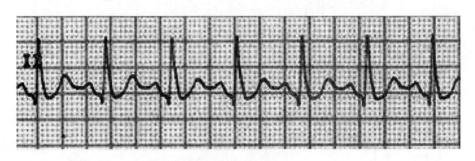

图 1-5-38　窦性心动过速

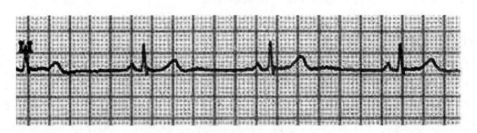

图 1-5-39　窦性心动过缓

4. 窦性心律不齐（sinus arrhythmia）

（1）心电图特征：具有窦性心律特点，在同一导联上，PP 或 RR 间期差值 > 0.12s（图 1-5-40）。

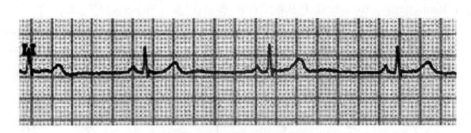

图 1-5-40　窦性心律不齐

（2）临床意义：较常见的为呼吸性窦性心律不齐（与呼吸周期有关），多见于青少年，一般无临床意义。另有一些比较少见的，与呼吸无关的窦性心律不齐，如与心室收缩排血有关的窦性心律不齐及窦房结内游走性心律不齐等。

5. 窦性停搏（sinus arrest）　亦称窦性静止。在规律的窦性心律中，有时因迷走神经张力增大或窦房结功能障碍，在一段时间内窦房结停止发放激动。

（1）心电图特征：具有窦性心律特点，规则的 PP 间距中突然出现 P 波脱落，形成长 PP 间距，且长 PP 间距与正常 PP 间距不成倍数关系。窦性停搏后常出现逸搏或逸搏心律（图 1-5-41）。

（2）临床意义：生理情况下，常见于迷走神经张力增大，如吞咽、咽部刺激、按压颈动脉窦、气管插管等。病理情况下，可见于急性心肌梗死、窦房结退行性纤维化及应用洋地黄和

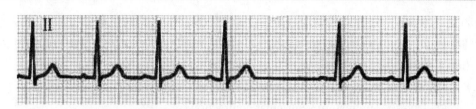

图 1-5-41　窦性停搏

奎尼丁过量等。

6. 病态窦房结综合征（sick sinus syndrome，SSS）简称病窦综合征，是由于窦房结及其周围组织的器质性病变，导致窦房结激动形成障碍和传导障碍而产生的心律失常。

（1）心电图特征：

1）持续的窦性心动过缓，心率＜ 50 次 / 分，且不易用阿托品等药物纠正；

2）多发窦性停搏或窦房阻滞；

3）慢 - 快综合征：在显著窦性心动过缓、窦性停搏基础上，常出现室上性快速心律失常（房速、房扑、房颤等）；

4）双结病变：若病变同时累及房室交界区，可出现房室传导障碍，或发生窦性停搏时，长时间不出现交界性逸搏。

（2）临床意义：常见于起搏传导系统退行性病变、冠心病、高血压性心脏病、心肌炎（尤其是病毒性心肌炎）、心肌病等。

（二）异位心律

异位心律包括主动性异位心律和被动性异位心律。主动性异位心律是指窦房结以外的异位起搏点主动发出激动，引起心房或心室搏动，主要包括期前收缩、心动过速、扑动与颤动。被动性异位心律是指高位起搏点发生停搏、节律减慢或激动传导障碍不能下传时，低位起搏点被动发出激动，继而引起心房或心室搏动，主要包括逸搏和逸搏心律。

1. 期前收缩　又称过早搏动，是指起源于窦房结以外的异位起搏点提前发出的激动而引起的一次心脏搏动，是临床上最常见的心律失常。根据异位起搏点发生的部位，可分为房性、交界性和室性期前收缩，其中以室性期前收缩最为常见，房性次之，交界性比较少见。

（1）相关术语：

1）代偿间歇（compensatory pause）指提前出现的异位搏动代替了一个正常窦性搏动，其后出现一个较正常心动周期为长的间歇。由于房性异位激动，常易逆传侵入窦房结，使其提前释放激动，引起窦房结节律重整，因此房性期前收缩大多为不完全性代偿间歇（即期前收缩前后两个窦性 P 波的间距小于正常 PP 间距的两倍）。而交界性和室性期前收缩，距窦房结较远，不易侵入窦房结，故往往表现为完全性代偿间歇（即期前收缩前后两个窦性 P 波的间距等于正常 PP 间距的两倍）。

2）联律间期（coupling interval）指期前收缩与其前正常搏动之间的时距。折返途径与激动的传导速度等可影响联律间期长短。房性期前收缩的联律间期应从异位 P 波起点测量至其前窦性 P 波起点，而室性期前收缩的联律间期应从异位搏动的 QRS 起点测量至其前窦性 QRS 起点。

3）单源性期前收缩与多源性期前收缩：单源性期前收缩是指期前收缩来自同一异位起搏点或有固定的折返径路，其形态、联律间期相同。多源性期前收缩是指在同一导联中出现 2 种或 2 种以上形态及联律间期互不相同的异位搏动。如联律间期固定，而形态各异，则称为多形性期前收缩，其临床意义与多源性期前收缩相似。

4）偶发性与频发性期前收缩：依据期前收缩出现的频度可人为地分为偶发（＜ 5 次 / 分

钟）和频发（＞5次/分钟）性期前收缩。二联律（bigeminy）与三联律（trigeminy）就是临床常见的有规律的频发性期前收缩。前者指期前收缩与窦性心搏交替出现；后者指每2个窦性心搏后出现1次期前收缩或每次正常窦性心搏后出现两个期前收缩。

（2）心电图特征：

1）室性期前收缩（premature ventricular contraction）

①提早出现的QRS-T波前无P波或相关P波；

②提早出现的QRS形态宽大畸形，时限通常＞0.12s，T波方向多与QRS的主波方向相反；

③伴有完全性代偿间歇，即期前收缩前后的两个窦性P波间距等于正常PP间距的两倍（图1-5-42）。

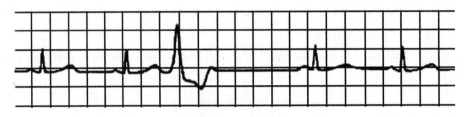

图1-5-42　室性期前收缩

2）房性期前收缩（premature atrial contraction）

①期前出现的异位P'波，其形态与窦性P波不同；

②P'-R间期＞0.12s；

③提前出现的QRS波群形态多正常；

④常为不完全性代偿间歇（图1-5-43）。

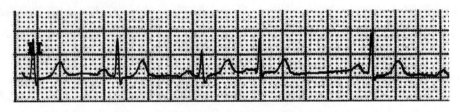

图1-5-43　房性期前收缩

房性期前收缩的P'-R间期可以延长；如异位P'后无QRS-T波，则称为未下传的房性期前收缩；有时P'下传心室引起QRS波群增宽变形，多呈右束支阻滞图形，称房性期前收缩伴室内差异性传导。

3）交界性期前收缩（premature junctional contraction）

①期前出现的QRS-T波，其前无窦性P波，QRS-T形态多正常；

②逆行P'波可发生于QRS波群之前（P'-R间期＜0.12s）或QRS波群之后（R-P'间期＜0.20s），或者与QRS相重叠；

③多为完全性代偿间歇（图1-5-44）。

（3）临床意义：

期前收缩可见于情绪激动、剧烈运动、饱餐、过量饮酒、吸烟、过度劳累等生理情况；但更多见于器质性心脏病，如冠心病、高血压、心肌炎、心肌病等；此外，也可见于甲状腺功能亢进、低钾血症及儿茶酚胺类、抗心律失常药、三环类抗抑郁药、洋地黄等药物影响。

偶发性期前收缩多无重要临床意义。而频发性、多源性（图 1-5-45）的室性期前收缩多见于病理情况。

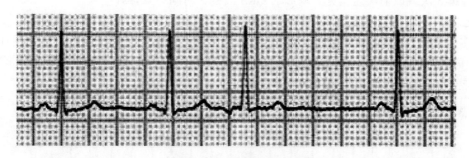

图 1-5-44　交界性期前收缩

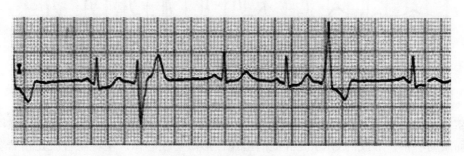

图 1-5-45　多源性室性期前收缩

2. 心动过速　心动过速是指异位节律点兴奋性增高或折返激动引起的快速异位心律（期前收缩连续出现 3 次或 3 次以上）。根据异位节律点发生的部位，可分为房性、交界性及室性心动过速。

（1）阵发性室上性心动过速（paroxysmal supraventricular tachycardia, PSVT）：理论上分为阵发性房性心动过速、阵发性交界性心动过速，但常因 P' 不易辨别，故统称为阵发性室上性心动过速（室上速）。

1）心电图特征：

①连续 3 次或以上快速均齐的 QRS 波群，形态与时间正常。若伴有室内差异传导或束支阻滞时，QRS 波群可畸形、增宽；

②心律多在 160 ~ 250 次 / 分，绝对规则；

③可伴有继发性 ST-T 改变（图 1-5-46）。

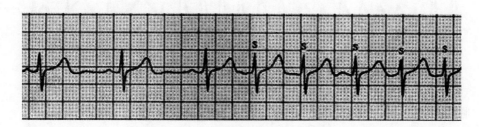

图 1-5-46　阵发性室上性心动过速

2）临床意义：常见于正常人和预激综合征患者，少数可见于风湿性心脏病、心肌梗死、甲状腺功能亢进等。无器质性心脏病者发生阵发性室上性心动过速，一般不引起严重后果，但发作持久、频率过快或原有心脏病者，可出现血压下降、眩晕、心绞痛、晕厥、心力衰竭。

（2）阵发性室性心动过速（（paroxysmal ventricular tachycardia，PVT）

1）心电图特征：

①连续 3 次或以上快速、宽大畸形的 QRS 波群，时间＞ 0.12s；

②心室率 140 ～ 200 次 / 分，节律可稍不齐；

③多无 P 波，如能发现 P 波，并且 P 波频率慢于 QRS 波频率，PR 无固定关系（房室分离），则可明确诊断；

④常伴有继发性 ST-T 改变；

⑤偶有心室夺获或发生室性融合波，也支持室性心动过速的诊断（图 1-5-47）。

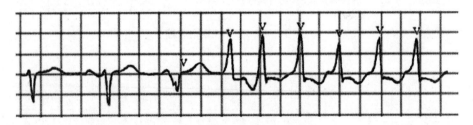

图 1-5-47　阵发性室性心动过速

心室夺获是指窦房结激动到达交界区时，恰遇交界区已脱离不应期，使窦性激动得以下传，从而激动心室，形成的 QRS 波群提前出现，形似窦性心律。室性融合波是指若窦性激动下传仅激动心室一部分，心室的另一部分被室性异位节律点所激动，形成的 QRS 波群形态介于窦性心律和室性异位心律之间。

2）临床意义：阵发性室性心动过速是一种严重的心律失常，90% ～ 95% 并发于严重心脏病，如冠心病、急性心肌梗死、风湿性心脏病和心肌病等；也可见于洋地黄中毒、低钾血症或高钾血症等电解质紊乱；偶见于无器质性心脏病者。

（3）扭转型室性心动过速（torsade de pointes，TDP）

此类心动过速是一种特殊类型的阵发性室性心动过速，是一种严重的室性心律失常。

1）心电图特征：表现为一系列宽大畸形的 QRS 波群，以每 3 ～ 10 个心搏围绕基线不断扭转其主波的正负方向，心室率为 180 ～ 250 次 / 分（图 1-5-48）。

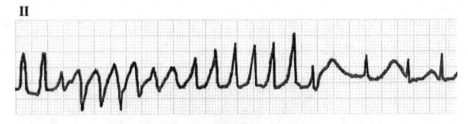

图 1-5-48　扭转型室性心动过速

2）临床意义：

临床上常见于先天性长 QT 间期综合征、严重的房室传导阻滞、严重低钾血症，以及奎尼丁、胺碘酮等药物副作用。每次发作持续数秒至数十秒而自行终止，但极易复发或转为心室颤动，患者表现为反复发作心源性晕厥或称为阿 - 斯综合征，甚至猝死。

3．扑动与颤动　扑动与颤动是一种频率比阵发性心动过速更快的异位心律，主要发生机制是异位起搏点自律性增高，不应期缩短，同时伴有一定的传导障碍，形成环形激动及多发微折返。根据异位心律的起源与节律不同，可分为心房扑动、心房颤动、心室扑动、心室颤动。

（1）心房扑动（atrial flutter，AFL）与心房颤动（atrial fibrillation，AF）

1）心房扑动的心电图特征：

①正常 P 波消失，代之以连续呈大锯齿状的心房扑动波（F 波），多在 Ⅱ、Ⅲ、aVF 导联中清楚；F 波间无等电位线，波幅大小一致，间隔规则，频率为 250～350 次 / 分；

②大多不能全部下传，常以固定房室比例（2：1 或 4：1）下传，故心室律规则。如果房室传导比例不恒定或伴有文氏传导现象，则心室律可以不规则；

③QRS 波形态、时间正常，可伴有差异传导（图 1-5-49）。

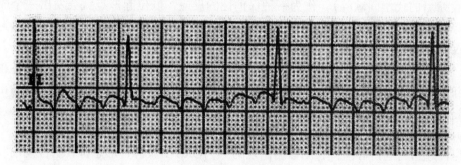

图 1-5-49　心房扑动

2）心房颤动的心电图特征：

①正常 P 波消失，代之以大小、形状、间距均不等的心房颤动波（f 波），多以 V_1 导联最明显，频率为 350～600 次 / 分；

②RR 绝对不规则；

③QRS 波形态、时间正常，可伴有差异传导（图 1-5-50）。

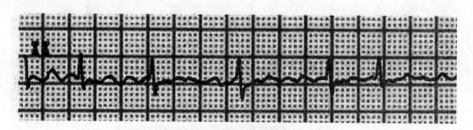

图 1-5-50　心房颤动

3）临床意义：心房颤动是临床上常见的心律失常，可呈阵发性或持续性，大多发生在器质性心脏病基础上，多与心房扩大、心肌受损、心力衰竭等有关，也有少部分房颤患者无明显器质性心脏病。

（2）心室扑动（ventricular flutter）与心室颤动（ventricular fibrillation）

1）心室扑动的心电图特征：P、QRS、T 波均消失，代之以连续、快速而节律相对规则的大振幅波，频率 200～250 次 / 分（图 1-5-51）。

2）心室颤动（ventricular fibrillation）的心电图特征：P、QRS、T 波均消失，代之以形态、节律极不规则的连续的小振幅波，频率为 250～500 次 / 分（图 1-5-51）。

3）临床意义：心室扑动和心室颤动均是极严重的致死性心律失常，多见于严重的器质性心脏病、电解质紊乱、严重药物中毒、各种疾病的终末期等。心室扑动时心脏失去排血功能，若不能很快恢复，则转为室颤而导致死亡。

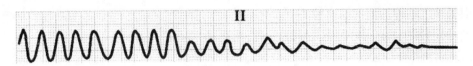

图 1-5-51　心室扑动与心室颤动

4．逸搏与逸搏心律

当高位节律点发生病变或受到抑制而出现停搏或节律明显减慢时（如病态窦房结综合征），或因传导障碍而不能下传时（如窦房或房室传导阻滞），或其他原因造成长的间歇时（如期前收缩后的代偿间歇等），作为一种保护性的反应，低位起搏点就会发出一个或一连串的冲动，激动心房或心室。仅发生 1 ～ 2 次称为逸搏（escape），连续 3 次或以上称为逸搏心律（escape rhythm）。

按发生的部位分为房性、房室交界性和室性逸搏。其 QRS 波群的形态特点与各相应的期前收缩相似，二者的差别是期前收缩属提前发生，为主动节律，而逸搏则在长间歇后出现，属被动节律。临床上以房室交界性逸搏最为多见，室性逸搏次之，房性逸搏较少见。

（1）心电图特征：

1）房性逸搏与逸搏心律：长间歇后出现的 P'-QRS-T 波群，形态符合房性期前收缩的特点。房性逸搏心律的频率多为 50 ～ 60 次／分。

2）交界性逸搏与逸搏心律：长间歇后出现的 P'-QRS-T 波群，形态符合交界性期前收缩的特点。交界性逸搏心律的频率多为 40 ～ 60 次／分，慢而规则。是最常见的逸搏心律，见于窦性停搏以及三度房室传导阻滞等情况。

3）室性逸搏与逸搏心律：长间歇后出现的 QRS-T 波群，形态符合室性期前收缩的特点（图 1-5-52）。室性逸搏心律的频率多为 20 ～ 40 次／分。若心室率＜ 22 次／分，称为室性自主心律。

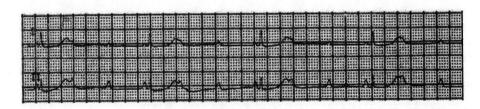

图 1-5-52　Ⅲ度房室传导阻滞伴室性逸搏

（2）临床意义：逸搏与逸搏心律多见于严重的窦性心动过缓、窦性心律不齐、窦性停搏、双结病变、Ⅱ度以上房室传导阻滞、期前收缩后的长间歇等。患者可出现头晕、心悸等供血不足的临床表现。

（三）传导阻滞

传导阻滞的病因可以是传导系统的器质性损害，也可能是迷走神经张力增高引起的功能性抑制或是药物作用及位相性影响。心脏传导阻滞（heart block）按发生的部位分为窦房阻滞、房内阻滞、房室传导阻滞和室内阻滞。其中以房室传导阻滞最常见，其次为心室内传导阻滞。

1．房室传导阻滞（atrioventricular block，AVB）　是由于房室交界区不应期延长，使激动从心房向心室传导过程中发生传导延缓或中断，通常分析 P 与 QRS 波的关系可以了解房室传导情况。根据阻滞程度，可将房室传导阻滞分为三度：①一度房室传导阻滞：全部激动均可下传至心室，但传导时间延长。②二度房室传导阻滞：部分激动因阻滞而不能下传至心室。③三度房室传导阻滞：由于房室交界区的绝对不应期极度延长，以致房室交界区以上的激动完全不能通过阻滞部位，又称完全性房室传导阻滞。若偶尔出现 P 波下传心室者，称为几乎完全性房室传导阻滞。

（1）心电图特征：

1）一度房室传导阻滞：心电图主要表现为 PR 间期延长。

①P 波规律出现，每个 P 波后都跟有一个 QRS 波群；

②成人 PR 间期 > 0.20s，老年人 PR 间期 > 0.22s；

③对两次检测结果进行比较，心率没有明显改变而 PR 间期延长 > 0.04s，可诊断为一度房室传导阻滞（图 1-5-53）。

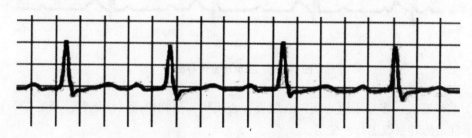

图 1-5-53　一度房室传导阻滞

2）二度房室传导阻滞：主要表现为部分 P 波后 QRS 波脱漏。分两种类型：

①二度 I 型房室传导阻滞，又称莫氏 I 型（Morbiz I 型）：P 波规律地出现，PR 间期逐渐延长（通常每次延长的绝对增加值多呈递减），直到 1 个 P 波后脱漏 1 个 QRS 波群，漏搏后房室传导阻滞得到一定改善，PR 间期又趋缩短，之后又复逐渐延长，如此周而复始地出现，称为文氏现象（wenckebach phenomenon）。通常以 P 波数与 P 波下传数的比例来表示房室阻滞的程度，例如 3 : 2 传导表示 3 个 P 波中有 2 个 P 波下传心室，而只有 1 个 P 波不能下传（图 1-5-54）；

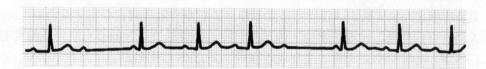

图 1-5-54　二度 I 型房室传导阻滞

②二度 II 型房室传导阻滞，又称莫氏 II 型（Morbiz II 型）：PR 间期恒定（正常或延长），部分 P 波后有 QRS 波群脱漏（图 1-5-55）。凡连续出现 2 次或 2 次以上的 QRS 波群脱漏者（如呈 3 : 1、4 : 1 传导的房室传导阻滞），称高度房室传导阻滞，易发展为完全性房室传导阻滞。

3）三度房室传导阻滞：

II

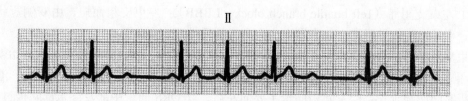

图 1-5-55　二度 II 型房室传导阻滞

①P波与QRS波毫无关系（PR间期不固定），但PP间期和RR间期各自有其节律；②心房率快于心室率；③QRS波群的形态、时间和频率取决于潜在起搏点的位置。若阻滞部位在希氏束以上，潜在起搏点多在房室交界区内，形成交界性逸搏心律，即QRS波群形态、时间正常，频率在40～60次/分；若阻滞部位在希氏束以下，潜在起搏点位于心室，形成室性逸搏心律，即QRS波群宽大畸形，频率多在40次/分以下（图1-5-56）。

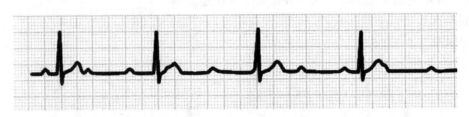

图1-5-56　三度房室传导阻滞

（2）临床意义：多见于冠心病、心肌炎、心肌病、药物中毒（洋地黄、奎尼丁等）、严重电解质紊乱及传导系统退行性变等。

一度房室传导阻滞亦可见于一些健康人，多由迷走神经张力过高所引起。本病多数预后良好，但亦有发展为二、三度房室阻滞者。

二度Ⅰ型房室传导阻滞较Ⅱ型常见。前者多为功能性或病变位于房室结或希氏束的近端，预后较好。后者多属器质性损害，病变大多位于希氏束远端或束支部位，易转为高度或完全性房室阻滞。

2. 室内传导阻滞

发生在房室束以下的阻滞，统称为室内传导阻滞或束支传导阻滞。根据阻滞部位可分为右束支阻滞、左束支阻滞、左束支分支（左前或左后分支）阻滞、双支阻滞和三支阻滞。按阻滞的程度可分为完全性和不完全性阻滞。

（1）右束支阻滞（right bundle branch block，RBBB）：右束支细长，由单侧冠状动脉分支供血，其不应期比左束支长，故传导阻滞比较多见。右束支阻滞时，心室除极仍始于室间隔中部，自左向右方向除极，接着正常快速激动左心室，最后通过缓慢的心室肌传导激动右心室。因此，QRS波群前半部接近正常，主要表现在后半部QRS时间延迟、形态发生改变。

1）心电图特征：

①QRS波群时间≥0.12s；②V$_1$或V$_2$导联QRS呈rsR′型或M形，此为最具特征性的改变；Ⅰ、V$_5$、V$_6$导联S波增宽而有切迹，其时间≥0.04s；aVR导联呈QR型，其R波增宽且有切迹；③V$_1$导联的室壁激动时间＞0.05s；④继发性ST-T改变：V$_1$、V$_2$导联ST段压低，T波倒置；Ⅰ、V$_5$、V$_6$导联ST段抬高，T波直立（图1-5-57）。

不完全性右束支阻滞时，QRS形态和完全性右束支阻滞相似，仅QRS波群时间＜0.12s。

2）临床意义：可见于各种器质性心脏病，如风湿性心脏病、冠心病、高血压性心脏病、先天性心脏病等，也可见于健康人。

（2）左束支阻滞（1eft bundle branch block，LBBB）：左束支粗而短，由双侧冠状动脉分支供血，不易发生传导阻滞。如有发生，大多为器质性病变所致。

左束支阻滞时，激动沿右束支先使室间隔从右向左除极，即心室除极顺序从开始就发生改变。由于室间隔除极变为右向左除极，导致Ⅰ、V$_5$、V$_6$导联室间隔除极波（q波）消失；左心室除极时间明显延长；心室除极向量主要向左后，其QRS向量中部及终末部除极过程缓慢，使QRS主波（R波或S波）增宽、粗钝或有切迹。

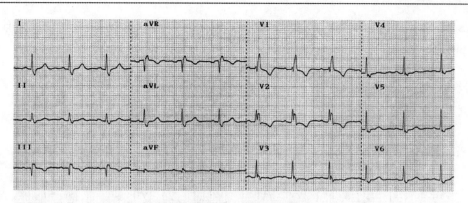

图 1-5-57　完全性右束支阻滞

1）心电图特征：

①QRS 波群时间 ≥ 0.12s；

②V_1、V_2 导联 QRS 波群呈 rS 型或 QS 型；Ⅰ、aVL、V_5、V_6 导联 R 波增宽、顶部粗钝或有切迹，Ⅰ、V_5、V_6 导联 q 波一般消失；

③心电轴左偏；

④V_5、V_6 导联的室壁激动时间 > 0.06s；

⑤继发性 ST-T 改变：以 R 波为主的导联 ST 段下移，T 波倒置；以 S 波为主的导联 ST 段上抬，T 波直立（图 1-5-58）。

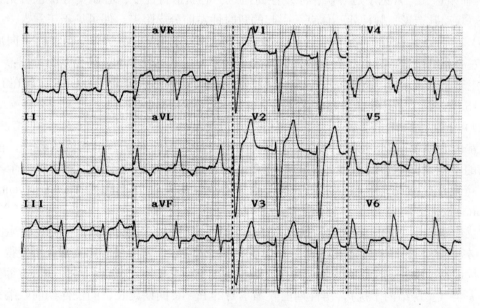

图 1-5-58　完全性左束支阻滞

不完全性左束支阻滞时，QRS 形态和完全性左束支阻滞相似，仅 QRS 波群时间 < 0.12s。

2）临床意义：主要见于器质性心脏病，约 90% 以上为冠心病、原发性高血压或主动脉瓣疾病所引起。左束支阻滞多为永久性。

（3）左前分支阻滞（1eft anterior fascicular block，LAFB）：左前分支细长，由一侧冠状动脉分支供血，易发生传导阻滞。左前分支阻滞时，激动先沿左后支向下方使室间隔的后下部及膈面内膜除极，然后向左上激动心室前侧壁，主要变化在前额面。

1）心电图特征：

①心电轴左偏在 -30°～ -90°，以 ≥ -45° 有较肯定的诊断价值；②Ⅱ、Ⅲ、aVF 导联 QRS

波群呈 rS 型，$S_{III} > S_{II}$；I、aVL 导联呈 qR 型，$R_{aVL} > R_I$；③QRS 时间轻度延长，但 < 0.12s（图 1-5-59）。

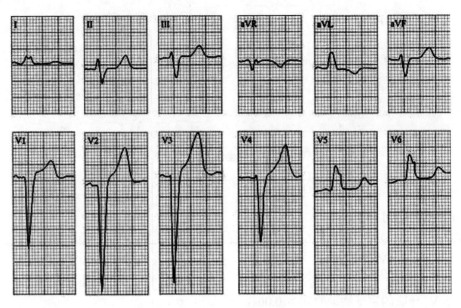

图 1-5-59　左前分支阻滞

2）临床意义：常见于冠心病、原发性高血压、心肌退行性变、心肌炎等；也可见于高钾血症、冠状动脉造影、肺梗死、休克等引起的暂时性左前分支阻滞；偶可见于正常人。

（4）左后分支阻滞（1eft posterior fascicular block，LPFB）：左后分支粗，向下向后散开分布于左心室的隔面，具有双重血液供应，故左后分支阻滞比较少见。其心电图特征：

①电轴右偏在 +90°～ +180°，以超过 +120° 有较肯定的诊断价值；②QRS 波群在 I、aVL 导联呈 rS 型，III、aVF 导联呈 qR 型，$R_{III} > R_{II}$；③QRS 时间 < 0.12s。

（四）干扰与脱节

正常的心肌细胞在一次兴奋后具有较长的不应期，因而对于两个相近的激动，前一激动产生的不应期必然影响后面激动的形成和传导，这种现象称为干扰。当心脏两个不同起搏点并行地产生激动，引起一系列干扰，称为干扰性房室脱节（interference atrioventricu1ar dissociation）。

干扰所致心电图的许多变化特征（如传导延缓、中断、房室脱节等）都与传导阻滞图形相似，必须与病理性传导阻滞相区别。干扰是一种生理现象，常可使心律失常分析变得更加复杂。干扰现象可以发生在心脏的各个部位，最常见的部位是房室交界区。房性期前收缩的代偿间歇不完全（窦房结内干扰），房性期前收缩本身的 P'-R 间期延长，间位性期前收缩或室性期前收缩后的窦性 PR 间期延长等，均属干扰现象。

（五）预激综合征

预激综合征（pre-excitation syndrome）属传导途径异常，是指在正常的房室传导途径之外，沿房室环周围还存在附加的房室传导束（旁路），使激动抢先抵达心室的一类心律失常。有以下类型：

1．WPW 综合征（Wolff–Parkinson–While syndrome）　又称经典型预激综合征。其解剖学基础为房室环存在直接连接心房与心室的一束纤维（Kent 束）。窦房结激动或心房激动可经传导很快的旁路纤维下传预先激动部分心室肌，同时经正常房室结途径下传激动其他部分心室肌。其心电图特征为：

①PR 间期缩短＜ 0.12s；②QRS 波群增宽≥ 0.12s；③QRS 波群起始部有粗钝的预激波（δ 波）；④P-J 间期正常；⑤继发性 ST-T 改变（图 1-5-60）。

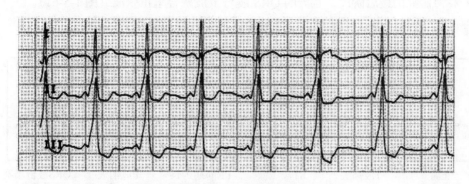

图 1-5-60 预激综合征

根据 V_1 导联 δ 波极性及 QRS 主波方向可对旁路进行初步定位。如 V_1 导联 δ 波正向且以 R 波为主，为左侧旁路，称 A 型预激；如 V_1 导联 δ 波负向或 QRS 主波以负向波为主，为右侧旁路，称 B 型预激。

部分患者的房室旁路没有前向传导功能，仅有逆向传导功能，心电图上 PR 间期正常，QRS 起始部无预激波，但可反复发作房室折返性心动过速（AVRT），此类旁路称之为隐匿性旁路。

2. LGL 综合征（Lown-Ganong-Levine syndrome） 又称短 PR 综合征。目前 LGL 综合征的解剖生理有两种观点：①存在绕过房室结传导的旁路纤维 James 束；②房室结较小发育不全，或房室结内存在一条传导异常快的通道引起房室结加速传导。心电图表现：P-R 间期＜ 0.12s，但 QRS 波群起始部无预激波。

3. Mahaim 型预激综合征 其解剖学基础是存在连接右心房与左束支远端或右心房与三尖瓣环下右心室旁道，即 Mahaim 束。此类旁路只有前传功能，没有逆传功能。心电图上表现为 P-R 间期正常或长于正常值，QRS 波起始部可见预激波。

预激综合征多见于健康人，其主要危害是常可引发房室折返性心动过速。WPW 综合征如合并心房颤动，还可引起快速的心室率，甚至发生室颤，属一种严重心律失常类型。

五、电解质紊乱与药物影响

（一）电解质紊乱（electrolytes disturbance）

电解质的平衡对维持心脏的正常功能有一定的作用，一旦其发生紊乱，将影响心肌的电活动，可反映在心电图上。心电图虽有助于电解质紊乱的诊断，但由于受其他因素的影响，心电图改变与血清中电解质水平并不完全一致。如同时存在各种电解质紊乱时又可互相影响，加重或抵消心电图改变。故应密切结合病史和临床表现进行判断。

1. 高钾血症（hyperkalemia） 高钾血症是指血清钾浓度超过 5.5mmol/L。高钾血症的心电图特征与血清钾浓度密切相关：

（1）血钾＞ 5.5mmol/L，致使 Q-T 间期缩短，T 波高尖，基底部变窄，两肢对称，此为高钾血症最早出现且最常见的心电图改变。

（2）②血钾＞ 6.5mmol/L 时，QRS 波群增宽，PR 间期及 QT 间期延长，R 波电压降低及 S 波加深，ST 段压低。

（3）血钾＞ 7mmol/L，QRS 波群进一步增宽，PR 间期及 QT 间期进一步延长，P 波增宽，振幅低，甚至消失，出现"窦室传导"。此时窦房结仍在发出激动，并沿3个结间束经房室交界区传入心室，因心房肌受抑制而无P波，称之为"窦室传导"。

（4）高钾血症的最后阶段，宽大的QRS波与T波融合呈正弦波（图1-5-61）。

高钾血症可引起室性心动过速、心室扑动或颤动，甚至心脏停搏。

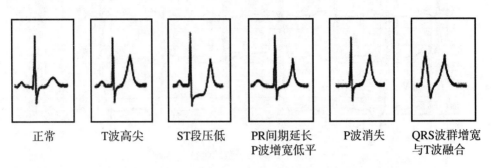

| 正常 | T波高尖 | ST段压低 | PR间期延长
P波增宽低平 | P波消失 | QRS波群增宽
与T波融合 |

图1-5-61　高钾血症：随血钾水平逐渐升高引起的心电图改变示意图

2．**低钾血症**（hypokalemia）　低钾血症是指血清钾浓度低于3.5mmol/L。心电图主要改变为：

（1）ST段压低，T波低平或倒置。

（2）u波显著增高：u波＞0.1mV或u/T＞1，并可与T波融合呈双峰型。

（3）QT间期一般正常或轻度延长，表现为QT-u间期延长。

（4）严重的低血钾可使QRS波群时间延长，P波振幅增高（图1-5-62）。

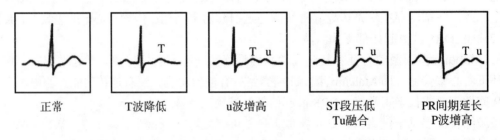

| 正常 | T波降低 | u波增高 | ST段压低
Tu融合 | PR间期延长
P波增高 |

图1-5-62　低钾血症：随血钾水平逐渐降低引起的心电图改变示意图

低钾血症可引起房性心动过速、室性异位搏动和室性心动过速、室内传导阻滞、房室传导阻滞等各种心律失常。

3．**高钙血症**（hypercalcemia）　高钙血症是指血清钙浓度超过2.58mmol/L。心电图主要改变为：

（1）ST段缩短或消失。

（2）QT间期缩短，可伴有u波增高。

（3）T波低平或倒置（图1-5-63）。

严重高钙血症（如快速静注钙剂时），可发生窦性静止、窦房阻滞、室性期前收缩、阵发性室性心动过速等。

4．**低钙血症**（hypocalcemia）　低钙血症是指血清钙浓度低于2.25mmol/L。心电图主要改变为：①ST段明显延长、致使QT间期显著延长；②T波变窄、低平或倒置。一般很少发生心律失常。

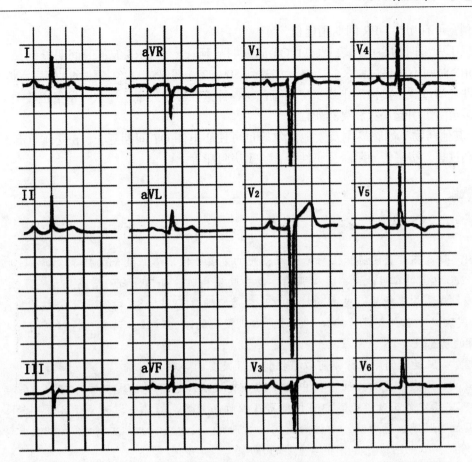

图 1-5-63 高钙血症的心电图

（二）药物影响

1. 洋地黄对心电图的影响

（1）洋地黄效应（digitalis effect）：

心电图特征性表现：① ST-T 改变：以 R 波为主的导联，ST 段下垂型压低；T 波低平、双向或倒置，然后 ST 与 T 波融合呈"鱼钩型"；② QT 间期缩短。

上述心电图表现常为已经接受洋地黄治疗的标志，即所谓洋地黄效应（图 1-5-64）。

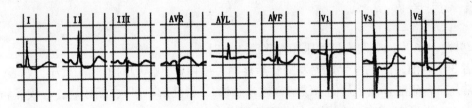

图 1-5-64 洋地黄效应

（2）洋地黄中毒（digitalis toxicity）：洋地黄中毒患者可以有胃肠道症状和神经系统症状，但出现各种心律失常是洋地黄中毒的主要表现。

常见的心律失常有：窦性静止或窦房阻滞、心房扑动、心房颤动、频发性及多源性室性期前收缩，严重时可出现室性心动过速，甚至室颤。洋地黄中毒还可出现房室传导阻滞，当出现二度或三度房室传导阻滞时，则是洋地黄严重中毒表现。

2. 奎尼丁对心电图的影响 奎尼丁属 I_A 类抗心律失常药物，对心电图有较明显作用。

奎尼丁治疗剂量时的心电图表现：① QT 间期延长；② T 波低平或倒置；③ u 波增高；

④P波稍宽可有切迹，PR间期稍延长。

奎尼丁中毒时的心电图表现：①QT间期明显延长；②QRS波群时间明显延长（用药过程中，QRS时间不应超过原来的25%，如达到50%应立即停药）；③各种程度的房室传导阻滞，以及窦性心动过缓、窦性静止或窦房阻滞；④各种室性心律失常，严重时发生扭转型室性心动过速，甚至室颤引起晕厥和突然死亡。

3. 其他药物　如胺碘酮及索他洛尔等也可使心电图QT间期延长。β受体阻滞剂可出现窦性心动过缓、房室传导阻滞、窦性静止、窦房阻滞等。

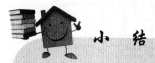

小　结

1. 心电图检查是临床上诊断心肌梗死的重要手段。心肌梗死的临床诊断：①临床表现；②心电图特征性改变；③心肌酶学动态改变和血清肌钙蛋白的增高。

2. 典型心肌梗死心电图的特征性改变是病理性Q波、ST段呈弓背向上抬高、缺血性T波改变这3种表现的综合。应注意心肌梗死的演变过程。动态分析心电图，尤其是ST段的动态改变。

3. 心肌梗死的定位诊断可以根据特征性改变的导联来判断。

4. 心律失常是心血管疾病中重要的一类疾病，它可单独发病亦可与心血管疾病伴发，可突然发作而致猝死，亦可持续累及心脏而衰竭。心律失常可见于各类型的心脏病（先天性心脏病、冠心病、心脏瓣膜病、心肌炎、心包炎、心肌病等）。心律失常诊断和鉴别诊断，心电图检查具有非常重要的作用。

5. 心律失常是心脏的频率、节律、起搏部位、传导速度与激动顺序发生异常。按发生原理分为激动起源异常和传导异常两大类。

6. 常规心电图检查的局限性是对于一些发作不频繁的患者常难于描记到心律失常发作时的心电图。

思考题

1. 男性，56岁，突发胸骨后压榨样疼痛3小时。

患者3小时前，因工作劳累突发胸骨后疼痛，压榨样，伴胸闷憋气、大汗、恶心、未吐，二便正常。自含硝酸甘油1片仍未缓解，遂来急诊。既往无高血压、糖尿病、心绞痛病史，无药物过敏史，吸烟30余年，每天1包，无饮酒史。

查体：T 36.8℃，P 90次/分，R 17次/分，BP 100/60mmHg，神志清，无皮疹和发绀，浅表淋巴结未触及，巩膜无黄染，睑结膜无苍白，颈软，无颈静脉怒张，双肺未闻及啰音，心界不大，心率90次/分，律不齐，可闻及早搏4～5次/分，心音低，未闻及杂音。腹平软，肝脾未触及，双下肢无水肿。

实验室急查：CK 364U/L，CK-MB 41U/L，AST 96U/L，LDH 295U/L，cTn I定性阳性。RBC $4.6×10^{12}$/L，Hb 126g/L，WBC $7.9×10^9$/L，PLT $210×10^9$/L。

心电图示：Ⅱ，Ⅲ，avF导联S-T段明显弓背向上抬高与T波融合，病理性Q波；室性早搏。

参考答案

问题与思考：

1．该患者的诊断是什么？诊断依据是什么？

2．怀疑有心律失常时，该如何利用心电图分析和判断？

（武学润）

第四节　心电监护

一、概述

心电监护是指应用特殊的心电监护装置对心脏活动的电变化参数进行监控，通过收集参数分析诊断疾病以及适时监控病情变化。心电监护是伴随现代电子技术，特别是电子计算机发展起来的现代护理监护技术，并逐步普及。心电监护在生命救护中具有重要的价值，利用心电监护仪，连续观测患者心电图的变异，动态监测及早发现病情变化，并迅速采取有针对性的治疗和护理，以帮助患者度过危险期。在学习心电图的基础上，学习和掌握心电监护基础知识，提高重症监护能力，全面提高护士素质，扩展延伸护理学科知识及技能，优化知识结构，具有重要意义。

（一）心电监护的作用

1．及时判断各种心律失常　心律失常不仅是临床常见的疾病或并发症，也见于各种心脏疾病、麻醉药、气管插管和拔管、气管切开、中心静脉插管、心导管检查等手术操作、酸碱失衡、电解质紊乱、药物反应等状态下。心电监护是做出及时判断的重要手段。

2．及时判断心肌缺血的原因　低氧血症、严重感染、低血压、麻醉过深、手术不当、二氧化碳潴留、酸碱失衡等许多因素均可使心肌血流和心肌给氧减少，高血压和心动过速均能造成或加重心肌缺血。心电监护中可发现 ST-T 改变等，及时判断心肌缺血，以便采取措施，进行防治。

3．及时判断电解质紊乱　肾衰竭、酸碱失衡、麻醉、机械通气等状态下，易发生电解质紊乱，血钾、血钙有明显升降时，透过心电监护可及时发现出相关问题，提供判断电解质紊乱的参考依据。

4．判断心脏起搏的功能　安装临时或永久型心脏起搏器的患者，应用心电监护，可以了解心脏起搏器的功能，尤其是心肺复苏、心脏按压时，更显出心电监护的优越性。

（二）心电监护仪的种类

根据其使用场所、数据传输方式等不同，可分为以下几种类型：

1．重症病房心电监护系统　一般由一台中心监护仪和 4～6 台床边监护仪组成。目前，有国产和进口的多种型号心电监护系统和心电监护仪在各级医疗单位投入临床应用，常与呼吸、血压、体温、血氧等监测项目组合在一起。

2．遥测心电监护仪　由主机控制台和床边监测仪组成。后者为无线电信号发射机，与主机控制台无导线连接。不同型号的中心监测主机，可以同时监控 4～16 张床患者的心电信号。对各种带有创伤性的辅助检查和手术实施心电监护，十分方便。

3．电话传输心电监护系统　由发送盒和接收站构成，二者之间通过电话线路传输信息。发送盒由患者佩带，按下记录键，发送盒同步记录 40s 的三导联心电信号。监视器显示心电图以及患者的各种信息，打印机可以打印所需心电图。

4．动态心电图监测仪（Holter 心电图监测仪）　由记录仪和分析仪两部分组成，一般记录

24小时心电图波形，主要用于各种心律失常和心肌缺血的诊断，也用于监测起搏器功能，寻找晕厥原因及观察抗心律失常药的疗效。

二、床边多参数心电监护系统

（一）概述

多参数生理监护（multiparameter physiological monitor），又称为多导/多道生理监护或者多功能生理监护，是指通过特殊装置对患者的多项生理参数，如心电（ECG）、呼吸（RESP）、无创血压（NIBP）、血氧饱和度（SpO$_2$）、脉搏（P）、体温（TEMP）进行监测，另可升级对有创血压（IBP）、呼气末二氧化碳（EtCO$_2$）、中心静脉压（CVP）、动脉压（AP）、心输出量（CO）、pH等进行实时监测，还可进行ECG（心电图）/心律失常监测、心律失常分析回顾、ST段分析等，以作为制定医疗护理方案的依据。能实现这一功能的装置称为多导生理监护仪，或多参数心电监护仪。多导生理监护仪在临床应用广泛，能为医学临床诊断提供重要的患者信息，通过各种功能模块，可实时对危重患者的生理或生化参数（包括心电信号、心率、血氧饱和度、血压、呼吸频率和体温等重要参数）进行连续、长时间、自动、实时监测，实现对各参数的监督报警、信息存储和传输，是一种监护患者的重要设备。有的便携式心电监护仪还同时配备有除颤器，便于临床抢救使用。

（二）心电监护仪的使用

为了简便操作，既不影响患者床上活动和各项诊疗措施的施行，又能获得良好的监护质量，常采用简化的心电图导联来代替标准体表心电图导联系统，所以电极板放置部位与常规心电图检查不同，临床上常称作监测导联。但电极板放置部位应满足以下条件：①P波清晰、明显（如为窦性节律）；②QRS波振幅清晰并达到一定幅度，以触发心率计数和报警；③不妨碍抢救操作（如电除颤等）。

1．电极片安放位置

（1）有五个电极的心电监护仪电极安放位置如下：

左臂电极（LA）置于左锁骨中线锁骨下或左上肢连接躯干的部位；

右臂电极（RA）置于右锁骨中线锁骨下或右上肢连接躯干的部位；

左腿电极（LL）置于左锁骨中线第6、7肋间或左髋部；

参照电极（RL）置于右锁骨中线第6、7肋间或右髋部；

胸部电极（C）置于胸骨左缘第四肋间。

（2）有三个电极的心电监护仪电极安放位置如下：

左臂电极（LA）置于左锁骨中线锁骨下或左上肢连接躯干的部位；

右臂电极（RA）置于右锁骨中线锁骨下或右上肢连接躯干的部位；

左腿电极（LL）置于左锁骨中线第6、7肋间或左髋部。

2．监护仪操作程序

（1）用物准备：心电监护仪及模块、导联线、电极片、合适的袖带、氧饱和度传感器，生理盐水棉球。

（2）向患者解释以取得合作，安置舒适体位。

（3）连接心电监护仪电源，打开主机开关。

（4）心电监测：①暴露胸部，选定粘帖电极片的皮肤，并用生理盐水棉球擦拭。②正确粘帖电极片，连接心电导联线。③选择（P/QRS/T波显示清晰）导联。④正确调整波形。⑤正确调整波速。

（5）呼吸监测：在心电电极片基础上正确选择波速。

（6）氧饱和度监测：选择合适部位，正确放置氧饱和度探头。

床旁多参数心电监护仪

（7）无创血压监测：①选择模式。②正确放置袖带，松紧适宜。③正确放置测量血压的肢体位置。④选择测量模式。

（8）设置报警范围：根据患者病情，设定各报警限，打开报警系统。

（9）调至主屏：监测异常心电图。

（10）根据要求排除故障或设置参数。

3. 监护仪使用注意事项

（1）心电监护：安放监护电极时，必须留出一定的范围，以便除颤时放置电极片。

（2）血压测量：袖带展开后应缠绕在患者肘关节上 1 ～ 2cm 处，松紧程度应以能够插入 1 ～ 2 指为宜。袖带的导管应放在肱动脉处，且导管应在中指的延长线上。手臂应和人的心脏保持平齐，血压袖带充气时应嘱患者不要讲话或乱动。测压时，手臂上袖带的位置应和心脏保持平齐。一般而言，第一次测压值只作为参考。

（3）血氧饱和度测量：血氧探头的插头和主机面板"血氧"插孔一定要插接到位。否则有可能造成无法采集血氧信息，不能显示血氧值及脉搏值。要求患者指甲不能过长，不能有任何染色物、污垢或是灰指甲。如果血氧监测很长一段时间后，患者手指会感到不适，应更换另一个手指进行监护。患者和医护人员也不应碰撞及拉扯探头和导线，以防损坏而影响使用。

（4）体温测量：正常情况下，探头应夹紧于患者腋下，若是昏迷危重者，则可用胶布将探头粘贴牢实。一定要使探头的金属面与皮肤接触良好，且在五分钟之后可得到稳定的体表温度。

（5）外接电源：配电盒质地应优良可靠，插接应牢靠，以免会出现插头接触不良，使主机不能正常工作，甚至造成主机电源损坏。

（6）地线连接：地线连接时应把带有铜片套的一端，接在主机后面板的接地端上。地线另一端带有夹子，应夹在建筑设施的公共接地端。切不可随随便便地把地线夹在与接地无关的病床或其他金属上。如果不接地线或地线连接不好可能会造成心电波形干扰较大，同时可能对仪器操作人的人身安全带来伤害。

三、动态心电图监护仪

动态心电图（ambulatory electrocardiography，AECG）是指连续记录 24 小时或更长时间的心电图。该项检查首先由美国学者 Holter 于 60 年代初期应用于临床，故又称为 Holter 监测。动态心电图提供了受检者 24 小时的动态心电活动信息，现已成为临床上广泛使用的无创性心血管病诊断的重要手段之一。

（一）仪器的基本结构

动态心电图仪主要由记录系统和回放分析系统组成。

1. 记录系统 包括导联线和记录器。导联线一端与固定在受检者身上的电极相连，另一端与记录器连接。记录器有磁带式和数字固态式记录器等类型。记录器佩戴在受检者身上，可以连续记录和储存 24h 或更长时间的心电信号。记录器可分为两通道或三通道。近年来，12 导联动态心电图系统也开始应用于临床。

2. 回放分析系统 主要由计算机系统和心电分析软件组成。回放系统能自动对磁带或固态记录器记录到的 24h 心电信号进行分析。分析人员通过计算机分析心电图资料，打印出异常心电图图例以及有关的数据和图表，做出诊断报告。

动态心电图仪

（二）导联选择

目前多采用双极导联，电极一般均固定在躯体胸部。导联的选择应根据不同的检测目的而定，常用导联及电极放置部位如下：

1. CM5 导联 正极置于左腋前线、平第 5 肋间处（即 V5 位置），负极置于右锁骨下窝

235

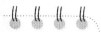

中 1/3 处。该导联对检出缺血性 ST 段下移最为敏感，且记录到的 QRS 波振幅最高，是常规使用的导联。

2. CM1 导联 正极置于胸骨右缘第 4 肋间（即 V1 位置）或胸骨上，负极置于左锁骨下窝中 1/3 处。该导联可清楚地显示 P 波，分析心律失常时常用此导联。

3. MavF 导联 正极置于左腋前线肋缘，负极置于左锁骨下窝内 1/3 处。该导联主要用于检测左心室下壁的心肌缺血改变。

4. CM2 或 CM3 导联 正极置于 V2 或 V3 的位置，负极置于右锁骨下窝中 1/3 处。怀疑患者有变异性心绞痛（冠状动脉痉挛）时，宜联合选用 CM3 和 MaVF 导联。

无关电极可放置胸部的任何部位，一般置于右胸第 5 肋间腋前线或胸骨下段中部。

12 导联动态心电图系统电极放置部位与运动负荷试验的电极放置部位相同。

（三）临床应用范围

动态心电图可以获得受检者日常生活状态下连续 24h 甚至更长时间的心电图资料，因此常可检测到常规心电图检查不易捕捉到的一过性异常心电图改变。还可以结合分析受检者的生活日志，了解患者的症状，活动状态及服用药物等与心电图变化之间的关系。其临床应用范围如下：

1．心悸、气促、头昏、晕厥、胸痛等症状性质的判断。

2．心律失常的定性和定量诊断。

3．心肌缺血的诊断和评价，尤其是发现无症状心肌缺血的重要手段。

4．心肌缺血及心律失常药物疗效的评价。

5．心脏病患者预后的评价，通过观察复杂心律失常等指标，判断心肌梗死后患者及其他心脏病患者的预后。

6．选择安装起搏器的适应证，评定起搏器的功能，检测与起搏器有关的心律失常。

7．医学科学研究和流行病学调查，如正常人心率的生理变动范围，宇航员、潜水员、驾驶员心脏功能的研究等。

（四）分析注意事项

应要求患者在佩带记录器检测过程中做好日志，按时间记录其活动状态和有关症状。患者不能填写者，应由医务人员代写。不论有无症状都应认真填写记录。一份完整的生活日志对于正确分析动态心电图资料具有重要参考价值。

动态心电图常受监测过程中患者体位、活动、情绪、睡眠等因素的影响，有时在生理与病理之间难以划出明确的分界线。因此，对动态心电图检测到的某些结果，尤其是 ST-T 改变，还应结合病史、症状及其他临床资料综合分析以做出正确的诊断。

需要指出：动态心电图属回顾性分析，并不能了解患者即刻的心电变化。由于导联的限制，尚不能反映某些异常心电改变的全貌。对于心脏房室大小的判断、束支传导阻滞、预激综合征的识别以及心肌梗死的诊断和定位等，仍需要依靠常规 12 导联心电图检查。

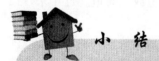

小 结

1．心电监护是指应用特殊的心电监护装置对心脏活动的电变化参数进行监控，通过收集参数分析诊断疾病以及适时监控病情变化。对及时发现各种原因所致的心律失常、心肌缺血等具有重要意义。

2．目前常用的心电监护仪种类有：重症病房心电监护系统、遥测心电监护仪、电话传输心电监护系统、动态心电图监测仪等。

3．目前临床常用的是床边多参数心电监护仪，可同时监测心电、呼吸、血压、血氧饱和度等多项生理参数，是危重症患者监护的重要设备。

4．动态心电图监护仪可对患者在日常生活状态下连续24h或更长时间进行心电图资料的记录，易于发现常规心电图检查不易捕捉的一过性异常心电图，对心律失常及心肌缺血等具有重要的诊断价值。

思考题

1．心电监护的临床意义？（请思考后自行解答）
2．心电监护仪监测导联的电极板放置部位应满足哪些条件？

T1-22
参考答案

（吴　晶）

第六章 影像学检查

学习目标

通过本章内容的学习，学生应能够：

◎ **识记**

1. 复述 X 线的特性。

2. 陈述影像学检查中不同成像技术的主要临床应用。

◎ **理解**

1. 根据不同影像学检查的特点和要求说明其检查前后的主要护理措施。

2. 解释放射学检查、超声检查及核医学检查的成像原理和图像特点。

◎ **运用**

1. 识别各系统正常的 X 线表现及基本病变的 X 线表现；

2. 根据影像学检查结果，结合临床，分析患者可能存在的健康问题；

3. 结合患者的具体情况进行相应影像学检查前的指导。

案例 1-6-1

患者，男性，63 岁，工人。5 天前洗澡受凉后，出现寒战、发热，体温高达 40℃，伴咳嗽、咳痰，痰量不多，为白色黏痰。自服双黄连口服液及退热、止咳药，症状无明显改善。病后纳差，睡眠差，大小便正常。

既往体健，个人史、家族史无特殊。

身体评估：T 38.5℃，P 100 次/分，R 20 次/分，BP 120/80mmHg。发育正常，营养中等，神清，气管居中，胸廓无畸形，呼吸平稳，左上肺叩浊，触觉语颤增强，可闻湿性啰音，余未见异常。

实验室检查：Hb 130g/L，WBC $11.7×10^9$/L，中性粒细胞 79%，淋巴细胞 20%，嗜酸粒细胞 1%。

问题与思考：

1. 拟行 X 线胸片检查，检查前护士对该患者应做哪些准备工作？

2. 根据患者的病情你认为胸片上可能出现哪些影像表现？

第一节　放射学检查

一、X 线检查

（一）概述

1895 年德国物理学家伦琴发现 X 线以后，很快就被用于人体疾病诊断，形成了 X 线诊断学，并为医学影像学奠定了基础。随着医学影像学的飞速发展，相继出现各种不同的成像技术，包括超声成像、计算机体层成像、磁共振成像、发射体层成像和介入放射学等，但 X 线检查仍是医学各种影像检查中的基础内容，临床应用最为广泛。

X 线发现史

1. X 线的产生与特性

（1）X 线的产生：X 线是真空管内高速运行的电子群撞击钨靶时产生的。

（2）X 线特性：①穿透性：X 线是一种波长很短的电磁波，具有很强的穿透力，能穿透一般可见光不能穿透的物质（包括人体），这是 X 线成像的基础；②荧光效应：X 线能激发荧光物质，使波长短的 X 线转换成波长长的肉眼可见的荧光，这是 X 线透视检查的基础；③摄影效应：X 线能使涂有溴化银的胶片感光，经显影、定影处理形成黑白不同灰度的影像，这是 X 线摄片的基础；④电离与生物效应：X 线进入任何物质都能使其发生电离，进入人体可导致细胞损伤甚至坏死等生物学方面的改变，这是放射治疗和放射防护的基础。

2. X 线成像的基本原理　X 线具有穿透性、荧光效应和摄影效应的特性，同时人体组织存在密度和厚度的差别，当 X 线穿过人体各种不同的组织结构时，由于所吸收的 X 线多少存在差异，因此，到达荧光屏或胶片上的 X 线量有差异，从而形成黑白或明暗对比不同的影像。

人体组织结构自然存在的密度差别，在荧光屏或 X 线胶片上形成黑白或明暗对比影像，称为自然对比。对于缺乏自然对比的组织或器官，可人为地引入一定量的密度更高（如硫酸钡、碘剂等）或更低的物质（如空气等），使之产生人工密度差，形成黑白或明暗对比影像，称为人工对比。

人体组织结构分类

3. X 线设备　X 线发生装置主要包括：X 线管及支架、变压器、操作台及检查床三部分。影像增强 - 电视系统和遥控技术的应用，提高了图像质量，增加了 X 线的检查范围，减少了射线量，已成为 X 线成像设备的主要部件之一。

4. X 线图像特点　X 线图像是 X 线束穿透人体某部位的不同密度和厚度组织结构的综合投影，是各层投影相互叠加在一起的影像，表现为从黑到白不同灰度的灰阶图像。X 线图像上的影像密度和人体组织结构的密度概念不同，影像密度指在胶片上呈白色的为高密度，黑色的为低密度，灰色的为中等密度。由于 X 线束是从 X 线管向人体作锥形投射，投照角度和中心线不同，所以被照物体的投影会出现放大或伴影，使影像的清晰度减低。

在临床应用上，数字化图像与传统 X 线图像都是所摄部位组织结构的重叠图像，但数字化图像质量优于传统 X 线图像；图像处理系统可调节影像对比，得到最佳的视觉效果；患者接受的 X 线量较少；图像信息可成照片或由光盘存储，也可输入图像存储与传输系统（picture archiving and communication system，PACS）。

5. X 线检查方法

（1）普通检查：包括透视和摄影。

1）透视（fluoroscopy）：是利用透过人体被检查部位的 X 线在荧光屏上形成影像的检查方法。优点是简单易行，可多方位不同角度观察器官的动态和功能变化及病变的形态，并立即得出结论。主要缺点是影像对比度和清晰度较差，不易发现细微病变，且不能留下永久的客观记录。多用于胸部检查和胃肠道钡剂造影检查。

2）X线摄影（radiography）：是利用透过人体被检查部位的X线使胶片感光形成影像的检查方法。其临床应用最为广泛，其优点是弥补透视的不足。用于胸部、腹部、四肢、骨盆及脊柱的检查。

3）数字X线成像（digital radiography，DR）：目前临床应用广泛，是将普通的X线装置同电子计算机结合起来，使X线成像由模拟图像转换成数字图像的成像技术。普通X线能成像的部位都可进行数字成像，数字化图像对骨结构、软组织的显示和胃肠黏膜皱襞的显示均优于传统的X线图像；对肺部结节性病变的检出率高于传统的X线图像。

（2）特殊检查：是指利用特殊装置进行X线摄影，包括荧光摄影、软线摄影、高千伏摄影、体层摄影和放大摄影等，目前只有软线摄影还在应用。软线摄影（mammography）亦称钼靶X线摄影。软线是指40kV以下低能量的X线，易被软组织吸收，有利于观察软组织，特别是乳房的形态变化以及肿瘤等疾病，适用于乳癌的普查。

（3）造影检查：主要是用于人体缺乏自然对比的器官，将低于或高于其本身密度的物质引入到器官及其周围，使之产生对比，以显示器官形态结构和功能的方法。被引入的物质称为造影剂。常用的造影检查有消化道造影、胆囊造影、泌尿系统造影、心血管造影等。

常用造影剂：主要为钡剂和碘剂。

造影方法：根据造影剂导入的途径不同分为直接引入和间接引入两种方法。

51-37
造影剂

知识链接

造影方法

造影方法根据造影剂导入的途径不同，分为：

（1）直接导入法：是造影剂通过人体自然腔道、瘘管和体表穿刺等注入体内的方法。包括口服法（如食管和胃肠道钡餐检查）、灌注法（如钡剂灌肠、逆行尿路造影及子宫输卵管造影等）以及穿刺注入或经导管直接注入气管或组织内（如支气管造影和心血管造影等）。

（2）间接导入法（生理排泄法）：经静脉注入或口服的造影剂，选择体内某一器官排泄，从而使之显影，如静脉尿路造影、胆道造影等。

造影剂的常见反应：任何一种造影剂，都有其毒副反应，尤其是含碘的注射用造影剂，因直接、大量注入血管内，其不良反应发生得更快，也更明显。临床上根据其反应强度可分为：①轻度反应：发热、发痒、恶心、皮疹；②中度反应：寒战、发热、头疼、眩晕、胸闷、心悸、皮疹、呕吐；③重度反应：胸闷、心悸、冷汗、面色苍白、意识丧失、血压下降等。婴幼儿、年老体弱、久病卧床、心肾功能不良、有造影剂过敏史者，造影剂反应一般比较强烈，发生率也高，这一类人称之为高危人群，对此类人一般用以非离子型造影剂比较安全。

6. X线检查中的防护 X线照射量在容许范围内，一般对人体很少产生影响，但过量照射会给人体带来辐射危害。因此，必须做好工作人员和患者的防护工作。防护原则为：①时间防护：尽量缩短受照时间；②距离防护：增大人体与X线源的距离，以减少受照量；③屏蔽防护：常用铅或含铅的物质作为屏障以吸收不必要的X线。对于被检查者应选择恰当的X线检查方法，控制照射次数和范围，设计正确的检查程序，尤其重视对孕妇、小儿患者的防护。

同时也要注意对其周围人员的防护，尽量避免不必要的照射。放射工作者应遵照国家有关放射防护卫生标准的规定，正确进行 X 线检查操作，认真执行保健条例。

（二）X 线检查前患者的准备与处理

1．X 线普通检查前的准备

（1）检查前向患者说明 X 线检查的目的、方法和注意事项，消除其紧张和恐惧心理。

（2）协助患者去除检查部位的金属饰品、敷料、膏药等物品，以免影响检查结果。

（3）指导患者充分暴露检查部位，并采取正确的体位与姿势，摄片时需要屏气等。

（4）腹部平片检查前 2 ～ 3 日内禁服吸收 X 线的药物（如铋剂、碘剂和钡剂等）以及不易溶化的药物；检查前 1 日不进产气和多渣食物，晚上口服轻泻剂（如番泻叶），以帮助排便；检查当日晨禁食、水，检查时排空二便。

2．X 线特殊检查前的准备　主要是钼靶 X 线摄影。

（1）检查前告知患者最好穿柔软的开襟衣服，以方便检查。

（2）因需要拍摄双侧轴位、双侧斜位或侧位片，告知患者要有耐心。

（3）检查过程中因机器的压迫而乳房出现不适，请患者做好心理准备。

3．胃肠道钡剂造影检查前准备

（1）X 线普通检查前的准备：同上。

（2）心理护理：检查前向患者说明其目的、方法和注意事项，消除其紧张和恐惧心理。

（3）口服钡餐造影：①检查前 3 天禁用含有重金属（铋剂、铁剂、钙剂等）和影响胃肠功能的药物；②检查前 1 天进食少渣易消化的食物；③检查前禁食、水 12 小时，胃内有大量滞留液者，应先抽出再行检查；④检查前肌内注射盐酸山莨菪碱（654-2），可松弛平滑肌，降低胃肠张力，但心动过速、青光眼、前列腺增生的患者禁用；⑤近期有上消化道大出血的患者，在出血停止 10 ～ 15 天后可进行检查；⑥怀疑有胃肠道穿孔、肠梗阻者，禁行口服钡剂造影检查。

（4）钡剂灌肠造影：①检查前 2 天进无渣饮食；②检查前 1 天晚遵医嘱口服硫酸镁或甘露醇等药物清洁肠道；③操作不当可以造成消化道穿孔，应做好相应的观察。

4．碘剂造影检查前准备

（1）了解禁忌证：检查前询问患者既往有无过敏反应和药物过敏史，尤其是含碘药物的过敏史。了解患者的心、肝、肾功能情况，体质状态，以及有无甲亢、骨髓瘤等含碘药物的禁忌证。

（2）心理准备：检查前向患者介绍检查的目的、方法、不良反应和注意事项等，消除其紧张与恐惧，以取得充分合作。

（3）签署同意书：检查前患者或其监护人应签署"碘对比剂使用患者知情同意书"。

（4）碘过敏试验：尽量选用非离子型碘对比剂，一般无需碘过敏试验，除非产品说明书特别要求。

（5）用药史：糖尿病患者检查前 48 小时停用双胍类药物。

（6）建立抢救机制：常规配备抢救物品和药物，并建立相应的抢救应急快速增援机制。

5．碘剂造影检查后处理

（1）留置观察：使用碘对比剂后，患者需留置观察至少 30 分钟，高危患者应更长时间。临床上遇到的最紧急的情况就是过敏性休克，其发作突然，经过迅速，处理不当可危及生命。因此，要注意观察患者有无过敏性休克的表现，以便于及时发现，及时给予有效处理。

（2）补充水分：建议患者给予充分的饮水，以利于碘对比剂的排出。

（3）碘对比剂副反应的处理：对于轻度反应者可给予对症处理，经吸氧或短时间休息即可好转。对中、重度反应者在给予对症处理的同时必须立即终止检查，并及时给予抗过敏、扩容和吸氧等抗休克处理。呼吸困难应吸氧，周围循环衰竭应用去甲肾上腺素，心脏骤停应立即行胸外心脏按压。

知识链接

碘剂过敏试验方法

（1）静脉注射　造影前静脉注射 30% 造影剂 1 ml，观察 15 分钟。若出现结膜红肿、胸闷、气短、咳嗽、恶心、呕吐、皮肤瘙痒和荨麻疹等，则为碘剂过敏试验阳性。

（2）皮下注射　造影前皮下注射 3% 造影剂 0.1 ml，观察 20 分钟。若局部皮肤出现红肿、硬结，直径达 1 cm 以上为阳性。

（3）口服或口含法　口服 5% ～ 10% 碘化钾 5ml，每日 3 次，连服 3 天或 10% 碘化钾 5ml 口含，5 分钟后观察反应。若有口麻、头晕、心慌、恶心、呕吐、荨麻疹等症状为阳性。

（4）结膜试验　将同一品种造影剂 1 ～ 2 滴直接滴入一侧眼内，另眼滴入生理氯化钠溶液作对照，3 ～ 4 分钟后观察。若试验侧眼结膜明显充血，甚至血管怒张或曲张和有明显刺激者为阳性反应。

（三）呼吸系统 X 线检查

X 线检查是诊断肺部病变的主要方法。因胸部具有良好的自然对比，所以 X 线检查可以清楚地显示病灶的部位、形状、大小及密度，对常见呼吸系统疾病的诊断、随访复查及群体普查等有重要的作用。

1. 检查方法

（1）胸部透视：常取立位，应用简单、方便、经济，但漏诊率偏高，并且无永久性记录。

（2）胸部摄片：是检查胸部疾病的首选方法。常用摄片位置：①后前位（即正位）：常取立位，前胸壁靠片，包括整个胸廓、两侧全部肺野、两侧肋膈角及下颈部；②侧位：侧胸壁靠片，常用于确定病变位置，观察病变形态；③前后位：适用于不能站立者。

（3）支气管造影：将高密度造影剂注入气管、支气管内，可直接观察支气管内病变。

2. 正常胸部 X 线表现　胸部正常 X 线影像是胸腔内、外各种组织和器官的综合投影（图1-6-1）。

（1）胸廓：包括软组织和骨骼，正常时两侧胸廓对称。胸片上显示较清楚的软组织影有胸锁乳突肌、胸大肌、女性乳房影等。骨性胸廓由胸骨、胸椎、肋骨、锁骨及肩胛骨组成。

（2）纵隔：正常时纵隔影居中，但受呼吸和体位的影响。病理情况下，可随胸腔压力的改变出现相应的移位，而纵隔内病变可致纵隔呈普遍性或局限性的增宽。

（3）膈：膈呈圆顶状，一般右膈顶较左膈高 1 ～ 2cm。膈在外侧及前、后方分别与胸壁相交形成肋膈角，在内侧与心脏形成心膈角。呼吸时，其活动范围为 1 ～ 3cm，深呼吸时可达3 ～ 6cm。正常情况下，膈面光滑，肋膈角锐利。病理情况下，胸、腹腔压力的改变而致膈位置发生相应的改变。

（4）胸膜：胸膜极薄，分为脏层和壁层，一般在 X 线上不显影。

（5）气管、支气管：气管位于纵隔内，在正位胸片上呈柱状透亮影。左、右主支气管影显示不清。

（6）肺野、肺门和肺纹理：充满空气的两肺在胸片上显示为均匀一致的透明区域，称肺

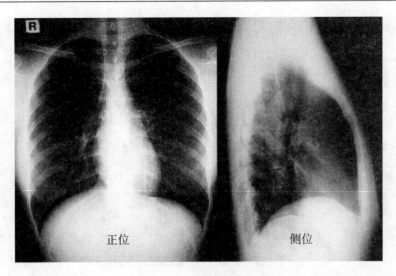

图 1-6-1 胸片正、侧位

野。正常时，两侧肺野透明度一致。为了病变定位，人为将两侧肺野纵行分为三等分，分别称内、中、外带；在两侧第 2、4 肋骨前端下缘分别划一水平线，将两肺野分为上、中、下三野（图 1-6-2）。肺门影是肺动脉、肺静脉、支气管和淋巴组织的综合投影，位于两肺中野的内带，大多数人左肺门比右肺门高 1 ～ 2cm。肺纹理是由肺门向肺野发出呈放射状分布由粗变细的树枝状影，主要以肺动脉分支为主，肺静脉、支气管和淋巴管参与其组成。

正常肺门及肺纹理

3. 基本病变 X 线表现

（1）肺部病变：

1）渗出（exudation）：是机体急性炎症的反应，肺泡内气体被病理性液体或组织所代替。X 线表现为边缘模糊的、密度稍高而均匀的云絮状阴影（图1-6-3），渗出扩散至肺段及肺叶时则为大片实变影像。多见于各种炎症性浸润、结核病灶的周围炎或肺水肿等。

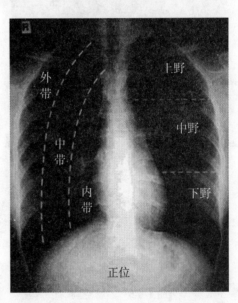

图 1-6-2 肺野的划分

2）增殖（proliferation）：是肺内慢性炎症在肺组织内形成肉芽组织所致。X 线表现为密度较高、边缘清楚的结节状阴影（图 1-6-4）。多见于肺结核或各种慢性肺炎等。

3）纤维化（fibrosis）：是从增殖性病变发展而来，病变由纤维结缔组织所代替，是组织修复或愈合的表现。局限性纤维化 X 线表现为局限性索条状致密影，走行较直；如病灶较大，可呈斑片状、大片状致密影，边缘清楚，可引起周围组织结构向病灶部移位，常见于慢性肺炎、肺脓肿和肺结核等。弥漫性纤维化 X 线表现为广泛分布的索条状、网状或蜂窝状影，其内可见弥漫颗粒状或小结节状阴影，常见于弥漫性间质性肺炎、尘肺等。

4）钙化（calcification）：是退行性变或坏死组织内钙盐的沉积，为病变愈合的表现。X 线表现为斑点状、斑块状、边缘不规则、密度极高的阴影。见于肺结核、淋巴结结核或错构瘤"爆米花样"钙化等。

5）空洞与空腔：空洞（cavity）为肺内病变组织发生液化及坏死，坏死液化物经引流支气管排出而形成。X 线表现为病变阴影中出现大小不一、形状不同的透亮区（图 1-6-5）。见

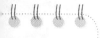

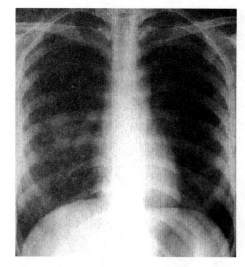

图 1-6-3　右肺渗出病变

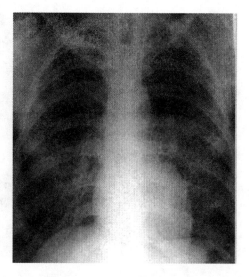

图 1-6-4　两肺增殖病变

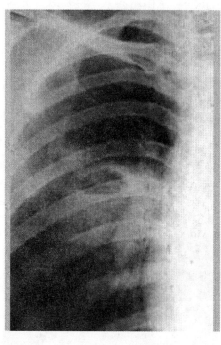

图 1-6-5　右肺空洞

于肺结核干酪样坏死、肺脓肿或肺癌等。空腔（air containing space）为肺内生理性腔隙的病理性扩大。X线表现为薄壁透亮区。见于肺大泡或含气肺囊肿等。

6）结节（nodules）与肿块（mass）：当病灶以结节或肿块为基本病理形态时，直径小于或等于 3cm 者称为肺结节，直径小于 1cm 者称为肺小结节，直径大于 3cm 者称为肿块。X线表现为规则球形或不规则形高密度影，密度均匀或不均匀，边缘光滑锐利或模糊不清，或伴毛刺。见于肺内良恶性肿瘤、结核球、转移瘤、机化性肺炎或血肿等。

（2）支气管阻塞性病变：主要由支气管腔内肿块、异物、炎性分泌物、水肿、痉挛等原因所致。因阻塞程度不同分为阻塞性肺气肿和阻塞性肺不张。

1）阻塞性肺气肿：支气管不完全阻塞所致肺组织过度充气而膨胀引起。根据阻塞的部位又分为：①弥漫性肺气肿：多继发于慢性支气管炎、支气管哮喘及尘肺等多种慢性肺疾病，其阻塞部位多在细支气管。X线表现为：两肺野透亮度增加，可见肺大泡，肺纹理稀疏；胸廓呈桶状，肋间隙增宽，膈肌低平，纵隔狭长，心影呈垂位心型。②局限性肺气肿：常见于支气管异物、肿瘤和慢性炎症等疾病，其阻塞部位多在较大支气管。X线表现为局部肺野透亮度增加，肺纹理稀疏。

G1-38
阻塞性肺气肿影像特征

2）阻塞性肺不张：支气管完全阻塞所致肺内气体减少、肺体积缩小引起。因阻塞部位分为：一侧肺不张、肺叶不张和肺段不张等。X线表现与阻塞的支气管部位有关，为阻塞远端的肺体积缩小、密度增高，纵隔及肺门可有不同程度的向患侧移位，邻近肺组织可出现代偿性肺气肿。

（3）胸膜病变：胸膜腔为胸膜脏层与壁层之间的腔隙，正常情况下胸膜腔内有少量液体起润滑作用，且胸膜腔内为负压。

1）胸腔积液：由炎症、心血管疾病或肿瘤的胸膜腔转移所致。①少量胸腔积液（积液量达 300 ml 以上）：X线表现为患侧肋膈角变钝、变平，液体随呼吸和体位改变而移动；②中等

244

量积液：表现为患侧中下肺野呈均匀致密影，其上缘呈外高内低的斜形弧线影，患侧膈肌显示不清，肋膈角消失；③大量积液：表现为患侧肺野均匀致密影，仅见肺尖部透明，同侧肋间隙增宽，膈下降，纵隔向健侧移位。

胸腔积液影像特征

2）气胸：空气进入胸腔，肺组织被压缩向肺门。X线表现为压缩肺组织与胸壁间出现含气透亮带，其间无肺纹理。气体量大时纵隔向对侧移位，膈下降。多见于自发性或外伤性肺泡破裂、胸壁穿通伤等。

3）液气胸：胸腔内液体和气体并存时称液气胸。X线立位胸片可见气液平面，液面上方为气体和压缩的肺组织（图1-6-6）。

4）胸膜肥厚、粘连、钙化：因胸膜炎症引起纤维素沉着或肉芽组织增生等所致。X线表现为肋膈角变钝，横膈幕状粘连，胸廓塌陷，肺野密度增高等。胸膜钙化常为长条状或斑片状极高密度影。

气胸影像特征

4．常见病的X线表现

（1）支气管扩张（bronchiectasis）：是由支气管管壁病变而引起管腔的病理性增宽。好发于儿童和青少年。临床表现为咳嗽、咳痰和咯血，白细胞增多，还可出现发热、呼吸困难等。

X线表现：轻度可无异常发现。重者肺纹理增多、紊乱呈网状或蜂窝状。合并感染时肺纹理模糊、肺内出现斑片状模糊阴影（图1-6-7）。

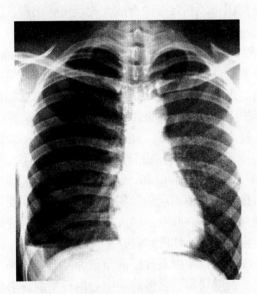

图1-6-6　液气胸

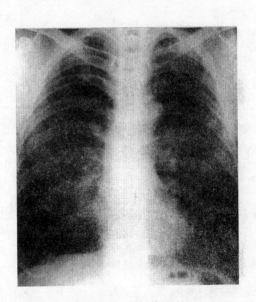

图1-6-7　支气管扩张

支气管扩张的影像特征

（2）慢性支气管炎（bronchitis）：临床是一种常见病、多发病，常见于中老年人。临床表现为咳嗽、咳痰、气喘等。病程较长、反复发作。

X线表现：早期无异常。随着病程延长，肺内可表现为肺纹理增重、扭曲、分布紊乱、边缘毛糙，以中下肺野为重。常可并发弥漫性阻塞性肺气肿、肺部反复感染及慢性肺源性心脏病，出现相应的影像表现。

（3）大叶性肺炎（lobar pneumonia）：主要由肺炎双球菌引起，多见于青壮年，临床表现为高热、寒战、胸痛、咳嗽及咳铁锈色痰等。

X线表现：①早期可无明显改变或仅表现为肺纹理增加、模糊；②实变期呈密度均匀的致密阴影，病变范围与肺叶的分布一致，由于实变的肺组织与含气支气管相衬托，有时在大片实变区中可见管状透亮的支气管分支影，称支气管气像（图1-6-8）；③消散期为不均匀的斑片状密度增高阴影，呈散在分布。

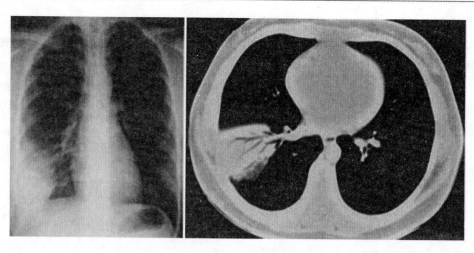

图1-6-8　大叶性肺炎（肺实变）

（4）支气管肺炎（bronchopneumonia）：亦称小叶性肺炎。主要也是由肺炎双球菌引起，多见于儿童及老年人。临床起病急，发热、咳嗽、咳痰、呼吸困难等。

X线表现：①发病部位为脊柱旁、两肺中下肺野的内中带；②沿肺纹理分布的斑点状、斑片状模糊阴影，病灶可融合成大片状模糊阴影；③病变密度不均匀（图1-6-9）。

（5）肺炎支原体肺炎（mycoplasmal pneumonia）：亦称非典型性肺炎。由肺炎支原体引起，有时呈流行性发病，患者血清冷凝集试验多数为阳性。发病部位多位于中下肺野，主要炎性病变沿着肺间质扩展。

X线表现：①发病部位多为中下肺野；②密度均匀的片絮状阴影；③沿肺纹理分布呈羽毛状。

（6）肺脓肿（lung abscess）：以金黄色葡萄球菌为主的化脓性细菌引起的肺实质坏死性炎性病变。临床起病急、高热、咳嗽、咳大量脓臭痰等。病变好发于上叶后段、下叶背段，右肺多见。

X线表现：肺内炎性浸润呈现大片致密阴影，边缘模糊，密度均匀，之后病变中心出现空洞，形成气液平面。

图1-6-9　支气管肺炎

（7）肺结核（pulmonary tuberculosis）：肺结核是由结核杆菌引起的肺部慢性传染病。临床可无明显病状，或有咳嗽、咳痰、咯血、胸痛等呼吸系统症状，或有低热、盗汗、乏力等全身症状。临床上将肺结核分为5个类型：

1）原发性肺结核（Ⅰ型）：为初次感染的结核，多见于儿童和青少年。包括：①原发综合征：由肺内原发病灶、淋巴管炎、肺门或纵隔淋巴结炎三个部分组成。X线表现为位于肺野中部的边缘模糊的片絮状阴影及肺门或（和）纵隔淋巴结肿大而形成的团块状阴影，两者之间可见索条状影为淋巴管炎所致。②胸内淋巴结结核：原发病灶经治疗后易于吸收或原发病灶非常轻微，仅表现为胸内或纵隔内淋巴结结核。X线表现为一侧或两侧肺门影增大如团块状或结节状，右肺门多见；一侧或两侧纵隔呈半圆形或分叶状凸出的致密影，边缘清楚。

2）血行播散型肺结核（Ⅱ型）：为原发性肺结核未愈，结核菌进入血液循环所致。急性血行播散型肺结核又称急性粟粒型肺结核，是由于大量结核杆菌于短期内侵入血循环，播散至肺所致。X线表现为早期两肺呈毛玻璃样改变，可见直径约2mm、大小相等、均匀分布的粟

肺结核的影像特征

粒状结节影，通常概括为"三均"现象，即分布均匀、大小均匀及密度均匀。亚急性或慢性血行播散型肺结核，是较少量的结核杆菌在较长时间内屡次侵入血液循环，播散至肺所致。X线表现为"三不均"的特点，即分布不均、大小不等、密度不同的病灶。

3）继发型肺结核（Ⅲ型）：机体再次感染结核杆菌而引起，是成年人结核中最常见的类型，发病最多、最复杂。主要类型包括：①肺内浸润：好发部位为两肺肺尖、锁骨上下区域及下叶背段。表现为边缘模糊的密度增高阴影，还可出现干酪性坏死、溶解，形成空洞。②结核球：为纤维组织包绕非液化的干酪样结核病变而形成。表现为直径2～3cm的圆形或椭圆形结节影，一般单发，边界清楚、光滑，其内密度不均，可有斑块状钙化。附近常有散在的纤维索条影或称作卫星灶的斑点状阴影。③干酪性肺炎：是由于大量结核杆菌感染引起的急性干酪性坏死。病灶可呈大叶性分布，好发于右肺上叶。表现为肺段或肺叶的致密阴影，病变很快就溶解形成空洞，呈多发虫蚀样密度减低的无壁空洞（图1-6-10）。④纤维空洞性肺改变：是肺结核早期未治愈，反复恶化而造成的晚期病变。X线表现为空洞形成，走行紊乱的索条状纤维化影，气管、纵隔向患侧移位，肺门上移，相应肺纹理呈垂柳状，患侧胸廓塌陷、肋间隙变窄、局部胸膜肥厚。

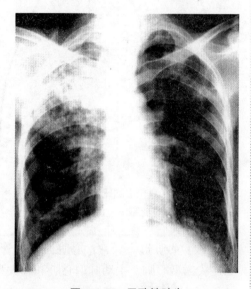

图1-6-10 干酪性肺炎

4）结核性胸膜炎（Ⅳ型）：是由结核杆菌侵犯胸膜所致，其中渗出性胸膜炎比较多见。X线表现为不同程度的胸腔积液表现。若有胸膜粘连可形成包裹性胸腔积液，若发生在叶间胸膜可形成叶间胸膜积液，有纤维素渗出者可引起胸膜肥厚、粘连及钙化。

5）肺外结核（Ⅴ型）：按部位和脏器命名，如骨关节结核、肾结核、肠结核等。

（8）原发性支气管肺癌（primary bronchogenic carcinoma of lung）：根据肺癌的发生部位，可以分为：①中心型肺癌：肿瘤发生在肺段和肺段以上的较大支气管。肺门处的肿瘤团块是其直接征象，但早期主要表现为肿瘤引起支气管不同程度狭窄而致的继发性改变，称为间接征象，包括局部阻塞性肺气肿、阻塞性肺炎（特点是同一非肺炎好发部位反复发生肺内炎症，抗感染治疗无效）和阻塞肺不张。发生在右肺上叶支气管的肺癌，X线表现为右肺上叶发生肺不张而近肺门处癌性肿块外凸，使外凸肿块边缘与肺不张之上移内收的叶间裂边缘连成"反S状"改变。②周围型肺癌：肿瘤发生在肺段以下支气管，可发生于肺野的任何部位。X线表现为圆形、椭圆形或不规则的团块状阴影，大小不一。肿块边缘可呈分叶状，可有短小毛刺征。病灶近侧边缘清楚，远侧边缘模糊。

（9）肺内转移瘤：体内任何部位的恶性肿瘤均可发生肺内转移。X线表现为密度相似、大小不等、边缘清楚的圆形阴影，大小可从粟粒样到直径10cm左右。密度一般均匀，可以有钙化或形成空洞。

（四）循环系统X线检查

循环系统普通X线检查不仅显示心脏、大血管的外形轮廓，还可观察心脏及大血管的搏动幅度和节律，以判断患者的心功能状态，同时显示肺循环的情况。随着医学影像学的飞速发展，超声、多层螺旋CT和MRI的广泛应用，可观察心脏的运动、准确评价心脏功能，还能测量心脏大血管的血流，特别是在此基础上介入放射学的开展对一些心血管疾患的患者能够直接进行治疗，使传统的放射诊断学增加了新的内容。

P1-4
右上中心型肺癌

P1-5
周围型肺癌

心脏大血管三位像

1．检查方法

（1）透视：简单易行，便于观察心脏、大血管的搏动幅度和节律。

（2）摄片：常做心脏三位像投照，包括后前位（正位）、右前斜位和左前斜位，必要时加照左侧位像。

（3）心血管造影（cardioangiography）：将造影剂通过导管快速注入心腔和大血管内，使其显影以观察其腔内的形态及血流动力学的改变。目前临床多用数字减影血管造影（digital subtraction angiography，DSA），因其没有骨骼与软组织的重叠，可使血管和病变显示更清楚。

2．正常X线表现 心脏、大血管在各投照位置上的正常影像只显示心脏各房室及大血管的轮廓，其心内结构显示不清。心胸比率是判断心脏有无增大最简单的方法，是指心影最大横径与胸廓最大横径之比（图1-6-11）。正常成人心胸比率≤0.5。心脏形态可分为横位心、斜位心和垂位心三型。心脏大血管形态和大小的变化常受年龄、呼吸和体位等多因素影响。

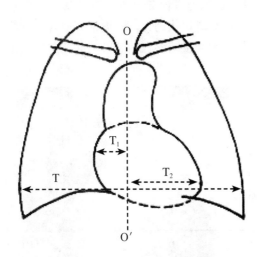

图 1-6-11　心胸比率测量示意图
（心胸比率 =（T_1+T_2）/T ）

3．基本病变X线表现

（1）心脏增大：心脏增大是诊断心脏病变的重要征象，包括心肌肥厚、心腔扩张或两者并存。可为一个或多个房室增大，也可为全心的增大，在心脏三位像上均有相应的影像表现。

心脏形态

（2）心脏形态异常：心脏、大血管疾病致心脏房室增大时，心脏可失去正常形态，可分为二尖瓣型心脏、主动脉型心脏和普大型心脏三种类型。

（3）肺循环异常：

1）肺血增多：指肺动脉血流量异常增多，又称肺充血。后前位见肺动脉段突出，右下肺动脉扩张；肺血管纹理成比例增粗、增多，边缘清楚；肺野透亮度正常；肺门和肺动脉干搏动增强，被称为"肺门舞蹈"。常见于左向右分流的先天性心脏病、甲状腺功能亢进和贫血等。

2）肺淤血：指肺静脉回流受阻而导致血液淤滞于肺内。后前位见上肺静脉增粗，下肺静脉变细或正常；两肺门阴影增大模糊；肺血管纹理增多、增粗，边缘模糊；肺野透亮度降低。肺淤血严重时可出现间质性肺水肿，在肋膈角处可见到与外侧胸壁垂直的长 2～3cm、宽1～3mm 的水平线状影（克氏B线）。常见于二尖瓣狭窄和左心衰竭等。

4．常见心脏病X线表现

（1）风湿性心脏病（rheumatic heart disease）：急性期以心肌炎为主，急性期过后常可遗留风湿性心瓣膜损害。各瓣膜均可损害，以二尖瓣为常见，可引起二尖瓣的狭窄和（或）关闭不全。

X线表现：心脏外形呈二尖瓣型，左心房增大为主，肺淤血，肺门影增大，右心室增大。

（2）高血压性心脏病（hypertensive heart disease）：长期高血压引起左心室肥厚扩大以致最后左心衰竭。

X线表现：心脏外形呈主动脉型，左心室增大和主动脉迂曲。

（3）慢性肺源性心脏病（chronic pulmonary heart disease）：是肺部慢性病变导致肺通气困难，肺血管床减少，肺循环阻力增加，肺动脉高压，右心室负担增加。

X线表现：心脏外形呈二尖瓣型，肺动脉段膨隆及右心室增大，肺部原发病变表现，肺血增多，可见"肺门舞蹈"征。

（4）心包积液（pericardial effusion）：心包膜脏层和壁层的炎性病变，常见于结核性、风湿性、化脓性或病毒性心包积液。一般心包积液在 300ml 以下心影形态和大小在 X 线平片上不易改变，而难于做出诊断。

X 线表现：心脏外形呈普大型，心影各弧度消失，心外形呈"烧瓶状"或"球状"，心缘搏动减弱或消失，上腔静脉增宽。

（五）消化系统 X 线检查

1. 检查方法

（1）普通检查：主要用于急腹症的诊断和不透 X 线的异物检查。

（2）钡剂造影检查：常用造影剂为医用硫酸钡，方法为气钡双重对比造影。按检查范围分为：①食管造影：主要检查食管和咽部病变；②上消化道造影（简称钡餐）：主要检查食管、胃、十二指肠及上段空肠病变；③小肠造影：主要检查空、回肠及回盲部的病变；④结肠造影：多为钡剂灌肠造影，主要检查直肠、结肠和回盲部的病变。

2. 正常 X 线表现

（1）食管：食管轮廓光整，管壁柔软，食管充盈宽度为 2 ～ 3cm。右前斜位是观察食管的常用位置，其前缘由上至下可见主动脉弓压迹、左主支气管压迹和左心房压迹。正常的食管黏膜皱襞表现为 2 ～ 5 条纵行的条状透亮影，下端与胃小弯黏膜皱襞相连。

（2）胃：胃的位置和形状与体型、胃张力、体位和神经功能状态等因素有关，常分为牛角型、无力型、鱼钩型和瀑布型四种类型。

胃底黏膜皱襞呈不规则排列，胃体小弯侧黏膜皱襞表现为与胃长轴平行的 4 ～ 8 条纵行透明条纹并延续到胃窦部。胃大弯侧皱襞走行比较弯曲紊乱，使胃大弯边缘形成锯齿状影像。胃窦部黏膜皱襞为胃体小弯侧黏膜皱襞的延续，可斜行或与胃小弯平行。

知识链接

胃的位置与形状

（1）牛角型胃：胃的位置和张力均高，呈横置牛角形，胃腔上宽下窄，胃角切迹不明显，胃最下极常在肚脐水平上方，多见于矮胖体型者。

（2）钩型胃：胃的位置和张力中等，胃角切迹明显，胃最下极常于髂嵴水平，最常见，多见于匀称体型者。

（3）长型胃：又称无力型胃，胃的位置和张力均低，胃腔上窄下宽如水袋形，胃最下极常在髂嵴水平以下，可低达骨盆入口，多见于瘦长体型者。

（4）瀑布型胃：胃的位置和张力均高，胃底呈囊袋状后倾，胃泡大，胃体小，造影时钡剂先进入后倾的胃底处，充满后再犹如瀑布样倾泻而下，溢入胃体。于侧位、斜位显示最佳，多见于均称体型或矮胖体型者。

（3）十二指肠：全程呈"C"字形，将胰头包绕其中，球部呈等腰三角形，幽门管开口于十二指肠球基底部中央，球黏膜皱襞呈纵行走向，自底部向顶角聚拢。降部与升部黏膜皱襞呈花纹或羽毛状。

（4）小肠：空肠黏膜皱襞呈羽毛状排列与肠轴垂直。回肠肠腔较空肠细，皱襞也较少。正常肠管柔软，移动性较大，轮廓规整。

（5）结肠：结肠充盈钡剂时，X 线上表现为腹部两侧多数半圆形袋状突出的结肠袋，近段结肠最为明显，越往远段则肠袋渐浅。结肠黏膜皱襞呈横、纵和斜互相交错组合的花纹状。

胃肠道正常 X 线表现

3．基本病变 X 线表现

（1）黏膜皱襞改变：①黏膜皱襞粗糙、迂曲或紊乱，多见慢性炎症；②黏膜皱襞纠集，多见于溃疡性瘢痕收缩或肿瘤；③黏膜皱襞破坏、中断、消失，多见于肿瘤浸润。

（2）轮廓的改变：可分为突向腔外、伸向腔内两种情况。

1）龛影：胃肠道壁上溃疡性病变形成局限性缺损被硫酸钡充填，X 线切线位上表现为胃肠轮廓某局部向腔外突出的含钡影像，称龛影。正位显示圆形或椭圆形的斑点状钡影，周围有带状透明区环绕。多见于消化道溃疡。

2）充盈缺损：胃肠道内占位性病变形成局限性的肿块向腔内生长，占据一定的空间，不能被硫酸钡充填，切线位上表现为胃肠轮廓某局部向腔内突入的密度减低区，称充盈缺损。多见于消化道肿瘤、肉芽肿和异物等。良性肿瘤呈边缘整齐的类圆形的阴影，恶性肿瘤多为不规则的充盈缺损。

（3）管腔大小的改变：管腔狭窄常见于胃肠道炎症、肿瘤、粘连、痉挛、外在压迫或先天发育不良等。狭窄的边缘可整齐、对称或不规整。管腔扩张常见于管腔狭窄和梗阻的近侧，并伴有近段管腔内积气、积液和蠕动增强，梗阻时可见阶梯状气液平面。

（4）功能性改变：为器质性病变的前期或早期表现，或伴随器质性病变出现。包括张力、蠕动、运动力及分泌功能的改变。

4．常见病 X 线表现

（1）食管静脉曲张（esophageal varices）：是门静脉高压的重要并发症，常见于肝硬化。X 线典型表现为：食管中、下段黏膜皱襞明显增宽、迂曲，呈蚯蚓状或串珠状充盈缺损，食管边缘不规则呈锯齿状，管壁柔软。

（2）胃、十二指肠溃疡：溃疡是一种常见的胃肠道疾病，临床主要症状为反复发作的上腹部疼痛，有一定的规律性和周期性。

1）胃溃疡（gastric ulcer）：多见于小弯侧角切迹附近，龛影为其直接征象。正位观察表现为圆形密度增高的龛影，其周围有黏膜水肿时而致组织增厚，呈环形透明区。切线位龛影位于胃轮廓外，呈边缘光整，密度均匀的乳头状、锥状或其他形状钡影。溃疡口部可见由黏膜炎性水肿所致的透亮带影，犹如一个项圈，称"项圈征"；慢性溃疡的龛影周围有放射状黏膜皱襞向龛影部集中，为瘢痕收缩所致（图 1-6-12）。

2）十二指肠溃疡（duodenal ulcer）：90% 以上发生在球部，龛影是其直接征象。表现为类圆形的边缘光整的钡斑影，周围可见黏膜炎性水肿形成的"月晕征"，周围黏膜因瘢痕收缩而呈放射状向龛影部位集中。

（3）消化道肿瘤（the digestive tract tumor）：多见于食管癌、胃癌、结肠癌等。早期肿瘤是指病变限于黏膜和黏膜下层，中晚期是指肿瘤侵及肌层及其以下者。以胃癌为例大体病理形态可分为：①蕈伞型：X 线表现以充盈缺损为主，边缘不规则但较清楚，黏膜皱襞在充盈缺损周围中断或消失，病变区域胃壁局限性僵硬。②溃疡型：X 线切线位表现为位于胃肠道轮廓之内的龛影，且形态不规则，外缘平直，内缘有多个尖角，称"尖角征"，其周围呈宽窄不一的透亮带影，称"环堤征"，其中可见指压迹状的充盈缺损，称"指压征"。胃肠道腔

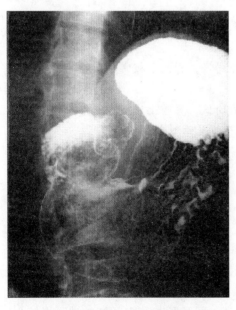

图 1-6-12　胃溃疡（黏膜皱襞集中）

胃肠道常见病变的影像特征

内突入的龛影及其周围不规则的环堤，称为"半月综合征"。黏膜皱襞至溃疡环堤的边缘处突然中断或破坏，并明显僵硬。③浸润型：局限性浸润型胃癌的X线表现主要为局部胃腔变形，表面光滑，胃壁僵硬，蠕动消失。胃窦部的浸润型胃癌常为环形狭窄容易引起梗阻。弥漫性浸润型胃癌，由于广泛浸润，使整个胃壁增厚而无弹性，胃腔缩小形成"皮革胃"。

（4）急腹症：胃肠道穿孔和肠梗阻常见。

1）胃肠道穿孔（perforation of gastro-intestinal tract）：多为溃疡、伤寒、外伤或肿瘤等引起。穿孔后胃肠道内的气体逸入腹腔内形成气腹，立位摄片或透视时见在一侧或两侧膈下呈新月形带状透光区，为膈下游离气体。是诊断胃肠道穿孔的重要依据。

2）肠梗阻（intestinal obstruction）：肠梗阻分为机械性肠梗阻及麻痹性肠梗阻。机械性肠梗阻最常见的原因是由肠粘连引起，此外有炎症、肿瘤、异物（如蛔虫）、肠扭转及肠套叠等。X线表现小肠内气体增加、液体滞留，肠梗阻3～6小时后，立位透视或摄片可见多数高低不齐、长短不等的阶梯状液平面。

（六）骨、关节系统X线检查

1. 检查方法

（1）透视：主要用于外伤性骨折、关节脱位的诊断与复位，不透X线异物的定位与摘除。

（2）摄片：是骨、关节及软组织疾病首选的检查方法。摄片位置除了常规的正位、侧位两个投照位置外，某些部位（包括脊柱、头颅和手足等）还应加摄斜位、切线位和轴位等投照位置。

2. 正常X线表现

骨在人体组织结构中密度最高，X线片上呈高密度影。骨质按其结构分为骨密质和骨松质两种，骨密质含钙盐多，骨结构密实，X线片为均匀高密度影；骨松质由多数骨小梁组成，X线片为密度低于骨密质的网状致密影。

（1）长骨：

1）小儿长骨：可分为骨干、干骺端、骨骺和骺板等部分，主要特点是有骺软骨，且未完全骨化（图1-6-13a）。

2）成人长骨：外形与小儿长骨相似，但骨骺与干骺端愈合，骨发育完全，只有骨干和骨端两部分（图1-6-13b）。

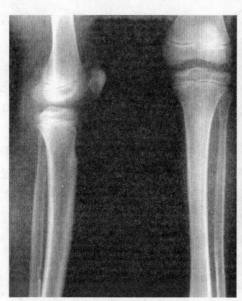
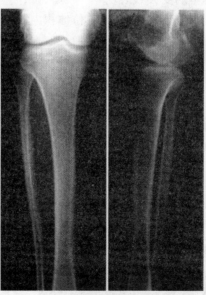

a. 小儿长骨　　　　　　b. 成人长骨

图 1-6-13　长骨

（2）四肢关节：关节由两骨或多骨组成，X线片上主要显示关节骨端的骨性关节面，为边缘光滑整齐的线状致密影；还可显示关节间隙，为两个骨性关节面之间的透亮区，包括关节软骨、关节腔和少量滑液的投影。

（3）脊柱：脊柱由脊椎和其间的椎间盘组成。X线表现为椎体呈长方形，从上向下依次增大，主要由骨松质构成，周围是一层均匀致密的骨皮质，边缘光整。椎间盘位于相邻椎体之间，为软组织密度，呈宽度均匀的横行带状透明影，称之为椎间隙。侧位片上可显示脊柱生理弯曲、椎间孔、椎间小关节间隙等（图1-6-14）。

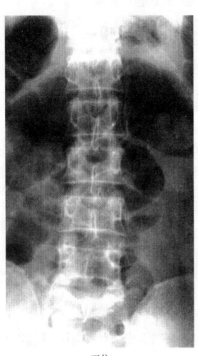

| 正位 | 侧位 |

图 1-6-14 腰椎正、侧位

3. 基本病变 X 线表现

（1）骨质疏松：指一定单位体积内骨组织减少，即骨组织的有机成分和钙盐含量都减少，但二者比例正常。X线表现为骨密度减低，骨小梁细少，间隙增宽，骨髓腔增宽，骨结构清楚（图1-6-15）。广泛性骨质疏松多见于老年人、绝经期后妇女、代谢或内分泌障碍等。局限性骨质疏松多见于骨折后、感染和恶性肿瘤等，属继发性骨质疏松。

（2）骨质软化：指一定单位体积内骨组织有机成分正常，而矿物质减少。X线表现为骨密度减低，与骨质疏松不同的是骨小梁和骨皮质粗糙模糊，是因骨组织内含有大量未钙化的骨样组织所致。发生于儿童骨生长发育期为维生素D缺乏性佝偻病，成年期为骨质软化症。

（3）骨质破坏：指局部正常骨质结构被病理组织（炎症、肉芽肿、结核、肿瘤或肿瘤样病变）所代替，形成局部骨组织缺损。X线表现为片状或斑片状局限

骨关节常见基本病变的影像特征

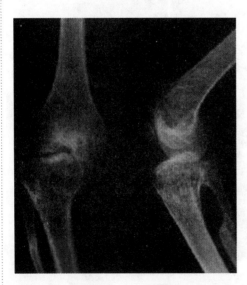

图 1-6-15 骨质疏松

性密度减低区，即骨质缺损区，边界可清楚、光整、模糊或毛糙。

（4）骨质增生硬化：指一定单位体积内骨量增多。X线表现为骨质密度增高，骨小梁增粗、密集，骨皮质增厚、致密，骨髓腔变窄或消失，或骨骼粗大、变形。常见于慢性炎症、外伤、骨折和骨肿瘤、甲状旁腺功能低下等。

（5）骨膜增生：又称骨膜反应，是因骨膜受炎症、外伤、肿瘤等病理因素刺激，骨膜内层成骨细胞活动增加引起的。X线表现早期可见与骨皮质平行或垂直长短不一的细线状致密影，可呈线状、层状、葱皮状、花边状、垂直状和放射状等，继而骨膜新生骨逐渐增厚。

（6）骨质坏死：指骨组织局部血液供应中断，代谢停止，坏死的骨质称为死骨。X线表现为骨质局限性密度增高影，可为砂粒状、碎片状、长条状等，其周围呈低密度影。多见于化脓性骨髓炎、骨结核、骨缺血性坏死、外伤骨折后及服用大量激素、酒精中毒等。

（7）关节病变：包括关节肿胀、关节破坏、关节退行性变、关节强直和关节脱位等。

4．常见病X线表现

（1）骨、关节外伤：骨关节外伤主要引起骨折和关节脱位。

1）骨折（fracture）：指骨骼发生断裂，骨结构的完整性和连续性中断。以长骨骨折和脊椎骨折常见。X线表现为骨骼断裂处不规则透明线，称为骨折线，为诊断骨折的主要依据（图1-6-16）。有些骨折可看不到骨折线，而显示局部骨小梁扭曲紊乱或带状致密影等。如儿童青枝骨折、嵌入性或压缩性骨折等。

2）关节脱位：外伤性关节脱位是由于外力作用致关节正常关系丧失。多发生在活动范围大、关节囊和周围韧带不坚实、结构不稳定的关节。以肩、肘关节脱位常见。

（2）化脓性骨髓炎（pyogenic osteomyelitis）：常为金黄色葡萄球菌感染所致。可分为急性和慢性。

1）急性化脓性骨髓炎：好发于儿童。临床起病急、高热，局部可有红、肿、热、痛等炎性表现。X线表现为发病2周内仅表现软组织改变，2周后可出现不规则的骨质破坏、骨膜增生和骨质坏死，同时可伴有病理性骨折。

2）慢性化脓性骨髓炎：是急性化脓性骨髓炎未愈合的结果。临床以局部肿痛、窦道形成为主要表现。X线表现为广泛骨质增生硬化，骨干增粗，骨髓腔变窄或闭塞，可见长条状死骨。

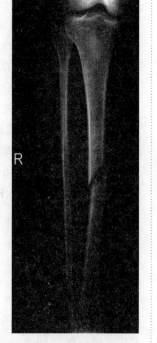

脊柱压缩性骨折

图1-6-16　骨折

（3）骨、关节结核　属继发性结核病，多发生于儿童和青年。好发于脊椎，其次是髋和膝关节。

1）骨骺、干骺端结核：经血行的结核菌最易侵犯血运丰富的骨松质内，骨骺、干骺端结核是长骨结核的好发部位。X线表现为局限性类圆形、边缘较清的骨质缺损区，周围无明显骨质增生硬化现象。在骨质破坏区有时可见"泥沙"状死骨，密度不高，边缘模糊。

2）关节结核：关节结核可继发于骨骺、干骺端结核，为骨型关节结核，也可经血行直接累及滑膜，为滑膜型关节结核。后者较常见，并以髋、膝关节多见。早期X线表现为关节软组织肿胀，关节间隙增宽及局部轻度骨质疏松。继而病变侵犯关节软骨和关节面，先累及关节面非持重的部位或边缘，造成关节面虫蚀状骨质破坏区，关节软骨破坏出现较晚，当其破坏较多时，则关节间隙变窄，此时可发生半脱位，局部骨质疏松明显。愈合后可发生纤维性关节强直。

3）脊椎结核：是骨、关节结核中最常见者，好发于儿童和青年。以胸椎下段和腰椎上段

腰椎结核

骨巨细胞瘤

骨肉瘤

多见，常累及相邻的两个以上椎体。X 线表现为椎体内或其边缘骨质破坏；椎体变扁或呈楔形；椎间隙变窄或消失；脊柱后突畸形或侧弯；病变周围软组织内出现椎旁冷脓肿。

（4）骨肿瘤：可分良性和恶性骨肿瘤。

1）骨软骨瘤：又称外生骨疣，是最常见的良性骨肿瘤。多为单发，也可多发，多见于青少年，好发于长骨的干骺端，以胫骨上端、股骨下端多见。肿瘤生长缓慢，随着骨的发育成熟而停止生长。X 线表现为长骨干骺端骨性突起，背向关节方向生长；以蒂或宽基底与局部骨相连，瘤体内骨松质与正常骨小梁相连续，其外缘骨皮质由骨干起始延续至肿瘤；顶部覆盖一层软骨，软骨钙化时，则为点状或斑片状不规则致密影。

2）骨巨细胞瘤：为常见的骨肿瘤，多为良性。多见于青壮年，好发于长骨的骨端，以胫骨上端、股骨下端和桡骨下端常见。X 线表现为偏侧性、膨胀性骨质破坏，边界清楚；骨皮质变薄，其内见纤细骨嵴，呈大小不等分房状或皂泡状影。

3）骨肉瘤：是常见的原发性恶性骨肿瘤。多见于青少年，好发于长骨干骺端，以股骨下端、胫骨上端和肱骨上端多见。病程进展迅速，容易出现肺内转移。X 线表现：①为干骺端骨髓腔内不规则骨质破坏；②不同形式骨膜增生，肿瘤破坏并吸收骨膜新生骨时，其两端残留的骨膜新生骨与骨皮质构成近似三角形状，称 Codman 三角；③肿瘤侵蚀周围软组织形成边界不清的软组织肿块影；④肿瘤破坏区有肿瘤新生骨形成，可呈象牙质样、棉絮样、针状和磨砂玻璃样瘤骨影像。

（5）退行性骨关节病：又称骨性关节炎，是由关节软骨退行性改变所引起的慢性骨关节病。多见于 40 岁以上的成年人，承重关节如髋、脊柱和膝等关节易受累。四肢关节退行性骨关节病的 X 线表现为关节间隙变窄，关节面变平，边缘锐利或有骨赘突出，软骨下骨质致密，关节面下方骨内出现圆形或不规整形透明区。晚期还可见关节半脱位和关节内游离体。脊椎退行性骨关节病包括脊椎小关节和椎间盘的退行性变。脊椎小关节的 X 线表现为上下关节突变尖、关节面骨质硬化和关节间隙变窄。椎间盘退行性变表现为椎体边缘出现骨赘，可连成骨桥，椎体后缘骨赘突入椎间孔或椎管内，可引起骨髓、神经压迫症状。髓核退行性变则出现椎间隙变窄，椎体上、下骨缘硬化。

二、CT 检查

（一）概述

计算机体层摄影（computed tomography，CT）是 20 世纪 70 年代初发展起来的一门新的 X 线诊断技术。CT 是用 X 线束对人体层面进行扫描，获取信息，经计算机处理重建形成图像。CT 图像在解剖层次及密度分辨力上明显优于传统 X 线图像，从而显著扩大了人体的检查范围，提高了病变的检出率和诊断的准确率。目前，CT 已成为临床上普遍使用的一种检查方法。

1. CT 成像的基本原理　CT 是用 X 线束对人体某部位一定厚度的层面进行多方向扫描，由探测器接收透过该层面的 X 线并转变为强弱不等的光信号，由光电转换器转换为电信号，再经模拟／数字转换器转为数字，输入计算机处理。图像处理时，将选定层面分成若干个体积相同的立方体，称体素。扫描时，X 线从多个方向透过体素得到大量数据，经计算而获得每个体素的 X 线衰减系数或称为吸收系数。此系数反映各体素的物质密度，再排列成数字矩阵，经数字／模拟转换器将数字矩阵中的每个数字转变为由黑到白不等灰度的小方块，即像素，并按矩阵顺序排列，形成 CT 图像。所以 CT 图像是由一定像素组成的计算机重建的数字断层图像。

2. CT 设备

（1）普通 CT：主要包括 ①信息采集部分：由 X 线管、探测器和扫描架组成，用于对受检部位进行扫描；②信息处理系统：将扫描收集到的人体断层信息数据进行存储运算；③图像显示和存储系统：将计算机处理、重建的图像显示在显示器上并用照相机将图像摄于照片上，数据也可存储于磁盘或光盘中。

（2）螺旋CT：是X线管围绕检查部位连续旋转并进行连续扫描，同时在扫描期间，床沿人体纵轴连续匀速平直移动，X线扫描的轨迹呈螺旋状，故得名螺旋扫描。近年开发的多层螺旋CT，进一步提高了螺旋CT的性能。X线管旋转一周可获得多层CT图像，扫描时间更短，扫描层厚更薄，扫描范围更大；容易完成难于合作或难于制动患者的扫描；一次完成胸、腹部和盆部的检查；有利于运动器官的成像和动态观察等。所得图像经计算机处理后，利用图像后处理技术，可得不同显示方式的图像。

3. CT图像的特点

CT图像是由一定数目从黑到白不同灰度的像素按矩阵排列所构成的灰阶图像。器官和组织对X线的吸收程度，以不同的灰度来表示。因此，与X线图像所示的黑白影像一样，黑影表示低吸收区，即低密度区，如肺部；白影表示高吸收区，即高密度区，如骨骼。但是CT具有高的密度分辨力，人体软组织的密度差别虽小（吸收系数多接近于水），也能形成对比而成像，显示出良好的解剖结构及软组织内病变的影像，且图像清晰。另外，CT图像是断层图像，常用的是横断位，通过CT设备上图像后处理可重组冠状面和矢状面的断层图像。

CT图像不仅用不同灰度显示其密度的高低，还可用组织对X线的吸收系数说明其密度高低的程度，具有一个量的标准。但在工作中，不用吸收系数，而是把它换算成CT值，用CT值代表密度，单位为HU（Hounsfield Unit）。规定水的CT值为0HU，人体中密度最高的骨皮质吸收系数最高，CT值为+1000HU，而空气密度最低，为-1000HU。人体中密度不同的各种组织的CT值则居于-1000到+1000HU之间。

P3-11
正常头颅CT

4. CT检查技术

（1）CT平扫：不用任何造影剂，以组织器官或病变自然存在的密度差别的扫描方法。一般检查都先行平扫。

（2）对比增强扫描：经静脉注入水溶性有机碘剂后再进行扫描的方法，较常应用。可以提高病变组织同正常组织间的密度差，显示平扫上未被显示或显示不清的病变，通过病变有无强化和强化类型，对病变组织类型做出判断。常用团注法，即在若干秒内将全部造影剂迅速注入。目前多使用高压注射器注射造影剂，可根据需要选择剂量和速度。

（3）造影扫描：先做器官和结构的造影，然后再进行扫描的方法，可更好地显示某一器官或结构，从而发现病变。

（4）CT灌注成像：经静脉团注有机水溶性碘造影剂后，对特定器官（例如脑或心脏）在固定的层面行连续扫描，获得灌注参数图。通过分析这些参数与参数图可了解特定区毛细血管血流动力学，即血流灌注状态，因而是一种功能成像。目前主要用于急性或超急性脑局部缺血的诊断以及脑瘤新生血管的观察，以便区别脑胶质细胞瘤的恶性程度，也应用于急性心肌缺血的研究，其结果已接近MR灌注成像。

（5）图像后处理技术：螺旋CT所获得容积数据，经过计算机后处理技术，可获得三维立体仿真图像。包括：①再现技术：可获得被检查器官的三维立体CT图像，也可重组冠状、矢状乃至任意方位的断层图像及其他显示方式的图像；②CT血管造影（computed tomography angiography，CTA）：于静脉内注入对比剂后进行血管造影CT扫描的图像重组技术，可立体显示血管影像，如脑血管、肾动脉、肺动脉、冠状动脉和肢体血管等；③仿真内镜（virtual endoscopy）显示技术：可模拟内镜检查的过程，即从一端向另一端逐步显示空腔器官的内腔。是将计算机技术与CT或磁共振成像结合而开发出的仿真内镜功能。几乎所有空腔器官都可行仿真内镜显示，无痛苦，易为患者所接受。

（二）CT 检查前患者的准备

1．CT 平扫检查前患者的准备

（1）心理准备：检查前向患者解释检查的目的、方法，以消除其紧张和恐惧心理。

（2）去除异物：协助患者去除检查部位的金属物品。

（3）制动镇静：在进行胸、腹部 CT 扫描时，指导患者进行吸气与屏气训练；不能配合 CT 检查者，可采用镇静措施后再行检查。

（4）胃肠道准备：腹部 CT 检查前，1 周内不能进行消化道钡剂造影检查；检查前禁食 4 ～ 8 小时；检查前 30 分钟口服碘造影剂 300 ～ 600 ml 时，检查时再追加 200 ml，使造影剂充盈胃、十二指肠及近端小肠。

（5）泌尿系统准备：盆腔 CT 检查前嘱患者充盈膀胱后再行检查。

（6）急诊监护：生命垂危的急诊患者，须在急诊医护人员监护下进行检查。

2．造影增强扫描检查前患者的准备　除做好平扫检查前的准备之外，还应注意做好碘造影剂检查的相应准备与处理。同时还需注意团注增强时，大量（100ml 左右）造影剂（尤其是高渗的离子型）注入会对血管扩容而加重心脏的负荷，所以要注意对心脏功能的观察。

（三）CT 检查临床应用

1．头颅与中枢神经系统疾病　CT 是首选的检查方法。对脑梗死、脑出血（图 1-6-17）等脑血管疾病和脑肿瘤、外伤血肿、脑损伤以及寄生虫病等诊断效果较好。螺旋 CT 三维血管重建，即 CT 血管造影（CT angiography，CTA），可以获得比较清晰和精细的血管图像。

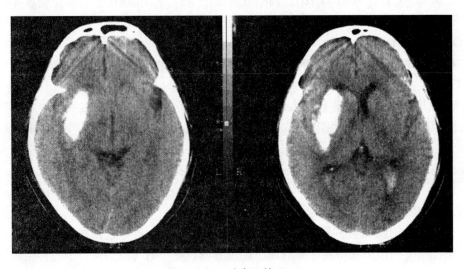

图 1-6-17　脑出血的 CT

2．胸部疾病　对原发和转移性纵隔肿瘤、淋巴结结核等的诊断价值较大；可以显示肺间质、实质的病变；对与心脏、大血管重叠病变的显示更具有优越性。

采用增强扫描可以明确纵隔和肺门有无肿块或淋巴结增大、支气管有无狭窄或阻塞等。

3．心脏、大血管疾病　多层螺旋 CT，可以很好地显示心包疾病、冠状动脉和心瓣膜的钙化、血管壁的钙化、斑块及血栓等；经静脉血管注入碘对比剂，行 CT 血管造影，可以清晰地显示冠心病、先天性心脏病的心内、外畸形及侧支血管。

4．腹部疾病　主要用于肝、胆、胰、脾、腹膜腔及腹膜后间隙以及泌尿和生殖系统的疾病诊断，尤其是占位性、炎症性和外伤性疾病等（图 1-6-18）。CT 模拟仿真内镜技术可以用于整个胃肠道内部结构的观察，在病变部位可以立即获得与相应节段胃肠道垂直显示的影像，以同时观察管腔内、外的结构。

5.骨关节疾病　对椎间盘突出及退行性病变诊断效果较好。螺旋 CT 三维表面重建（SSD）可以形成与骨骼标本外观极为相似的三维 CT 图像，对肿瘤侵犯骨质情况的观察可以从多方向判断骨质破坏程度，对复杂部位的骨折可准确显示骨折部位的解剖结构关系，有利于发现骨骼、椎体的畸形以及矫形、植骨手术计划的制定。

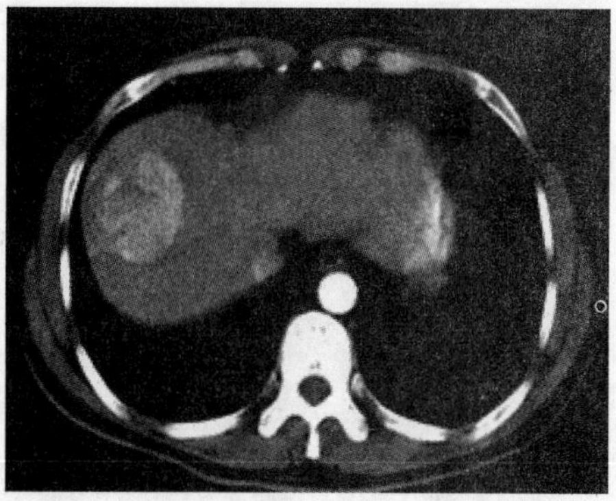

图 1-6-18　原发性肝癌（增强扫描）

三、MRI 检查

（一）概述

磁共振成像（magnetic resonance imaging，MRI）是利用原子核在磁场内所产生的信号经重建成像的一种影像技术。

1.MRI 成像基本原理　人体各器官、组织的磁共振信号强度不同，正常组织与病变产生的磁共振信号强度也不同，这种信号强度上的差别是 MRI 成像的基础。为此，对人体产生的磁共振信号进行采集、空间编码和图像重建处理，获得 MRI 图像。人体氢核丰富，成像效果好，因此，MRI 用氢核成像。

将人体置于强外磁场中，施加特定频率的射频脉冲，将发生一系列的物理学现象，并产生磁共振信号。磁共振信号有纵向弛豫时间（T_1）、横向弛豫时间（T_2）和质子密度等参数，并由这些参数构成 MRI 的图像。主要以 T_1 参数构成的图像为 T_1 加权图像（T_1 weighted imaging，T_1WI），主要以 T_2 参数构成的图像为 T_2 加权图像（T_2 weighted imaging，T_2WI），主要由组织内质子密度构成的图像为质子密度加权像（proton density weighted imaging，PDWI）。人体不同器官的正常组织与病理组织的 T_1、T_2 和质子密度是相对固定的，而且它们之间有一定的差别，MRI 就是利用这种差别来鉴别组织器官和诊断疾病。

2.MRI 设备　MRI 的成像系统包括 MR 信号产生、数据采集处理、图像显示三部分。信号产生来自 MR 波谱仪，数据处理及图像显示部分与 CT 装置相似。

3.MRI 图像特点

（1）多参数灰阶图像：MRI 成像是多参数成像（T_1、T_2 和质子密度（PD）等），故可分别取得同一解剖部位，同一层面的 T_1WI、T_2WI 和 PDWI 图像，都是由黑到白不同灰度的灰阶图像。由组织反映出的不同的信号强度变化，就构成组织器官之间、正常组织和病理组织之间图像明暗的对比。在 T_1WI 上，脂肪的 MR 信号强，图像亮；脑和肌肉信号居中，图像灰；脑脊液、骨与空气信号弱，图像黑。在 T_2WI 上，则与 T_1WI 不同，如脑脊液 MR 信号强，图像呈白影。T_1WI 有利于观察解剖结构，T_2WI 对显示病变组织较好（图 1-6-19）。

（2）多方位断层图像：可直接获得人体横断面、冠状面、矢状面及任何方向的断层图像，获得高度清晰逼真的组织解剖结构和病变。

（3）流空效应：心血管内的血液由于流动迅速，所以测不到 MR 信号呈低信号，这就是流空效应。这一效应使心腔和血管不注入对比剂就可显示。

（4）MRI 对比增强效应：常用造影剂为钆 - 二乙三胺五乙酸（Gd-DTPA），可缩短周围质子的弛豫时间，有利于肿瘤、非肿瘤的病变和中枢神经系统疾病的鉴别。

4.MRI 检查技术

（1）序列技术：MRI 成像的高敏感性基于正常组织与病理组织弛豫时间 T_1 及 T_2 的不同，并受质子密度、脉冲序列的影响。常用的脉冲序列有自旋回波、梯度回波、翻转恢复等。自旋回波（spin echo，SE）序列是最基本、最常用的成像序列。在 SE 序列中，高信号为白色，低

P1-13
椎间盘突出（中央型）

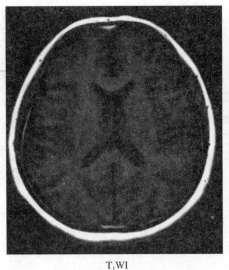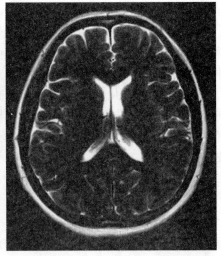

T₁WI　　　　　　　　　　　　　　　　　T₂WI

图 1-6-19　正常头颅 MRI

信号为黑色。如含气器官及骨皮质由于氢质子少而呈黑色。SE 序列的成像时间长，成像时要求患者制动。而梯度回波（gradient echo，GRE）序列的特点是成像快，图像质量好。

（2）对比增强检查技术：静脉内注入能使质子弛豫时间缩短的顺磁性的造影剂，如钆 - 二乙三胺五乙酸（Gadolinium-DTPA，Gd-DTPA），它能改变组织和病变的弛豫时间，从而提高正常组织与病变间的对比。

（3）磁共振血管成像（magnetic resonance angiography，MRA）：是利用流空效应使血管内腔成像的技术，无需使用造影剂，安全、无创。流动的血液常呈低信号，使其与相邻组织间形成显著对比，可对大、中血管病变的诊断，对小血管、小病变的显示尚不满意。

（4）MR 水成像（MR hydrography）：主要是利用静态液体具有长 T_2 弛豫时间的特点，在重 T_2 加权成像技术时，胆汁、胰液、尿液、脑脊液、内耳淋巴液、唾液、泪水等流动缓慢或相对静止的液体均呈高信号，获得犹如造影效果的图像，而 T_2 较短的实质器官及流动血液则表现为低信号，从而使含液体的器官显影。MR 水成像技术包括 MR 胰胆管成像（MRCP）、MR 泌尿系成像（MRU）、MR 椎管成像（MRM）等。

（5）MR 功能成像（functional MR imaging，fMRI）：是以组织结构的生理功能为基础，以图像形式显示其状态的成像技术。可提供脑部的功能信息，它包括扩散成像（diffusion imaging，DI）、灌注成像（perfusion imaging，PI）和脑活动功能成像。

（二）MRI 检查前患者的准备

（1）心理准备：检查前向患者解释检查的目的、意义、检查过程和时间，以消除其紧张和恐惧，并配合检查。

（2）去除异物：协助患者去除影响检查的各种金属和磁性物品。

（3）禁忌证：幽闭恐惧症、早期妊娠、需要使用生命支持系统的危重患者、癫痫等不能进行检查；体内有金属植入物的患者（如心脏起搏器、金属人工瓣膜、金属支架胰岛素泵等）不能进行检查。

（4）制动镇静：因检查时间较长，嘱患者不要急躁，在医师的指导下保持体位制动，以免影响图像质量；小儿及不能合作者需镇静后再做检查。

（5）腹部检查：禁食、禁饮 4 小时；胰胆管成像（MRCP）检查前禁饮 6 小时以上；盆腔检查膀胱须充盈膀胱；有宫内金属节育器者，必要时将其取出后再行检查。

（6）增强检查：询问患者有无钆对比剂过敏史；告知患者对比剂注射部位可出现短暂温热和疼痛，注射过程中也可能出现渗漏血管外现象；严重肾功能不全、肾移植及孕妇慎用钆对比剂；检查前签署《钆对比剂使用患者知情同意书》；建立抢救机制，常规配备抢救物品和药物。

（三）MRI 检查的临床应用

1. 中枢神经系统疾病　MRI 三维成像和流空效应使病变定位、定性诊断更为准确，并可观察病变与血管的关系；对脑干、幕下区、枕骨大孔区、脊髓显示较好；对脑脱髓鞘病变、多发性硬化、脑梗死、脑与脊髓肿瘤、出血与脊髓空洞症的诊断价值较大。

2. 纵隔、肺部病变　对纵隔肿瘤性病变，血管性病变以及肺肿瘤纵隔淋巴结转移的诊断与鉴别诊断有明显的优势。

3. 心脏、大血管病变　对先天性心脏病、冠心病急性缺血期、心肌梗死后心腔扩大或室壁瘤的形成、心脏瓣膜病变及心肌病均显示较好，还可以显示血流改变；对主动脉瘤和主动脉夹层有较高的诊断价值。

4. 腹部疾病　对肝硬化、肝海绵状血管瘤、肝细胞癌、先天性胆管囊状扩张、胆系结石、急性胰腺炎等疾病有较好的显示；MR 胰胆管造影（MRCP）对胰胆管病变的显示有独特优势；对胃肠道肿瘤病变的范围、与周围组织的关系、分期和术后复发的诊断有一定的价值。

5. 泌尿系统疾病　对肾和膀胱恶性肿瘤病变的定位、范围、邻近脏器侵犯及转移灶的观察及诊断有很大优势；MR 尿路造影（MRU）对输尿管狭窄与梗阻诊断价值较大。

6. 生殖系统疾病　对前列腺增生、前列腺癌、子宫肌瘤等疾病均有良好的显示；对于子宫内膜癌及子宫颈癌的诊断、分期具有较高的价值。

7. 骨、关节疾病　对椎间盘突出症进行影像诊断（图 1-6-20）；对四肢骨骨髓炎和软组织内肿瘤及血管畸形显示较好，对关节软骨损伤、韧带损伤、关节积液等病变具有很高的诊断价值；在关节软骨的变性与坏死诊断中，早于其他影像学方法。

脑梗死 MRI

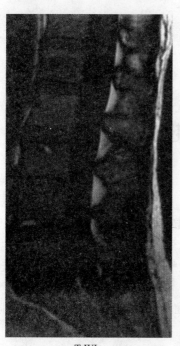
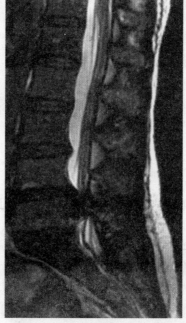

T₁WI　　　　　　　T₂WI

图 1-6-20　腰椎间盘突出 MRI

8．消化系统疾病　MRI在胃肠道方面也有应用。

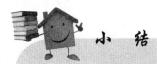

小　结

1．放射学检查中包括X线检查、CT检查及MRI检查等。虽然各种成像技术的成像原理与方法不同，诊断价值与限度各异，但都能使人体内部结构和器官形成影像，从而了解人体解剖与生理功能状况以及病理变化，达到诊断的目的。

2．X线及其成像的基本原理：①X线具有穿透性、荧光效应、摄影效应和电离与生物效应，前三个特性与X线的成像有关。②当X线穿过人体各种不同的组织结构时，密度高、组织厚的部分吸收X线多；密度低、组织薄的部分吸收X线少。因此，可以在荧光屏或胶片上而形成黑白或明暗对比不同的影像。

3．放射学检查的临床应用：呼吸系统与骨关节系统的常见病、多发病普通X线检查即可做出初步诊断。胃肠道常见疾病首选胃肠道造影X线检查，而腹部实质性脏器首选CT检查。对于中枢神经系统疾病和对于肺部细小的病变选用CT或MRI检查，对肝结节的鉴别诊断MRI优于CT。重点掌握不同系统组织器官的正常X线表现，呼吸系统、消化系统以及骨关节系统基本病变及常见疾病的主要X线特点。

4．不同放射学检查前的准备：①做好心理准备，消除患者的紧张与恐惧心理；②评估患者的病情，注意有无禁忌证等；③做好检查前饮食饮水等指导；④协助患者去除身体上可能影响检查的物品；⑤做好必要的过敏试验等检查；⑥注意观察检查可能的不良反应，并给予及时处理。

参考答案

思 考 题

1．简述口服钡餐造影检查前准备。
2．简述碘剂造影检查后的观察与处理。

第二节　超声检查

一、概述

超声检查（ultrasonic examination）是利用超声波的物理特性和人体器官组织声学特性，将二者相互作用后产生的声学信息接收、放大、处理，形成图形、曲线或其他数据，从而对人体组织器官的物理特性、形态结构与功能状态及病变做出诊断的非创伤性检查方法。

1. 超声成像基本原理

（1）超声波（ultrasound）：是指振动频率在20 000赫兹（Hz）以上，超过人耳听觉阈值上限的机械波。波长短，频率高，人耳听不到。

（2）超声波在人体内传播的主要物理特性：①束射性或指向性；②反射、折射和散射；③吸收与衰减；④多普勒效应：超声束在传播中遇到运动的反射界面时，其反射波的频率将发生改变，为多普勒频移，这种现象称超声波多普勒（doppler）效应。利用频移可探测血流速度和血流方向；⑤非线性传播。

（3）超声成像的基本原理：人体结构对超声而言是一个复杂的介质，各种器官与组织，包括病理组织有它特定的声阻抗和衰减特性，因而构成声阻抗上的差别和衰减上的差异。具有一定频率的超声波在人体组织中传播时，经过人体组织不同的界面，在每层界面由于其声阻抗不同而发生不同程度的反射和（或）散射，这些反射和散射形成的回声，含有超声波在传播途中所经过的不同组织的声学信息，被换能器接收并经过仪器的信号处理系统的一系列处理，在显示器上显示为波形或图像的形式，形成声像图。一般无回声则为暗区（黑影），强回声则为亮区（白影）。人体不同组织的衰减程度不同，明显衰减时，其后方回声消失而出现声影。

2. 超声设备　医学诊断用超声波仪器含有换能器（探头）、信号处理系统和显示器组成。多根据压电效应原理制造，通常采用压电晶体作为换能器，换能器兼有超声发生器和回声接收器的功能。换能器有线扫描、凸弧扫描和扇扫描等类型。前两者用于腹部脏器扫描，后者用于心脏显像。

常用超声设备有 A 型超声仪、B 型超声仪、M 型超声仪和多普勒超声仪（D 型超声仪）。目前，彩色多普勒显像仪兼有 B 型超声、频谱多普勒显示和彩色多普勒血流显像等功能。

 知识链接

常用超声设备

（1）A 型超声仪：即幅度调制型。以波幅高低变化反映界面反射回声的强弱。现已很少使用。

（2）B 型超声仪：即辉度调制型，又称灰阶成像型。在显示器上以辉度不同的明暗光点反映界面反射回声强弱。回声强则光点亮，回声弱则光点暗，无回声则形成暗区。

（3）M 型超声仪：实际上属于辉度调制型，可以观察心脏不同时相运动的规律，又称 M 型超声心动图（M-mode ultrasonic cardiogram），主要用于心血管疾病的检查。

（4）多普勒超声仪（D 型超声仪）：利用多普勒效应显示心脏血管内血流方向、速度和状态，从而对疾病做出诊断，即多普勒显示法。根据其仪器性能及显示方式，可分为频谱型多普勒和彩色多普勒血流显像（color doppler flow imaging, CDFI）。CDFI 在二维显像的基础上，以实时彩色编码显示血流多普勒频移信号。血流方向朝向探头的用红色代表，背向探头的用蓝色代表，湍流方向以绿色或多色表示。速度快者彩色鲜亮，慢者则暗淡，根据彩色类型和亮度可了解血流的情况。CDFI 不仅能清楚显示心脏及大血管的形态结构与活动情况，而且能直观和形象地显示心内血流的方向、速度、范围、有无血流紊乱及异常通道等，是心脏大血管疾病的重要检查方法。

3. 超声图像的特点　超声图像是根据探头所扫查的部位构成的断层图像，改变探头位置可获得任意方位的图像，是以解剖形态为基础，依据各种组织结构间的声阻抗差的大小以明（白）暗（黑）之间不同的灰度来反映回声的有无和强弱，从而分辨解剖结构的层次，显示脏器组织和病变的形态、轮廓和大小以及某些结构的声学性质。

根据组织内部声阻抗及声阻抗差的大小，人体组织器官可分为以下 4 种声学类型：

（1）无回声型（无反射型）：均匀的液性物质，B 型超声表现为液性暗区。

（2）低回声型（少反射型）：实质性脏器如肝、脾、肾实质等，B 型超声表现为均匀细小

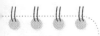

正常膀胱声像图

胆囊结石声像图

的弱回声光点。

（3）高回声型（多反射型）：乳腺、心内膜、大血管壁等，B型超声表现为粗大不均匀的高回声光点。

（4）强回声型（全反射型）：骨骼、结石、肺和胃肠道等，B型超声表现为强回声区，后方伴声影。

4．超声检查技术

（1）二维超声检查：能清晰地、直观地实时显示各脏器的形态结构、空间位置、连续关系等，并可区分实质性、液性或含气性组织，为超声检查的基础。

（2）频谱型多普勒超声检查：包括脉冲波多普勒超声和连续波多普勒超声两种。

（3）彩色多普勒血流显像：能显示心血管内某一断面的血流信号，属于实时二维血流成像技术，可与二维图像相互结合同时显示。

（4）超声诊断新技术：包括三维超声成像、组织多普勒成像、声学造影、腔内超声等。①实时三维超声心动图，是超声医学成像一项技术性的突破。可以实时显示心脏的立体形态，可以进行任意方向、任意层面的切割，使心脏的大小、立体结构和复杂空间关系得以完整显示。主要应用于对左心室容量、质量指数和射血分数的评估；左心室室壁运动异常的评估；左心室运动同步化的评估；瓣膜功能和疾病的评估及先天性心脏病的评估。②腔内超声：经食管超声心动图、心脏内和血管内超声用于检查心血管疾病。经胃十二指肠超声、经直肠超声和经阴道超声用于检查相应和毗邻器官的疾病。

二、超声检查前患者的准备

1．**常规准备**　超声检查前应将检查的必要性、安全性和检查步骤对患者做必要的解释和说明，以缓解其紧张心理，配合检查。

2．**体位准备**　超声探测时常规采取仰卧位，也可根据需要取侧卧位、俯卧位、半卧位或站立位。暴露皮肤，涂布耦合剂，探头紧贴皮肤进行扫查。

3．**腹部检查**　检查肝、胆囊、胰腺疾病，应空腹8～12小时；进行胃后方的胰腺及腹内深部病变的检查，可饮水400～500ml，充盈胃腔作为声窗；胆囊检查需要评价胆囊收缩或了解胆管有无梗阻时，应备用脂肪餐；胃检查前需饮水及服胃造影剂，以显示胃黏膜和胃腔。

4．**泌尿生殖系统检查**　早孕、妇科、膀胱及前列腺检查前2小时饮水400～500 ml，适度充盈膀胱。需行腔内超声检查者，应选择不同的腔内探头并做好消毒等准备工作；经阴道妇产科超声检查前患者应排空尿液，经直肠超声检查前需进行清洁灌肠。

5．**心脏、外周血管、浅表器官及组织检查**　一般不需特殊准备。但经食管超声心动图检查，检查前禁饮8h以上，检查后2h内禁饮。检查前需患者签署知情同意书。

6．**婴幼儿及不合作者检查**　可用水合氯醛灌肠，安静或入睡后再行检查。

7．**介入超声检查**　接受肝穿刺、肾活检等介入超声诊断者，术前需征得患者或家属的同意，常规做凝血功能检查及相应的心、肝、肾功能的测定。注意观察记录术后患者一般情况、定时测量和记录脉搏、血压等。

三、超声检查临床应用

（一）肝超声

1．**正常肝声像图**　正常肝包膜整齐、光滑，呈细线样强回声；肝实质回声中等，且均匀；肝内管道结构呈自然的树枝状分布，肝血管管壁回声较强，血管腔无回声。

2．**常见肝疾病声像图**

（1）肝硬化声像图：肝硬化早期肝可正常或轻度增大；病变进展，肝体积缩小，左右叶

正常肝声像图

比例失调；肝表面凹凸不平或呈锯齿状，实质回声弥漫性增高、增粗，分布不均；肝静脉变细或显示不清楚；严重者可有腹水（图1-6-21）。

（2）肝囊肿声像图：肝内见一个或多个圆形或椭圆形无回声区；囊壁菲薄，边界整齐光滑，与周围组织分界清楚；囊肿后方回声增强。

（3）肝血管瘤声像图：血管瘤直径＜2cm时，表现为圆形或椭圆形高回声结节，病灶内可见到细小的筛孔状弱回声，边界清晰；直径2～4cm时，边界清晰似壁，形态或边缘不规则，多数表现为强回声，其内可见筛孔状虫蚀样弱回声；直径超过4cm时，内部回声结构复杂，强、弱回声交错，边界清晰似壁，后方回声增强（图1-6-22）。

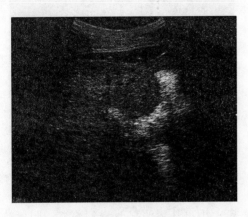

图1-6-21 肝硬化

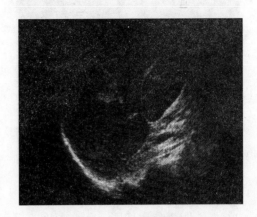

图1-6-22 肝血管瘤

（4）肝脓肿声像图：可见单发或多发的低回声或无回声肿块；脓肿壁表现强回声，厚薄不等，外壁光滑，内壁不平整；脓肿周围显示由亮渐暗的环状回声的水肿带；脓腔的无回声、脓肿壁的强回声和周围的低回声形成所谓"环中环"征。

（5）原发性肝癌声像图：较小的肿瘤：①多呈圆形或类圆形，边界清楚，轮廓线较光整；②多为均匀的低回声，肿块周边有弱回声晕，在侧后方形成声影。肿瘤较大（＞5cm）时：①显示为类圆形、椭圆形或分叶状，边界不规则，周边晕可因肿瘤穿破包膜而显示不完整或不规则；②内部回声多不均匀，以高低回声混合者居多，呈"结节中结节"；③当肿瘤出现坏死性液化时，病灶内可见无回声区（图1-6-23）。

（6）转移性肝癌声像图：根据内部回声高低分为：①高回声型：较多见，主要来自消化道肿瘤。特征性的表现是"牛眼征"，即肿瘤内部呈高回声，周围有一较宽的弱回声环；②低回声型：一般肿瘤较小，内

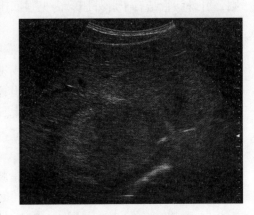

图1-6-23 原发性肝癌

部呈低回声，边界清，周边多有晕环；③无回声型：肿瘤表现为无回声区，边界清楚，但没有明确的囊壁回声，一般后方回声无或轻度增强；④混合回声型：肿瘤周围呈环状高回声，中央为无回声，也可强弱不均，呈条状分隔。

（二）胆道系统

1. 正常胆道系统声像图 正常胆囊呈梨形或椭圆形无回声结构，向颈部移行逐渐变细，胆囊壁薄，光滑清晰，厚度不超过0.3cm。正常肝内胆管与门静脉分支相伴行；肝外胆管的主要超声定位标志是门静脉、下腔静脉和胰头。一般情况下，上段肝外胆管与门静脉伴行，中、下段肝外胆管与下腔静脉伴行。管壁为强回声，光滑整齐，纵切面呈无回声长管状影，横切面

呈小圆形无回声影。

2．常见胆道系统疾病声像图

（1）胆囊结石声像图：胆囊腔内见强回声结节或斑点，其形态结构恒定；强回声的后方伴有声影（图1-6-24）；改变体位时结石随重力方向移动。

（2）急性胆囊炎声像图：胆囊轮廓饱满，胆囊横径＞3.5cm；胆壁增厚、毛糙，可呈"双边影"（图1-6-25）；部分患者胆囊颈部显示结石回声。

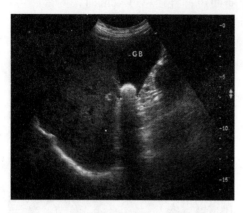
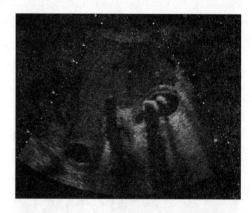

图1-6-24　胆囊结石　　　　　　　　　图1-6-25　急性胆囊炎（双边征）

（3）慢性胆囊炎声像图：病变程度不同，胆囊大小可从无明显改变到萎缩；胆囊轮廓回声模糊，腔内可见结石或由组织碎屑所致的沉积性回声图像；胆壁增厚，厚度可达5mm以上；长期慢性炎症可引起胆囊壁钙化。

（4）胆管结石声像图：扩张的胆管腔内见团块状强回声；团块状强回声后方可以有明显的声影或声影浅淡；肝内胆管结石可以引起病变肝萎缩和正常肝代偿性增大，导致肝形态不规则；肝外胆管结石于肝外胆管内见强回声团块伴后方声影，肝外胆管扩张，与后方的门静脉构成"双管征"，肝内胆管普遍扩张。

（5）胆管癌声像图：①高位胆管癌：肝大，肝内胆管显著扩张。沿扩张胆管扫查至肝门可见强回声或等回声的结节状肿瘤，或见肝门部胆管管壁增厚和管腔狭窄，或见胆管呈截断征象。胆囊形态正常或充盈不佳，肝外胆管呈正常状态或不显示。②肝外胆管癌：梗阻部位以上的肝外胆管和肝内胆管扩张，胆囊肿大。梗阻的肝外胆管可见结节状或乳头状等回声或高回声肿瘤，或见肝外胆管壁增厚和管腔狭窄，或见肝外胆管呈截断征象。

（三）胰腺疾病

1．正常胰腺声像图　长轴切面呈蚯蚓形、哑铃形或腊肠形，边界光滑整齐，胰头稍膨大，呈椭圆形；胰腺实质呈均匀细小的回声光点，比肝回声稍强；胰头、体、尾前后径分别小于2.5cm、2.0cm、2.0 cm（图1-6-26）。

2．常见胰腺疾病声像图

（1）急性胰腺炎声像图：胰腺增大增厚，多呈弥漫性，也可为局限性肿大，边界常不清，内部回声强度减低，随病情好转上述改变可迅速消失；出血性坏死性胰腺炎者胰腺明显肿大，边缘模糊不清，回声强弱不均伴无回声暗区（图1-6-27）。

（2）胰腺癌声像图：胰腺多呈局限性肿大，内见异常回声肿块，以低回声为主，轮廓不规则，边界模糊，肿瘤可向周围组织呈蟹足样或花瓣样浸润。癌肿坏死液化、出血及胰管阻塞时，可伴有小的无回声暗区，可有胆管和主胰管扩张。

（四）泌尿系统

1．正常肾声像图　肾皮质回声略低于肝、脾，呈均匀分布的点状低回声。肾锥体回声在

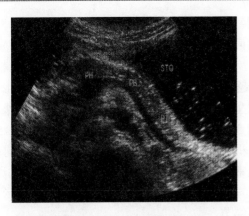

图 1-6-26　正常胰腺声像图

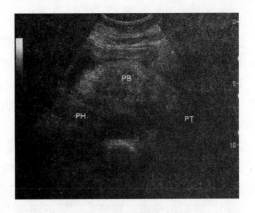

图 1-6-27　急性胰腺炎

肾冠状面显示清楚，回声较肾皮质低，呈弱回声。肾中央部分为肾窦区，包括肾盂、肾盏、血管和脂肪，呈不规则的强回声区，又称肾集合系统。

2．正常膀胱声像图　正常充盈的膀胱横切面呈圆形或椭圆形，纵切面呈边缘圆钝的三角形。膀胱腔内为均匀液性无回声区，膀胱壁连续、光滑为强回声带。

3．正常前列腺声像图　经腹壁探查时，横切面成左右对称而圆钝的三角形或栗子形。包膜整齐，实质呈低回声，内有均匀分布的细小光点回声。其上下径为 3 cm，前后径为 2 cm，左右径为 4 cm。

4．常见泌尿系统疾病声像图

（1）肾囊肿声像图：肾实质内可见单个或多个囊壁薄、边缘光滑、整齐呈圆形或椭圆形的无回声区，其后方回声增强，囊肿可向外凸出肾表面。当肾囊肿伴有出血或感染时，囊内可见点状或絮状回声。

（2）泌尿系统结石声像图：肾结石表现为肾窦区点状或团状强回声，后方伴有声影，直径小于 0.3 cm 的结石后方可无声影。肾结石伴积水者，在积水远端可发现嵌顿的强回声结节及其后方的声影。输尿管结石表现为在扩张输尿管的下端强回声，后方伴声影。膀胱结石表现为膀胱内强光团，后方伴声影，并随体位改变而移动（图 1-6-28）。

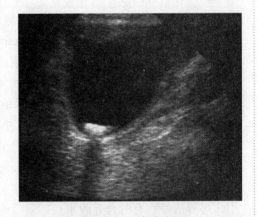

图 1-6-28　膀胱结石

（3）肾细胞癌声像图：肾实质内见圆形、椭圆形或不规则形病灶，有良好的球体感。病灶边界较清楚，内部回声变化较多。直径 2～3cm 的病灶多呈强回声，4～5cm 的病灶多呈低回声，巨大肿瘤表现为不均匀性回声。肾癌往往向肾表面隆起，并可压迫或侵蚀肾窦使其变形或肾盂、肾盏扩张。

（4）膀胱肿瘤：表现为膀胱壁上有向腔内突起的赘生物，大小不一，形态多样，呈中等强度回声，表面不光滑，呈菜花状，有蒂肿瘤可随体位变化而有漂浮感。如肿瘤未侵及肌层，肿瘤附着部位膀胱壁轮廓光整；如肿瘤已侵及肌层，则膀胱壁回声连续性破坏，轮廓不清（图 1-6-29）。

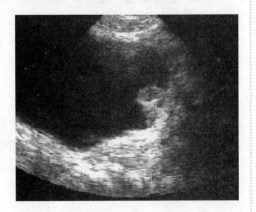

图 1-6-29　膀胱肿瘤

（5）前列腺增生症：前列腺增大，以前后径为主；前列腺断面呈圆形或近圆形，外观规整，包膜回声增厚，但光滑连续；增生的内部常回声减弱，少数回声增强或等回声。

（五）女性生殖系统

1. 正常子宫声像图 膀胱适当充盈或阴道超声检查，纵切面子宫一般呈倒置的梨形，横切面呈椭圆形，轮廓清晰，被膜光滑，子宫肌层呈均匀低回声，子宫内膜呈高回声，中央可见强回声的宫腔线。成年女性正常子宫上下经约为 5 ~ 7cm，前后径 3 ~ 4cm，左右径 4 ~ 5cm。

2. 卵巢的生理性变化 青春前期卵巢体积较小，2 岁前容积小于 1cm³，12 岁前小于 2cm³，18 岁半后未出现青春期任何临床征象的正常女孩卵巢内可有多个 4 ~ 9mm 直径的卵泡。生育期妇女卵泡的大小随月经周期可发生变化，优势卵泡会逐渐长大并排卵，排卵后形成黄体。绝经后卵巢内卵泡逐渐消失，呈低回声实性结节。

3. 正常妊娠子宫声像图 早孕 5 周时可显示妊娠囊，为增大的子宫内见圆形或椭圆形的光环；中、晚期妊娠时主要发现妊娠有无异常，评定胎儿生长发育情况、进行孕龄估计或胎儿生理功能的观察。

4. 常见女性生殖系统疾病声像图 超声检查可以诊断子宫肌瘤、子宫内膜癌、卵巢肿瘤及胎儿畸形等疾病。

（1）子宫肌瘤声像图：子宫肌瘤是子宫最常见的良性肿瘤，其声像图可见子宫增大，形态不规则；肌瘤结节呈圆形低回声或等回声，周边有假性包膜形成的低回声晕；肌壁间肌瘤子宫内膜移向对侧且发生变形；黏膜下肌瘤内膜显示增宽、增强或显示出瘤体；肌瘤钙化时，其内出现点状、团状或带状强回声，后方伴声影。

（2）子宫内膜癌声像图：内膜癌的表现多种多样，典型的表现为宫腔内的不规则强回声结节，可伴宫腔积液。

（3）卵巢良性肿瘤：①浆液性囊腺瘤：包括单纯性囊腺瘤和乳头状囊腺瘤，前者表现为薄壁囊肿，内部透声好，一般 5 ~ 10cm 大小；乳头状囊腺瘤囊壁上可见乳头状突起。③黏液性囊腺瘤：黏液性囊腺瘤通常体积较浆液性囊腺瘤大，壁较厚，内常有较多分隔，液体内常有点状回声。③囊性畸胎瘤：是最常见的卵巢良性肿瘤，有很多特征性的超声表现，如"脂液分层征""面团征""杂乱结构征"等，术前多数能由超声做出明确诊断。

（4）卵巢恶性肿瘤：①原发恶性肿瘤：卵巢的原发恶性肿瘤的种类很多，有的属低度恶性，有的恶性程度却非常高。多数恶性肿瘤都是囊实性的，不规则，很多患者合并有腹腔特别是大网膜的转移及腹水。②转移性卵巢恶性肿瘤：很多肿瘤都可以转移到卵巢上，以原发于消化道、乳腺的恶性肿瘤转移到卵巢上多见，一般表现为双侧卵巢以实性为主的包块，常一大一小，边界清晰，有时合并腹水。

（5）胎儿畸形：超声检查是诊断胎儿畸形最直接、最方便的方法。①无脑儿：于头部见不到颅骨的环状强回声，有时可见外露的脑组织，可合并有羊水过多。②脊柱裂：脊柱排列紊乱，表面皮肤组织部分缺如或向表面隆起形成囊性包块，前者为开放性脊柱裂，后者为脊膜膨出。③脑积水：可见脑室扩大，脉络丛悬垂于积液中，脑组织变薄或大部分消失。④心内膜垫缺损：胎儿心率正常或出现心动过缓，四腔切面显示心内十字交叉结构消失，也就是有房间隔与室间隔缺损，房室瓣只有一对。⑤心包积液：心包腔内出现明显的液性暗区围绕在心脏四周，常合并有腹水、胸腔积液。⑥十二指肠梗阻：十二指肠远端部分或完全性闭锁引起其近端扩张积液，表现为上腹腔内相邻的两个液性暗区（另一个为胃泡），称为"双泡征"。⑦其他，如婴儿型多囊肾、肾积水、部分肢体缺如等。

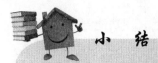

小　结

1. 超声成像的基本原理：超声波经过不同组织的界面时，由于其声阻抗不同而发生不同程度的反射或散射，这些声学信息经一系列处理后，形成相应的波形或图像（声像图）人体不同组织器官可形成以下4种声学类型：无回声型（无反射型）、低回声型（少反射型）、强回声型（多反射型）、含气型（全反射型）等。

2. 超声检查常用的有二维超声检查、频谱型多普勒超声检查和彩色多普勒血流显像，此外，还有三维超声成像、组织多普勒成像、声学造影、腔内超声等新技术的应用。

3. 超声检查的临床应用：主要用于腹部的实质脏器，如肝、胆道、胰腺、肾、女性生殖器官的形态与功能的检查。应掌握这些组织器官的正常及常见病变的声像学图特点。

4. 超声检查前的准备：其基本原则同放射学检查，应掌握不同检查项目的特殊要求，尤其是饮食饮水的要求等。

思 考 题

1. 患者，男，45岁，因"乏力、纳差1周"入院，拟行肝B型超声检查。作为责任护士，你将如何指导患者做好检查前的准备。

2. 原发性肝癌与转移性肝癌在超声检查方面的声像图特点有哪些区别？

参考答案

第三节　核医学检查

一、概述

核医学（nuclear medicine）是一门研究核素和核射线在医学中的应用及其理论的学科，即应用放射性核素及其标记的化合物或生物制品进行疾病诊治和进行生物医学研究。核医学在内容上分为实验核医学和临床核医学。本节主要介绍临床核医学的体内诊断法。

（一）核医学检查基本原理

放射性核素或其标记化合物被引入人体后，可被脏器组织摄取，实现脏器、组织或病变的显像和功能的检查。这种放射性核素或其标记化合物称为显像剂或示踪剂。显像剂通过静脉、口服或吸入等方式被引入人体后，可通过不同的途径被脏器、组织摄取，由于这种显像剂能发射穿透组织的核射线（如γ射线），所以用放射性探测仪器经体表探测其在体内的吸收、分布和排出等代谢过程，进行平面或断层显像及功能测定，从而了解组织脏器的功能、代谢或血流灌注等情况或体内某一通道的通畅程度，对疾病进行诊断。

（二）核医学检查的主要方法

1. 放射性核素显像法　是利用放射性核素示踪技术在人体内实现正常和病变组织显像的核医学检查法。应用放射性核素显像仪器，如γ照相机、单光子发射型计算机断层仪（single photon emission computed tomography，SPECT）、正电子发射型计算机断层仪（positron emission computed tomography，PET）等。

2．放射性核素非显像法 即脏器功能测定，将示踪剂引入体内后，用功能测定仪在体表对准特定脏器，连续或间断的探测和记录示踪剂在脏器和组织中被摄取、聚集和排出的情况，多以时间 - 放射性曲线形式显示，即可对脏器的血流及功能状态进行判断。临床常用有肾图仪、甲状腺功能测定仪等。

（三）放射性药物

放射性药物是指能够安全用于医学诊断或治疗疾病的放射性核素或放射性标记化合物。^{99m} 锝（^{99m}Tc）核性能优良，它只发射 γ 射线，能量为 140KeV，$T_{1/2}$ 为 6.02h，方便易得，几乎可以用于所有脏器组织的形态和功能显影。^{99m}Tc 是显像检查中最常用的放射性核素。

（四）核医学显像特点

核医学显像为功能显像，不仅可显示脏器和病变的位置、形态、大小的解剖图像，同时提供脏器和病变的血流、功能、代谢，甚至是分子水平的化学信息，有利于疾病的早期诊断；可以对影像进行定量分析，提供有关血流、功能和代谢的各种参数；具有较高的特异性，可使某些脏器、组织或病变特异地摄取特定显像剂而显影；是一种无创性的检查，毒副作用很少。

二、核医学检查前患者的准备

（一）常规准备

1．向患者说明检查的目的、意义、方法和时间，以消除其紧张与恐惧，取得理解与配合。

2．在应用放射性药物前仔细核对患者的基本资料、检查的内容、放射性药物的名称等。

（二）神经系统

1．**脑血流灌注显像** 注射显像剂前 5 分钟至注射后 5 分钟进行视听封闭，给患者带眼罩和耳塞，以减少声音、光线等对脑血流灌注和功能的影响；头托固定头部，保持环境安静，对不能制动或安静者，需镇静后再行检查。

2．**脑葡萄糖代谢显像** 检查前禁食 4 ~ 8 小时。

（三）心血管系统

1．**心肌灌注显像** 检查前 2 天停用 β 受体阻滞剂和抗心绞痛的药物；检查前至少禁食 4 小时；嘱患者自带脂肪餐，于注射显像剂后 30 分钟服用，以促进胆汁排泄，减少肝胆对显像的影响。

2．**心肌灌注负荷试验（运动负荷或药物负荷）** 运动负荷试验前 2 天停用 β 受体阻滞剂和硝酸酯类药物；药物负荷试验前 48 小时停用双嘧达莫及氨茶碱类药物，当天禁饮咖啡类饮料；检查前禁食 3 小时；药物负荷试验前建立静脉通道，并备好抢救药物及物品，在注射显像剂前、后及注射过程中均需观察心电图变化，并记录心率和血压。

3．**空腹 ^{18}F-FDG 心肌代谢显像** 检查前禁食至少 12 小时；监测患者血糖水平，使血糖保持在正常范围。

（四）内分泌系统

1．**葡萄糖负荷 ^{18}F-FDG 显像** 检查前禁食至少 6 小时；注射显像剂前 30 分钟根据患者的血糖水平口服葡萄糖 25 ~ 50g。

2．**甲状腺吸 ^{131}I 率试验** 检查前停服含碘的食物、药物及影响甲状腺功能的药物 1 ~ 6 周；空腹口服显像剂（^{131}I-NaI），服药后继续禁食 1 小时；妊娠期和哺乳期患者禁用此方法。

3．**肾上腺皮质显像** 检查前停用影响显像剂摄取的药物和激素至少 2 周；检查前 3 天开始口服复方碘溶液封闭甲状腺；显像前一天晚上口服缓泻剂清洁肠道。

4．**肾上腺髓质显像** 检查前停用能抑制肾上腺髓质功能的药物至少一周；检查前封闭甲状腺和清洁肠道（同肾上腺皮质显像）。

（五）骨骼系统

1. 检查前 24 小时禁行消化道造影检查，显像前去除患者身上的金属物品。

2. 显像前排空膀胱（输尿管肠道吻合口术后患者要排空尿袋），禁止污染衣物及皮肤。

3. 嘱患者注射骨显像剂（^{99m}Tc-MDP）后多饮水，以促进显像剂的排出。

（六）呼吸系统

1. **肺血流灌注显像**　检查前详细询问病史，有无蛋白质过敏史；向患者及家属说明显像流程，获得其合作；常规吸氧 10 分钟后取仰卧位。

2. **肺通气显像**　检查前无需患者做特殊准备。

（七）泌尿系统

检查前 3 天停用利尿剂；检查前 2 天禁行静脉肾盂造影检查；保持正常饮食，显像前 30min 饮水 300 ml；显像前排空膀胱尿液。

三、核医学检查临床应用

（一）神经系统核医学检查

1. **脑血流灌注显像**　静脉注射脑血流灌注显像所用的放射性药物（显像剂），如 ^{99m}Tc- 双半胱乙酯（^{99m}Tc-ECD）可通过血 - 脑脊液屏障进入脑实质内，并可在脑实质内停留足够的时间，其进入脑实质细胞的量与局部脑血流量和脑功能成正相关。在体外用 SPECT 仪可显示脑血流的灌注和功能状态。临床主要用于脑缺血性疾病早期诊断；癫痫病灶的定位诊断；早老性痴呆、精神性疾病、震颤性麻痹、小儿缺血缺氧性脑病的诊断。

2. **脑葡萄糖代谢显像**　^{18}F- 氟代脱氧葡萄糖（^{18}F-FDG）为葡萄糖类似物，具有与葡萄糖相同的细胞运转方式而被脑细胞摄取，滞留于脑细胞内。静脉注射 ^{18}F-FDG 后 45 ~ 60 分钟在体外用 PET 或符合线路 SPECT 进行脑葡萄糖代谢显像。临床主要用于脑瘤的诊断与鉴别诊断、疗效随访和预后判断；癫痫灶定位；脑缺血性疾病的定位诊断及疗效随访；锥体外系疾病和共济失调疾病的诊断；脑功能的研究。

（二）心血管系统核医学检查

1. **心肌灌注显像**　心肌细胞可选择性地摄取放射性核素标记的化合物，如 ^{201}Tl- 氯化亚铊（^{201}TlCL，简称 ^{201}Tl）或 ^{99m}Tc- 甲氧基异丁基异晴（^{99m}Tc-MIBI），静脉注射后可被心肌细胞摄取，在体外利用 SPECT 显像仪，即可从体表探测到其在心肌摄取的情况，其摄取量与局部心肌血流量成正相关。显像方法包括负荷显像和静息显像。负荷心肌显像，包括运动负荷和药物负荷，临床多采用药物负荷（双嘧达莫或腺苷）显像。临床主要用于冠心病心肌缺血、心肌梗死的诊断；冠心病预后的估测；冠心病内科或手术治疗的疗效观察；心肌病的鉴别诊断等。

2. **^{18}F-FDG 心肌代谢显像**　显像的方法主要有空腹 ^{18}F-FDG 显像和葡萄糖负荷 ^{18}F-FDG 显像两种。临床多在糖负荷状态下静脉注射 ^{18}F-FDG 后，被心肌细胞摄取，经己糖激酶作用后转变为 6- 磷酸 -^{18}F-FDG，它不能参与进一步的糖代谢，而停留在心肌细胞。在体外用 PET 或符合线路 SPECT 进行心肌糖代谢显像即可间接了解葡萄糖在心肌内的摄取和分布情况。局部心肌摄取葡萄糖是心肌存活的可靠标志，是判断存活心肌的"金标准"。临床主要用于冠心病心肌活性的测定和疗效评定。

P1-18
心肌活性判断

（三）内分泌系统核医学检查

甲状腺显像　将放射性核素 ^{131}I 引入体内后（空腹口服），即在有功能的甲状腺组织内浓聚，在体外用特定的核医学显像仪器探测 ^{131}I 所发射的 γ 射线的分布情况，可获得包括甲状腺大小、位置、形态和放射性分布的图像。高锝酸盐（^{99m}TcO$_4^-$）也可用于甲状腺显像，半衰期短且图像质量较好，较常用。临床主要用于异位甲状腺的定位诊断、甲状腺结节功能的判定、甲状腺转移灶的探测等。

知识链接

甲状腺结节分型

热结节：病变区域放射性分布高于正常甲状腺组织，提示结节功能增高，恶性概率1%。

温结节：病变区域放射性分布等于或接近正常甲状腺组织，多见于功能正常的甲状腺腺瘤、结节性甲状腺肿等，恶性概率为4%～5%。

凉结节：病变区域放射性分布地域正常甲状腺组织，多见于甲状腺囊肿、甲状腺癌、甲状腺腺瘤囊性变等，恶变概率为10%。

冷结节：病变区域几乎无放射性分布，好发疾病与凉结节相同，恶变概率增高，约20%。

（四）骨骼系统核医学检查

骨显像 静脉注射放射显像剂，如 ^{99m}Tc- 亚甲基二磷酸盐（^{99m}Tc-MDP）后，通过化学吸附和离子交换途径，沉积在骨骼的羟基磷灰石晶体表面，在体外利用 SPECT 显像装置可以获得全身骨骼的图像。临床主要用于恶性肿瘤患者疑有骨转移者寻找骨转移病灶，可较 X 线摄片或 CT 早 3 ～ 6 个月发现病灶，现已成为诊断肿瘤骨转移的首选方法（图 1-6-30）。

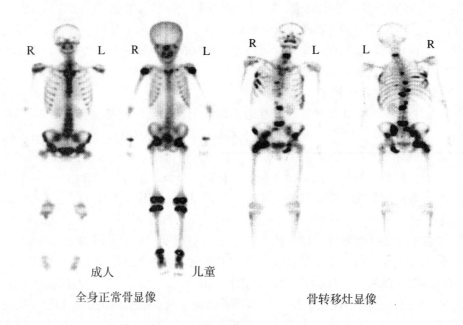

成人　　　　儿童

全身正常骨显像　　　　　　　　骨转移灶显像

图 1-6-30 骨显像

（五）呼吸系统核医学检查

1. **肺灌注显像** 静脉注射直径在 10 ～ 90μm 之间的放射性核素 ^{99m}Tc 标记的大颗粒聚合人血清白蛋白（^{99m}Tc-MAA），因人体肺毛细血管的直径为 7 ～ 9μm，因此 ^{99m}Tc-MAA 进入人体后随血流进入右心系统，与肺动脉血混合均匀并流经肺毛细血管，一过性暂时栓塞于肺毛细血管床，其分布与肺动脉血流灌注量成正比。应用核医学显像装置（SPECT）在体外可获得反映肺部血流灌注的图像。

2．肺通气显像　是将放射性气溶胶 ^{99m}Tc- 葡萄糖磷脂（^{99m}Tc-GP）经雾化吸入后，沉积和滞留于气管、支气管、细支气管和肺泡。用核医学显像装置（SPECT 仪）在体外可获得放射性气溶胶在呼吸道的分布情况，从而判断气道通畅情况和局部的通气功能。临床一般同时进行肺通气 - 灌注显像，结合两种显像图像特征进行病变判断。主要用于肺动脉血栓栓塞症、慢性阻塞性肺部疾病和肺动脉高压的诊断。

（六）泌尿系统核医学检查

1．肾动态显像　静脉注射可快速经肾小球滤过或肾小管上皮细胞分泌而不被再吸收的显像剂（^{99m}Tc-DTPA 或 ^{99m}Tc-EC），用 SPECT 显像仪器进行连续的肾动态显像。可观察到显像剂通过腹主动脉、肾动脉、肾实质和输尿管而到达膀胱的一系列动态影像。临床主要用于肾功能的判断、上尿路梗阻的诊断和疗效判断、单侧肾血管性高血压的筛选、急性肾动脉栓塞的诊断和随访及肾移植术后的监测等。

2．肾静态显像　静脉注射慢速通过肾的显像剂（^{99m}Tc-DMSA），它们能被选择性浓聚并暂时停留在肾小管上皮细胞内。注射显像剂 1 ～ 2 h 后，双肾放射性分布的影像，为肾实质影像。肾静态显像可显示肾的形态、位置、大小，了解肾的功能及有无占位病变。临床主要用于肾的位置与形态异常和先天畸形的诊断以及炎性肾病的辅助诊断。

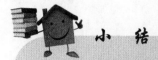

小　结

1．核医学是利用核技术进行疾病的诊疗和研究的一门新兴学科，可分为临床核医学与实验核医学两类。

2．核医学坚持的基本原理：将放射性核素或其标记化合物被引入人体后，可被脏器组织摄取，通过放射性探测仪经体表探测其所发射的核射线，可了解其在体内的吸收、分布和排出的代谢过程，进而实现对相应组织、脏器或病变的显像和功能的检查。

3．核医学检查前后的准备与处理：除了检查前的常规准备外，不同的检查项目有不同的要求，如心肌灌注显像检查前患者需停用相应的药物，检查前禁食至少 4 小时等，而脑血流灌注显像检查过程中需要进行试听封闭。

4．核医学检查的临床应用：主要用于不同组织器官的显像，如脑血流灌注显像、心肌灌注显像、肺灌注显像、肺通气显像等。其中骨显像可比普通 X 线早 3 ～ 6 个月发现骨骼疾病，尤其是骨转移瘤的早期诊断，而心肌代谢显像是目前临床上判断心肌存活的"金标准"。

思 考 题

1．肺灌注显像与肺通气显像有哪些区别与联系？

2．对于一位拟行脑血管灌注检查的患者，在检查前应做好哪些指导？

（佟玉荣）

参考答案

第二篇 常见症状评估

学习目标 ....

通过本篇内容的学习，学生应能够：

◎ **识记**

1. 描述常见临床症状的概念。

2. 叙述常见临床症状的病因。

◎ **理解**

1. 解释常见临床症状的发生机制。

2. 说明常见临床症状的临床表现。

3. 归纳常见临床症状的身心反应。

◎ **应用**

对有常见临床症状的患者进行护理评估并制订相关护理诊断。

第一章 发 热

【概述】

案例 2-1-1 ─────────────────

患者男，19岁，大学生，因持续发热3天就诊。患者3天前无明显诱因出现发热，呈持续性，波动于 37.6 ~ 38.7℃，伴咽干、咽痛及头枕部轻度疼痛，无寒战，无咳嗽、咳痰、胸痛，无腹痛、腹泻、恶心、呕吐，无抽搐。

问题与思考：

1. 你以前见过类似的发热患者吗？你自己有过发热的感受吗？

2. 你知道发热是怎么产生的吗？发热的病因有哪些？

机体受到致热原的作用，或各种原因使体温调节中枢发生功能障碍时，导致产热增多，散热减少，体温升高超过正常范围，称为发热（fever）。

（一）**正常体温及生理变异**

正常人的体温是受大脑皮质和下丘脑体温调节中枢控制，通过神经、体液等因素的调节使机体的产热和散热保持动态平衡，从而维持体温的恒定。清晨安静状态时，口腔温度（舌下）为 36.3 ～ 37.2℃，腋窝温度（腋下）为 36.0 ～ 37.0℃，直肠温度（肛内）为 36.5 ～ 37.7℃。然而，正常体温在不同个体、不同时间、不同环境等情况下略有差异，如下午体温较早晨稍高，但波动范围不超过 1℃，妇女在月经前及妊娠期体温稍高，剧烈运动、劳动或餐后、高温环境等情况下体温可略升高。老年人由于代谢率偏低，其体温相对于青壮年亦稍低。

（二）发生机制

各种原因引起人体内产热增加或散热减少而出现发热，可分为致热原性和非致热原性发热。

1. **致热原性发热** 是导致发热最主要的因素。致热原包括外源性和内源性两大类。外源性致热原是指来自体外的细菌、病毒、真菌、螺旋体、疟原虫等病原微生物及其分泌的内、外毒素；来自体内的炎性渗出物、无菌性坏死组织、抗原抗体复合物等。外源性致热原为大分子物质，不能通过血 - 脑屏障作用于体温调节中枢，但可通过刺激血液中的中性粒细胞和单核 - 吞噬细胞系统，使之产生并释放白细胞介素 -1（interleukin-1，IL-1）、肿瘤坏死因子（tumor necrosis factor，TNF）、干扰素（interferon，IFN）、白细胞介素 -6（interleukin-6，IL-6）等内源性致热原，后者可以通过血 - 脑屏障直接作用于体温调节中枢的体温调定点，使体温阈值上移。体温调节中枢可一方面通过运动神经使骨骼肌收缩（表现为寒战），使产热增多；另一方面通过交感神经使皮肤血管及竖毛肌收缩，停止排汗，使散热减少。这一综合的调节作用使产热大于散热，体温升高而引起发热。

2. **非致热原性发热** 由于体温调节中枢受损，如颅脑外伤、出血、炎症、中毒、中暑等；或产热过多，如甲状腺功能亢进症、癫痫持续状态等；或散热减少，如广泛性皮肤病、心力衰竭等，均影响体温的正常调节过程，使产热大于散热，引起发热。

（三）病因

按病因发热可分为感染性与非感染性，其中感染性发热最多见。

1. **感染性发热**（infective fever） 各种病原体引起的感染性疾病，如细菌、病毒、支原体、衣原体、螺旋体、立克次体、真菌、寄生虫等感染，不论是急性、亚急性或慢性，全身性或局部性感染，均可引起发热。

2. **非感染性发热** 主要有以下几种常见原因：

（1）无菌性坏死物质的吸收：主要包括：①机械性、物理性或化学性因素导致的机体组织损伤，常见于大手术后、大面积烧伤、机体内出血等；②血管栓塞或血栓形成引起的脏器梗死或肢体坏死，如心肌梗死、肺梗死或血栓闭塞性脉管炎等；③大量细胞破坏与组织坏死，可见于溶血反应、恶性肿瘤等。

（2）抗原 - 抗体反应：见于系统性红斑狼疮、类风湿性关节炎等自身免疫性疾病；血清病、药物热等变态反应性疾病。

（3）内分泌及代谢障碍：如甲状腺功能亢进症、更年期症候群、痛风性关节炎等均可引起发热。

（4）中枢神经性发热：如颅脑外伤、脑出血、药物中毒、中暑等直接损害体温调节中枢，使体温调节功能失常。高热无汗为其临床特点。

（5）皮肤散热障碍：心功能不全或严重脱水时，心搏出量降低，皮肤血流量减少；广泛性皮炎、鱼鳞癣等，均可因皮肤散热减少而出现发热，多为低热。

（6）自主神经功能紊乱：属于功能性发热，常见于暑期发热、剧烈运动后发热、精神紧张发热、女性月经前期或妊娠早期发热等，多表现为低热。

【护理评估】

案例 2-1-2A

患者，男性，45岁，建筑工人。于3天前洗冷水澡后突然出现畏寒、发热，体温高达39.5℃，伴全身肌肉酸痛、头痛，口服"感冒药"后，体温不下降，并出现咳嗽，咳黄白痰，胸痛，咳嗽时加重。

问题与思考：

1. 该患者发热的特点是什么？有什么伴随症状？
2. 对该患者进行护理评估，还需要收集哪些资料？

（一）健康史的采集

1. 发热的临床表现 询问患者起病缓急、发热程度、持续时间及体温变化的规律等。

（1）发热程度：以口腔温度为标准，将发热分为：①低热：37.3～38℃；②中等热：38.1～39℃；③高热：39.1～41℃；④超高热：41℃以上。

（2）发热的临床过程：一般分为3个阶段：

1）体温上升期：此期是由于产热大于散热而使体温升高。患者表现为全身不适、肌肉酸痛、疲乏无力、皮肤苍白、干燥、无汗、畏寒或寒战等。①骤升型：指体温在数小时内迅速升高达39～40℃或以上，多伴有寒战，小儿易出现惊厥，见于大叶性肺炎、败血症、疟疾、急性肾盂肾炎、流行性感冒、输液或某些药物反应等。②缓升型：指体温于数日内逐渐上升达高峰，常不伴有寒战，见于结核病、伤寒、布氏杆菌病等。

2）高热持续期：此期是由于产热和散热在较高水平上达到相对平衡。体温上升至高峰后保持一定时间，高热的持续时间的长短因病因不同而异，如疟疾可持续数小时高热，流行性感冒可持续数天，伤寒时高热则可持续数周。此期患者寒战消失，自觉全身灼热、呼吸加快，皮肤由苍白转为潮红、多汗。

3）体温下降期：此期是由于散热大于产热，体温逐渐下降至正常。患者表现为皮肤潮湿、多汗。①骤降型：体温在数小时内迅速下降至正常或稍低于正常，患者常伴有大汗淋漓。见于大叶性肺炎、疟疾、急性肾盂肾炎、输液反应等。②缓降型：指体温经数日逐渐下降到正常。见于风湿热、伤寒等。

（3）热型及临床意义：发热患者每天在不同时间测得的体温，记录在体温单上，绘制成体温曲线，该曲线的不同形态称为热型（fever type）。临床常见的热型有下列几种：

1）稽留热（continued fever）：体温持续在39～40℃或以上达数日或数周，昼夜间体温波动范围不超过1℃。此热型见于伤寒、大叶性肺炎高热期（图2-1-1）。

2）弛张热（remittent fever）：体温高达39℃以上，昼夜波动范围超过2℃，但最低温度仍高于正常。此热型见于化脓性感染、败血症、风湿热、重症肺结核等（图2-1-2）。

3）间歇热（intermittent fever）：体温骤升达39℃以上，持续数小时后骤降至正常；无热期持续数小时或数日后，体温又突然升高，如此高热期与无热期交替出现。此热型见于疟疾、急性肾盂肾炎等（图2-1-3）。

4）波状热（undulant fever）：体温逐渐升高达39℃或以上，持续数日后体温逐渐降至正常，数日后体温又逐渐上升，如此反复多次，体温曲线呈波浪型。见于布氏杆菌病（图2-1-4）。

5）回归热（recurrent fever）：体温骤然升高至39℃或以上，持续数日后体温骤然下降至

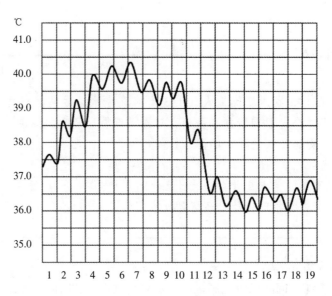

图 2-1-1 稽留热示意图

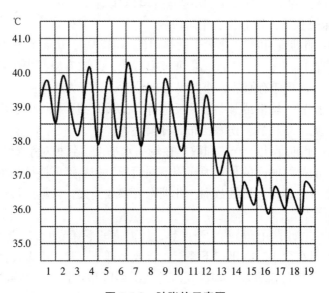

图 2-1-2 弛张热示意图

正常。如此高热期与无热期各持续数日后，规律地交替出现。见于回归热、霍奇金病等（图2-1-5）。

6）不规则热（irregular fever）：发热无一定规律，体温波动范围不定，为临床常见的热型。常见于支气管肺炎、上呼吸道感染、结核病、风湿热等（图2-1-6）。

2. 发热引起的身心反应 询问患者有无以下身心反应：

（1）脉率、呼吸、血压的变化：① 脉率：一般体温每升高1℃，脉搏平均每分钟增加10次。② 呼吸：体温升高1℃，呼吸频率平均每分钟增加3～4次。当有肺部、胸膜疾患时，呼吸频率增加更多。③ 血压：急性发热或体温上升期，由于心率加快，末梢血管收缩，血压可略有升高；反之，体温下降期由于末梢血管扩张、大量出汗，血压可轻度下降。

（2）中枢神经系统的变化：发热初期患者常感到头痛、头晕，高热时可出现烦躁不安、谵语。小儿高热易伴有惊厥。

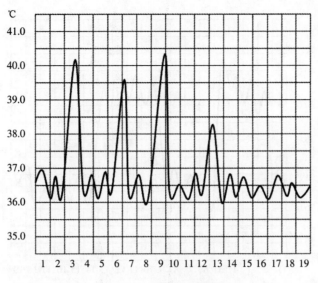

图 2-1-3　间歇热示意图

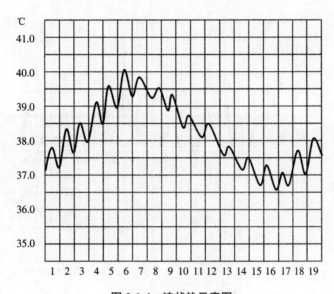

图 2-1-4　波状热示意图

（3）体重下降：发热时可使糖、脂肪、蛋白质分解，代谢率增强，以供机体热能需要，蛋白质每日分解量可为健康人的 3 ～ 4 倍。另外，由于发热可引起唾液、消化液分泌减少，胃肠蠕动减弱，患者可表现食欲不振或伴恶心、呕吐，故发热时间过长，会使患者体重减轻、机体免疫力下降。

（4）脱水：体温下降期由于出汗增多，皮肤及呼吸道水分蒸发也增多，易导致机体脱水。

（5）泌尿系统的变化：体温上升至高热时，可见尿量减少，尿比重升高。持续高热时，尿中可出现蛋白质和管型。

（6）心理反应：发热时，患者全身酸痛不适、头痛、头晕，因此可出现心情烦躁，尤其发热原因不明者，更会对自己的疾病有种种猜测，担心疾病预后不良，因而可出现焦虑、恐惧等。

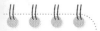

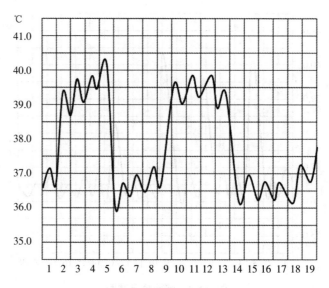

图 2-1-5 回归热示意图

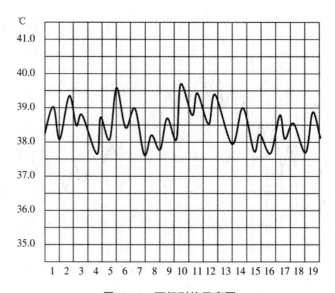

图 2-1-6 不规则热示意图

3．发热的伴随症状 ①发热伴寒战：见于急性感染性疾病及输液、输血反应等；②发热伴咳嗽、咳痰：提示为呼吸道感染；③发热伴腹痛、腹泻：见于消化道的炎症；④发热伴意识障碍：常提示中枢神经系统病变；⑤发热伴皮疹：多见于急性出疹性传染病，如有用药史，则考虑为药物热；⑥发热伴淋巴结肿大：见于淋巴结结核、传染性单核细胞增多症、淋巴瘤、白血病、恶性肿瘤淋巴结转移等。

4．诱发因素 询问患者有无疲劳、受寒及饮食不洁等。

5．相关病史及个人史 有无感染性及免疫性疾病史，有无外伤、手术史，有无输血、服药史。既往有无反复发热史，有无其他慢性病史等，有无传染病接触史。

6．诊疗和护理经过 发热后做过何种检查，结果如何？是否采取过相应的药物或物理降温等措施，效果如何？对于发热后所用的治疗，应详细询问药物的种类、剂量、疗效及不良反应等。

7. 相关知识的了解情况 对发热产生的病因及处理措施等相关知识的了解程度；发热时有哪些自我护理行为。

（二）身体评估

1. 一般状态 生命体征、意识状态、面容表情、营养状况、身体活动情况。皮肤黏膜有无发红、皮疹、皮下出血、苍白。浅表淋巴结有无肿大、压痛。

2. 胸部评估 呼吸动度、触觉语颤、肺部叩诊音、呼吸音改变、有无干、湿性啰音。

3. 腹部评估 有无肌紧张、压痛及反跳痛，腹部包块，肝脾大，有无肾区叩击痛，有无肠鸣音亢进等。

4. 神经系统评估 深、浅反射检查，有无病理反射及脑膜刺激征等。

（三）实验室及其他检查

1. 实验室检查 血、尿、便常规，必要时进一步做血、尿、便、痰的病原学检查；骨髓、脑脊液、浆膜腔积液生化检查及培养；血涂片显微镜下查找疟原虫、狼疮细胞等。

2. 其他检查 结核菌素试验；骨髓、脑脊液、浆膜腔积液检查；X线胸片检查、腹部B超检查等。

 案例 2-1-2B

> 上述患者身体评估：T 39.6℃，BP 120/70mmHg，P 102 次 / 分，R 28 次 / 分。神志清楚，自动体位，急性病容，皮肤、黏膜干燥，未见皮疹、出血点、黄疸，全身浅表淋巴结未及肿大，咽部稍充血，扁桃体不大。胸廓对称，呼吸急促，右肺中部可闻及湿啰音。心率102 次 / 分，律齐，未闻及心脏杂音。腹软，无压痛，肝脾未触及，双侧肾区无叩击痛。关节无红肿。
>
> 实验室检查：血常规：RBC 4.2×10^{12}/L，WBC 16.3×10^9/L，中性粒细胞 93%，淋巴细胞6%，单核细胞1%。
>
> 胸部 X 线片示：右肺中叶小片状高密度影。
>
> 临床诊断：右肺中叶肺炎。
>
> **问题与思考：**
>
> 根据目前的资料，你认为该患者可能的护理诊断有哪些？

【相关护理诊断】

1. 体温过高：与病原微生物感染有关；与体温调节中枢功能障碍有关。

2. 体液不足 / 有体液不足的危险：与高热期及体温下降期体液丢失过多有关；与液体摄入不足有关。

3. 营养失调：低于机体需要量：与长期发热所致机体消耗增加、消化吸收功能减退、营养物质摄入不足有关。

4. 焦虑：与担心疾病诊断不明、治疗效果不佳、预后不良有关。

5. 潜在并发症：意识障碍、惊厥。

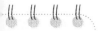

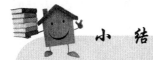

小　结

1. 机体受到致热原的作用，或各种原因使体温调节中枢发生功能障碍时，导致产热增多，散热减少，体温升高超过正常范围，称为发热

2. 发热发生机制　①致热原性发热：是导致发热最主要的因素。致热原包括外源性和内源性两大类。②非致热原性发热：a.体温调节中枢受损；b.产热过多；c.散热减少。

3. 发热病因　发热病因可分为：①感染性发热；②非感染性发热。感染性发热由各种病原体感染引起，临床最多见。

4. 护理评估要点：

（1）发热的临床表现：起病缓急、发热程度、持续时间及体温变化的规律等。

（2）发热引起的身心反应：①脉率、呼吸、血压的变化；②中枢神经系统的变化；③体重下降；④脱水；⑤泌尿系统的变化；⑥心理反应。

（3）发热的伴随症状：①伴寒战；②伴咳嗽、咳痰；③伴腹痛、腹泻；④伴意识障碍；⑤伴皮疹；⑥伴淋巴结肿大等。

（4）健康史的其他资料：注意评估发热的病因；患病后的诊疗经过及治疗效果；患者对发热相关知识的了解情况。

（5）身体评估：重点评估发热的体征以及原发病的主要体征等。

（6）实验室与其他检查：主要收集与发热病因及严重程度有关的检查结果。

思考题

参考答案

1. 感染性发热和非感染性发热有何异同？

2. 案例分析：

患者男，33岁，因发热10天，为进一步诊治收入院。

患者10天前无明显诱因出现发热，开始温度不高，37℃多，以后体温逐渐升高，波动于37.6～38.5℃之间，约持续1周，近3日来持续高热达39℃以上，并伴有食欲明显下降、乏力、腹胀、轻咳但无痰。患者3周前曾饮用过生水。

身体评估：T 39.3℃，P 72次/分，神志清楚，表情淡漠，面色苍白，心肺（-）腹平软，肝肋下2cm、脾肋下1cm、质软，无压痛。

实验室检查：血白细胞 $3.7×10^9$/L，肥达反应："O" 1：160、"H" 1：320。

初步诊断：伤寒。

问题与思考：

（1）你认为该患者发热的病因是什么？属于哪一类发热？

（2）该患者的发热属于哪一种热型？其特点是什么？

（3）该患者的伴随症状是什么？有哪些异常体征？

（4）针对发热症状还应进一步收集哪些健康史资料？

（蒋　茹）

第二章 疼 痛

第一节 概 述

疼痛（pain）是一种与组织损伤或潜在损伤相关的不愉快的主观感觉和情感体验，是临床常见症状之一。它由痛感觉和痛反应两部分组成，即伤害性刺激作用于机体所引起的痛感觉，表现为痛苦和焦虑；而机体对伤害性刺激所引起的生理和病理变化，如呼吸急促、血压升高、出冷汗和骨骼肌收缩等，称为痛反应。

一、发生机制

痛觉感受器位于皮肤和其他组织内的神经末梢，各种物理、化学刺激作用于机体达到一定程度时，受损部位组织释放出乙酰胆碱、5-羟色胺、组胺、酸性代谢产物等致痛物质，痛觉感受器受到致痛物质的刺激后发出冲动，经上行传导系统上传至大脑皮质，产生痛觉，或在脊髓内弥散性上升引起情绪反应。

二、疼痛的分类

（一）根据疼痛发生的原始部位和传导途径分类

1. 皮肤痛 疼痛来自体表，多因皮肤受到刺、切割、挤压、烧灼等刺激引起的疼痛。疼痛的特点为"双重痛觉"，即刺激后立即出现尖锐刺痛（快痛），定位准确，去除刺激后出现烧灼样疼痛（慢痛），定位不准确。

2. 躯体痛 是指肌肉、肌腱、筋膜和关节等深层组织引起的疼痛。其中骨膜神经分布最密，痛觉最敏感。各种原因都可以引起躯体痛，其中最重要的原因是肌肉缺血。

3. 内脏痛 主要是因内脏器官受到机械性牵拉、平滑肌痉挛或扩张、炎症、化学性刺激等引起。内脏痛定位常不明确，疼痛性质可为钝痛、绞痛或烧灼痛，发生缓慢而持久。

4. 牵涉痛 也称放射痛，指除病变引起内脏的局部疼痛外，出现相应体表部位的疼痛。由于原发病灶的痛觉冲动经内脏神经传入，又引起相应脊髓节段感觉神经的兴奋，可产生不同程度及范围的放射痛。如心绞痛的疼痛可放射到胸椎第 1～4 神经节分布区，患者可感到左肩、左前臂内侧疼痛；胆囊疾病疼痛可牵涉到右肩痛。

5. 假性痛 是指病变已经去除仍感觉相应部位疼痛，如截肢患者仍感觉已不存在的肢体疼痛。其发生可能与病变部位去除前的疼痛刺激在大脑皮质形成强兴奋灶的后遗影响有关。

6. 神经痛 为神经受损所致，可表现为剧烈灼痛或酸痛。

（二）根据疼痛部位分类

可分为头痛、胸痛、腹痛、腰背痛、关节痛等。

（三）根据疼痛病程分类

1. 急性疼痛 常突然发生，有明确的开始时间，持续时间较短，以数分钟、数小时或数天之内者居多，常用镇痛方法可以控制。

2. 慢性疼痛 疼痛持续 3 个月以上，具有持续性、顽固性和反复发作的特点，疼痛较难控制。

（四）按疼痛程度分类

1．**微痛**　似痛非痛，常与其他感觉复合出现。

2．**轻度疼痛**　范围局限、程度轻微。

3．**中度疼痛**　疼痛较重，伴有心跳加快，血压升高。

4．**剧烈疼痛**　疼痛程度剧烈，痛反应强烈。

（五）按疼痛性质分类

1．**钝痛**（dull pain）：酸痛、胀痛、闷痛等。

2．**锐痛**（sharp pain）：刺痛、切割痛、灼痛、绞痛、撕裂样痛等。

3．**其他**：压榨样痛、跳痛、牵拉样痛等。

三、常用疼痛测评工具

1．**视觉类似评分法**（visual analogue scale，VAS）　划一长 10cm 的直线，两端分别代表无疼痛和难以忍受的剧烈疼痛。患者根据自己所感受的疼痛程度在直线上选择某一点代表当时疼痛的程度，然后用直尺测量从起点到患者确定点的直线距离，用测量到的数字表达疼痛的强度。这一方法可在一段时间内重复使用，以连续动态地反映患者疼痛程度的变化情况。

2．**数字等级评分法**（numerical rating scale，NRS）　划一长 10cm 的直线，等分为 10 点，数字为 0 的一端表示无痛，数字为 10 的一端表示难以忍受的疼痛。患者根据自己所感受到的疼痛程度在直线上选择某一点代表当时疼痛的程度，然后用尺测量自起点至标记点的距离，即为评分值。评分值越高表示疼痛程度越重。该法是 VAS 方法的一种数字直观的表达方法，其优点是较 VAS 方法更为直观，该法不足之处是患者容易受到数字和描述字的干扰，降低了其灵敏性和准确性。

3．**语言等级评分法**（verbal rating scales，VRS）　该方法为一种评价疼痛程度和变化的方法，让患者从所给的一系列描述疼痛的形容词中挑选出符合自身疼痛程度的关键词。目前有多种口述评分法，包括 4 级评分法、5 级评分法、6 级评分法、12 级评分和 15 级评分法。临床上最常用的是 5 级和 6 级评分法。分为无痛、轻度痛、中度痛、重度痛和剧烈痛 5 级，或无痛、轻度痛、中度痛、重度痛、剧烈痛和难以忍受的痛 6 级。该方法的优点是易于被护士和患者接受，缺点是受患者主观因素的影响较大。

4．**Wong-Banker 疼痛面部表情评估法**（Wong-Banker pain faces scale）　该方法用 6 种面部表情从微笑、悲伤至哭泣来表达疼痛程度，其中 0 为全无疼痛，1 为轻微疼痛，2 为中度疼痛，3 为严重疼痛，4 为更严重疼痛，5 为最剧烈疼痛（图 2-2-1）。此法适合任何年龄，没有特定的文化背景或性别要求，特别适用于急性疼痛、老人、小儿和表达能力丧失者。

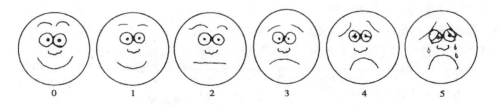

图 2-2-1　Wong-Banker 疼痛面部表情评估法

5．**麦 - 吉疼痛问卷**（McGill pain questionnaire，MPQ）　为多因素疼痛测评工具，以疼痛的性质、特点、程度和伴随状态为测评重点，而不仅局限于疼痛程度的评估。该方法适用于临床科研工作或较为详细的疼痛调查工作。其缺点是复杂，评估费时长，且因某些词语表述较抽象，因此对患者的要求高。简化的麦 - 吉疼痛问卷（short-form of McGill pain questionnaire，

SF-MPQ）是在 MPQ 的基础上简化而成的。该问卷由以下 3 个部分组成：①疼痛评级指数：由 11 个感觉类和 4 个情感类对疼痛的描述词组成，每个描述词均需患者对其疼痛程度进行评级：0 代表无疼痛，1 代表轻度疼痛，2 代表中度疼痛，3 代表重度疼痛。根据患者回答的疼痛程度在相应级别处作记号。②视觉类似评分法：以一长为 10cm 的直线代表由无痛到剧痛的疼痛程度，让患者用笔根据自己疼痛的感受在线段上标明相应的点。③现时疼痛强度评分法：采用 5 级评分法，根据患者的主观感受在相应分值上作记号。最后对 3 个部分进行总评，分数越高疼痛越重。SF-MPQ 对慢性疼痛、癌症痛以及各种疼痛治疗产生的临床变化都较敏感，是一种敏感、可靠的疼痛评价方法（表 2-2-1）。

表2-2-1 简化麦-吉疼痛问卷

Ⅰ. 疼痛评级指数（pain rating index，PRI）

疼痛的性质	疼痛的程度			
	无疼痛	轻度疼痛	中度疼痛	重度疼痛
1. 感觉项				
跳痛（throbbing）	0	1	2	3
刺痛（shooting）	0	1	2	3
刀割痛（stabbing）	0	1	2	3
锐痛（sharp）	0	1	2	3
痉挛痛（cramping）	0	1	2	3
绞痛（gnawing）	0	1	2	3
热灼痛（hot，burning）	0	1	2	3
持续固定痛（aching）	0	1	2	3
胀痛（heavy）	0	1	2	3
触痛（tender）	0	1	2	3
撕裂痛（splitting）	0	1	2	3
感觉项总分：				
2. 情感项				
软弱无力（tiring-exhausting）	0	1	2	3
厌烦（sickening）	0	1	2	3
害怕（fearful）	0	1	2	3
受罪 - 惩罚感（punishing-cruel）	0	1	2	3
情感项总分：				

Ⅱ. 视觉类似评分法（visual analogue scale，VAS）

无痛（0）_____剧痛（10）

Ⅲ. 现时疼痛强度（present pain index，PPI）评分法

0—无痛；

1—轻度痛，

2—中度痛；

3—重度痛；

4—剧烈痛；

5— 难以忍受的痛

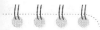

第二节 头 痛

【概述】

案例 2-2-1A

患者男，75 岁，因头痛、呕吐 3 小时，神志不清 1 小时而急诊入院。

患者 3 小时前因大便干燥，用力排便后突然感觉剧烈头痛，继而出现恶心、频繁呕吐，呕吐呈喷射性，呕吐物为胃内容，1 小时来神志不清急诊入院。

问题与思考：

1．该患者头痛的特点是什么？头痛的病因可能是什么？

2．为该患者进行护理评估还需收集哪些资料？

头痛（headache）是临床极为常见的症状之一，是指额、颞、顶、枕部或全头部的疼痛。该症状可见于多种疾病，大多无特异性，全身性疾病可伴有头痛，过度紧张、劳累也可引起头痛。如有反复发作或持续性头痛也可能是某些器质性疾病，故对某些头痛原因不明的患者，应认真检查，寻找病因。

（一）病因

1．颅内病变

（1）感染：如脑膜炎、脑膜脑炎、脑炎、脑脓肿等。

（2）血管病变：如脑出血、蛛网膜下腔出血、脑梗死、脑栓塞、高血压脑病、脑供血不足等。

（3）占位性病变：如脑肿瘤、颅内转移瘤、颅内白血病浸润、颅内囊虫病等。

（4）颅脑外伤：如脑震荡、颅内血肿、脑挫伤等。

（5）其他：如偏头痛等。

2．颅外病变

（1）颅骨疾病：如颅骨肿瘤等。

（2）神经痛：如三叉神经痛、枕神经痛等。

（3）眼、耳、鼻及牙齿疾病所致的头痛。

3．全身性疾病

（1）急性感染：如流感、肺炎、伤寒等发热性疾病。

（2）心血管疾病：如高血压病等。

（3）中毒性疾病：如乙醇、一氧化碳、有机磷等中毒。

（4）其他：如尿毒症、低血糖、贫血、肺性脑病、月经期或绝经期头痛等。

4．神经官能症。

（二）发生机制

1．血管因素 各种原因引起颅内、外血管的收缩、扩张以及血管受牵引或伸展均可导致头痛。

2．脑膜受刺激或牵拉 颅内炎症或出血刺激脑膜，或同时发生脑水肿而牵拉脑膜引起头痛。如脑膜炎、脑炎等颅内炎症或蛛网膜下腔出血的血液刺激均可引起头痛。

3．神经因素 具有痛觉的脑神经（三叉神经、舌咽神经、迷走神经）和颈神经被刺激、挤压或牵拉均可引起头痛。

4．肌肉因素 头颈部肌肉持续收缩或痉挛引起局部缺血而致头痛，如精神过度紧张或头颈部外伤所致头痛。

5．牵扯性因素 眼、耳、鼻及牙齿等病变的疼痛，可扩散或反射到头部产生头痛。

6．神经功能因素 神经功能紊乱可引起头痛。

【护理评估】

（一）健康史采集

1．头痛的临床表现 询问患者头痛的起病方式、头痛的部位、头痛的程度与性质、头痛出现的时间与持续时间、诱发加重及缓解的因素等。

（1）头痛的起病方式：急剧的头痛并有不同程度意识障碍而无发热者，提示颅内血管性疾病，如蛛网膜下腔出血。急性起病并有发热者，常为感染性疾病所致。长期反复发作性头痛或搏动性头痛，多为血管性头痛或神经痛。慢性进行性头痛并有颅内压增高的症状，应考虑有颅内占位性病变的可能。

（2）头痛的部位：如偏头痛多在一侧；高血压引起的头痛多在额部或整个头部；全身性感染或颅内感染的头痛，多为全头痛，眼源性头痛多为浅在性且局限于眼眶、前额或颞部。

（3）头痛的程度与性质：三叉神经痛、脑膜刺激、偏头痛的疼痛最为剧烈；脑肿瘤的疼痛多为轻度或中度钝痛。高血压性、发热性疾病常带有搏动性；神经痛多呈电击样或针刺样痛，如三叉神经痛、枕神经痛。也可用测评工具测评疼痛程度和性质。

临床常见头痛的表现

（4）头痛出现的时间与持续时间：脑肿瘤、颅内压增高头痛常在清晨加剧，鼻窦炎引起的头痛也常在清晨或上午明显；下午痛重常为偏头痛；女性偏头痛常与月经周期有关；脑肿瘤的头痛常为持续性。

（5）诱发加重及缓解因素：咳嗽、打喷嚏、转头、俯身、过分用力等常使颅内压增高性头痛、血管性头痛、颅内感染性头痛、脑肿瘤性头痛加重。过度疲劳、紧张、睡眠不足可诱发偏头痛发作，麦角胺能使此头痛减轻或消除。直立位或坐位可使低颅压头痛加剧，平卧、饮水可使头痛减轻。

2．头痛引起的身心反应 询问患者有无以下身心反应：

（1）脉率、呼吸、血压的变化：颅压增高引起的头痛可有呼吸、脉搏减慢，血压升高。

（2）对休息和睡眠的影响：剧烈头痛可影响休息和睡眠，引起睡眠型态改变。

（3）水、电解质紊乱表现：颅压增高引起的头痛可引起恶心、呕吐，甚至剧烈恶心、呕吐，因而造成水、电解质紊乱，患者表现口干、尿量减少、皮肤黏膜干燥、皮肤弹性减低、眼窝凹陷等脱水症状，及腹胀、肌肉无力等电解质紊乱表现。

（4）心理反应：急性剧烈头痛可使患者有恐惧感。长期慢性头痛可造成患者失眠、健忘、思想不集中、烦躁、焦虑，甚至出现兴趣、爱好改变。

3．伴随症状 ①头痛伴发热：常见于感染性疾病，包括颅内或全身感染。②头痛伴恶心、呕吐：常见于颅内压增高（如脑血肿、脑肿瘤等），或血管性头痛（如偏头痛），严重者可出现喷射性呕吐。③头痛伴脑膜刺激征：常见于脑膜炎、脑炎、蛛网膜下腔出血等。④头痛伴视力障碍：可见于青光眼、脑肿瘤等。

4．相关病史及个人史 询问患者有无中枢神经系统感染、脑血管病、高血压病、全身性疾病等；有无偏头痛发作史；近来有无头部外伤、眼部、鼻部等疾病史。询问头痛与月经周期有无关系，有无嗜酒史等。

5．诊疗及护理经过 询问患者头痛发作后做过哪些检查、治疗？应用过什么药物？药物名称、剂量、应用效果、不良反应及采取过哪些缓解头痛的护理措施等。

6. 相关知识的了解情况 对头痛的病因以及处理措施等相关知识的了解程度；头痛时有哪些自我护理行为？

（二）身体评估

1. 一般状态 生命体征、意识状态、营养状况、面容及表情，注意有无皮肤、黏膜干燥及皮肤弹性改变。

2. 头颈部评估 头颈部有无压痛；两侧瞳孔大小是否一致、对光反应、测眼压、检查眼底；鼻窦有无压痛等。

3. 胸部评估 肺部及心脏评估。

4. 脊柱、四肢评估 注意脊柱、四肢活动情况。

5. 神经系统评估 浅、深反射、脑膜刺激征（颈软硬度，Kernig 征）及病理反射。

（三）实验室及其他检查

1. 实验室检查 血常规、脑脊液检查等。

2. 其他检查 头颅 X 线平片、脑 CT、脑 MIR、脑血管造影、颈椎 X 线片及鼻窦 X 线片等。

案例 2-2-1B

上述患者身体评估：T 36.5°C，BP 160/90mmHg，P 90 次 / 分，R 24 次 / 分，浅昏迷，颈有抵抗，心、肺、腹未发现明显异常，克氏征、布氏征阳性，病理反射（ - ）。

实验室检查：外周血白细胞 8.0×10^9/L，中性粒细胞 72%、淋巴细胞 28%。

脑 CT 检查：报告为蛛网膜下腔出血。

问题与思考：

1. 该患者身体评估你发现哪些异常体征？

2. 对该患者可制定出哪几个护理诊断？

【相关护理诊断】

1. 疼痛：头痛：与脑膜炎、脑肿瘤、脑外伤引起颅内压增高有关；与血压高有关等。

2. 睡眠型态紊乱：与头痛发作有关。

3. 焦虑：与头痛发作有关；与诊断不明确有关。

4. 恐惧：与头痛剧烈有关。

5. 潜在并发症：脑疝形成。

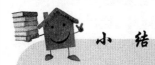

小 结

1. 头痛是指额、颞、顶、枕部或全头部的疼痛。

2. 头痛有多种病因：①颅内病变；②颅外病变；③全身性疾病；④神经官能症。临床以颅内感染及颅内血管病变引起头痛者最为多见。

3. 护理评估要点

（1）头痛的临床表现：头痛的起病方式、头痛的部位、头痛的程度与性质、头痛出现的时间与持续时间、诱发加重及缓解的因素等。

（2）头痛引起的身心反应：①颅压增高引起的头痛可有呼吸、脉搏减慢，血压升高；②影响休息和睡眠；③水、电解质平衡紊乱；④心理反应。

（3）伴随症状：头痛可伴有发热、恶心、呕吐、脑膜刺激征、视力障碍等。

（4）健康史的其他资料：相关病史及个人史，注意了解头痛病因；患病后的诊疗、护理经过、效果；对头痛相关知识的了解情况等。

（5）身体评估：根据不同疾病身体评估重点有所不同：如颅内感染性病变，应重点评估生命体征、意识状态、肢体活动情况、脑膜刺激征及病理反射等；疑为眼源性头痛应注意检查眼底、测眼压；疑为鼻窦炎引起的头痛，应注意评估鼻旁窦有无压痛等。

（6）实验室及其他检查：根据不同疾病选择不同的检查项目：如疑为颅内感染所致头痛应做血常规检查、脑脊液检查等。如疑为脑血管病变，可做头颅 X 线平片、脑 CT、脑 MIR、脑血管造影检查等。

思 考 题

1. 颅内压增高性头痛有何特点？

2. 腰椎穿刺后成人要求卧位 4 ~ 6h，若提早起床会引起头痛，为什么？

3. 案例分析：

患者男，16 岁，因 1 天多来发热、头痛、呕吐，于 2 月 26 日入院。

患者近 1 天多来发热，体温 38.5 ~ 39.5℃，并伴持续、剧烈头痛及恶心、呕吐，为全头痛，头部转动引起头痛加重，发病后共呕吐 3 次，为胃内容。在家服用过退热药，无明显效果，而来急诊入院。无传染病患者接触史。

身体评估：体温 39℃，血压 110/70mmHg，心率 110 次 / 分，呼吸 30 次 / 分，嗜睡，胸背、四肢可见多个 0.5 ~ 1.0cm 大小不等的瘀点、瘀斑。颈有抵抗，心、肺未发现异常，肝、脾未及。布氏征阳性，克氏征阳性，病理反射 (-)。

实验室检查：血常规：白细胞 17.5×10^9/L，中性粒细胞 90%、淋巴细胞 10%。

临床诊断：流行性脑脊髓膜炎。

问题与思考：

（1）该患者头痛的病因是什么？头痛临床表现特点是什么？有什么伴随症状？

（2）该患者头痛的发病机制是什么？

（3）该患者有什么异常体征？

（4）请为该患者做出护理诊断。

01-56

参考答案

（吴光煜）

第三节　胸　痛

【概述】

案例 2-2-2

　　患者，男，68岁，3小时前与邻居吵架后突发心前区痛疼，压榨样，放射至左上肢内侧，持续几分钟后缓解，伴有头晕、冷汗，阵发性发作 3 次，故来院急诊。

　　问题与思考：

　　1.该患者的突出症状是什么？有何特点？诱发因素是什么？

　　2.可能为何种疾病？伴随症状有哪些？

　　3.为该患者做护理评估还应收集哪些资料？

　　4.为该患者制定出相关护理诊断。

　　胸痛（chest pain）多因胸壁、胸膜及胸腔脏器疾病引起，少数由其他部位的疾病引起。其严重程度与病变严重程度不平行。胸痛的原因比较复杂，多为病理性。

　　（一）常见病因

　　1.**胸壁疾病**　如肋软骨炎、肋骨骨折、肋间神经炎、带状疱疹等。

　　2.**呼吸系统疾病**　如胸膜炎、自发性气胸、胸膜肿瘤、肺炎、支气管肺癌等。

　　3.**循环系统疾病**　如心绞痛、急性心肌梗死、急性心包炎、心肌病、肺梗死、胸主动脉瘤等。

　　4.**消化系统疾病**　如食管炎、食管癌等。

　　5.**纵隔疾病**　如纵隔肿瘤、纵隔炎症等。

　　（二）发生机制

　　当胸部感觉神经纤维受到物理性、化学性、生物性刺激后，产生痛觉冲动，并传入大脑皮质的痛觉中枢引起胸痛。胸部的感觉神经纤维有：①肋间神经感觉纤维；②支配心脏和主动脉的交感神经纤维；③支配气管和支气管的迷走神经纤维；④膈神经的感觉纤维。

　　除患病器官的局部疼痛外，还可见远离该器官相应体表区域或深部组织也发生疼痛，称放射痛，也称牵涉痛。其发生是由于原发病灶的痛觉冲动经内脏神经传入，与相应区域体表的传入神经进入脊髓同一节段，并在后角发生联系，故来自内脏的感觉冲动可直接激发脊髓体表感觉神经元，引起相应体表区域的疼痛。如心绞痛的疼痛可放射到胸椎第 1 ～ 4 神经节分布区，患者感到左肩、左前臂内侧疼痛。

　　【护理评估】

　　（一）健康史采集

　　1.**胸痛的临床表现**　询问患者胸痛部位；持续时间；程度和性质；诱发、加重及缓解的因素。

　　（1）胸痛部位：疼痛的部位往往为病变所在的部位，但有些疾病也可出现牵涉痛，如心绞痛和急性心肌梗死等。

　　1）胸壁疾病：胸壁炎症所致疼痛位于病变处，局部有红、肿、热等表现。肋间神经炎疼痛沿着肋间神经走行分布。肋软骨炎病变位于肋骨与肋软骨交界处，局部有压痛，但无红肿表现。

2）呼吸系统疾病：肺部无感觉神经，因此，肺组织疾病本身并不引起疼痛，当病变侵犯胸膜时才引起疼痛。自发性气胸常在剧烈咳嗽、用力过度时，突然发生一侧胸痛，并向同侧肩背部放射。

 知识链接

气胸

气胸指任何原因导致胸膜破损，气体进入胸膜腔。无外伤或人为因素导致的气胸称为自发性气胸。气胸的诱因为剧烈运动、咳嗽、持重物等。如患者有严重呼吸困难、发绀、大汗、烦躁不安、表情紧张、脉快等，应考虑张力性气胸，为气胸中最危重者，需紧急处理，避免发生呼吸衰竭。

3）心血管系统疾病：心绞痛、急性心肌梗死疼痛多位于胸骨后中上 1/3 或心前区，可向左肩及左臂内侧放射，疼痛程度轻重不一。

4）食管及纵隔疾病：胸痛多位于胸骨后。

（2）胸痛的持续时间：平滑肌痉挛或血管狭窄、缺血所致的胸痛为阵发性，而炎症、肿瘤、栓塞或梗死所致胸痛呈持续性。如心绞痛发作时间短暂，一般持续 1～5 分钟，而心肌梗死胸痛持续时间较长，可达数小时。

（3）胸痛程度和性质：胸痛程度可呈隐痛、轻微痛和剧烈痛。性质也不同，肋间神经炎呈刺痛或烧灼痛。自发性气胸呈尖锐刺痛。心绞痛、心肌梗死为压榨样、紧缩感或窒息感。肺梗死可突然发生胸部剧痛或绞痛。也可用测评工具测评疼痛程度和性质（见本章第一节常用疼痛测评工具）。

01-57
胸部常见疾病胸痛特点

（4）诱发、加重及缓解的因素：肋间神经炎因深呼吸、咳嗽或身体活动时疼痛加重。肋软骨炎于转身、咳嗽、同侧上肢活动时疼痛加重。胸膜炎、自发性气胸的胸痛常因咳嗽、深呼吸而加重，停止呼吸运动则疼痛减轻。心绞痛因体力活动、精神紧张可诱发或加重，休息或含硝酸甘油可缓解。心肌梗死胸痛持续时间长，可达数小时或数天，休息或含服硝酸甘油无效。

2．胸痛的身心反应 询问患者有无下列身心反应：

（1）生命体征改变：疼痛可导致自主神经活动异常，使呼吸急促、心率加快、血压升高，甚至出现心律失常。强烈的疼痛还可出现休克或心搏骤停。

（2）缺氧表现：由于深呼吸使胸痛加重，因此患者不敢深呼吸，故而使呼吸变得浅、快，氧气吸入减少，造成缺氧。

（3）分泌物滞留：由于咳嗽可使胸痛加剧，故患者咳嗽、咳痰受限，造成分泌物滞留，影响气体交换，进一步加重缺氧。

（4）消化道症状：剧烈胸痛时常发生恶心、呕吐，严重呕吐可造成脱水、电解质紊乱等。

（5）睡眠及休息型态改变：剧烈胸痛常使患者不能卧位休息，影响睡眠，使睡眠及休息型态发生改变。

（6）心理反应：胸痛可使患者烦躁不安、精神不振，剧烈胸痛还可产生焦虑、恐惧感，如心绞痛或心肌梗死所致疼痛。

3．胸痛的伴随症状 ①胸痛伴咳嗽、咯血：见于肺炎、肺结核、支气管肺癌等。②胸痛伴呼吸困难：常见于气胸、渗出性胸膜炎等。③胸痛伴苍白、大汗、血压下降或休克：多见于心肌梗死、大面积肺栓塞等。④胸痛伴吞咽困难：多见于食管疾病。

4．相关病史及个人史　如有无胸膜炎、自发性气胸、心绞痛、急性心肌梗死等；既往有无肺及胸膜疾病、心血管系统疾病、消化系统疾病等病史，既往胸痛发作情况。

5．诊疗和护理经过　胸疼发生后是否做过检查，结果如何？是否采取过治疗或应用止痛药物，效果如何？询问药物的种类、剂量、疗效及不良反应等。

6．相关知识的了解情况　询问患者对引起胸疼的疾病以及诊疗措施等相关知识的了解程度；胸疼发作时有哪些自我护理行为。

（二）身体评估

1．一般评估及头部评估　生命体征、意识状态、体位、姿势、面部表情、发绀等。

2．胸部评估　胸壁有无皮疹、局部有无压痛、有无气胸及胸腔积液等体征。

3．心脏评估　注意心脏大小、外形、心率、心律、心音、杂音、心包摩擦音等。

（三）实验室及其他检查

1．实验室检查　血常规、心肌酶谱、胸腔积液常规及生化检查等。

2．其他检查　胸部 X 线片、CT、MRI 等影像学检查、心电图、超声心动图及内镜检查等。

【相关护理诊断】

1．疼痛：胸痛：与自发性气胸有关；与心肌梗死引起心肌缺血有关；与带状疱疹有关等。

2．睡眠型态紊乱：与胸痛有关。

3．潜在并发症：心律失常、心源性休克。

小　结

1．胸痛的常见病因有：①胸壁疾病；②呼吸系统疾病；③循环系统疾病；④消化系统疾病；⑤纵隔疾病。其中以呼吸系统疾病、循环系统疾病最常见。

2．胸痛的发生机制：当胸部感觉神经纤维受到物理性、化学性、生物性刺激后，产生痛觉冲动，并传入大脑皮质的痛觉中枢引起胸痛。

3．护理评估要点：

（1）胸痛的临床表现：胸痛部位；持续时间；程度和性质；诱发、加重及缓解的因素等。

（2）胸痛的身心反应：①生命体征改变；②缺氧症状；③分泌物滞留；④消化道症状；⑤影响休息及睡眠；⑥焦虑、恐惧等心理反应。

（3）伴随症状：①伴咳嗽、咯血；②伴呼吸困难；③伴苍白、大汗、血压下降或休克；④伴吞咽困难。其中以前3类伴随症状最常见。

（4）健康史的其他资料：胸痛病因；诊疗、护理情况；对胸痛相关知识的了解程度等。

（5）身体评估：重点评估生命体征、意识状态、体位、发绀及注意心脏、肺部体征等。

（6）实验室及其他检查：根据临床需要进行心肌酶谱及影像学检查等。

思 考 题

1．心绞痛与心肌梗死所致胸痛有哪些共同特点？有什么区别？

2．案例分析：

患者男，18 岁，学生，因 1 小时前突发右侧胸痛、呼吸困难，故来医院急诊。

患者 1 小时前打篮球时突感右侧胸痛、胸闷、呼吸困难、大汗淋漓，伴有轻微咳嗽、无痰，由同学送来医院急诊。

身体评估：T 36.5℃，P 100 次 / 分，R 28 次 / 分，BP120/80mmHg，神志清，表情痛苦，气管向左侧移位，右侧胸廓饱满、触觉语颤消失、叩诊鼓音、呼吸音消失，未闻干湿性啰音，心脏及腹部未见异常。

参考答案

初步诊断：自发性气胸

问题与思考：

（1）该患者的主要症状是什么？伴随症状是什么？

（2）针对该患者胸痛症状进行护理评估还需收集哪些资料？

（3）写出该患者的护理诊断。

（吴光煜）

第四节 腹 痛

【概述】

案例 2-2-3

患者男，35 岁。因 2 日来左上腹部胀痛而入院治疗。

患者近 2 日来左上腹部胀痛、纳差，并恶心、呕吐 2 次，呕吐物中混有少许咖啡色物。

有消化性溃疡病史 3 年，常有周期性上腹痛发作，进食后有返酸、嗳气、腹胀等，一直未引起注意。平时工作繁忙，三餐不规律。

身体评估：T 36.8℃，BP 110/70mmHg，P 90 次 / 分，自动体位，意识清楚，皮肤、黏膜稍苍白，腹部平坦，无局限性隆起，上腹部偏左有轻度压痛，无肌紧张、反跳痛，未触及包块，肝脾不大。腹部叩诊呈鼓音，肠鸣音正常。

实验室检查：Hb 100g/L，粪便隐血试验阳性。

初步诊断：消化性溃疡并发出血。

问题与思考：

1．该患者的腹痛属于急性腹痛还是慢性腹痛？

2．为该患者进行护理评估尚需补充收集哪些资料？

3．该患者目前的护理诊断有哪些？

腹痛（abdominal pain）是临床上最常见的症状之一，病因很多，绝大多数是由腹部脏器病变引起，但腹腔外疾病及全身性疾病也可引起。临床上一般将腹痛按起病缓急、病程长短分为急性腹痛与慢性腹痛。

（一）病因

1．急性腹痛

（1）腹腔脏器急性炎症：如急性胃炎、急性胆囊炎、急性胰腺炎、急性肠炎、急性阑尾炎等。

（2）空腔脏器梗阻：如急性肠梗阻、胆道结石、胆道蛔虫、泌尿系结石等。

（3）脏器破裂或扭转：如肝破裂、脾破裂、异位妊娠破裂、卵巢囊肿扭转等。

（4）腹膜急性炎症：如胃肠道穿孔引起的急性腹膜炎。

（5）心、肺疾病：如心绞痛、心肌梗死、肺梗死等可引起腹部牵涉痛。

（6）其他：腹壁挫伤、过敏性紫癜、肠系膜动脉血栓形成等。

2．慢性腹痛

（1）腹膜及腹腔脏器慢性炎症：如结核性腹膜炎、慢性胃炎、慢性胰腺炎、慢性胆囊炎、溃疡性结肠炎等。

（2）腹腔脏器溃疡、肿瘤：如消化性溃疡、胃癌、肠癌、胰腺癌、卵巢癌等。

（3）腹腔内脏器包膜张力增加：如肝炎、肝脓肿、肝淤血、肝癌等。

（4）其他：如尿毒症、胃肠神经官能症等。

（二）发生机制

1．内脏性腹痛　腹腔内某一器官的痛觉信号由交感神经传入脊髓而产生疼痛，称为内脏性腹痛。疼痛特点：①部位不准确。②感觉模糊，为钝痛、灼痛。③常伴有恶心、呕吐、出汗等自主神经兴奋症状。

2．躯体性腹痛　来自腹膜壁层及腹壁的痛觉信号，经体神经传至脊神经根，反映到相应脊髓节段所支配的皮肤而引起的疼痛。其特点是：①常呈剧烈、持续性痛。②定位准确。③与病变内脏所在部位相符合。④多伴明显压痛及腹肌紧张。⑤腹痛可因咳嗽、体位变化而加重。

3．牵涉痛　内脏性疼痛牵涉到身体体表部位，即内脏痛觉信号传至相应脊髓节段，引起该节段支配的体表部位疼痛，为牵涉痛。其特点是：①定位较明确。②有压痛、肌紧张。③可能有皮肤区痛觉过敏等。如胆囊疾病疼痛可牵涉到右肩痛。

【护理评估】

（一）急性腹痛

1．健康史的采集

（1）急性腹痛的临床表现：询问患者起病方式、疼痛部位、性质、程度、持续时间、持续性或阵发性痛、有无放射痛、腹痛与体位的关系、诱发因素等。

1）腹痛部位、性质和程度：一般来说，腹痛部位即为病变所在部位。如胃、十二指肠穿孔为突然出现上腹部剧烈疼痛，如刀割样。急性胰腺炎表现为上腹中部持续性剧痛，可向左腰背部放射。急性阑尾炎多先有上中腹钝痛，后转移至右下腹，持续性疼痛，逐渐加重。肾、输尿管结石疼痛位于患侧腰部，沿输尿管向下放射至会阴部。

2）腹痛与体位的关系：某些体位可以使腹痛加剧或减轻，如急性胰腺炎，胸膝位可以减轻疼痛。

3）急性腹痛诱因：如胃、十二指肠穿孔，多在进餐后发生；急性胆囊炎、胆石症常因进食油腻食物而诱发；急性胰腺炎发作前常有暴饮暴食、酗酒史。

（2）急性腹痛引起的身心反应：询问患者有无以下身心反应：

1）水、电解质紊乱及酸碱平衡紊乱：因腹痛常伴恶心、呕吐，剧烈呕吐可引起水、电解质及酸碱平衡紊乱。

2）周围循环衰竭：有些急性腹痛性疾病，如胃肠穿孔、肠梗阻、脏器破裂等，可引起血压下降、脉搏加快、面色苍白、四肢发凉，甚至休克等。

3）心理反应：急性腹痛患者发病急骤、痛苦不堪，患者可出现紧张、恐惧等心理反应。

（3）急性腹痛的伴随症状：①急性腹痛伴发热：提示有炎症存在，见于急性胰腺炎、急性胆囊炎及腹腔外感染性疾病等；②急性腹痛伴恶心、呕吐：见于急性胰腺炎、急性阑尾炎等；③急性腹痛伴血尿：见于肾、输尿管结石；④急性腹痛伴休克：同时有贫血者，可能是腹腔脏器破裂：如肝、脾破裂、异位妊娠破裂；无贫血者，见于胃肠穿孔、肠扭转、急性出血性坏死性胰腺炎；腹腔外疾病，如心肌梗死、大叶肺炎等。

（4）急性腹痛相关病史及个人史：询问患者引起此次急性腹痛发作的疾病，如急性胃炎、急性胰腺炎、急性阑尾炎等；既往引起腹痛疾病的名称及类似发作情况。女性患者应询问月经史及妊娠史。

（5）急性腹痛诊疗和护理经过：发病后是否经过检查、治疗、用药？腹痛缓解方式；已采取过哪些护理措施？对于所使用的药物应询问所用药物的名称、剂量、疗效及不良反应等。

（6）急性腹痛相关知识的了解情况：对急性腹痛病因、诱因，以及处理措施等相关知识的了解情况，有哪些自我护理行为？

2．身体评估

（1）一般状况：生命体征、意识状态、面部表情、皮肤弹性等。

（2）腹部评估：注意腹部外形、有无胃肠型、蠕动波，有无压痛、肌紧张、反跳痛，能否触及肿大胆囊、肿块，肠鸣音变化。

3．实验室其他检查

（1）实验室检查：血、尿、便常规、血淀粉酶、心肌酶谱等。

（2）其他检查：X线腹部透视或平片、心电图、腹部B超检查、腹腔穿刺、内镜检查等。

（二）慢性腹痛

1．健康史的采集

（1）慢性腹痛的临床表现：应询问患者腹痛的起病方式、病程、腹痛部位、性质、持续时间、诱发与缓解因素等。

1）起病方式：慢性腹痛性疾病多数起病缓慢、病程长，也有急性起病后转为慢性过程，如急性胆囊炎治疗后转为慢性病变，以后间断急性发作。消化性溃疡病、溃疡性结肠炎等多有既往腹痛病史。

2）疼痛部位、性质：慢性腹痛部位多数与病变脏器部位一致，如胃、十二指肠溃疡疼痛在上腹部，为持续性钝痛、胀痛、烧灼痛和饥饿样不适感，有时可放射至背部，疼痛有节律性、周期性发作特点。慢性胆囊炎为右上腹隐痛、刺痛。慢性肝病腹痛多为肝区或右上腹部。溃疡性结肠炎病变好发于乙状结肠，腹痛常位于左下腹。

3）诱发与缓解因素：消化性溃疡疼痛的诱发因素为气候、情绪变化。慢性胆囊炎腹痛常在高脂肪饮食后加重。溃疡性结肠炎常因精神刺激、过劳、饮食不调而诱发。

（2）慢性腹痛引起的身心反应：询问患者有无以下身心反应：

1）营养障碍：慢性腹痛患者常伴有食欲减退、恶心、呕吐，造成摄入量减少、营养丢失，因而引起体重下降，严重者可引起营养不良。

2）心理反应：慢性腹痛患者经长时间痛苦折磨，可出现焦虑、抑郁等心理反应。

（3）慢性腹痛的伴随症状：①慢性腹痛伴黄疸：见于慢性肝病、胆囊炎、胰腺癌等；②慢性腹痛伴呕吐、返酸、嗳气：见于胃或十二指肠溃疡、胃炎等；③慢性腹痛伴腹泻：见于消化、吸收障碍或肠道炎症、溃疡、肿瘤等。

（4）相关病史及个人史：如既往有无胆囊炎、溃疡病、肝病、溃疡性结肠炎等病史，有无类似腹痛发作及每次发作表现。

（5）诊疗和护理经过：询问患者所做过的检查及检查结果；腹痛的缓解方式及用药经过，

如应用治疗溃疡病药、保肝药、免疫制剂等，应询问药名、剂量、治疗效果、不良反应等。

（6）相关知识的了解情况：是否了解慢性腹痛病因、诱因，以及处理措施等相关知识？对慢性腹痛有哪些自我护理行为？

2．身体评估

（1）一般状况：生命体征、体重、营养状态、面容。

（2）腹部评估：腹部外形，胃型、肠型、压痛、肌紧张，肝大小、肝区叩击痛，脾大小，如触及肿块，应注意其大小、软硬度及有无压痛，腹部移动性浊音，肠鸣音变化等。

3．实验室及其他检查

（1）实验室检查：血常规、便常规、大便隐血，肝功能等。

（2）其他检查：X线钡餐造影、腹部CT检查、内镜检查等。

【相关护理诊断】

（一）急性腹痛

1．疼痛：腹痛：与胃穿孔有关；与急性胰腺炎有关；与急性胆囊炎、胆石症有关等。

2．体液不足/有体液不足的危险：与急性腹痛引起呕吐导致体液丢失及摄入量不足有关。

3．恐惧：与急性腹痛有关。

4．潜在并发症：脱水；电解质及酸碱平衡紊乱；休克。

（二）慢性腹痛

1．疼痛：慢性腹痛：与消化性溃疡病有关；与慢性胆囊炎有关；与肝病有关。

2．营养失调：低于机体需要量：与慢性腹痛引起长期摄入减少有关。

3．焦虑：与慢性腹痛反复发作有关。

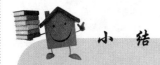

小　结

1. 腹痛病因：

（1）急性腹痛：①腹腔脏器急性炎症；②空腔脏器梗阻；③脏器破裂或扭转；④腹膜急性炎症；⑤心、肺疾病；⑥其他如腹壁挫伤等。临床上以腹腔脏器急性炎症引起急性腹痛最常见。

（2）慢性腹痛：①腹膜及腹腔脏器慢性炎症；②腹腔脏器溃疡、肿瘤；③腹腔内脏器包膜张力增加；④其他如尿毒症等。临床上以前2项引起慢性腹痛最常见。

2. 腹痛发生机制：①内脏性腹痛；②躯体性腹痛；③牵涉痛。

3. 护理评估要点

（1）急性腹痛

1）急性腹痛的临床表现：起病方式、疼痛部位、性质、程度、持续时间、持续性或阵发性痛、有无放射痛、腹痛与体位的关系、诱发因素等。

2）急性腹痛引起的身心反应：①脱水、电解质紊乱；②周围循环衰竭；③心理反应。

3）急性腹痛的伴随症状：①伴发热；②伴恶心、呕吐；③伴血尿；④伴休克。

4）健康史的其他资料：相关病史及个人史；患病后的诊疗经过及效果；以及患者对相关知识的了解程度等。

5）身体评估：重点性评估腹部体征以及原发病的主要体征等。

6）实验室与其他检查：主要收集与急性腹痛病因及严重程度有关的检查结果。

（2）慢性腹痛

1）慢性腹痛的临床表现：应询问患者腹痛起病方式、病程、腹痛部位、性质、持续时间、诱发因素与缓解因素等。

2）慢性腹痛引起的身心反应：①营养障碍；②心理反应。

3）慢性腹痛的伴随症状：①伴黄疸；②伴呕吐、返酸、嗳气；③伴腹泻等。

4）健康史的其他资料：相关病史；患病后的诊疗经过及效果；患者对相关知识的了解情况等。

5）身体评估：重点是腹部评估。

6）实验室其他检查：主要收集与慢性腹痛病因及严重程度有关的检查结果。

思 考 题

1. 分别举出 2 例临床常见急性腹痛疾病，并说明其疼痛特点及伴随症状。

2. 案例分析：

患者男，45 岁，因突发腹部剧烈疼痛 3 小时，伴恶心、呕吐，而急诊入院。

患者于 3 小时前进餐后突感上腹部剧烈疼痛，半小时后出现全腹痛，为绞痛样，并伴有恶心、呕吐 3 次，为胃内容，量较大。

5 年前诊断为"十二指肠溃疡病"，曾服药治疗，但每年仍有周期性发作上腹痛。

身体评估：T 38℃，BP 110/70mmHg，P 100 次 / 分，痛苦病容，面色苍白，腹式呼吸运动减弱，全腹腹肌紧张呈板状腹，有压痛及反跳痛，肝浊音界消失，肠鸣音消失。

问题与思考：

（1）该患者突出症状是什么？有何特点？有何伴随症状？

（2）该患者可能的疾病是什么？依据是什么？

（3）写出可能的护理诊断。

参考答案

（张 军 吴光煜）

第三章 水 肿

【概述】

 案例 2-3-1

图 2-3-1

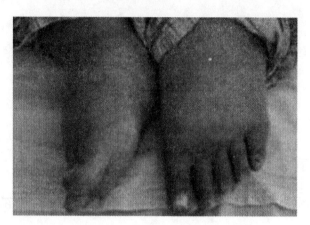

图 2-3-1 双下肢水肿

图 2-3-1 是一位下肢水肿的患者。

问题与思考：

1. 你以前见过类似的患者吗？你知道水肿是怎么产生和发展的吗？

2. 有哪些疾病会导致水肿的发生？

人体组织间隙内液体积聚过多，导致组织肿胀，称为水肿（edema）。根据分布，水肿可分为全身性与局部性。全身性水肿指过多的液体弥漫分布于体内组织间隙；局部性水肿则指液体局限于机体某一部位。正常体腔中只有少量液体存在，当体腔内有液体积聚时则称为积液（effusion），如胸腔积液（胸水）、腹腔积液（腹水）、心包积液等，是水肿的特殊形式。

（一）**发生机制**

人体血管内的液体自毛细血管小动脉不断地滤出至组织间隙成为组织液，然而大部分组织液又从毛细血管小静脉不断地回吸收入血管。正常情况下，两者之间保持着动态平衡，因此组织间隙内无过多的液体积聚。维持这种动态平衡的主要因素有：毛细血管内静水压、组织液胶体渗透压、血浆胶体渗透压及组织间隙的机械压力（组织间隙压），其中前两项是促使液体从血管内移向组织间隙的力量；后两项是使组织液回吸收入血管内的力量，只有当这两种力量均等时，体内液体的分布才能维持平衡。任何原因造成的体液平衡障碍，使组织间液生成量大于回吸收时，即可产生水肿（图 2-3-2）。

水肿的产生机理较为复杂，其基本机制为：①体内钠、水潴留，如继发性醛固酮增多症等。②毛细血管内静水压增高，如右心功能不全等。③血浆胶体渗透压降低，如血清白蛋白减少，见于肾病综合征等。④毛细血管通透性增加，如急性肾炎等。⑤静脉、淋巴回流受阻，多产生局部性水肿。

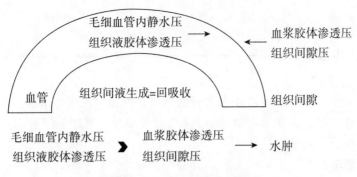

图 2-3-2 水肿发生机制示意图

（二）病因

1. 全身性水肿 是指水肿弥漫分布于全身各处，早期仅表现为体重增加，又称隐性水肿，但随着水肿的加重，皮肤变得肿胀、发亮，指压可出现凹陷，称为凹陷性水肿。根据病因水肿可分为以下几种：

（1）心源性水肿（cardiac edema）：见于右心衰竭或急、慢性心包炎等。发生机制主要是右心功能不全或心包炎时，心排血量不足，导致肾血流量减少，继发性醛固酮增多，引起钠盐滤过减少，肾小管回吸收水、钠增多，致使体内水、钠潴留；同时因静脉回流受阻，致毛细血管静脉端静水压增高，使组织液回吸收减少而引起水肿。

（2）肾源性水肿（renal edema）：为肾病常见的临床表现，见于急性或慢性肾小球肾炎、肾病综合征等肾损害。发生机制主要是水、钠潴留。肾病变时，肾血流量减少，肾小球滤过率下降，激活肾素-血管紧张素-醛固酮系统，使醛固酮继发增多，造成体内钠、水潴留。肾病综合征患者的水肿还与大量蛋白尿造成的血浆胶体渗透压降低有关。

（3）肝源性水肿（hepatic edema）：见于慢性肝病、肝硬化失代偿期，常以腹水为突出表现。发生机制主要是与门静脉高压、低蛋白血症、肝淋巴液回流受阻、继发醛固酮增多等因素有关。

（4）营养不良性水肿（nutritional edema）：由于患者体内蛋白质的缺乏导致低蛋白血症，血浆胶体渗透压降低而引起的水肿。见于长期营养摄入不足、消化吸收功能障碍和慢性消耗性疾病等患者。

（5）其他原因所致水肿：

1）黏液性水肿（mucous edema）：也称非凹陷性水肿，即在水肿部位指压皮肤后不产生明显的凹陷，是组织液中蛋白质含量较高的缘故。水肿多出现于颜面及下肢，严重者可累及全身皮下组织，见于甲状腺功能减退患者，常伴有畏寒、皮肤粗糙、苍白、反应迟缓、便秘等表现。

2）特发性水肿（idiopathic edema）：多见于育龄期妇女，原因不明，可能与内分泌激素失调有关。水肿常与直立体位或劳累有关，卧位或休息后减轻或消失。

3）经前期紧张综合征：月经前 7 ~ 14 天出现眼睑、踝部等部位的水肿，月经后消失，可能与月经前后女性内分泌激素的生理变化有关。

4）药物性水肿：药物在服用过程中出现的水肿，停用药物后消失，可能与药物引起的钠、水潴留有关。常见的药物有雌激素、睾酮、糖皮质激素、血管扩张药等。

2. 局限性水肿 是由于局部静脉或淋巴回流障碍、毛细血管壁通透性增加所致。见于血栓性静脉炎，丹毒、蜂窝织炎等局部炎症；丝虫病引起的淋巴回流障碍；食物、药物过敏等所致的血管神经性水肿。

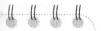

【护理评估】

案例 2-3-2A

患者，女性，21岁，自2个月前开始无明显诱因出现眼睑水肿，晨起为著，并伴乏力，双下肢肿胀，休息后稍有缓解。1周前受凉后，发现双下肢水肿加重，尿量减少，并感觉腹胀，气短。

问题与思考：

1. 该患者水肿的特点是什么？属于哪种水肿？

2. 该患者有哪些伴随症状？

（一）健康史的采集

1. 水肿的临床表现　询问患者水肿出现部位、起病时间、发病缓急、进展情况、水肿程度、水肿与体位和活动的关系等。

（1）全身性水肿：

1）心源性水肿：水肿首先出现于人体下垂部位，最初出现于踝部，特别是较长时间站立后。卧位患者腰骶部、阴囊、阴唇水肿，以后逐渐向上蔓延至全身。颜面一般不发生水肿。严重时可出现胸腔积液、腹水。

临床上心源性水肿可见于各种心脏病导致的右心功能不全，除水肿外还常伴有心脏扩大、心脏杂音及心功能不全表现，如呼吸困难、发绀、肝大、颈静脉怒张、肝颈静脉回流征阳性等。

2）肾源性水肿：水肿首先发生于组织最疏松部位，如眼睑、面部，晨起明显，以后发展至全身，严重时也可发生胸腔积液、腹水。

肾源性水肿患者常伴有尿改变、高血压、肾功能损害、低蛋白血症等。

3）肝源性水肿：除发生腹水外，水肿也可出现于踝部，以后逐渐向上蔓延，一般头、面部及上肢无水肿，严重时也可出现全身水肿。

肝源性水肿患者常伴有蜘蛛痣、肝掌、黄疸、肝脾大等。

4）营养不良性水肿：在水肿发生前先有消瘦、体重减轻，以后出现水肿，以低垂部位水肿明显，立位时水肿从下肢开始，严重时可有全身水肿。

营养不良性水肿患者常伴有消瘦及其他营养不良表现。

（2）局限性水肿：不同病因引起的局限性水肿临床表现不同，如炎症性水肿，除局部有水肿外，还有红、热、痛表现。

2. 水肿引起的身心反应　应询问患者有无以下身心反应：

（1）体重增加：由于液体在组织间隙内潴留，使尿量减少，体重增加。

（2）皮肤改变：因水肿部位皮肤组织间隙液体积聚过多，使组织细胞与毛细血管间的距离延长，造成皮肤代谢及营养障碍，使水肿部位皮肤变薄，故皮肤易受损伤，甚至发生破溃；破溃后其皮肤修复能力又较弱，伤口不易愈合；损伤后还可有渗出液渗出，由于水肿区皮肤抵抗力较差，易在破溃基础上发生感染。

（3）血容量增加：钠、水潴留可致血容量增加，使心脏前负荷增加，严重者可发生心功能不全。

（4）日常活动受限：如肢体水肿明显，可造成屈曲受限，运动不灵活。如有大量胸腔积液或腹水，患者可出现胸闷、气短、呼吸困难，使日常活动受限，生活不能自理。

（5）心理反应：由于严重全身水肿、胸腔积液、腹水，患者常出现气短、呼吸困难等症状，睡眠不能平卧，异常痛苦，由此易产生烦躁不安、焦虑等情绪。

3．水肿的伴随症状　不同病因所致的水肿，其伴随症状各有不同。①水肿伴肝大：可为心源性、肝源性、营养不良性，如同时有颈静脉怒张，则为心源性。②水肿伴呼吸困难、发绀者：常为心源性。③水肿伴重度蛋白尿：常为肾源性，而心源性患者可有轻度蛋白尿。④水肿伴消瘦、体重减轻者：常为营养不良。

4．诱发因素　水肿可因受凉、劳累、食盐及输液量过多等因素而诱发。

5．相关病史及个人史　询问患者既往有无心脏病、肾病、肝病及其他慢性消耗性疾病史；家族史；有无类似疾病发作史；有无食物及药物过敏史。

6．诊疗和护理经过　发病后是否采取了低盐饮食？记录液体出、入量，控制液体入量等措施，效果如何？对于患者发病后所用药物应询问其名称、剂量、疗效及不良反应等。

7．相关知识的了解情况　对水肿发生的病因、诱因以及处理措施等相关知识的了解情况；对水肿自我护理的认识与行为。

（二）身体评估

1．一般状态　生命体征、营养状况、面容表情、体位，皮肤、黏膜有无苍白、发绀、黄染，水肿的部位和程度，有无皮疹、蜘蛛痣、肝掌。

2．头颈部评估　有无眼睑水肿、结膜苍白、巩膜黄染、颈静脉怒张、肝颈静脉回流征阳性等。

3．胸部评估　注意胸廓外型、呼吸运动、触觉语颤、肺部浊音或实音等胸腔积液的体征；有无呼吸音减弱及干、湿啰音；有无心界扩大、心率增快、心脏杂音等。

4．腹部评估　注意腹部外形，腹壁静脉曲张、肝脾大、移动性浊音等。

（三）实验室及其他检查

1．实验室检查　血、尿、便三大常规，尿常规中注意有无血尿、蛋白尿、管型尿；肝、肾功能，血脂三项、自身抗体等。

2．其他检查　心电图检查、胸部 X 线片、心脏及腹部超声检查等。必要时，行肾穿刺活检。

 案例 2-3-2B

　　该患者身体评估：颜面水肿，自动体位，皮肤黏膜无苍白、黄染，咽部稍充血，扁桃体不大，心、肺无异常，腹部稍隆起，肝脾不大，移动性浊音阳性，双下肢凹陷性水肿。

　　尿常规：比重 1.020，糖（-），蛋白（++++），RBC（-），WBC（-）。

　　入院诊断：肾病综合征。

　　问题与思考：

　　1．对该患者进行护理评估，根据目前的资料，你认为还需要补充哪些资料？

　　2．该患者可能的护理诊断有哪些？

【相关护理诊断】

1．体液过多：水肿：与右心或全心功能衰竭有关；与肾疾病所致水钠潴留、大量蛋白尿导致低蛋白血症有关；与肝硬化失代偿期所致门脉高压及肝功能减退有关。

2．有皮肤完整性受损的危险：与水肿所致机体组织、细胞营养不良有关。

3．活动无耐力：与全身水肿，大量胸腔积液、腹水所致呼吸困难有关。

4. 营养失调：低于机体需要量：与饮食受限，蛋白质丢失或合成障碍有关。

5. 潜在并发症：急性肺水肿。

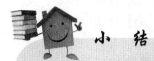

小　结

1. 人体组织间隙内液体积聚过多，导致组织肿胀，称为水肿（edema）。水肿可分为全身性与局部性。根据按压水肿皮肤是否出现凹陷，可分为凹陷性和非凹陷性水肿。

2. 水肿产生的基本机制为：① 体内钠、水潴留。② 毛细血管内静水压增高。③ 血浆胶体渗透压降低，如血清白蛋白减少。④ 毛细血管通透性增加。⑤ 静脉、淋巴回流受阻，多产生局部性水肿。

3. 根据病因不同可分为：①全身性水肿：有心源性水肿、肾源性水肿、肝源性水肿、营养不良性水肿、其他原因所致水肿。临床上全身性水肿以心源性水肿、肾源性水肿、肝源性水肿多见，重点掌握以上 3 种水肿的产生机制、常见疾病及临床表现特点。②局限性水肿。

4. 护理评估要点

（1）水肿的临床表现：水肿出现部位、起病时间、发病缓急、进展情况、水肿与体位和活动的关系等。

（2）水肿引起的身心反应：体重增加、皮肤受损、血容量增加、日常活动受限、心理反应等。

（3）水肿的伴随症状：不同疾病所致的水肿，其伴随症状各不相同。

（4）健康史的其他资料：注意评估其相关病史、有无受凉及劳累等诱发因素、患病后的诊疗、护理经过及效果，以及对相关知识的了解情况。

（5）身体评估：重点评估水肿的体征以及原发病的主要体征等。

（6）实验室与其他检查：主要收集与水肿病因及严重程度有关的检查结果。

思考题

1. 心源性、肾源性和肝源性水肿的主要鉴别点有哪些？

2. 案例分析：

患者女，45 岁，农民，5 年前开始出现劳累后心悸、气短，休息后可缓解，未在意。2 周前"感冒"后再次出现心悸、气短，休息后不缓解，自服感冒药后，症状无明显改善。近一周上述症状加重，并出现不能平卧，双下肢水肿。

问题与思考：

（1）你认为该患者水肿的最可能病因是什么？为什么？

（2）该患者水肿的伴随症状有哪些？

（3）针对水肿的症状，护理评估中还需要进一步了解哪些信息？

（蒋　茹）

第四章　呼吸困难

【概述】

案例 2-4-1

男孩，3岁，2天前边吃边玩，将花生米误入气管，出现剧烈呛咳、张口喘气，口唇、面色发紫。

问题与思考：

1. 你听说过这样的事情吗？见过类似的患儿吗？知道是怎么发生的吗？

2. 都有哪些情况会导致呼吸困难的发生？该患儿发生呼吸困难的机制是什么？

呼吸困难（dyspnea）是指患者主观感到空气不足、呼吸费力，客观上表现呼吸运动用力，严重时可出现张口呼吸、鼻翼扇动、端坐呼吸，甚至发绀、辅助呼吸肌参与运动，并且可有呼吸频率、节律及深度的改变。

（一）病因

引起呼吸困难的原因很多，但主要为呼吸系统和心血管系统疾病。

1. 呼吸系统疾病

（1）气道阻塞：如慢性阻塞性肺疾病、支气管哮喘及喉、气管、支气管的水肿、肿瘤或异物所致的狭窄或阻塞。

（2）肺部疾病：如肺炎、肺脓肿、肺不张、肺淤血、肺水肿、肺结核、弥漫性肺间质疾病等。

（3）胸壁、胸廓、胸膜腔疾病：如严重胸廓畸形、胸腔积液、自发性气胸、广泛胸膜粘连、外伤等。

（4）神经、肌肉疾病：如脊髓灰质炎、重症肌无力、药物等导致呼吸肌麻痹。

（5）膈肌运动障碍：如膈肌麻痹、大量腹腔积液、腹腔巨大肿瘤和妊娠末期。

2. 循环系统疾病　各种原因所致的心力衰竭、心包积液、肺栓塞和原发性肺动脉高压等。

3. 中毒　代谢性酸中毒、吗啡类药物中毒、有机磷杀虫剂中毒、氰化物中毒、亚硝酸盐中毒和急性一氧化碳中毒等。

4. 神经、精神性疾病　如脑出血、脑外伤、脑肿瘤、脑炎、脑膜炎等颅脑疾病引起呼吸中枢功能障碍，精神因素所致的癔症等。

5. 血液系统疾病　常见于重度贫血、高铁血红蛋白血症、硫化血红蛋白血症等。

（二）发生机制

引起呼吸困难的病因是多方面的，需根据不同病因分别阐述其发病机制。

1. 肺源性呼吸困难　主要是呼吸系统疾病引起的通气、换气功能障碍导致缺氧和（或）二氧化碳潴留引起的。

2. 心源性呼吸困难　主要是由于左心和（或）右心衰竭引起。

（1）左心衰竭：发生的主要原因是肺淤血和肺泡弹性降低。①肺淤血使气体弥散功能降低；②肺泡弹性减退，使肺活量减少；③肺泡张力增高，刺激牵张感受器，通过迷走神经反射兴奋呼吸中枢；④肺循环压力升高，对呼吸中枢的反射性刺激。

（2）右心衰竭：严重时也出现呼吸困难，主要是因为体循环淤血。①右心房和上腔静脉压升高，刺激压力感受器反射性地兴奋呼吸中枢；②血中氧气含量减少，代谢产物增加，使呼吸中枢受到刺激；③淤血性肝大、腹腔和胸腔大量积液，使呼吸运动受限，肺交换面积减少。

3．中毒性呼吸困难　①代谢性酸中毒可导致血中代谢产物增多，刺激颈动脉窦、主动脉体化学感受器或直接刺激呼吸中枢引起呼吸困难；②某些药物如吗啡类、巴比妥类和有机磷杀虫剂中毒时，直接抑制呼吸中枢；③化学毒物如一氧化碳、亚硝酸盐等导致机体缺氧而产生呼吸困难。

4．神经、精神性呼吸困难　神经性呼吸困难主要是由于颅内压增高和供血减少，刺激呼吸中枢所致；精神性呼吸困难是因为机体过度通气而发生呼吸性碱中毒所致。

5．血源性呼吸困难　多由红细胞携氧量减少，血氧含量降低所致。

【护理评估】

案例 2-4-2A

　　患者，男性，59岁，5年前开始劳累后出现呼吸困难，近1年来呼吸困难加重，夜间睡眠时常因发生呼吸困难被憋醒、胸闷、不能平卧。

问题与思考：

1．患者呼吸困难有何特点？属于哪种呼吸困难？

2．此种呼吸困难的发生机制是什么？

（一）健康史的采集

1．呼吸困难的临床表现　询问患者呼吸困难出现的时间、起病缓急、持续时间、严重程度、与活动和体位的关系等。

（1）肺源性呼吸困难：分为三种类型：

1）吸气性呼吸困难：表现为吸气显著费力、吸气时间明显延长，重者由于呼吸肌极度用力，胸腔负压增大，吸气时胸骨上窝、锁骨上窝和肋间隙明显凹陷，称"三凹征"，常伴有干咳及高调吸气性哮鸣。见于因炎症、水肿、肿瘤或异物等原因引起的喉、气管、大支气管的狭窄与阻塞，如急性喉炎、气管异物、喉癌、气管肿瘤等。

2）呼气性呼吸困难：表现为呼气费力、缓慢、呼气时间明显延长，常伴有哮鸣音。其发生主要是由于肺泡弹性减弱、小支气管不完全阻塞。见于支气管哮喘、阻塞性肺气肿。

3）混合性呼吸困难：表现为吸气和呼气均感费力，呼吸频率增快、深度变浅，可伴有呼吸音减弱或消失，可有病理性呼吸音。主要是由于肺或胸膜腔病变，使肺呼吸面积减少导致换气功能障碍。常见于重症肺炎、大量胸腔积液、气胸、大面积肺不张等。

（2）心源性呼吸困难：主要是由于左心和（或）右心衰竭引起，左心衰竭导致的呼吸困难更为严重。

1）左心衰竭：呼吸困难是急性左心衰的早期临床表现，呈现为混合性呼吸困难，活动时出现或加重，休息时减轻或消失；卧位明显，坐位或立位时减轻，因此，病情较重时，常被迫采取半坐位或端坐位呼吸（orthopnea）。如果呼吸困难仅发生在重体力活动时，休息后可自行缓解，称为劳力性呼吸困难。

急性左心衰竭常出现夜间阵发性呼吸困难，表现在夜间睡眠中突然感觉胸闷、气急而惊醒，被迫坐起，轻者持续数分钟至数十分钟后症状逐渐缓解或消失；重者可出现端坐呼吸、面色青紫、大汗，伴有哮鸣音，咳浆液性粉红色泡沫样痰，此种呼吸困难称为"心源性哮喘"。

2）右心衰竭：严重时也可引起呼吸困难，但程度比左心衰竭轻，主要见于慢性肺源性心脏病。

（3）中毒性呼吸困难：在代谢性酸中毒（糖尿病酮症酸中毒、尿毒症）时出现呼吸深长而规则，可伴有鼾声，称酸中毒大呼吸（Kussmaul 呼吸）；吗啡类中枢抑制类药物、有机磷杀虫药中毒时呼吸缓慢、变浅伴有节律异常，如潮式呼吸或间停呼吸。

（4）神经、精神性呼吸困难：神经性呼吸困难表现为呼吸变慢、变深，并伴有呼吸节律改变，如潮式呼吸、抽泣样呼吸等；精神或心理因素影响的呼吸困难主要表现为突然发生呼吸困难，频率快而浅，伴有叹息样呼吸。

（5）血源性呼吸困难：表现为呼吸表浅、急促、心率快。

2. 呼吸困难引起的身心反应 询问患者有无以下身心反应：

（1）酸碱平衡失调：由于呼吸频率、节律的改变，致肺泡通气不足，二氧化碳在体内滞留，产生高碳酸血症、呼吸性酸中毒。在呼吸性酸中毒的基础上可并发代谢性酸中毒，严重时可出现血压下降、心律失常、甚至心脏停搏。癔症患者常因通气过度而发生呼吸性碱中毒，出现口周和肢体麻木、手足抽搐。

（2）脱水：频数的呼吸运动可使机体的水分大量丢失，造成脱水。

（3）营养不良：慢性呼吸困难患者因呼吸功增加和食欲下降、摄入热量不足，使机体处于代谢负平衡状态，造成营养不良，机体免疫功能降低。

（4）对日常生活的影响：呼吸困难也导致患者活动耐力下降，不能从事正常的劳动、工作，生活自理能力也受限。严重呼吸困难患者往往采取半卧位或端坐位，不能平卧，影响休息及睡眠。

呼吸困难严重程度的分度：呼吸困难基本上是一种主观感觉，难以确切衡量其严重程度，临床常用的方法是通过了解呼吸困难与日常生活自理能力的关系来评估，虽不够精确，但简单实用。

（1）轻、中、重度分类法：

1）轻度：中度和重度体力活动才引起的呼吸困难。

2）中度：轻度体力活动所引起的呼吸困难。

3）重度：休息时也出现呼吸困难。

（2）五度分类法，见表2-4-1。

表2-4-1 呼吸困难与日常生活自理能力的关系

	呼吸困难程度	日常生活自理能力
Ⅰ度	日常活动无不适，中、重度体力活动时出现气促	正常，无气促
Ⅱ度	与同龄健康人平地行走无气促，登高或上楼时出现气促	满意，有轻度气促，但日常生活可自理，不需帮助或中间停顿
Ⅲ度	与同龄健康人以同等速度行走时呼吸困难	尚可，有中度气促，日常生活虽可自理，但必须停顿下来喘气，费时、费力
Ⅳ度	以自己的步速平地行走 100 米或数分钟即有呼吸困难	差，有显著呼吸困难，日常生活自理能力下降，需部分帮助
Ⅴ度	洗脸、穿衣、甚至休息也有呼吸困难	困难，日常生活不能自理，完全需要帮助

（5）心理反应：呼吸困难患者可出现易怒、急躁、焦虑、语言障碍、意识障碍等改变，严重呼吸困难时，患者由于喘憋加剧而有濒死感，可产生精神极度紧张、恐惧。呼吸困难不仅

会导致各种心理反应，同时紧张、急躁等心理因素可致呼吸中枢兴奋，加重呼吸困难。

3. 呼吸困难的伴随症状 不同病因所致的呼吸困难，其伴随症状不同。①呼吸困难伴发热：见于肺炎、肺脓肿、肺结核、胸膜炎、急性心包炎等；②呼吸困难伴咳嗽、咳痰：见于慢性支气管炎、阻塞性肺气肿继发肺部感染、支气管扩张、肺脓肿等。急性左心衰竭伴有粉红色泡沫痰；③呼吸困难伴胸痛：见于急性渗出性胸膜炎、肺栓塞、自发性气胸、急性心肌梗死等；④呼吸困难伴哮鸣音：见于支气管哮喘、心源性哮喘；⑤呼吸困难伴意识障碍：见于肺性脑病、脑出血、脑肿瘤、脑膜炎、糖尿病酮症酸中毒、尿毒症等。

4. 呼吸困难的诱发因素 有无着凉、劳累、呼吸道感染、吸入花粉或特殊气体、输液过快或过量等诱因。

5. 相关病史及个人史 询问患者既往有无心、肺疾病、肾病、代谢性疾病，有无类似疾病发作史；吸烟史、职业性粉尘接触史；有无食物及药物过敏史。

6. 诊疗和护理经过 发病后是否使用过氧疗、氧疗的浓度、疗效如何；对所使用的药物如抗菌药、平喘药、强心药等，应询问药物的名称、疗效及不良反应。

7. 相关知识的了解情况 对呼吸困难的发生原因、诱因、加重因素以及紧急处理措施等相关知识的了解情况与应对能力。

（二）身体评估

1. 一般状态 生命体征，意识和精神状况，营养状况，面容表情，体位，呼吸频率、节律、深度的改变，有无皮肤黏膜、四肢末梢发绀。

2. 头颈部评估 有无鼻翼扇动、颈静脉怒张、肝颈静脉回流征阳性等。

3. 胸部评估 胸廓是否饱满，有无触觉语颤减弱，肺部听诊有无干、湿啰音；有无心界扩大、心率增快、心脏杂音等。

4. 腹部评估 腹部是否膨隆，有无腹壁静脉曲张、肝脾大等。

（三）实验室及其他检查

1. 实验室检查 血、尿、便常规，血液气体分析，注意缺氧程度及二氧化碳潴留情况。

2. 其他检查 心电图检查、胸部 X 线检查、肺功能检查、心脏及腹部超声检查等，必要时还需做纤维支气管镜检查。

案例 2-4-2B

上述患者身体评估：T 36.8℃，P 102 次 / 分，R 22 次 / 分，BP 140/78mmHg，发育正常，营养欠佳，口唇发绀，颈静脉怒张，心界向两侧扩大，心律齐，心尖部可闻及 II 级收缩期吹风样杂音及舒张期雷鸣样杂音，肝肋下 3cm，有压痛，双侧下肢凹陷性水肿。

初步诊断：风湿性心脏病 二尖瓣狭窄 心力衰竭。

问题与思考：

1. 对该患者进行护理评估，根据目前的资料，你认为还有哪些资料需要补充？

2. 该患者的护理诊断有哪些？

【相关护理诊断】

1. 气体交换受损：与呼吸道阻塞、肺部广泛病变导致有效呼吸面积减少有关。

2. 活动无耐力：与呼吸困难所致能量消耗增加和缺氧有关。

3. 低效性呼吸型态：与肺的顺应性降低、肺扩张受限有关。

4. 自理能力缺陷：与呼吸困难导致的活动量受限有关。

5. 睡眠形态改变：与呼吸困难不能平卧有关。

6. 恐惧：与严重呼吸困难导致的窒息感有关。

小 结

1. 呼吸困难是指患者主观感到空气不足、呼吸费力，客观上表现呼吸运动用力，严重时可出现张口呼吸、鼻翼扇动、端坐呼吸，甚至发绀、辅助呼吸肌参与运动，并且可有呼吸频率、节律及深度的改变。

2. 呼吸困难的病因：①呼吸系统疾病；②循环系统疾病；③中毒；④神经、精神性疾病；⑤血液系统疾病。主要病因为呼吸系统疾病、循环系统疾病。不同病因其发病机制不同。

3. 护理评估要点

（1）临床表现：呼吸困难出现的时间、起病缓急、持续时间、严重程度、与活动和体位的关系等。

（2）呼吸困难引起的身心反应：①酸碱平衡失调；②脱水；③营养不良；④对日常生活的影响；⑤心理反应。

（3）伴随症状：不同病因所致的呼吸困难，其伴随症状不同。①伴发热；②伴咳嗽、咳痰；③伴胸痛；④伴哮鸣音；⑤伴意识障碍。

（4）健康史的其他资料：评估其相关病史及个人史、诱发因素、患病后的诊疗经过及效果，患者对呼吸困难的相关知识的了解程度与应对措施。

（5）身体评估：重点评估呼吸困难的体征及原发病的主要体征，如呼吸系统疾病引起的呼吸困难主要评估肺部体征；循环系统疾病引起的呼吸困难评估心脏及肺部体征。

（6）实验室及其他检查：主要收集与呼吸困难病因及严重程度有关的检查结果，如血气分析及与心、肺有关的影像学检查。

思考题

案例分析

患者女，54岁，发作性呼吸困难、喘息、咳嗽5年，常于受凉后或春季发作，服用消炎药、平喘药等可好转，近3日来受凉后又再次发作呼吸困难、喘息、咳嗽，咳少量白痰，服药无效，自觉症状加重，生活不能自理、影响睡眠，每天只能睡3～4小时，为进一步诊治而入院治疗。

身体评估：T 37.5，R 24次/分，P 92次/分，BP 120/80mmHg，神清，端坐位，口唇轻度发绀，胸廓双侧对称，双肺语颤减弱，叩诊双肺过清音，听诊呼吸音减弱，呼气相延长，两肺满布哮鸣音，心脏、腹部无明显异常。

参考答案

问题与思考：

（1）该患者呼吸困难特点是什么？属于哪一种呼吸困难？

（2）该患者有哪些异常体征？可能的病因是什么？

（3）该患者可有哪些护理诊断？

（张春艳）

第五章　咳嗽与咳痰

案例 2-5-1

患者女，21 岁，反复咳嗽、咳痰 1 年，咳大量脓痰 1 周。

问题与思考：

在对该患者进行护理评估时，应注意收集哪些资料？

【概述】

咳嗽（cough）是呼吸系统疾病最常见的临床症状，是机体咳嗽感受器受刺激引起的一种防御性反射动作，借以清除呼吸道的异物和气道分泌物。

咳痰（expectoration）是机体借助咳嗽动作将呼吸道内分泌物和炎性产物排出体外的动作。

（一）发生机制

1. 咳嗽　咳嗽是由于延髓咳嗽中枢受刺激引起。刺激大部分来自呼吸道黏膜、肺泡与胸膜，也可来自呼吸系统以外的器官（如脑、耳、内脏），经迷走神经、舌咽神经和三叉神经的感觉神经纤维传入。传出神经为喉下神经、膈神经与脊神经，分别将冲动传到咽肌、声门、膈与其他呼吸肌，产生咳嗽。

咳嗽动作的全过程包括快速、短促吸气，膈下降，声门迅速关闭，随即呼气肌、膈肌与腹肌快速收缩，使肺内压迅速升高；然后声门突然开放，肺内高压气流喷射而出，冲击声门裂隙而发生咳嗽动作并发出特别的音响，呼吸道内分泌物或异物也随之排出。

2. 咳痰　正常呼吸道内黏液腺和杯状细胞只分泌少量黏液，黏液在呼吸过程中蒸发和不自觉咽下，无需通过咳嗽排出，因此有痰即为病态现象。当各种原因（生物性、物理性、化学性、过敏性等）使呼吸道黏膜或肺泡充血、水肿、毛细血管通透性增高和腺体、杯状细胞分泌增加时，漏出物、渗出物（含白细胞、红细胞、吞噬细胞、纤维蛋白等）及黏液、浆液、吸入的尘埃、不同种类的微生物（细菌、病毒等）与组织破坏产物一起混合成痰液。此外，在肺淤血和肺水肿时，因毛细血管通透性增高，肺泡和小支气管内有不同程度的浆液漏出，也会引起咳痰。

（二）病因

1. 呼吸道疾病　是引起咳嗽与咳痰最常见的病因。包括：

（1）感染：病毒、细菌、支原体等各种病原菌引起的急性感染，如急性上呼吸道感染、肺炎；慢性感染，如慢性支气管炎、慢性阻塞性肺气肿、支气管扩张、肺结核。

（2）肿瘤：如支气管肺癌或转移癌等。

（3）变态反应性疾病：如支气管哮喘等。

（4）其他：如呼吸道异物吸入；吸入灰尘等微粒引起的肺纤维化；吸入刺激性气体，如冷热空气、氯、氨、酸引起的化学性肺炎等。

2. 胸膜疾病　胸膜炎、自发性或外伤性气胸等。

3. 心血管系统疾病　当二尖瓣狭窄或其他原因所致左心衰竭引起肺淤血、肺水肿，或因血栓脱落或羊水、气栓、瘤栓引起肺栓塞时，均可引起咳嗽。

4．中枢神经因素 人可从大脑皮质发出冲动传至延髓咳嗽中枢，随意引致咳嗽或抑制咳嗽反射；脑炎、脑膜炎时也可引发咳嗽。

5．其他 胃、食管反流性疾病及某些药物，如血管紧张素转换酶抑制剂，也可引起咳嗽；全身性疾病累及呼吸系统时，均可出现咳嗽症状。

【护理评估】

（一）健康史的采集

1．咳嗽与咳痰的临床表现 详细询问患者能否能进行有效的咳嗽与咳痰；咳嗽的性质、持续的时间、咳嗽的音色及其与体位、气候变化的关系；痰的性状、颜色、量、黏稠度、气味等。

（1）咳嗽：

1）咳嗽的性质：咳嗽无痰或痰量甚少，称干性咳嗽，见于急性咽喉炎、急性支气管炎的早期、胸膜炎、轻症肺结核、早期肺癌等。咳嗽伴有痰液称湿性咳嗽，常见于慢性支气管炎、肺炎、肺脓肿、支气管扩张症、空洞型肺结核等。

2）咳嗽的时间与节律：①突然出现的发作性咳嗽，常见于吸入刺激性气体所致急性咽喉炎、气管与支气管异物、百日咳、气管或支气管分叉部受压（如淋巴结结核、肿瘤）等。少数支气管哮喘，也可表现为发作性咳嗽，在嗅到异味或夜间更易出现。②左心衰竭患者夜间咳嗽明显，可能与夜间肺淤血加重及迷走神经兴奋性增高有关。③长期慢性咳嗽，多见于慢性呼吸道疾病，如慢性支气管炎、支气管扩张症、肺脓肿、肺结核等。④慢性支气管炎于每年寒冷季节时加重，气候转暖时减轻或缓解。

3）咳嗽与体位的关系：咳嗽、咳痰由于某种体位或姿势诱发或加重时，称为位置性咳嗽。往往于清晨或夜间变动体位时咳嗽加剧，并伴咳痰。多因病变处支气管内膜破坏，咳嗽反射减弱，造成痰液潴留，当体位改变时，由于分泌物流动刺激正常支气管黏膜引起咳嗽。可见于支气管扩张症和肺脓肿等。

4）咳嗽的音色：①音色嘶哑：由于声带炎、喉炎、喉癌和喉返神经麻痹等，可使咳嗽的音色变嘶哑；②金属音调：由于纵隔肿瘤、主动脉瘤或支气管癌直接压迫气管等原因，可出现金属音调咳嗽；③剧咳伴高调回声：由于百日咳，会厌、喉部疾患和气管受压等原因，可出现阵发性连续剧咳伴有高调吸气回声（鸡鸣样咳嗽）；④声音低微或无声：由于患者极度衰弱或声带麻痹者，咳嗽声音低微或无声。

（2）咳痰：

1）痰的性状和颜色：痰的性质可分为黏液性、浆液性、黏液脓性、脓性、血性等，痰的颜色因其所含的物质而异。无色透明黏痰，多见于轻症急性支气管炎或支气管哮喘；当含大量脓细胞时，痰为黄色或黄绿色；铜绿假单胞菌（绿脓杆菌）感染患者的痰呈翠绿色；肺炎球菌性肺炎和肺梗死患者的痰，因含变性血红蛋白而呈铁锈色或褐色；血性痰，多见于支气管扩张、肺癌、肺结核；浆液性或浆液血性泡沫样痰，见于急性肺水肿；巧克力色痰，与阿米巴肺脓肿有关；肺吸虫病的肺组织坏死分解后可形成烂桃或果浆样痰；灰色、黑色痰，与大气污染、尘肺有关。

2）气味：一般痰无臭味，痰液恶臭提示有厌氧菌感染，见于支气管扩张症、肺脓肿等。

3）痰量：痰量少时仅数毫升，多则达数百毫升，一般将24小时痰量超过100ml称为大量痰。大量脓痰静置后出现分层现象：上层为泡沫，中层为浆液或黏液，下层为脓液及坏死性物质，见于支气管扩张症和肺脓肿。一般情况下，痰量增多提示病情进展，痰量减少提示病情好转，但痰量减少而全身中毒症状加重，则提示痰液引流不畅。

2．咳嗽与咳痰引起的身心反应 询问患者有无下列身心反应：

（1）肌肉疼痛：频繁而剧烈咳嗽时，呼吸肌强烈收缩，导致肌肉疲劳、酸痛，患者常因此而不敢进行有效咳嗽，造成痰液聚积。

（2）自发性气胸：剧烈咳嗽时胸膜腔内压增高，可诱发肺大泡破裂，导致气体进入胸膜腔内形成气胸。

（3）体重下降：长期频繁的咳嗽不仅增加了机体能量的消耗，而且使患者食欲下降，营养摄入减少，可使其明显消瘦。

（4）咳嗽性晕厥：表现为一阵剧烈咳嗽后，患者突然感到全身明显软弱无力，继而发生短暂的意识丧失。

（5）病理性骨折：骨质疏松者，可因剧烈咳嗽造成肋骨骨折。

（6）对日常生活的影响：长期或剧烈的咳嗽可对患者的工作、生活造成影响，如夜间频繁咳嗽会造成失眠等睡眠型态改变，使患者精神萎靡、食欲不振。老年女性咳嗽会引起尿失禁等。

（7）心理反应：长期慢性咳嗽、咳痰或反复发作；治疗效果不佳；得不到家庭理解、照顾及社会支持，则可引起患者精神紧张、焦虑，甚至产生抑郁等心理障碍。

3．咳嗽、咳痰的伴随症状　咳嗽与咳痰常伴以下症状与体征：①咳嗽、咳痰伴发热：常提示合并呼吸道感染。②咳嗽、咳痰伴胸痛：病变累及胸膜时可伴有胸痛，见于胸膜炎、气胸等。③咳嗽、咳痰伴呼吸困难：病变已导致呼吸功能障碍时可伴有呼吸困难，见于支气管哮喘、慢性阻塞性肺部疾病、肺炎等。④咳嗽、咳痰伴咯血：常见于支气管扩张、肺结核、肺脓肿、支气管肺癌等。⑤咳嗽伴大量脓痰：常见于支气管扩张、肺脓肿、肺囊肿合并感染和支气管胸膜瘘。⑥咳嗽、咳痰伴哮鸣音：多见于支气管哮喘、慢性喘息性支气管炎、心源性哮喘、弥漫性泛细支气管炎、气管与支气管异物等。

4．诱发因素　吸入刺激性气体、嗅到异味或体位改变等诱因可诱发咳嗽、咳痰。

5．相关病史及个人史　询问有无有无呼吸道疾病，如肺炎、肺结核、胸膜疾病、百日咳及心脏疾病等病史，既往咳嗽、咳痰发作情况；还应了解患者的职业及嗜好等，如有无长期粉尘接触史、吸烟史等。

6．诊疗和护理经过　询问患者对咳嗽、咳痰已采取的诊疗措施及效果，如已做过的检查，是否服用过抗生素、止咳化痰药等，护士应了解其使用方法、疗效与不良反应。非药物性措施如适量饮水、改变体位等的效果，是否可使咳嗽、咳痰减轻。

7．相关知识的了解情况　患者对咳嗽与咳痰发生的病因、诱因、加重因素以及处理措施等相关知识的了解程度与自我护理行为。

（二）身体评估

1．全身状态评估　重点评估生命体征，尤其是体温、呼吸节律、频率和深度；意识状态；营养状况（身高、体重）；体位；躯体活动能力（意识障碍或不能下地行走者易有分泌物的聚积）。

2．皮肤、黏膜评估　注意有无发绀及脱水表现。

3．胸廓与肺部评估　注意呼吸形态；两侧呼吸运动是否一致；语颤变化；肺叩诊音的变化；呼吸音，有无干、湿啰音及分布。

4．心血管评估　叩诊心脏大小；听诊心率、心律、心音、杂音等。

（三）实验室及其他检查

1．实验室检查　白细胞计数及分类，痰细菌学或细胞学检查。

2．其他检查　血气分析、胸部 X 线片或胸部高分辨率 CT、纤维支气管镜检查、肺功能测定等。

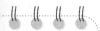

案例 2-5-2

　　患者男，68 岁。间断性咳嗽、咳痰 11 年，近 3 年来咳嗽、咳痰进行性加重，近 1 周来咳嗽、咳痰明显加重，痰为黄色黏痰，并伴有呼吸困难、发热而入院治疗。

　　身体评估：T 38.2℃，神志清晰，半卧位，桶状胸，呼吸运动及触觉语颤减弱，两肺叩诊呈过清音，肺下界和肝上界下移，呼气延长，呼吸音减弱，右下肺可闻及湿性啰音。心浊音界缩小，心率 110 次 / 分，节律整齐。

　　问题与思考：

　　（1）对该患者做护理评估，根据目前的资料，你认为还有哪些资料需要补充？

　　（2）该患者有哪些可能的护理诊断？

【相关护理诊断】

1. 清理呼吸道无效：与痰液黏稠有关；与神经及肌肉疾病、极度衰竭导致咳嗽无力有关；与胸、腹部手术引起的无效咳嗽有关。

2. 活动无耐力：与频繁咳嗽、营养摄入不足有关。

3. 营养失调：低于机体需要量：与长期咳嗽所致能量消耗、营养摄入不足有关。

4. 睡眠型态紊乱：与夜间频繁咳嗽有关。

5. 潜在并发症：自发性气胸。

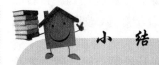

小　　结

　　1. 是机体咳嗽感受器受刺激引起的一种防御性反射动作，借以清除呼吸道的异物和气道分泌物。咳痰是机体借助咳嗽动作将呼吸道内分泌物和炎性产物排出体外的动作。

　　2. 咳嗽的病因：①呼吸道疾病：是引起咳嗽与咳痰最常见的病因；②胸膜疾病；③心血管系统疾病；④中枢神经因素；⑤胃食管反流疾病等。

　　3. 护理评估要点

　　（1）咳嗽与咳痰的临床表现：详细了解能否能进行有效的咳嗽与咳痰；咳嗽的性质、持续的时间、咳嗽音色及其与体位、气候变化的关系；痰的性状、颜色、痰量、黏稠度、气味等。

　　（2）咳嗽与咳痰引起的身心反应：①肌肉疼痛；②自发性气胸；③体重下降；④咳嗽性晕厥；⑤病理性骨折；⑥对日常生活的影响；⑦心理反应。

　　（3）伴随症状：①伴发热；②伴胸痛；③伴呼吸困难；④伴咯血；⑤伴大量脓痰；⑥伴哮鸣音。

　　（4）健康史的其他资料：注意评估咳嗽与咳痰的病因、诱发因素；患病后的诊疗经过及治疗效果；患者对咳嗽与咳痰相关知识的了解程度及应对措施。

　　（5）身体评估：重点评估肺部体征。

　　（6）实验室与其他检查：主要痰的检查、血气分析及肺部影像学检查等。

思 考 题

61-62
参考答案

1. 何谓位置性咳嗽? 产生原因是什么? （请思考后自行解答）

2. 患者男, 45 岁。反复咳嗽、咳痰 3 年, 加重伴发热 2 个月而入院诊治。

患者于 3 年前开始反复出现咳嗽、咳痰、胸闷, 痰为黄绿色黏痰, 不易咳出, 每日 20 ~ 30ml, 咳嗽、咳痰症状以夜间及晨起为重, 影响睡眠, 未感发热。近 2 个月来咳嗽、咳痰加重, 痰量增多, 每日约 50 ml, 偶带血丝, 放置后有分层现象, 并自觉发热, 体温 38℃左右, 曾服用消炎药、止咳药未见明显效果, 为进一步诊治收入院。

问题与思考:

（1）该患者咳嗽、咳痰的特点?

（2）该患者咳嗽、咳痰的病因可能是什么?

（3）可为该患者制订哪几个护理诊断?

（晏家芳）

第六章 咯血

咯血（hemoptysis）是指喉及喉以下的呼吸道及肺组织的出血，经咳嗽从口腔排出。少量咯血仅表现为痰中带血，大量咯血时常会阻塞呼吸道，造成窒息或严重失血，危及生命。临床上咯血与上消化道出血造成的呕血容易混淆，需根据病史、体征及某些检查进行鉴别（表2-6-1）。

表2-6-1 咯血与呕血的鉴别

鉴别要点	咯血	呕血
病因	肺结核、支气管扩张、肺癌、二尖瓣狭窄	消化性溃疡、肝硬化等
出血先兆	咽部痒、胸闷、咳嗽等	上腹不适、恶心、呕吐等
出血方式	咯出	呕出、可呈喷射状
出血物性状	鲜红，混有泡沫和痰液呈碱性	咖啡或暗红色、混有食物残渣，呈酸性
出血后情况	有血丝痰，无黑便	无痰，黑便持续数天

【病因与发生机制】

引起咯血的原因很多，主要为呼吸系统和心血管系统疾病。

（一）呼吸系统疾病

1. 支气管疾病 常见支气管扩张、支气管肺癌、支气管结核和慢性支气管炎等。其发生机制主要是炎症、肿瘤等损害支气管黏膜或毛细血管，使其通透性增加，或黏膜下血管破裂而造成不同程度出血。

2. 肺部疾病 常见肺结核、肺炎、肺脓肿等，其中肺结核仍是我国患者咯血最常见的原因。其发生机制为：①病变使毛细血管通透性增高，血液渗出，红细胞从扩张的微血管内皮细胞间隙进入肺泡，导致痰中带血或小血块；②病变累及小血管，使管壁破溃，则造成中等量咯血；③空洞壁肺动脉分支形成的小动脉瘤破裂，或继发的支气管扩张形成的动静脉瘘破裂，则出现大量咯血。

（二）心血管系统疾病

较常见于二尖瓣狭窄，其次为先天性心脏病导致肺动脉高压、原发性肺动脉高压、肺栓塞等。其发生机制为肺淤血造成肺泡壁或支气管内膜毛细血管破裂或支气管黏膜下层支气管静脉曲张破裂而导致出血。

（三）其他疾病

血液病如白血病、血小板减少性紫癜等；急性传染病如肾综合征出血热等。其发生机制主要为机体凝血功能障碍而出现咯血。

【护理评估】

案例 2-6-1A

患者男，58岁，半年来咳嗽、咳痰，疲乏无力，夜间盗汗，午后自感面颊潮红，近10天来，夜间咳嗽加重，有少量白痰，痰中有血丝，易咳出。

既往身体健康，有吸烟史20余年，平均10支／日。

问题与思考：

该患者咯血的临床表现有哪些特点？

（一）健康史的采集

1. **咯血的临床表现** 首先明确是否为咯血（见咯血与呕血的鉴别表），询问患者起病时间、咯血次数、咯血量，咯血的颜色、性状，持续时间、诱发因素等。

（1）咯血量的评估：一般认为每日咯血量在100ml以内为小量咯血，100～500ml为中等量咯血，500ml以上或一次咯血100～500ml为大量咯血。咯血量的多少与受损血管的性质和数量有直接关系，与病情严重程度不一致。空洞性肺结核、支气管扩张和慢性肺脓肿可以有大量咯血；慢性支气管炎和支原体肺炎可出现痰中带血或血性痰；支气管肺癌主要表现为痰中带血。

（2）颜色和性状：不同疾病引起的咯血，颜色和性状也不一样，肺结核、支气管扩张、肺脓肿和出血性疾病咯血为鲜红色；肺炎球菌肺炎所致咯血为铁锈色；砖红色胶冻样痰见于肺炎克雷伯杆菌肺炎；二尖瓣狭窄所致咯血为暗红色；急性肺水肿所致咯血为浆液性粉红色泡沫痰。

（3）咯血与年龄的关系：青壮年咯血常见于肺结核、支气管扩张、风湿性心脏病二尖瓣狭窄等；40岁以上有长期吸烟史的咯血患者要高度警惕支气管肺癌的可能。

（4）诱发因素：有无着凉、劳累、感染等诱因。

2. **咯血引起的身心反应** 询问患者有无以下身心反应：

（1）窒息：窒息为咯血的重要致死原因，其表现为：在大量咯血过程中，咯血突然减少或中止，患者表情紧张、恐惧或烦躁不安，张口瞪目，两手乱抓，很快出现颜面青紫、全身抽搐，进而心脏停搏、呼吸停止，死亡。

（2）失血性休克：大量咯血可致周围循环衰竭，重者出现失血性休克，危及生命。

（3）肺部感染：咯血后血块留滞于支气管造成继发感染，表现为发热、咳嗽加剧等。

（4）肺不张：血块堵塞支气管后引起肺叶或肺段不张，表现为呼吸困难、胸闷、气急、一侧肺部呼吸音减弱或消失。

（5）心理反应：无论咯血量多少，出血尤其是鲜红色的血液均会使患者产生不同程度的焦虑和恐惧。大量咯血的患者常有紧张不安、恐惧等强烈的心理反应。

3. **咯血的伴随症状** 不同病因所致的咯血，其伴随症状不同：①咯血伴发热：见于肺炎、肺脓肿、肺结核、肾综合征出血热、支气管肺癌等；②咯血伴胸痛：见于肺炎球菌肺炎、肺结核、肺栓塞、支气管肺癌等；③咯血伴呛咳：见于支气管肺癌、支原体肺炎等；④咯血伴脓痰：见于支气管扩张、肺脓肿、空洞性肺结核继发感染；⑤咯血伴皮肤、黏膜出血：见于血液病、风湿病、肾综合征出血热等。

4. **相关病史及个人史** 询问患者既往有无心、肺疾病、肝病、血液病病史；有无结核病等传染性疾病接触史；吸烟史；职业性粉尘接触史；生食海鲜史等。

5. **诊疗和护理经过** 发病后是否采取了治疗、护理措施进行止血；对所使用的药物，如止血药、抗菌药等应询问药物的名称、剂量、疗效及不良反应。

6. **相关知识的了解情况** 对咯血发生的原因、加重因素以及紧急处理措施等相关知识的了解情况与应对能力。

（二）身体评估

1. **一般状态** 生命体征、意识和精神状况、营养状况、面容表情、体位；有无皮肤、黏膜颜色改变。

2. **头颈部评估** 口腔、鼻咽部有无出血灶。

3. **胸部评估** 有无触觉语颤变化，肺部叩诊音变化，听诊呼吸音的变化及干、湿啰音等。心脏评估注意心脏大小、心音及心脏杂音等。

4. **四肢关节评估** 是否有杵状指、趾等。

（三）实验室及其他检查

1．**实验室检查**　血常规，查痰结核菌、痰脱落细胞检查及痰培养。

2．**其他检查**　心电图检查、胸部影像学检查、纤维支气管镜检查、支气管造影、肺活检等。

案例 2-6-1B

上述患者身体评估：体温37.8 ℃，脉搏90次/分，呼吸20次/分，血压130/70mmHg。发育正常，营养尚可，无发绀，心、肺、腹无明显异常。

胸部 CT 检查示：右上肺野有一直径 2.5cm 空洞，外周有浸润。

初步诊断：右肺结核。

问题与思考：

1．对该患者进行护理评估，根据目前的资料，你认为还有哪些资料需要补充？

2．对该患者可制订哪几个护理诊断？

【相关护理诊断】

1．有窒息的危险：与大咯血致血液滞留在气道等有关；与咯血伴意识障碍有关；与无力咳嗽致血液滞留在大气道有关。

2．有感染的危险：与气管内血液潴留有关。

3．体液不足：与大量咯血后造成循环血量不足有关。

4．潜在并发症：休克。

5．焦虑：与咯血不止、担心疾病预后有关。

6．恐惧：与大量咯血有关。

小　结

1．咯血是指喉及喉以下的呼吸道及肺组织的出血，经咳嗽从口腔排出。

2．引起咯血的原因很多，主要以呼吸系统和心血管系统疾病最常见。

3．护理评估要点

（1）咯血的临床表现：起病时间、咯血次数、咯血量，咯血的颜色、性状，咯血的持续时间、诱发因素等。

（2）咯血引起的身心反应：①窒息；②失血性休克；③肺部感染；④肺不张；⑤心理反应。

（3）咯血的伴随症状：不同病因所致的咯血，其伴随症状不同，可有：①发热；②胸痛；③呛咳；④脓痰；⑤皮肤、黏膜出血。

（4）健康史的其他资料：相关病史及个人史、患病后的诊疗经过及效果，以及对相关知识的了解情况。

（5）身体评估：重点评估心、肺疾病体征。

（6）实验室及其他检查：重点是痰的检查及胸部影像学检查。

思 考 题

　　患者男，40岁，8年来反复咳嗽、咳痰，痰为脓性，量多，并间断痰中带血，近3天上述症状加重，每天咯血量约100ml，以咯血待查急诊入院。

　　胸部CT检查示：双肺下叶柱状支气管扩张。

　　问题与思考：

　　1．引起该患者咯血最可能的病因是什么？为什么此病可引起咯血？

　　2．入院后进行护理评估时，还需要进一步了解哪些信息？

（张春艳）

参考答案

第七章 发 绀

【概述】

案例 2-7-1

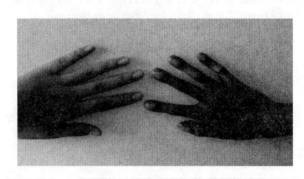

图 2-7-1 正常手指与杵状指

问题与思考：

1．这两只手相比较有哪些不同？

2．右边这只手呈发绀的表现，你知道发绀是怎么产生和发展的吗？发绀可导致患者发生哪些身心改变呢？

发绀（cyanosis）是指血液中还原血红蛋白增多，使皮肤、黏膜呈青紫色改变的一种现象，也可称紫绀。这种改变常发生在皮肤较薄、色素较少和毛细血管较丰富的部位，如面颊、鼻尖、口唇、指（趾）、甲床等。

（一）**发生机制**

发绀是由于血液中还原血红蛋白的绝对量增加所致。还原血红蛋白浓度可用血氧的未饱和度来表示。正常血液中含血红蛋白为 150g/L，能携带 20vol/dl 的氧，此种情况称为 100% 氧饱和度。当毛细血管内的还原血红蛋白超过 50g/L（5g/dl）时（即血氧未饱和度超过 6.5vol/dl），皮肤黏膜即可出现发绀。近年来有些临床观察资料显示：在轻度发绀患者中，$SaO_2 > 85\%$ 占 60% 左右。此外，假若患者吸入氧能满足 120g/L 血红蛋白氧合时，病理生理上并不缺氧。而若患者血红蛋白增多达 180g/L 时，虽然 $SaO_2 > 85\%$ 亦可出现发绀。而严重贫血（Hb < 60g/L）时，虽 SaO_2 明显降低，但常不能显示发绀。故而，在临床上所见发绀，并不能全部确切反映动脉血氧下降的情况。

（二）**病因**

根据引起发绀的原因可将其作如下分类：

1．血液中还原血红蛋白增加（真性发绀）

（1）中心性发绀：此类发绀的特点表现为全身性，除四肢及颜面外，也累及躯干和黏膜，但受累部位的皮肤是温暖的。发绀的原因多由心、肺疾病导致 SaO_2 降低所致。一般可分为：

1）肺性发绀：见于各种严重的呼吸系统疾病，因呼吸功能不全、肺氧合作用不足，血液中还原血红蛋白含量增多所致。常见于呼吸道（喉、气管、支气管）阻塞、肺部疾病（肺炎、肺淤血、肺水肿、肺气肿等)、胸膜疾患(大量胸腔积液、气胸等)、ARDS等。

2)心性混血性发绀:由于异常通道分流,使部分静脉血未通过肺进行氧合作用而入体循环动脉,如分流量超过心排血量的1/3,即可出现发绀。常见于发绀型先天性心脏病,如法洛四联症、艾森曼格综合征等。

(2)周围性发绀:此类发绀的特点表现在发绀常出现于肢体的末端与下垂部位,如颜面、耳垂、肢端,常由于周围循环血流障碍所致。发绀部位的皮肤是冷的,但若给予按摩或加温,使皮肤转暖,发绀可消退。此特点亦可作为与中心性发绀的鉴别点。此型发绀可分为:

1)淤血性周围性发绀:常见于引起体循环淤血、周围血流缓慢,氧在组织中消耗过多所致的疾病,如右心衰竭、缩窄性心包炎、血栓性静脉炎、上腔静脉阻塞综合征、下肢静脉曲张等。

2)缺血性周围性发绀:常见于引起心排血量减少和局部血流障碍性的疾病,如严重休克、血栓闭塞性脉管炎、雷诺(Raynaud)病或暴露于寒冷中等。

(3)混合性发绀:中心性发绀与周围性发绀同时存在。可见于心力衰竭、或心肺疾病合并周围循环衰竭者。

2.血液中存在异常血红蛋白衍生物

(1)高铁血红蛋白血症:包括先天性和后天获得性。先天性高铁血红蛋白血症是指自幼即有发绀,而无心、肺疾病及引起异常血红蛋白的其他原因所致。通常有家族史,身体一般状况较好。后天获得性高铁血红蛋白血症最常见于各种化学物质或药物中毒,可使血红蛋白分子的二价铁变为三价铁,从而失去与氧结合的能力,血液中高铁血红蛋白增高,当血中高铁血红蛋白达30g/L时即可出现发绀。常见于苯胺、硝基苯、伯氨喹、亚硝酸盐、磺胺类等中毒。其特点是发绀出现急剧,抽出的静脉血呈深棕色,虽给予氧疗但发绀不能改善,只有给予静脉注射亚甲蓝或大量维生素C,发绀方可消退。由于大量进食含亚硝酸盐的变质蔬菜而引起的中毒性高铁血红蛋白血症,也可出现发绀,称"肠源性青紫症"。

(2)硫化血红蛋白血症:为后天获得性。服用某些含硫药物或化学品后,使血液中硫化血红蛋白达到5g/L(0.5g/dl)即可发生发绀。但一般认为本病患者须同时有便秘或服用含硫药物在肠内形成大量硫化氢为先决条件。发绀的特点是持续时间长,可达数月以上,血液呈蓝褐色。

【护理评估】

案例 2-7-2A

患者,女性,68岁。咳嗽、咳痰、气急20余年,5年前开始出现活动后呼吸困难,并出现口唇、颜面及四肢发绀,呈进行性加重。5天前上述症状加重且咳痰不畅,遂入院治疗。

问题与思考:

1.该患者发绀的特点是什么?

2.属于哪一种类型发绀?为什么?

(一)健康史的采集

1.发绀的临床表现 询问患者发绀的起病时间、出现的急缓、发绀部位、程度、持续时间、发绀时皮肤的温度、缓解因素等。

中心性发绀的特点表现为全身性,除四肢及颜面外,亦可见于舌、口腔黏膜和躯干皮肤,发绀部位的皮肤是温暖的，常伴有杵状指（趾）及血红细胞增多。周围性发绀其特点表现在发绀常出现于肢体的末端与下垂部位，这些部位的皮肤是冷的，但若给予按摩或加温，使皮肤转暖，发绀可消退。红细胞增多者发绀明显，而休克和贫血者发绀不明显（表 2-7-1）。

表2-7-1 中心性发绀与周围性发绀的鉴别

	中心性发绀	周围性发绀
发绀部位	全身性	肢体末梢与下垂部位
皮肤温度	温暖	冷
按摩或加温	无变化	消失
杵状指	常有	少见
血红细胞数	增多	正常
动脉血氧饱和度	降低	正常

2. **发绀引起的身心反应** 询问患者有无以下身心反应：

（1）缺氧症状：由于心、肺疾患导致通气与换气功能障碍，动脉血氧饱和度降低，组织缺氧，因而常常引起呼吸困难、心悸、气急等缺氧症状。

（2）日常活动受限：由于心、肺疾病引起呼吸功能衰竭、通气与换气功能障碍、肺氧合作用不足，导致 SaO_2 降低，引起机体活动耐力下降，生活不能自理。

（3）心理反应：心、肺疾病发绀者，由于缺氧常伴有呼吸困难，会使患者产生焦虑、紧张等心理反应。严重呼吸困难、发绀可使患者产生惊慌、恐惧，甚至濒死的感觉。

3. **发绀的伴随症状** ①发绀伴呼吸困难：常见于重症心、肺疾病及急性呼吸道梗阻、大量气胸等，而高铁血红蛋白血症虽有明显发绀，但一般无呼吸困难。②发绀伴杵状指（趾）：提示病程较长。主要见于发绀型先天性心脏病及某些慢性肺部疾病。③发绀伴意识障碍及衰竭：主要见于某些药物或化学物质中毒、休克、急性肺部感染或急性心功能衰竭等。

4. **相关病史及个人史** 询问既往有无心脏病、肺部疾病等与发绀相关的疾病病史；是否出生及幼年时期就出现发绀；有无类似疾病发作史；有无家族史；有无摄入相关药物、化学制剂、变质蔬菜等。

5. **诊疗和护理经过** 心、肺疾病引起的发绀是否给予相应的检查、治疗，对于呼吸困难者是否采取氧气治疗，发病后是否采取了保暖措施，对于所使用的药物应询问所用药物的名称、剂量、疗效及不良反应等。

6. **相关知识的了解情况** 对发绀的病因、诱因、加重与缓解因素以及处理措施等相关知识的了解情况与所采取的自我护理行为。

（二）**身体评估**

1. **一般状态** 生命体征、营养状况、面容表情、体位；皮肤黏膜有无发绀、发绀的部位和程度。

2. **头部评估** 注意口唇、口腔黏膜、鼻尖、面颊、耳垂有无发绀。

3. **胸部评估** 呼吸运动、胸廓扩张度；有无触觉语颤减弱或增强；肺部有无干、湿啰音等；有无心界扩大、心率增快、心脏杂音等。

4. **四肢评估** 躯干、四肢皮肤、甲床有无发绀，有无杵状指，有无四肢末端皮温降低、动脉搏动减弱或消失等循环障碍体征。

（三）**实验室及其他检查**

1. **实验室检查** 血常规、血气分析、高铁血红蛋白、硫化血红蛋白等。

2. **其他检查** 心电图检查、心脏超声检查、胸部 X 线片、肺功能检查等。

案例 2-7-2B

上述患者身体评估：T 37.5℃，R 28 次 / 分，P 130 次 / 分，BP 120/80mmHg，意识模糊，颜面、口唇及四肢皮肤明显发绀，皮肤潮红、多汗，颈静脉怒张，肝颈静脉回流征（＋），桶状胸，两肺散在干、湿啰音。心率 130 次 / 分，律齐，心音遥远，剑突下可闻及收缩期杂音。肝于肋下 4cm，有压痛，脾不大，双下肢轻度凹陷性水肿。

血常规：WBC $13.2 \times 10^9/L$，中性粒细胞 85%，淋巴细胞 15%。

血气分析：PaO_2 45mmHg，$PaCO_2$ 75mmHg。

入院诊断：慢性肺源性心脏病（失代偿期）

问题与思考：

1．对该患者进行护理评估，你认为还有哪些资料需要补充？

2．可能的护理诊断有哪些？

【相关护理诊断】

1．活动无耐力：与心、肺功能不全所致机体缺氧有关。

2．气体交换障碍：与心功能不全所致肺淤血有关；与肺部感染所致肺氧合作用不足有关等。

3．低效性呼吸型态：与肺泡通气、换气、弥散功能障碍有关。

4．焦虑 / 恐惧：与缺氧所致呼吸困难有关。

小　结

1．发绀是指血液中还原血红蛋白增多，使皮肤、黏膜呈青紫色改变的一种现象，也可称紫绀。

2．发绀的发生机制是由于血液中还原血红蛋白的绝对量增加所致。

3．发绀的病因分类

（1）血液中还原血红蛋白增加：①中心性发绀（肺性发绀、心性混血性发绀）；②周围性发绀（淤血性周围性发绀、缺血性周围性发绀）；③混合性发绀。临床上以肺性发绀最常见。

（2）血液中存在异常血红蛋白衍生物（高铁血红蛋白血症、硫化血红蛋白症）。

4．护理评估要点

（1）发绀的临床表现：发绀的起病时间、出现的急缓、发绀部位、程度、持续时间、发绀时皮肤的温度、缓解因素等。

（2）发绀引起的身心反应：①缺氧症状；②日常活动受限；③心理反应。

（3）伴随症状：不同疾病所致的发绀，其伴随症状不同。①伴呼吸困难；②伴杵状指（趾）；③伴意识障碍及衰竭。

（4）健康史的其他资料：注意评估心、肺疾病病史、患病后的诊疗经过及效果，以及患者对相关知识的了解情况。

（5）身体评估：重点评估发绀的体征以及心、肺疾病的体征等。

（6）实验室与其他检查：血常规、血气分析及胸部影像学检查是重要的检查项目，应注意其检查结果及变化。

思 考 题

1．缺氧一定发绀吗？发绀一定缺氧吗？

2．案例分析

患儿，男婴，出生仅 10 小时，无明显原因出现四肢、颜面及躯干皮肤发绀，口腔黏膜亦有青紫，经保温箱保温，发绀未减轻。

身体评估：一般情况尚好，胸骨左缘 2～4 肋间可闻及Ⅲ级喷射性收缩期杂音。

问题与思考：

（1）你认为该患儿的发绀原因可能是什么？为什么？

（2）你认为该患儿发绀属于哪一类型？

（3）护理评估中，可进一步做哪些检查以明确诊断？

（高学琴）

第八章 心 悸

【概述】

案例 2-8-1

这是一位患者心悸发作时的心电图。

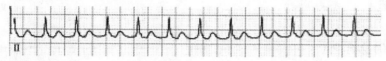

问题与思考：

1．什么是心悸？你知道都有哪些情况会导致心悸的发生吗？

2．心悸会引发患者出现哪些身心反应？

心悸（palpitation）是一种自觉心脏跳动的不适感或心慌感。心悸时，心率可快、可慢，也可有心律失常，心率和心律正常者亦可有心悸。

（一）发生机制

心悸发生机制尚未完全清楚，一般认为心脏活动过度是心悸发生的基础，常与心率、心律、心肌收缩力及心搏出量改变有关。

1．血流动力学改变 器质性心脏病出现心室肥大，心肌收缩力增强，心搏出量增加，心脏搏动增强可产生心悸。某些疾病因代谢增强或交感神经兴奋性增高，致心率加快，心脏搏动增强也可引起心悸。

2．心律失常 心动过速时，由于舒张期缩短，心室充盈量减少，收缩期心室内压力上升速率增快，使心室肌与心瓣膜的紧张度突然增加而产生心悸。心动过缓时，舒张期延长，心室充盈量增加，心肌收缩力代偿性增强而导致心悸。期前收缩时，于一个较长的间歇之后的心室收缩，强而有力，引起心悸，加之提前的心脏搏动距前一次心脏搏动间歇较短，似连续心跳，也会感到心悸。

3．神经、体液调节 心力衰竭时，交感神经兴奋性增强，去甲肾上腺素分泌增多，心肌收缩力增强，心率增快，引起心悸；另外，心力衰竭患者由于心排血量降低，肾血流减少，肾素-血管紧张素-醛固酮系统（RAAS）被激活，心肌收缩力增强引起心悸。

4．神经、精神因素 心脏本身无器质性病变，心悸是由于自主神经功能紊乱而引起，在焦虑、紧张、情绪激动及注意力集中时更易出现。

（二）病因

心悸的病因很多，除心脏本身病变外，某些全身性疾病也可引起心悸。

1．心脏搏动增强 心脏搏动增强引起的心悸，可为生理性或病理性：

（1）生理性：常见于健康人在剧烈运动或精神过度紧张时；饮酒、喝浓茶或咖啡后；妊娠；应用某些药物，如肾上腺素、麻黄碱、咖啡因、阿托品、甲状腺素片等。

（2）病理性：常见于高血压性心脏病、各种原因导致的主动脉瓣关闭不全、二尖瓣关闭不全等所致的心室肥大，心脏收缩力增强，引起心悸。其他疾病如甲状腺功能亢进症、贫血、发热、低血糖症等，都可引发心排血量增加，使心率加快、搏动增强，发生心悸。

2．**心律失常**　各种原因引起的心动过速（窦性心动过速、阵发性室上性或室性心动过速）、心动过缓（高度房室传导阻滞、窦性心动过缓或病态窦房结综合征）或其他心律失常（期前收缩、心房扑动或颤动），均可出现心悸。

3．**心力衰竭**　各种原因引起的心力衰竭均可以出现心悸。

4．**心脏神经官能症**　由自主神经功能紊乱所引起，心脏本身并无器质性病变。多见于青年女性。

5．**更年期综合征**　在绝经期前后，出现一系列内分泌与自主神经功能紊乱症状，心悸也是其中一个症状。

【护理评估】

案例 2-8-2A

患者女，45岁，2年前于劳累后突然出现心悸、胸闷，持续20秒左右后自行缓解，未予治疗。近2个月来心悸发作频繁，性质同前，但持续时间较前延长，发作时自测心率170～180次/分。

问题与思考：

1．该患者心悸特点是什么？

2．该患者可能的病因是什么？

（一）健康史的采集

1．**心悸的临床表现**　询问患者心悸发作的起始时间、缓急、持续时间与间隔时间、发作频率、起止方式、发作时的主观感受。

（1）心脏搏动增强：

1）生理性心悸：特点为持续时间较短，可伴有胸闷等其他不适，一般不影响正常活动。

2）病理性心悸：特点为持续时间长或反复发作，常伴有胸闷、气急、心前区疼痛、晕厥等心脏病的表现。

（2）心律失常：如心动过速发作时患者常感心慌；心动过缓发作时患者常感心脏搏动强而有力、心前区不适；期前收缩、心房扑动或颤动患者常感觉心脏有停搏感。

（3）心脏神经官能症、更年期综合征：临床表现除心悸外常有心率加快、心前区或心尖部隐痛、胸闷，以及疲乏、失眠、头晕、头痛、耳鸣、记忆力减退等神经衰弱表现，且在焦虑、情绪激动等情况下更易发生。

2．**心悸引起的身心反应**　询问患者有无以下身心反应：

（1）晕厥发作：某些心律失常引起的心悸，如高度房室传导阻滞、室性心动过速等，有时会伴有晕厥发作，甚至引起患者外伤。

（2）日常活动受限：器质性心脏病患者会有心悸症状，活动会增加心脏负担，进一步加重心悸症状，因而患者活动减少，活动耐力下降。此外，自主神经功能紊乱、更年期综合征等患者除心悸外，常伴有疲乏、失眠、头痛、头晕等表现，以上原因均可造成患者日常活动受限，生活自理能力下降。

（3）睡眠型态改变：心悸可使患者感觉到心脏搏动、胸闷、气急等，因此影响患者睡眠。

（4）心理反应：患者可因心悸产生失眠、焦虑、恐惧等心理反应，影响患者工作和日常生活。

3. 心悸的伴随症状　不同病因所致的心悸，其伴随症状不同。①心悸伴心前区疼痛：见于冠状动脉粥样硬化性心脏病（如心绞痛、心肌梗死）、心肌炎、心包炎，亦可见于心脏神经官能症等。②心悸伴发热：见于风湿热、心肌炎、心包炎、感染性心内膜炎等；③心悸伴晕厥或抽搐：见于窦性停搏、高度房室传导阻滞、阵发性室性心动过速、病态窦房结综合征等；④心悸伴贫血：见于各种原因引起的急性失血，此时常有虚汗、脉搏微弱、血压下降或休克。慢性贫血，心悸多在劳累后较明显；⑤心悸伴呼吸困难：见于急性心肌梗死、心肌炎、心包炎、心力衰竭、重症贫血等；⑥心悸伴消瘦及出汗：见于甲状腺功能亢进症。

4. 诱发与缓解因素　有无吸烟、饮酒、饮刺激性饮料、剧烈活动及精神受刺激等诱因；是否应用某些药物，如麻黄碱、氨茶碱、肾上腺素、阿托品、甲状腺素等。发作时诱导恶心、Valsalva 动作（深吸气后屏气，再用力作呼气动作）、按摩颈动脉窦（患者取仰卧位，先右侧，每次按摩 5 ~ 10 秒钟，切勿双侧同时按摩）等是否可缓解。

5. 相关病史及个人史　询问患者是否有心脏疾病，如高血压性心脏病、风湿性心脏病、心肌病、先天性心脏病等；是否患有其他引起心排出量增加的疾病，如甲状腺功能亢进、发热、贫血等；是否有各种原因引起的心律失常等；有无自主神经功能紊乱；是否处于更年期等。

6. 诊疗和护理经过　发病后是否用药，或采用电复律、人工起搏治疗、射频消融术及外科手术等进行治疗；采取过哪些护理措施缓解心悸？对于所使用的药物应询问所用药物的名称、剂量、疗效及不良反应等。

7. 相关知识的了解情况　对心悸发生的病因、诱因、加重因素，以及处理措施等相关知识的了解情况与应对行为。

（二）身体评估

1. 一般状态　生命体征、面容表情、体位、意识状态、有无双下肢水肿等。

2. 头颈部评估　有无结膜苍白、颈动脉搏动、颈静脉怒张、肝颈静脉回流征、甲状腺肿大、血管杂音等。

3. 胸部评估　心前区有无隆起或异常搏动、有无震颤、心界扩大、心率增快或减慢、有无节律改变、心脏杂音等；双肺有无哮鸣音、湿啰音等。

4. 血管评估　注意水冲脉、枪击音、毛细血管搏动征。

5. 腹部评估　注意有无肝脾大、移动性浊音等。

（三）实验室及其他检查

1. 实验室检查　血常规，甲状腺功能测定，心肌酶、血脂、血糖检查等。

2. 其他检查　心电图、24 小时动态心电图检查、心脏超声心动图、胸部 X 线检查等。

案例 2-8-2B

上述患者身体评估：一般情况尚可，双肺呼吸音清晰，心率 180 次/分，心律齐，心音稍低，各瓣膜听诊区未闻及杂音。腹软，肝脾不大，双下肢无水肿。

心电图提示：阵发性室上性心动过速。

入院诊断：阵发性室上性心动过速。

问题与思考：

1. 对该患者进行护理评估，根据目前的资料，你认为还需要补充哪些资料？

2. 该患者可能的护理诊断有哪些？

【相关护理诊断】

1. 舒适度减弱：与心悸发作所致不适有关
2. 活动无耐力：与心悸发作所致疲乏无力有关。
3. 睡眠型态紊乱：与心悸发作所致不适有关。
4. 焦虑：与心悸发作所致不适有关。

 小　结

1. 心悸是一种自觉心脏跳动的不适感或心慌感。
2. 心悸发生机制尚未完全清楚，一般认为心脏活动过度是心悸发生的基础。
3. 心悸的病因很多，除心脏本身病变外，某些全身性疾病也可引起心悸。常见的有：①心脏搏动增强；②心律失常；③心力衰竭；④心脏神经官能症；⑤更年期综合征。
4. 护理评估要点
（1）心悸的临床表现：心悸发作的起始时间、缓急、持续时间与间隔时间、发作频率、起止方式、发作时的主观感受。
（2）心悸引起的身心反应：①晕厥发作；②日常活动受限；③睡眠型态改变；④心理反应。
（3）伴随症状：不同疾病病因所致的心悸，其伴随症状不同。①伴心前区疼痛；②伴发热；③伴晕厥或抽搐；④伴贫血；⑤伴呼吸困难；⑥伴消瘦及出汗。
（4）健康史的其他资料：心悸的相关病史，主要是心脏病病史；诱发因素；患病后的诊疗经过及效果，以及患者对心悸相关知识的了解程度等。
（5）身体评估：重点评估心悸的体征以及心脏病及心功能不全的主要体征等。
（6）实验室与其他检查：收集与心悸病因有关的检查结果，主要是有关心脏的特殊检查及变化。

 思 考 题

1. 对心悸患者颈部评估应重点评估哪几项？各自主要用来鉴别何种致心悸的疾病？
2. 案例分析：

患者女，25 岁，会计师，患者 1 年前开始于劳累后出现阵发性心悸，伴胸闷，每次持续约 3 分钟后症状可缓解，曾就诊于当地医院，心电图检查未见异常，未予治疗。近 1 个月间断性心悸发作频繁，为明确诊断，遂入院治疗。

患者性格外向、开朗，平素身体健康，既往无心脏病病史。

问题与思考：

（1）你认为该患者心悸的最可能病因是什么？为什么？
（2）护理评估中，还需要进一步了解哪些信息？

第九章 恶心与呕吐

【概述】

恶心（nausea）与呕吐（vomiting）是临床常见的一组症状。恶心是一种紧迫欲吐的上腹部不适感，伴有迷走神经兴奋的症状，常为呕吐的先兆。呕吐是指通过胃强烈收缩致胃或部分小肠内容物通过贲门经食管、口腔排出体外的过程。

（一）发生机制

呕吐是一个复杂的反射动作，各种冲动刺激呕吐中枢，达到一定强度，再由呕吐中枢发出冲动，支配咽及喉部的迷走神经、食管及胃的内脏神经、膈肌的膈神经、肋间肌及腹肌的脊神经，这些神经及肌肉的协调动作完成呕吐的全过程。呕吐时首先是幽门收缩与关闭，胃逆蠕动，胃底充盈，继而贲门开放，同时腹肌收缩，横膈下降，腹压增高，胃被压挤，迫使胃内容物通过食管、经口排出体外。与此同时声门反射性关闭，呼吸停止，软腭、舌骨、喉头抬举，关闭鼻咽及会厌通道，以防胃内容物进入鼻腔及呼吸道。

恶心的发生机制与呕吐基本相同，二者的区别仅在于呕吐中枢接受冲动的强度不同。若胃逆蠕动较弱，或贲门不开放，胃内容物无从排出，患者即有欲吐的感觉，则为恶心。

呕吐中枢位于延髓，由两个功能不同的机构组成，包括神经反射中枢（呕吐中枢）和化学感受器触发带两个部分。神经反射中枢位于延髓外侧网状结构的背部，接受来自消化道、大脑皮质、内耳前庭、冠状动脉和化学感受器触发带的传入冲动，支配呕吐动作。化学感受器触发带位于延髓第四脑室底部，接受来自血液的各种化学性刺激，如外源性的化学物质、药物（如洋地黄）或内生代谢产物（如感染、尿毒症）等，并由此发出神经冲动，传至神经反射中枢，引起呕吐。

（二）病因

引起恶心与呕吐的病因有很多，按发病机制可归为以下几类：

1. 反射性呕吐 指来自内脏末梢神经的冲动，经自主神经传入纤维，刺激呕吐中枢引起的呕吐，称为反射性呕吐。

（1）咽部受到刺激：如吸烟、剧咳、鼻咽部炎症或溢脓等。

（2）消化系统疾病

1）胃及十二指肠疾病：如急性胃炎、慢性胃炎、消化性溃疡、幽门梗阻等。

2）肠道疾病：急性肠炎、急性阑尾炎、肠梗阻等也可引起恶心、呕吐。

3）肝、胆、胰腺疾病：肝炎、肝硬化、急性胆囊炎、胆石症、急性胰腺炎等。

（3）其他系统疾病

1）循环系统：如急性心肌梗死、心力衰竭等。

2）泌尿、生殖系统疾病：如尿路结石、肾绞痛、急性肾盂肾炎、急性盆腔炎、异位妊娠破裂等均可发生恶心、呕吐。

3）眼科疾病：如青光眼、屈光不正等。

2. 中枢性呕吐 由于中枢神经系统、化学感受器触发带的刺激引起呕吐中枢兴奋而发生的呕吐，称为中枢性呕吐。常见病因如下：

（1）颅内病变：①中枢神经系统感染：如脑膜炎、脑炎；②脑血管病：如脑出血、脑梗死、高血压脑病等；③颅脑外伤：如脑震荡、颅内血肿等；④颅内占位性病变：如脑肿瘤、脑脓肿，均可引起颅内压增高而发生呕吐。

(2) 全身性疾病：如糖尿病酮中毒、尿毒症、代谢性酸中毒、低血钠、早期妊娠等，均可使化学感受器触发带受刺激，引起呕吐中枢兴奋而发生恶心、呕吐。

(3) 药物：某些药物如阿扑吗啡、洋地黄、某些抗生素、各种抗癌药等，可兴奋呕吐中枢，引起呕吐。

(4) 中毒：如乙醇、一氧化碳、有机磷农药等均可引起呕吐。

(5) 神经性呕吐：如神经性厌食、胃肠神经官能症、令人厌恶的景象与气味，也可引起呕吐。

3. 前庭功能障碍 临床常见为梅尼埃病、晕车、晕船、基底动脉供血不足累及前庭神经核时，均可发生呕吐。

【护理评估】

(一) 健康史的采集

1. 恶心、呕吐的临床表现 询问患者恶心、呕吐出现的时间，持续时间，发生缓急，呕吐次数，呕吐方式，呕吐前是否伴有恶心，呕吐与饮食的关系，呕吐物量、颜色、气味及混合物（如胆汁、血液）、诱发因素等。

(1) 恶心与呕吐的关系：恶心是一种上腹部不适欲吐的感受，常伴有面色苍白、出汗、流涎、血压降低、心率减慢等迷走神经兴奋的症状，常为呕吐的前驱表现，恶心之后随之出现呕吐，但也可仅有恶心而无呕吐（如消化系统疾病或前庭功能障碍引起的呕吐），或仅有呕吐而无恶心（如颅内高压引起的呕吐）。

(2) 呕吐时间及与进食的关系：晨起呕吐见于育龄期妇女的早孕反应，也可见于尿毒症、慢性酒精中毒或功能性消化不良者。鼻窦炎患者因起床后脓液经鼻后孔流出，刺激咽部，常出现晨起恶心、干呕。餐后立即呕吐可能为神经性呕吐。餐后近期呕吐，尤其是集体发病者，多见于食物中毒。发生在晚上或夜间呕吐，见于幽门梗阻。

(3) 呕吐物的性质：呕吐物性状与梗阻部位有关，带粪臭味说明梗阻部位较低，见于低位小肠梗阻；带发酵、腐败酸臭气味为宿食，提示食物潴留在胃内，多为幽门梗阻；上消化道出血呕吐物常呈咖啡样。

(4) 恶心、呕吐的诱发因素：体位突然变化、咽部受刺激、乘车（船）、精神刺激、厌恶的景象及气味等因素可诱发恶心、呕吐。

2. 恶心、呕吐引起的身心反应 询问患者有无以下身心反应：

(1) 水、电解质及酸碱平衡紊乱：从生理意义上讲，呕吐是一种保护性反射，可将消化道内的有害物质排出，从而对机体起保护作用，但剧烈、频繁的呕吐造成大量胃液丢失（胃液中含盐酸、钾及钠离子），可引起水、电解质及酸碱平衡紊乱。

(2) 营养障碍：长期呕吐不能进食，使摄入量减少，呕吐又使营养物质不能吸收，久之可发生营养障碍。

(3) 窒息或肺部感染：有神志障碍患者，呕吐时可发生误吸而引起窒息或肺部感染。

(4) 上消化道出血：剧烈呕吐还可引起胃和食管连接处黏膜撕裂，而致上消化道出血。

(5) 心理反应：恶心、呕吐给患者带来明显不适感，严重、频繁呕吐则会给患者带来很大痛苦，产生紧张、烦躁不安、焦虑，也可因害怕呕吐而不敢进食。化疗患者甚至因惧怕呕吐而拒绝治疗。

3. 恶心、呕吐时的伴随症状 ①恶心、呕吐伴右上腹疼痛及发热、黄疸：常见于胆囊炎、胆石症；②恶心、呕吐伴腹痛、腹泻：常见于消化系统疾病或各种急性中毒；③恶心、呕吐伴头痛、喷射性呕吐：常提示颅内高压症、青光眼；④恶心、呕吐伴眩晕、眼球震颤：见于前庭器官疾病；⑤应用洋地黄、某些抗生素或抗肿瘤药物过程中发生呕吐可能与药物副作用有关；⑥已婚育龄妇女，恶心、呕吐伴停经，则提示早孕。

4．**相关病史及个人史** 询问患者既往有无消化系统、泌尿系统、神经系统、内分泌系统疾病病史，有无服药史、进不洁食物史、毒药接触史、饮酒史，有无类似疾病发作史。育龄妇女应询问停经史。

5．**诊疗和护理经过** 发病后是否采取措施，如应用止吐剂或用其他方式止吐，应用药物名称、剂量、效果如何？

6．**相关知识的了解情况** 对恶心呕吐的病因、诱因、加重因素以及处理措施等相关知识的了解程度。

（二）身体评估

1．**一般状态** 生命体征、体重、营养状况、神志状态、面容表情、皮肤弹性、皮肤黄染等。

2．**头部器官** 口腔黏膜有无干燥、巩膜有无黄疸、眼球震颤、瞳孔大小等。

3．**腹部评估** 腹部外形、胃肠型、蠕动波、肌紧张、压痛、反跳痛、肠鸣音等。

4．**神经系统** 神经反射评估，如深浅反射、病理反射、脑膜刺激征等。

（三）实验室及其他检查

1．**实验室检查** 血、尿及便常规、尿酮体、血糖、血清电解质，必要时做肝、肾功能检查。

2．**其他检查** 心电图、胸及腹部影像学检查、腹部 B 超检查、纤维内镜、脑脊液检查等。

【相关护理诊断】

1．舒适度减弱：恶心、呕吐：与幽门梗阻有关；与颅内压增高有关；与肝疾病有关等。

2．体液不足／有体液不足的危险：与呕吐导致体液丢失及摄入量不足有关。

3．营养失调：低于机体需要量：与长期频繁呕吐及摄入不足有关。

4．潜在并发症：窒息、肺部感染。

小 结

1．恶心是一种紧迫欲吐的上腹部不适感，伴有迷走神经兴奋的症状，常为呕吐的先兆。呕吐是指通过胃强烈收缩致胃或部分小肠内容物通过贲门经食管、口腔排出体外的过程。

2．恶心、呕吐病因 ①反射性呕吐（咽部受刺激、消化系统疾病、其他系统疾病）；②中枢性呕吐（颅内病变、全身性疾病、药物、中毒、神经性呕吐）；③前庭功能障碍。

3．护理评估要点

（1）恶心、呕吐的临床表现：恶心、呕吐出现的时间，持续时间，发生缓急，呕吐次数，呕吐方式，呕吐前是否伴有恶心，呕吐与饮食的关系，呕吐物量、颜色、气味及混合物（如胆汁、血液），诱发因素等。

（2）恶心、呕吐引起的身心反应：①水、电解质及酸碱平衡紊乱；②营养障碍；③上消化道出血；④窒息或肺部感染；⑤心理反应。

（3）伴随症状：不同病因所致的恶心呕吐，其伴随症状不同。临床常见的是恶心、呕吐伴右上腹疼痛及发热、黄疸；恶心、呕吐伴腹痛、腹泻。

（4）健康史的其他资料：相关病史及个人史、诊疗和护理经过、相关知识的了解情况。

（5）身体评估：重点评估引起恶心、呕吐的原发病的体征及身心反应的体征。

（6）实验室与其他检查：主要收集与恶心、呕吐病因及严重程度的有关检查结果。

思考题

1. 你曾经发生过恶心、呕吐吗？由什么原因引起？有什么感受？（请思考后自行解答）

2. 案例分析

患者男，45 岁，因恶心、呕吐 1 周而入院。

患者近 1 周来出现频繁恶心、呕吐，每日 3 ～ 4 次，每次呕吐物量较大，呕吐物为隔夜食物，有酸臭味，并伴有中上腹部胀痛，故来诊治。

患者近 3 年来反复发作中上腹部疼痛，通常于饭前发生，进食后疼痛可好转，每次发作持续数日。

身体评估：较消瘦，心肺（-），中上腹部稍隆起，轻压疼，偶见胃型和胃蠕动波，振水音（＋），肝脾未及。

问题与思考：

（1）该患者目前的主要症状是什么？有什么特点？

（2）该患者恶心、呕吐可能由什么疾病引起？为什么？

（3）如此频繁恶心、呕吐对患者产生最重要的影响是什么？为什么？

（吴　茵）

参考答案

第十章　呕血与黑便

呕血（hematemesis）是指屈氏韧带以上的消化器官疾病（包括食管、胃、十二指肠、肝、胆、胰）或全身性疾病所致的上消化道出血，血液经口腔呕出的现象。上消化道出血时部分血液可经肠道排出，血液中的血红蛋白在肠道内与硫化物结合形成硫化亚铁，使粪便呈黑色，称为黑便。由于黑便附有黏液而发亮，又称为柏油便（tarry stool）。

【常见病因】

（一）上消化道疾病

1. **食管疾病**　如食管炎、食管癌、食管异物、食管贲门黏膜撕裂、食管外伤等。

2. **胃及十二指肠疾病**　如消化性溃疡、急性糜烂出血性胃炎、慢性胃炎、胃癌、应激引起的急性胃、十二指肠黏膜病变、服用非甾体抗炎药（如阿司匹林）等。

3. **肝、胆疾病**　肝硬化门脉高压所致食管和胃底静脉曲张破裂出血，肝癌、肝动脉瘤破裂、胆石症、胆道寄生虫、胆囊癌等均可引起出血。

4. **胰腺疾病**　胰腺炎合并脓肿、囊肿以及胰腺癌破裂所致的胰腺出血，大量血液流入十二指肠，造成呕血与黑便。

上消化道出血导致的呕血或黑便中，以消化性溃疡出血为最常见，其次为食管或胃底静脉曲张破裂，再次为急性糜烂出血性胃炎和胃癌，因此在考虑呕血病因时，应首先考虑以上4种疾病。

（二）全身性疾病

1. **血液系统疾病**　如血小板减少性紫癜、白血病、血友病等。

2. **感染性疾病**　如重症肝炎、流行性出血热、钩端螺旋体病等。

3. **其他**　如尿毒症、呼吸功能衰竭、肺源性心脏病等。

案例 2-10-1

患者男，46岁，因黑便2周、呕血1天急诊入院。

患者近2周来自觉上腹部不适，大便色黑，稀便，每日1～2次，未予注意。1天前进食油炸食品后，觉上腹部不适加重，伴恶心，呕出鲜红色血约400ml，后又排出柏油样便约300ml，患者自觉头晕、心悸、出冷汗，由家人送来急诊。

数年前曾患"乙型病毒性肝炎"。

身体评估：T 36℃，BP 70/40mmHg，P 110次/分，R 24次/分，神志清楚，平卧位，面色苍白，颈部及上胸部各见一蜘蛛痣，巩膜无黄疸，肺（-），心率110次/分，腹部膨隆，可见腹壁静脉曲张，肝脾触诊不满意，移动性浊音（+），下肢无水肿。

入院诊断：肝硬化（失代偿期）　食管或胃底静脉曲张破裂出血

问题与思考：

1. 该患者的主要症状是什么？有何特点？发病诱因是什么？

2. 现在患者病情是否危重？根据是什么？

3. 目前患者最主要的护理诊断是什么？

【护理评估】

（一）健康史的采集

1. 呕血与黑便的临床表现 询问患者呕血与黑便的发生时间、次数、量、颜色及性状，结合出血后的症状，可估计失血量；还应注意有无急性周围循环衰竭、贫血等症状及出现时间、程度等。

（1）呕血与黑便：在呕血之前先觉上腹部不适、恶心，随即呕出血性胃内容物。呕血一般都伴有黑便，而黑便不一定都伴有呕血。呕血与黑便是上消化道出血的特征性表现。

1）呕血：上消化道出血表现为呕血与黑便，呕出血液的颜色可因出血量的多少及在胃内停留时间的长短而不同。如出血量较大，且在胃内存留时间短，则血色鲜红或混有血块，或为暗红色。如出血量不大，而且在胃中存留时间较久，因胃酸的作用使血红蛋白转变为酸化正铁血红蛋白，故可呕出咖啡样物。胃内积血量达到300ml左右时，即可发生呕血。

2）黑便：黑便的颜色取决于出血的速度与肠蠕动的快慢，黑便在肠道内停留时间短，呈紫红色；在肠道内停留时间长则呈黑色；如果出血量在5ml左右，大便隐血试验可呈阳性，黑便提示消化道出血量超过50ml。

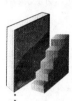 **知识链接**

柏油便

呕血的同时部分血液排入肠道，其中的铁经肠道内大肠埃希菌的作用后变成黑色硫化铁，硫化铁可刺激肠黏膜分泌黏液，使粪便表面发亮而呈柏油样，即柏油便，在出血后4h即可排出。

（2）急性周围循环衰竭：上消化道出血患者除有呕血与黑便外，失血达到一定量时可出现急性周围循环衰竭（失血性休克）。失血表现及失血量估计见表2-10-1。

表2-10-1 失血表现及失血量估计

出血程度	症状	血压	脉搏（次/分）	尿量	出血量（ml）	占全身总血量（%）
轻度	皮肤苍白、头晕、畏寒	正常	正常或稍快	减少	<500	10~15
中度	冷汗、四肢湿冷、眩晕、口干、心悸	下降	100~110	明显减少	800~1000	20
重度	烦躁不安、出冷汗、四肢厥冷、呼吸急促、意识模糊	显著下降	>120	尿少或尿闭	>1500	30

（3）贫血表现：上消化道出血早期红细胞及血红蛋白测定变化不大，3~4h以后，由于组织液渗入血管内及输液，使血液稀释，出现贫血表现。如反复或持续小量出血，也可引起贫血症状，出现头晕、耳鸣、乏力、心悸、气短、食欲不振等一系列症状。体征可有面色苍白、心率增快、心尖部可有收缩期吹风样杂音等。

（4）氮质血症：消化道出血后，血红蛋白的分解产物在肠道内被吸收，故可使血中尿素氮升高。一般在出血后数小时即可增高，24~48h达高峰，但都不超过14mmol/L（400mg/L），

3～4 日恢复正常。

（5）发热：上消化道大出血的患者，一般在 24h 内可出现发热，大多在 38.5℃以下，可持续数日或 1 周左右。这可能与血液分解产物的吸收、血容量减少有关。

2．呕血与黑便引起的身心反应　应询问患者有无以下身心反应：

（1）对日常生活的影响：呕血与黑便时患者可出现贫血症状，表现头晕、心悸、气短、耳鸣、乏力、食欲不振等，使患者活动耐力下降，甚至不能活动，生活不能自理，影响日常生活。当出现急性周围循环衰竭时，可对生命造成威胁。

（2）心理反应：由于突然出现呕血或黑便，患者常非常紧张，甚至恐惧。如持续出血不止，患者常因考虑出血的原因、担心出血对机体产生的不利影响，因而产生焦虑。

3．伴随症状　引起呕血与黑便血的病因很多，了解伴随症状有助于确定病因。①呕血与黑便伴腹痛：呕血与黑便伴慢性反复发作的上腹痛，具有一定的周期性和节律性，多为消化性溃疡；若伴慢性上腹疼痛无明显规律性，并有体重减轻者，应警惕胃癌；呕血与黑便伴右上腹疼痛、黄疸、寒战、发热者，可能因肝、胆疾病引起；②呕血与黑便伴肝脾大或腹水：多见于肝硬化门脉高压所致食管和胃底静脉曲张破裂出血；如肝大、质地硬、表面凹凸不平者，多为肝癌；③呕血与黑便伴皮肤、黏膜出血：常提示血液疾病或凝血功能障碍，如血小板减少性紫癜、白血病、血友病；急性传染性疾病，如重症肝炎、流行性出血热等。

4．诱发因素　有无饮食不节，酗酒，进食生冷、辛辣等刺激性食物；有无过度劳累、精神紧张、过度忧虑等。

5．相关病史及个人史　询问患者既往有无消化性溃疡、肝胆疾病、出血性疾病、服药史（如水杨酸制剂、糖皮质激素、吲哚美辛）及酗酒史等，以明确出血病因。还应询问既往有无类似出血史，有无传染病接触史。

6．诊疗和护理经过　发病后是否进行过检查？是否采取了禁食、止血等措施，是否应用过止血药物，询问药物的名称、剂量、疗效及不良反应等。

7．对相关知识的了解情况　患者对呕血与黑便发生的原因、诱因、加重因素以及处理措施等相关知识的了解情况。

（二）身体评估

1．一般状态　生命体征、营养状况、意识状态、面容表情、体位；皮肤、黏膜有无苍白、黄染，有无出血、蜘蛛痣、肝掌；浅表淋巴结有无肿大等。

2．腹部评估　腹部有无腹壁静脉曲张；有无压痛、反跳痛、肝脾大、肿块；移动性浊音；肠鸣音情况。

（三）实验室及其他检查

1．实验室检查　血、尿、便常规，大便隐血实验，肝功能、肾功能、凝血功能检查等。

2．其他检查　X 线钡餐造影、纤维胃镜检查、腹部超声检查等。

【相关护理诊断】

1．外周组织灌注无效：与消化道出血致血容量不足有关。

2．活动无耐力：与消化道出血导致贫血有关。

3．有营养失调：低于机体需要量的危险：与消化道出血所致摄入减少有关。

4．潜在并发症：失血性休克。

5．焦虑、恐惧：与大量呕血、便血有关。

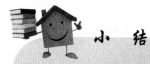

小 结

1. 呕血是指屈氏韧带以上的消化器官疾病（包括食管、胃、十二指肠、肝、胆、胰）或全身性疾病所致的上消化道出血，血液经口腔呕出的现象。上消化道出血时部分血液可经肠道排出，血液中的血红蛋白在肠道内与硫化物结合形成硫化亚铁，使粪便呈黑色，称为黑便。

2. 呕血与黑便的病因：①上消化道疾病（食管疾病；胃及十二指肠疾病；肝、胆、胰腺疾病）；②全身性疾病（血液系统疾病、感染性疾病、尿毒症、呼吸功能衰竭、肺源性心脏病等）。其中以消化性溃疡出血最为常见，其次为食管或胃底静脉曲张破裂出血。

3. 护理评估要点

（1）呕血与黑便的临床表现：呕血与黑便的发生时间、次数、量、颜色及性状，急性周围循环衰竭、贫血等症状及出现时间、程度等。

（2）呕血与便血引起的身心反应：呕血与黑便对日常生活的影响、心理反应。

（3）伴随症状：不同病因所致的呕血与黑便，其伴随症状不同。

（4）健康史的其他资料：相关病史、诱发因素、患病后的诊疗和护理经过及效果，对相关知识的了解情况等。

（5）身体评估：评估呕吐与便血的表现以及原发病的体征，重点是腹部体征。

（6）实验室与其他检查：主要收集与呕血、便血病因及严重程度有关的检查结果。

思考题

案例分析：

患者男，51岁，工人，因6年来反复发作腹痛，5日来疼痛加重，3日来出现黑便而入院诊治。

患者6年来反复发作中上腹疼痛，夜间常疼醒，进食苏打饼干后缓解，每于秋冬交季时疼痛发作，近5日来疼痛明显加重，3日前出现黑便，每日2次，每次约200ml，今日午餐后呕吐一次，呕吐物为暗红色，混有食物。

问题与思考：

（1）你认为该患者呕血、黑便的最可能病因是什么？为什么？

（2）护理评估中，还需要进一步了解哪些信息？

（吴　茵）

61-67
参考答案

第十一章 腹　泻

【概述】

案例 2-11-1A

患者男，24 岁，农民工。因发热、腹泻 2 天急诊入院。

患者近 2 日来自觉全身不适、发热（未测体温）、腹泻，最初两次为稀便，以后每 2～3 小时排便一次，均为脓血便，并伴有阵发性腹痛、里急后重、恶心、呕吐，今呕吐两次，均为胃内容物。病后食欲差，尿少，未服用过药物。

问题与思考：

1．此患者的主要症状及特点是什么？

2．此患者按腹泻发病机制属于哪一类？为什么？

腹泻（diarrhea）是指排便次数较平时增加，且粪质稀薄、容量及水分增加，并含有异常成分，如未消化的食物、黏液、脓血及脱落的肠黏膜等。腹泻时常伴有腹痛及里急后重感。

正常排便次数因人而异，每日 2～3 次或隔 2～3d 一次，但排出水量每日不应超过 200ml，粪便成型，不含有异常成分。

病程不足 2 个月者为急性腹泻，超过 2 个月者为慢性腹泻。

（一）发生机制

腹泻的发生常不是单一因素所致，有些腹泻是通过几种机制共同作用而产生，根据其发病机制可分为以下几种：

1．渗出性腹泻　此种腹泻是因炎症、溃疡、肿瘤浸润，使病变处的血管、淋巴管、黏膜受到损害，局部血管通透性增加，蛋白质、血液渗出及黏液分泌增加，进入肠道而发生腹泻。

2．渗透性腹泻　由于水溶性物质吸收障碍，使肠腔内渗透压增加，影响水的吸收，肠内容积增大，肠管扩张，肠蠕动加速，从而发生腹泻。如乳糖酶缺乏或服用硫酸镁、甘露醇引起的腹泻。

3．分泌性腹泻　分泌性腹泻主要是小肠、特别是空肠分泌大量电解质，继而增加水的分泌，致使肠腔内容积增大，肠蠕动加速发生腹泻。

知识链接

分泌性腹泻

霍乱弧菌产生霍乱肠毒素（外毒素），作用于腺苷酸环化酶使之活化。腺苷酸环化酶使三磷腺苷（ATP）变成环磷酸腺苷（cAMP），cAMP 促使细胞内一系列酶反应的进行，抑制肠黏膜绒毛细胞对钠的正常吸收，且使其分泌氯化物、水和碳酸氢盐的功能增强，以致使大量水分与电解质聚积在肠腔内，超过了肠道正常的吸收功能，因而出现具特征性的剧烈水样腹泻。

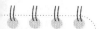

4．吸收不良性腹泻　由肠黏膜吸收面积减少或肠道消化、吸收功能障碍引起的腹泻，如肠大部切除引起的肠黏膜吸收面积减少；胃、胰腺、肝胆系统疾病引起胃酸、胰液、胆汁分泌减少，引起蛋白质、脂肪、淀粉消化、吸收不良所致的腹泻。

5．动力性腹泻　肠蠕动加快，致使应在肠道内吸收的物质不能被吸收，如胃肠功能紊乱、甲状腺功能亢进等所引起的腹泻。

（二）病因

1．急性腹泻

（1）病原体感染：如细菌、病毒、阿米巴原虫等引起的细菌性痢疾、霍乱、细菌性食物中毒、轮状病毒腹泻、急性阿米巴痢疾等。

（2）急性中毒：如发芽马铃薯、河豚中毒；化学毒物，如有机磷农药中毒等。

（3）全身性疾病：如大叶性肺炎、尿毒症、过敏性紫癜、败血症等。

（4）其他：进食过多生冷、油腻食物或饮食不节制；服用某些药物如氟尿嘧啶、新斯的明等。

2．慢性腹泻

（1）胃、胰及肝、胆源性：如萎缩性胃炎、胃大部切除、慢性胰腺炎、胰腺癌、肝疾病、胆道梗阻等所引起的腹泻。

（2）肠源性：如慢性细菌性痢疾、慢性阿米巴痢疾、肠结核、溃疡性结肠炎、肠道肿瘤等所引起的腹泻。

（3）全身性疾病：如甲状腺功能亢进症、系统性红斑狼疮、放射性肠炎、神经官能症等所引起的腹泻。

【护理评估】

（一）健康史采集

1．腹泻的临床表现　应询问患者起病缓急、病程长短、每日大便次数、大便量、性状、颜色、气味、混杂物等。

（1）急性腹泻：起病急、排便次数多，每日可达10多次或数十次，呈稀便，粪便含水分量大，并可混有脓、血或黏液，常伴有腹痛、里急后重或发热。如急性细菌性痢疾每日排便10多次或以上，为脓血便，常伴有发热及里急后重感。急性食物中毒排便次数多，排泄量大，为稀水便，伴腹痛，无里急后重感。

（2）慢性腹泻：起病缓慢，也可因急性腹泻迁延不愈转为慢性。每日排便数次，可为稀便，也可混有脓、血或黏液，或未消化的食物及脱落的肠黏膜等，也可伴有腹痛。

2．腹泻引起的身心反应　询问患者有无以下身心反应：

（1）脱水、电解质紊乱：因急性腹泻可在短时间内丢失大量水分及电解质，故易引起脱水、电解质紊乱和代谢性酸中毒，出现尿少、皮肤黏膜干燥、皮肤弹性减低、眼窝凹陷、腹胀、肌肉无力等症状和体征。严重体液丧失，还可造成低血容量性休克。

（2）脱肛及肛周皮肤损害：由于频繁排便及粪便刺激可造成脱肛及肛周皮肤糜烂。

（3）营养障碍：由于长期慢性腹泻营养物质不能吸收，可导致体重下降、多种维生素缺乏、营养障碍，甚至发生营养不良性水肿。

（4）心理反应：急性腹泻患者由于频繁腹泻之痛苦，可引起焦虑、恐惧。长期慢性腹泻还可对患者工作、学习及生活造成影响，每当机体抵抗力降低，如受凉、劳累、饮食不当或情绪波动时常可引起腹泻急性发作，因此患者可产生紧张、焦虑、忧郁等心理障碍。

3．腹泻的伴随症状　①腹泻伴发热：常见于急性细菌性痢疾、伤寒、溃疡性结肠炎急性发作期等。②腹泻伴明显脱水：常见于霍乱、细菌性食物中毒等。③腹泻伴里急后重感：

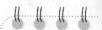

常见于急性细菌性痢疾、直肠炎症等。④腹泻伴明显消瘦：常见于胃肠道恶性肿瘤、肠结核等。

4．腹泻的诱因 询问有无饮食不当、吃不洁食物、受凉、过劳、过度紧张等诱因。

5．相关病史及个人史 询问有无急性肠道感染、食物中毒或药物中毒、饮食不节制等；有无慢性胃、胰腺、肝、胆、肠道疾病及甲状腺功能亢进症等全身性疾病病史；有无传染病接触史。

6．诊疗和护理经过 发病后做过哪些检查？应用过哪些治疗药物？如感染引起的腹泻常用抗菌药、解痉药，应询问药物名称、剂量、效果及不良反应等。

7．相关知识的了解情况 患者对腹泻发生的病因、诱因、诊疗和护理等知识的了解情况；对腹泻自我护理措施的认识、行为等。

（二）身体评估

1．一般状况 生命体征、体重、神志状况、营养状态、口腔黏膜有无干燥、皮肤弹性、肛门周围皮肤等。

2．腹部评估 腹部压痛、肠鸣音等。

3．神经系统评估 有无肌力下降、神经反射减弱等。

（三）实验室及其他检查

1．实验室检查 血常规、大便常规及大便培养常作为腹泻患者的常规检查项目。疑有电解质紊乱时应查血清电解质。慢性腹泻患者可查肝、肾功能。

2．其他检查 X线钡餐造影、腹部B超检查、内镜检查等。

案例 2-11-1B

上述患者身体评估：T 39℃，BP 110/70mmHg，P 100 次 / 分，R 24 次 / 分，神清，口腔黏膜干燥，心肺（-），腹软，左下腹有轻压痛。

实验室检查：

血常规：Hb 150g/L，WBC 15×10^9L，N 82%，L 18%。

便常规：脓血便，镜检：红、白细胞满视野。

入院诊断：急性细菌性痢疾。

问题与思考：

1．为该患者做护理评估，你认为现有资料是否完全？还需收集哪些资料？

2．制定出该患者的相关护理诊断。

【相关护理诊断】

1．腹泻：与病原体感染有关；与溃疡性结肠炎有关；与胃大部切除有关等。

2．体液不足 / 有体液不足的危险：与腹泻所致体液丢失过多有关。

3．有皮肤完整性受损 / 有皮肤完整性受损的危险：与排便次数增多及排泄物刺激有关。

4．有营养失调：低于机体需要量的危险：与腹泻、摄入减少或消化、吸收障碍有关。

5．焦虑：与慢性腹泻迁延不愈有关。

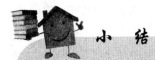 **小 结**

1. 腹泻是指排便次数较平时增加，且粪质稀薄、容量及水分增加，并含有异常成分。

2. 腹泻按发生机制可分为：①渗出性腹泻；②渗透性腹泻；③分泌性腹泻；④吸收不良性腹泻；⑤动力性腹泻。临床上以渗出性腹泻多见。

3. 腹泻由多种病因引起，急性腹泻以病原体感染引起者多见，慢性腹泻以肠源性多见。

4. 护理评估要点：

（1）腹泻的临床表现：起病缓急、病程长短、每日大便次数、大便量、性状、颜色、气味、混杂物等。

（2）腹泻引起的身心反应：①脱水、电解质紊乱和代谢性酸中毒；②脱肛及肛周皮肤损害；③营养缺乏；④焦虑、恐惧等心理反应。应注意前二者身心反应。

（3）腹泻的伴随症状：①伴发热；②伴明显脱水；③伴里急后重感；④伴明显消瘦。不同病因所致的腹泻其伴随症状不同，根据不同的伴随症状也可为腹泻的病因诊断提供依据。

（4）健康史的其他资料：腹泻的病因、诱发因素；患病后的诊疗、护理经过、效果；以及患者对腹泻相关知识的了解情况。

（5）身体评估：重点评估生命体征、脱水及电解质紊乱体征、腹部体征及原发病体征。

（6）实验室与其他检查：主要检查血常规、大便常规、大便培养、血清电解质及根据临床需要选择检查项目。

 思考题

1. 临床诊断溃疡性结肠炎患者，你如何进行健康史的收集？

2. 案例分析：

患者女性，36岁，因4小时来呕吐、腹泻急诊入院。

患者于发病当日中午进食海鲜类食物，于下午6时左右开始出现呕吐，共呕吐3~4次，为胃内容，腹泻5~6次，为稀水样便，因吐、泻不止而于当晚10点来急诊。

患者与同事结伴去山东长岛旅游，当日在餐馆进餐，餐馆卫生条件差，同食者有5人有相同症状，先后发病。

身体评估：T 37.8℃，BP 110/70mmHg，P 90次/分，一般状况尚可，口腔黏膜干燥，心肺未见异常，腹软，脐周有轻压痛。

问题与思考：

（1）该患者的症状特点是什么？腹泻由什么原因引起？

（2）为患者进行护理评估，目前资料是否完整？还需收集哪些资料？

（3）针对该患者可制定哪些相关护理诊断？

（吴光煜）

第十二章 便 秘

【概述】

案例 2-12-1

患者女，86岁，半个月来因股骨干骨折卧病在床，一周内未排便，自觉腹胀。腹部触诊：左下腹部扪及肿块。

问题与思考：

你以前见过类似的患者吗？都有哪些情况会导致便秘的发生？

便秘（constipation）是指大便次数减少，一般每周少于3次，粪便干硬，伴有排便困难感。便秘是临床常见症状，大多数患者便秘长期持续存在，影响生活质量。

（一）发生机制

食物经上消化道进入小肠，在小肠内消化、吸收，未消化的食物残渣由小肠进入结肠。在结肠内再将大部分水分和电解质吸收，最后在降结肠内形成成形粪团，借结肠的运动将粪便推送至乙状结肠、直肠，直肠突然膨胀，兴奋直肠感受器，通过传入神经到达脊髓的排便中枢，由此中枢向大脑皮质发出冲动，使人感到便意。同时通过排便中枢反射，再通过传出神经至效应器官，引起一系列肌肉活动，直肠平滑肌推动性收缩，肛门内、外括约肌松弛，骨盆肌提升，腹肌与膈肌收缩致腹内压升高，最后将粪便从肛门排出体外。

正常排便需具备以下条件：①有足够引起正常肠蠕动的肠内容物：饮食量及食物所含的纤维素适量，并有足够的水分。②肠道内肌肉张力正常，胃肠道无梗阻，消化、吸收、蠕动功能正常。③有正常的排便反射。④参与排便的肌肉如腹肌、膈肌、骨盆肌功能正常。

（二）病因

便秘按有无器质性病变进行分类：

1. 功能性便秘

（1）肠内容物减少：进食太少或食物中缺乏纤维素、饮水过少或脱水时，使肠内容物减少，不能对肠黏膜产生有效刺激，使肠蠕动减弱，引起便秘。

（2）结肠平滑肌张力减弱：老年人、长期卧床及某些消耗性疾病的患者，结肠平滑肌张力减弱，肠蠕动减慢，从而引起便秘。

（3）结肠蠕动功能减弱：某些药物（镇静止痛药、抗胆碱能药、钙通道阻滞剂等）可使结肠蠕动功能减弱甚至消失。

（4）排便反射减弱：由于精神紧张、工作忙碌而忽视便意；排便习惯（时间、地点、生活环境改变）受干扰；经常故意抑制排便动作等，均可使自然排便反射受抑制，引起便秘。长期服用泻药或灌肠，使直肠黏膜的反应性降低，便意的阈值上升，使排便反射减弱，以致产生依赖，停药后形成便秘。

（5）参与排便的肌肉收缩力减弱：参与排便的主要肌肉（腹肌、膈肌、骨盆肌等）收缩力减弱时，排便动力不足，产生便秘，常见于肺气肿或多次妊娠等。

2. 器质性便秘

(1) 肛门或直肠附近的疼痛性疾病：肛裂、肛瘘、痔疮或肛周脓肿等疾病，可引起肛门括约肌痉挛，产生排便疼痛而惧怕排便，导致便秘。

(2) 梗阻性便秘：由于机械性梗阻，使肠内容物运行障碍所致。肠内梗阻常见于结肠良性或恶性肿瘤、肠扭转等；肠外梗阻常见于手术后粘连、粘连型结核性腹膜炎等。

(3) 肠肌松弛：某些全身性疾病（糖尿病、尿毒症等）导致肠肌松弛，排便无力。此外铅中毒也可由于肠肌痉挛引起便秘。

(4) 腹腔或盆腔内肿瘤压迫：常见于子宫肌瘤。

【护理评估】

案例 2-12-1A

男性，28 岁，腹痛、便秘 3 天急诊入院。患者于 3 天前突然发作全腹痛，逐渐加重，为阵发性绞痛，以右下腹更明显，并伴腹胀、恶心、呕吐，共呕吐 3 次，为所进食物及水，量少，近 3 天来只进少量食物，但未排便、排气。尿量少，不觉发热。3 年前曾做过阑尾切除术。

问题与思考：

该患者的便秘特点是什么？为什么出现便秘？

(一) 健康史的采集

1. 便秘的临床表现 询问患者便秘病程、起病急缓、每周大便次数、大便量、排便间隔时间、排便费力程度、大便的性状及干硬程度、表面是否带血或黏液等。

便秘时，排便次数减少，粪便干硬，排便困难，排便时可伴有左下腹痉挛性疼痛与下坠感，可在左下腹扪及痉挛的乙状结肠。

因便秘由不同病因所致，因此常有原发病的临床表现，如肠梗阻所致的急性便秘，可伴有腹痛、腹胀，甚至恶心、呕吐。肛门疾病如肛裂、痔疮所致便秘，排便时可伴有便血及肛门疼痛。结肠癌所致便秘，可伴有消瘦、贫血或粪便变细。

2. 便秘引起的身心反应 应询问患者有无以下身心反应：

(1) 全身症状：慢性便秘由于粪便不能及时排出体外，部分患者可有头痛、头晕、腹胀、腹部不适、食欲不振、口苦、乏力等全身症状，但一般不明显。

(2) 肛裂、痔疮：因粪便干硬，用力排便时可引起肛门疼痛，甚至引起肛裂。便秘还可引起直肠、肛门过度充血导致痔疮，造成大便带血或便血。

(3) 原有疾病加重：用力排便时，呼吸系统疾病患者可影响呼吸或加重呼吸困难。冠心病患者可导致心肌缺血，产生心悸、气短，甚至猝死。高血压患者用力排便时，可使血压升高，严重者可造成脑出血。

(4) 心理反应：长期便秘患者可出现焦虑，或恐惧排便的情绪，以及与此相关的滥用药物行为，甚至对泻药产生依赖心理。

3. 便秘的伴随症状 不同病因所致的便秘，其伴随症状不同。①便秘伴呕吐、腹胀、肠绞痛：可能为肠梗阻引起；②便秘伴腹部包块：见于结肠肿瘤、肠结核和 Crohn 病；③便秘与腹泻交替：见于肠结核、溃疡性结肠炎及肠易激综合征。

4. 诱发因素 每日进食量、饮食中纤维素量、饮水量过少；长期卧床；精神过于紧张、工作忙碌、生活环境改变等诱因。

5. 相关病史及个人史 询问患者既往有无结肠肿瘤、肠结核、肛裂、肛瘘、痔疮或肛周脓肿及其他消化系统疾病病史、有无手术史；有无糖尿病等全身性疾病病史；是否因病长期卧床；是否进食量、饮食中含纤维素量、饮水量过少；是否服用过影响肠蠕动的药物；是否长期服用泻药或灌肠等。

6. 诊疗和护理经过 便秘发生后做过什么检查？结果如何？采取过什么治疗或护理措施治疗便秘？是否服用了泻药或灌肠，询问泻药名称、使用方法、效果及不良反应等。

7. 对相关知识的了解情况 对便秘发生的病因、诱因、加重因素以及处理措施等相关知识的了解情况？采取过哪些自我护理措施？

（二）身体评估

1. 一般状态 生命体征、营养状况等。

2. 腹部评估 腹部外形、胃肠型及蠕动波、腹部肿块（粪块）、肠鸣音情况。

3. 肛门评估 肛门指诊是重要的检查项目，应注意有无肛门狭窄、痔疮、肛裂、直肠肿物等。

（三）实验室及其他检查

1. 实验室检查 常做血常规、大便常规检查、大便隐血试验。

2. 其他检查 X线钡餐检查、纤维内镜检查，可判断病变的部位及性质。

 案例 2-12-1B

上述患者身体评估：T 37.5℃，BP 100/60mmHg，P 120 次 / 分，急性病容，神志清楚，皮肤干燥，弹性差，无黄染。心肺正常，腹部膨隆，未见肠型，触诊全腹柔软，广泛轻压痛，无反跳痛，未触及肿块，肝脾不大，肠鸣音高亢，有气过水音。

实验室检查：

血常规：血红蛋白 160g/L，白细胞 10.6×10^9/L。

尿常规：阴性。

入院诊断：急性肠梗阻。

问题与思考：

1. 对该患者进行护理评估还需要补充哪些资料？

2. 为该患者可制订哪几个护理诊断？

【相关护理诊断】

1. 便秘：与饮食中纤维素量过少有关；与液体摄入不足有关；与长期卧床有关；与结肠癌有关等。

2. 慢性疼痛：与粪便过于干硬引起肛裂有关。

3. 组织完整性受损 / 有组织完整性受损的危险：与便秘导致肛周组织损伤有关。

4. 知识缺乏：缺乏促进排便及预防便秘的知识。

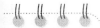

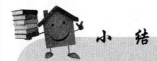　小　结

1. 便秘是指大便次数减少，一般每周少于3次，粪便干硬，伴有排便困难感。

2. 排便是一种反射。正常排便需具备以下条件：①有足够引起正常肠蠕动的肠内容物；②肠道内肌肉张力正常，胃肠道无梗阻，消化、吸收、蠕动功能正常；③有正常的排便反射；④参与排便的肌肉功能正常。

3. 便秘病因：①功能性便秘；②器质性便秘。临床上以功能性便秘多见。

4. 护理评估要点

（1）便秘的临床表现：便秘病程、起病急缓、每周大便次数、大便量、排便间隔时间、排便费力程度、大便的性状及干硬程度、表面是否带血或黏液等。

（2）便秘引起的身心反应：①全身症状；②可引起肛裂、痔疮；③使原发病加重；④心理反应。

（3）便秘的伴随症状：不同病因所致的便秘，其伴随症状不同。

（4）健康史的其他资料：注意评估其相关病史、诱发因素；患病后的诊疗经过及效果；患者对便秘相关知识的了解情况及自我护理措施等。

（5）身体评估：重点是腹部评估及肛门指诊，以及原发病的主要体征。

（6）实验室及其他检查：主要收集与便秘病因有关的检查结果，常做血常规、便常规检查、X线钡餐检查、纤维内镜检查等。

　思考题

案例分析：

王某，男性，78岁，因脑梗死，左侧肢体瘫痪卧床1个月，近1周来未排大便，诊断为便秘。

问题与思考：

（1）你认为该患者便秘的最可能病因有哪些?

（2）护理评估中，还需要进一步了解哪些信息?

（贾红红）

61-69

参考答案

第十三章 黄 疸

【概述】

案例 2-13-1

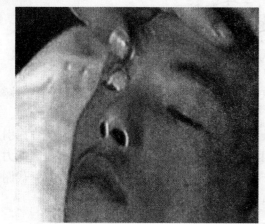

图 2-13-1 是一位巩膜黄染的患者。

问题与思考：

你以前见过类似的患者吗？你知道黄疸是怎么产生和发展的吗？都有哪些情况会导致黄疸的发生？

图 2-13-1 巩膜黄染

　　黄疸（jaundice）是由于血清胆红素浓度升高超过 34.2μmol/L 时，使皮肤、黏膜和巩膜发黄的症状和体征。正常血清胆红素为 3.4 ～ 17.1μmol/L（0.2 ～ 1.0mg/dL），血清胆红素在 17.1 ～ 34.2μmol/L 时，虽高于正常，但是临床不易察觉，称隐性黄疸。

　　（一）正常胆红素代谢

　　正常血液中衰老的红细胞经单核 - 巨噬细胞破坏，降解为血红蛋白，经过一系列的过程分解产生游离胆红素，又称非结合胆红素（unconjugated bilirubin，UCB）。非结合胆红素与血清白蛋白结合而输送，为脂溶性，不溶于水，不能从肾小球滤出，故尿液中不出现非结合胆红素。当其经血液循环到达肝时，与白蛋白分离后被肝细胞摄取，经葡萄糖醛酸转移酶的催化作用与葡萄糖醛酸结合，形成结合胆红素（conjugated bilirubin，CB）。结合胆红素为水溶性，可通过肾小球滤过从尿中排出，当其从肝细胞经胆管随胆汁排入肠道，在回肠末端及结肠由肠内细菌的脱氢作用还原为尿胆原，大部分尿胆原在肠道内进一步被氧化为尿胆素从粪便中排出，称为粪胆素。小部分（约 10% ～ 20%）尿胆原在肠道内被重吸收，通过门静脉回到肝，其中大部分再转变为结合胆红素，又随胆汁排入肠道，形成"胆红素的肠肝循环"，小部分经体循环由肾排出体外（图 2-13-2）。

　　正常情况下，血液中胆红素的浓度保持相对恒定，总胆红素为 3.4 ～ 17.1μmol/L，其中结合胆红素为 0 ～ 6.8μmol/L，非结合胆红素为 1.7 ～ 10.2μmol/L。

　　（二）病因及发生机制

　　多种原因导致胆红素产生过多，肝细胞对胆红素的摄取、结合、排泄障碍，肝内外胆管阻塞等，均可致血清胆红素增高而发生黄疸。临床上将黄疸分为以下 3 种类型：

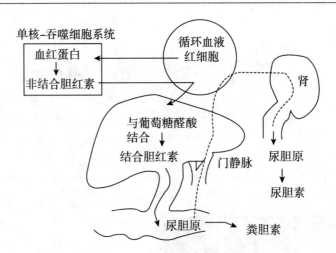

图 2-13-2　胆红素正常代谢示意图

1. **溶血性黄疸**　凡是引起溶血的疾病都可产生溶血性黄疸，见于：①先天性溶血性贫血，如遗传性球形红细胞增多症、海洋性贫血等；②后天获得性溶血性贫血，如新生儿溶血、自身免疫性溶血性贫血、不同血型输血后溶血以及蚕豆病、蛇毒、阵发性睡眠性血红蛋白尿引起的溶血等。由于红细胞破坏形成大量的非结合胆红素，超过了肝细胞摄取、结合和排泄能力，同时溶血造成的贫血、缺氧和大量红细胞破坏产物的毒性作用，降低了肝细胞对胆红素代谢的功能，使非结合胆红素在血液中滞留，形成黄疸（图 2-13-3）。

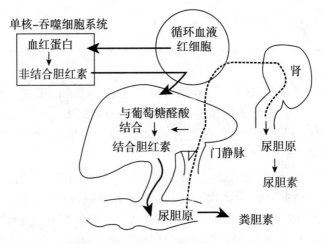

图 2-13-3　溶血性黄疸发生机制示意图

2. **肝细胞性黄疸**　各种引起肝细胞广泛损害的疾病均可发生肝细胞性黄疸，如病毒性肝炎、肝硬化、中毒性肝炎、钩端螺旋体病、败血症等。由于肝细胞损伤使其对胆红素的摄取、结合及排泄能力降低，导致血液中非结合胆红素增加。而未受损的肝细胞仍能够将非结合胆红素转化为结合胆红素，但由于肝细胞肿胀、坏死及小胆管内胆栓形成等原因，部分结合胆红素因胆道排出受阻而反流进入血液循环，导致血液中结合胆红素也增加，从而引起黄疸（图 2-12-4）。

3. **胆汁淤积性黄疸**　各种胆道受阻的疾病均可引起胆汁淤积性黄疸，胆汁淤积分为以下 2 种类型：①肝内性：见于肝内泥沙样结石、毛细胆管型病毒性肝炎、原发性胆汁性肝硬化等。②肝外性：常见于胆总管结石、狭窄、炎性水肿、肿瘤及蛔虫等。由于胆道受阻，使阻塞上方胆管内压力增高、胆管扩张，最终致使小胆管与毛细胆管破裂，胆汁中的胆红素返流入血，而使血液中结合胆红素升高（图 2-13-5）。

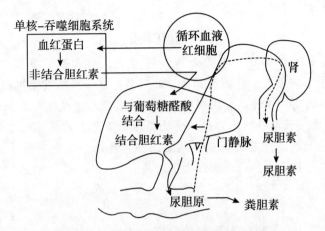

图 2-13-4 肝细胞性黄疸发生机制示意图

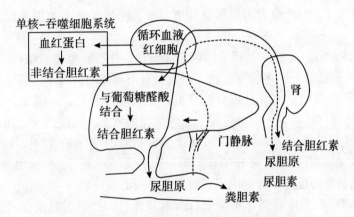

图 2-13-5 胆汁淤积性黄疸发生机制示意图

【护理评估】

案例 2-13-2A

患者男，56 岁，10 余年来间断出现食欲减退、恶心、乏力、肝区疼痛，近 1 年来上述症状加重，并出现腹胀、消瘦。近 2 周来巩膜变黄、尿色加深，来门诊就诊。

问题与思考：

1. 该患者黄疸特点是什么？

2. 该患者可能属于哪种类型黄疸？为什么？

（一）健康史的采集

1. **黄疸的临床表现** 询问患者黄疸起病时间、病程长短、发病缓急、黄疸出现部位、进展情况、大小便颜色等。还要注意与假性黄疸鉴别。

假性黄疸

1. 进食过多富含胡萝卜素的食物如胡萝卜、南瓜等可导致皮肤黄染，其特点为：①黄染以手掌、足底、前额及鼻部等处明显。②一般不发生巩膜及口腔黏膜黄染。③血中胆红素不增高。④停止食用含胡萝卜素的食物后，皮肤黄染会逐渐消退。

2. 服用药物 长期服用米帕林、呋喃类等含黄色素的药物也可引起皮肤、巩膜黄染，其巩膜黄染的特点是越近角膜越明显，在穹窿结合膜处不易察觉，与肝胆疾病引起的巩膜黄染正好相反，且血清胆红素不增高。

（1）溶血性黄疸：大多数情况下黄疸较轻，皮肤呈浅柠檬色，不伴有皮肤瘙痒。急性溶血时可有发热、寒战、头痛、呕吐、腰痛及四肢酸痛，并有不同程度的贫血和血红蛋白尿（尿呈酱油色或浓茶色），严重者可发生急性肾衰竭。慢性溶血多为先天性，可有贫血、黄疸和脾大。

（2）肝细胞性黄疸：皮肤、黏膜呈浅黄至深黄色，伴有轻度皮肤瘙痒、乏力、食欲减退、恶心、腹胀、肝区不适及肝区疼痛等症状，严重者有出血倾向、腹水、昏迷等症状。

（3）胆汁淤积性黄疸：大部分黄疸较严重，皮肤呈暗黄色，胆道完全梗阻者皮肤呈深黄色或黄绿色，并伴有皮肤瘙痒、心动过缓、尿色加深如浓茶、粪便颜色变浅，完全梗阻者粪便呈白陶土色。由于胆汁不能进入肠道，可使食物中脂肪的消化和吸收发生障碍，从而导致腹胀、消化不良，并因脂溶性维生素 K 吸收障碍，影响某些凝血因子合成而有出血倾向。

2. **黄疸引起的身心反应** 应询问患者有无以下身心反应：

（1）皮肤瘙痒：由于皮肤瘙痒影响患者睡眠及休息，严重者可使患者烦躁不安；由于患者搔抓瘙痒皮肤，还可造成皮肤损伤。

（2）形象改变：皮肤、巩膜黄染可引起患者的形象改变，使患者产生自卑感或羞于见人。

（3）心理反应：因黄疸引起皮肤瘙痒影响睡眠，患者异常痛苦，由此易产生烦躁不安、焦虑等情绪；也可因黄疸病因不明确或面临各种检查而引起患者焦虑、恐惧等情绪反应。

3. **黄疸的伴随症状** 不同病因所致的黄疸，其伴随症状不同。①黄疸伴发热：多见于急性胆管炎、肝脓肿、钩端螺旋体病、败血症及病毒性肝炎等；②黄疸伴上腹剧痛：多见于胆道结石、肝脓肿或胆道蛔虫病；持续性右上腹钝痛或胀痛，常见于病毒性肝炎、原发性肝癌；③黄疸伴肝大：轻度至中度肝大，质地软或中等硬度，表面光滑，见于病毒性肝炎或胆道疾病；明显肝大，质地坚硬，表面有结节，多见于原发性或继发性肝癌；④黄疸伴胆囊肿大：提示胆总管梗阻，见于胰头癌、胆总管癌；⑤黄疸伴脾大：见于病毒性肝炎、肝硬化等；⑥黄疸伴腹水：见于重症肝炎、失代偿期肝硬化或肝癌等。

4. **相关病史及个人史** 询问有无肝、胆系统疾病病史及家族遗传史；有无输血史；有无药物过敏史等；既往是否发生过黄疸及病因。

5. **诊疗和护理经过** 发病后做过哪些检查？有什么结果？服用过哪些药物？如应用免疫制剂、保肝药物等，应询问所用药物的名称、剂量、疗效及不良反应等。

6. **相关知识的了解情况** 对黄疸发生的病因、诱因、加重因素以及治疗措施等相关知识的了解情况。

（二）身体评估

1．**一般状态** 生命体征，营养状况，神志状况，皮肤黏膜黄染程度、有无搔抓痕、皮下出血斑、蜘蛛痣、肝掌。

2．**头部评估** 巩膜黄染及程度。

3．**腹部评估** 腹部外形、有无腹壁静脉曲张、腹部压痛、反跳痛、肝脾及胆囊大小及压痛、移动性浊音等。

（三）实验室及其他检查

1．**实验室检查** 血、尿、便常规，血清胆红素，肝功能，尿三胆等检查。

2．**其他检查** 腹部B超检查、腹部影像学检查、经内镜逆行性胰胆管造影术（ERCP）等，可判断病变的部位及性质。

案例 2-13-2B

上述患者身体评估：慢性病容，巩膜、皮肤黄染，左前胸可见2个蜘蛛痣，心肺未见异常，腹部略膨隆，可见腹壁静脉曲张，肝未触及，肝区叩击痛（+），脾在肋下5cm，移动性浊音（+）。

肝功能检查：血清胆红素 52μmol/L，谷丙转氨酶（ALT）200U/L，白蛋白/球蛋白比例倒置。

入院诊断：肝硬化（失代偿期）。

问题与思考：

1．为该患者进行护理评估，根据目前的资料，你认为还有哪些资料需要补充？

2．可能的护理诊断有哪些？

【相关护理诊断】

1．体象紊乱：与皮肤、巩膜黄染所致外形改变有关。

2．睡眠型态紊乱：与胆盐刺激致皮肤瘙痒有关。

3．有皮肤完整性受损的危险：与皮肤瘙痒有关。

4．焦虑：与严重黄疸、病因不明等有关。

 小 结

1．黄疸是由于血清胆红素浓度升高超过 34.2μmol/L 时，使皮肤、黏膜和巩膜发黄的症状和体征。血清胆红素在 17.1～34.2μmol/L 时，临床不易察觉，称隐性黄疸。

2．病因及发生机制：多种原因导致胆红素产生过多，肝细胞对胆红素的摄取、结合、排泄障碍，肝内外胆管阻塞等，均可致血清胆红素增高而发生黄疸。临床上将黄疸分为以下3种类型：溶血性黄疸、肝细胞性黄疸、胆汁淤积性黄疸。

3．护理评估要点

（1）黄疸的临床表现：黄疸起病时间、病程长短、发病缓急、黄疸出现部位、进展情况、大小便颜色等。

（2）黄疸引起的身心反应：皮肤瘙痒、形象改变、心理反应等。

（3）伴随症状：不同疾病所致的黄疸，其伴随症状不同。①伴发热；②伴上腹剧痛；③伴肝、脾、胆囊肿大；④伴腹水。

（4）健康史的其他资料：注意评估其相关病史；患病后的诊疗经过及效果；以及患者对相关知识的了解情况等。

（5）身体评估：重点评估黄疸的表现以及原发病的体征，主要是腹部体征。

（6）实验室与其他检查：主要收集与黄疸病因及严重程度有关的检查结果。

思考题

1．溶血性黄疸、肝细胞性黄疸和胆汁淤积性黄疸的主要鉴别点有哪些？

2．案例分析：

患者男，36岁，因食欲下降、恶心、乏力5天，皮肤、巩膜黄染1天入院。

身体评估：一般情况好，神清，皮肤、巩膜轻度黄染，心、肺未见异常，腹软，无压痛，肝肋下2cm，质软，有轻压痛，脾不大。

实验室检查：血总胆红素85.5μmol/L，ALT 380 U/L。

乙肝标志物 HBsAg（+）、HBeAg（+）和抗-HBc（+）。

初步诊断：急性黄疸型肝炎（乙型）

问题与思考：

（1）对该患者进行护理评估，还需要进一步了解哪些资料？

（2）为该患者制定护理诊断。

（贾红红）

第十四章 抽搐与惊厥

【概述】

案例 2-14-1

患者，女，14 岁。因高热 2 天，抽搐、神志不清 1 天，于 8 月 12 日入院。

患者近 2 日来高热，体温 39 ~ 40.5℃，伴头痛、恶心、呕吐 5 次，为胃内容，近 1 天来四肢抽搐 3 次，神志不清逐渐加重，遂入院诊治。

身体评估：T 41℃，P 110 次 / 分，R 28 次 / 分，BP 110/70mmHg，浅昏迷，瞳孔等大等圆，对光反应灵敏，心、肺、腹未见异常，颈抵抗（+），克氏征（+），巴氏征（+）。

实验室检查：

血常规：白细胞 $15×10^9$/L，中性粒细胞 85%，淋巴细胞 15%。

乙脑病毒抗体 IgM（+）。

临床诊断：流行性乙型脑炎。

问题与思考：

1. 该患者抽搐的特点是什么？有什么伴随症状？

2. 抽搐的病因是什么？按病因分类应属于哪一类？

抽搐（tic）与惊厥（convulsion）均属不随意运动。抽搐是指全身或局部成群骨骼肌发生短暂的非自主的抽动或强烈收缩，常可引起关节运动或强直。当肌群收缩表现为强直性和阵挛性时，称为惊厥。惊厥表现的抽搐一般为全身性、对称性、伴有或不伴有意识丧失。

惊厥的概念同癫痫大发作，而癫痫症的其他类型则不属于惊厥。

（一）病因

惊厥可分为两大类，即特发性与症状性，前者系指患者脑部并无可以解释症状的结构变化或代谢异常，而和遗传因素有较密切的关系；后者则由脑部疾病和全身性疾病所引起。常见病因有：

1. 脑部疾病

（1）颅内感染：如病毒、细菌、真菌等所致脑炎、脑膜炎、脑脓肿等。

（2）脑外伤：如产伤、颅脑外伤等。

（3）颅内肿瘤：如原发性脑肿瘤、转移性肿瘤等。

（4）脑血管疾病：如脑栓塞、脑出血、蛛网膜下腔出血等。

（5）寄生虫病：如脑血吸虫病、脑型疟疾、脑囊虫病等。

（6）其他：如先天性脑发育障碍、核黄疸等。

2. 全身性疾病

（1）感染：如中毒型菌痢、狂犬病、破伤风、急性感染所致的小儿高热惊厥等。

（2）心血管疾病：如高血压脑病、阿 - 斯综合征等。

（3）中毒：①内源性，如尿毒症、肝性脑病；②外源性，如乙醇、苯、铅、砷、汞、氯喹、阿托品、樟脑、白果、有机磷等中毒。

（4）风湿性疾病：如风湿热、系统性红斑狼疮、脑脉管炎等。

（5）内分泌代谢性疾病：如低血糖状态、低钙血症、低镁血症、子痫等。

（6）其他：中暑、溺水、触电、突然停用安眠药、抗癫痫药等。

3．神经官能症　如癔症性惊厥。

（二）发生机制

抽搐与惊厥发生机制尚未完全明了，认为可能是由于运动神经元的异常放电所致。这种病理性放电主要是神经元膜电位的不稳定引起，并与多种因素相关，可由代谢、营养、脑皮质肿物或瘢痕等激发，与遗传、免疫、内分泌、微量元素、精神因素等有关。

【护理评估】

案例 2-14-2A

患者，男，27 岁，3 年来发作性肢体抽搐，伴意识丧失，近 3 个月来加重。

患者 3 年前某日突感右手及右下肢闪电样发麻，片刻后出现右下肢阵挛性抽动，几分钟后倒地，牙关紧闭，口吐白沫，四肢抽搐，同时意识丧失，数分钟后抽搐停止，约 1 小时后意识清醒。以后每隔 2 个月或半年有一次类似发作。近 3 月来发作频繁、抽搐加剧并有头痛、视物模糊不清等现象，为进一步诊治而收入院。

问题与思考：

该患者抽搐的特点是什么？伴随症状是什么？

（一）健康史的采集

1．抽搐与惊厥的临床表现　询问患者惊厥或抽搐的起病时间、发作经过及表现、发作持续时间、间隔时间、病程长短、抽搐部位等。发作前有无先兆，如烦躁不安、口角抽搐、肢体发紧等。发作时意识状态，有无大、小便失禁、舌咬伤等。

（1）全身性抽搐：部分患者在惊厥发作前可有烦躁不安，口角抽搐，肢体发紧、麻木感、针刺感、触电感等先兆症状，但时间极为短暂。发作时以全身骨骼肌痉挛为主要表现，典型为癫痫大发作（惊厥），表现为患者突然意识丧失，全身或局部肌群发生强直性或阵挛性抽搐，两眼上翻或斜视，双手握拳，呼吸节律不整，严重时可出现发绀及大、小便失禁。每次发作持续数秒钟或数分钟后自行停止。有的反复发作，甚至呈持续状态。在惊厥期中还可出现心率增快，血压增高，汗液、唾液及支气管分泌物增加。发作停止后不久意识恢复，醒后可有疲乏、头痛、肌肉酸痛等症状，对抽搐过程不能回忆。

（2）局限性抽搐　主要表现为身体某一局部肌肉连续性收缩，大多见于口角、眼睑、手足等。低钙血症所致手足抽搐发作时，腕及手掌关节屈曲，指间关节伸直，拇指内收，呈"助产士手"；踝关节甚至足趾下屈，足呈弓状，似"芭蕾舞足"。

知识链接

抽搐、惊厥与年龄的关系

新生儿惊厥多为产伤、窒息、颅内出血等引起；7 个月至 3 岁者以高热惊厥多见；3 岁以上者可为癫痫或中毒引起；青壮年惊厥多为癫痫、颅脑损伤、脑肿瘤引起；老年人惊厥多由脑动脉硬化、高血压所致。

2．**抽搐与惊厥引起的身心反应**　询问患者有无以下身心反应：

（1）窒息：抽搐或惊厥发作时，可因呼吸道分泌物、呕吐物吸入或舌后坠阻塞呼吸道引起窒息，危及患者生命。

（2）外伤：抽搐或惊厥发作时，可致舌咬伤，或因跌倒、坠床造成外伤。

（3）大、小便失禁：惊厥发作时，可伴有短暂意识丧失，发生大、小便失禁。

（4）发热：抽搐与惊厥短期频繁发作可致高热。

（5）心理反应：因发作失态、患者可有难堪、不知所措等心理反应；如惊厥反复发作，可引起患者恐惧、焦虑、紧张。

3．**抽搐与惊厥的伴随症状**　①抽搐与惊厥伴高热：常提示为急性感染性疾病。②抽搐与惊厥伴脑膜刺激征：见于脑膜炎、脑炎、蛛网膜下腔出血等。③抽搐与惊厥伴血压增高：提示高血压脑病、肾炎等。④抽搐与惊厥伴意识障碍：见于癫痫大发作、颅脑疾病等。

4．**发病诱因**　如高血压脑病的抽搐发作诱因常为情绪激动、紧张、过劳等；癔症性惊厥或抽搐也常因情绪波动引起；小儿惊厥多与高热有关；光、声刺激可使破伤风患者发生强烈痉挛。

5．**相关病史及个人史**　询问患者有无颅脑外伤、脑血管疾病、心血管疾病、全身感染性疾病、肝肾疾病、毒物接触史等；有无癫痫家族史及类似发作史；对小儿应询问分娩史，如出生时有无产伤、窒息及询问生长发育史等。

6．**诊疗和护理经过**　发病后做过哪些检查？服用过哪些药物，如癫痫发作常服用抗癫痫药，应询问所用药物的名称、剂量、疗效、是否坚持服药以及不良反应等。

7．**相关知识的了解情况**　患者对惊厥或抽搐发生的病因、诱因、加重因素以及治疗措施等相关知识的了解程度与所采取的应对措施。

（二）**身体评估**

1．**一般状态**　生命体征，营养状况，意识状态。

2．**头颈部评估**　头颅有无外伤、双侧瞳孔大小、对称性、对光反射是否存在，是否有舌咬伤等。

3．**心脏评估**　注意心率、心律、心脏杂音等。

4．**四肢评估**　肌力、肌张力、肢体运动情况。

5．**神经系统评估**　神经反射、脑膜刺激征、病理反射等。

（三）**实验室及其他检查**

1．**实验室检查**　血及尿常规、血糖、血钙、血磷、尿素氮及脑脊液检查等。

2．**其他检查**　心电图检查、头颅 CT 或 MRI 检查、脑电图、肌电图检查等。

案例 2-14-2B

上述患者身体评估：T 36.7℃，P 88 次 / 分，R 15 次 / 分，BP 122/80mmHg，双侧瞳孔扩大，对光反射迟钝，心、肺、腹正常，右侧上下肢肌力 Ⅲ 级，右侧肢体深、浅感觉迟钝，腱反射亢进，脑膜刺激征阴性。

眼底检查：双侧视乳头水肿，视神经继发性萎缩。

头颅 MRI 检查：左顶叶矢状窦旁肿瘤。

入院后行手术治疗。最后诊断：左顶叶星状胶质细胞瘤。

问题与思考：

1．对该患者进行护理评估，你认为还有哪些资料需要补充？

2．可为该患者制订哪几个护理诊断？

【相关护理诊断】

1. 有窒息的危险：与惊厥发作所致误吸有关；与惊厥发作所致舌后坠阻塞呼吸道有关。

2. 有外伤的危险：与惊厥发作所致舌咬伤或跌伤有关。

3. 急性意识障碍：与惊厥发作有关。

4. 个人／家庭应对无效：与无能力处理突发惊厥有关。

5. 照顾者角色紧张：与患者不可预知的惊厥发作及其健康不稳定性有关。

6. 恐惧：与不可预知的惊厥发作有关。

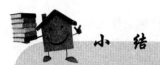

小　结

1. 抽搐是指全身或局部成群骨骼肌发生短暂的非自主的抽动或强烈收缩，常可引起关节运动或强直。当肌群收缩表现为强直性和阵挛性时，称为惊厥。惊厥表现的抽搐一般为全身性、对称性、伴有或不伴有意识丧失。

2. 抽搐与惊厥发生机制，目前认为可能是由于运动神经元的异常放电所致。

3. 抽搐与惊厥的病因：①脑部疾病（颅内感染、脑外伤、颅内肿瘤、脑血管疾病、脑寄生虫病等）。②全身性疾病（感染、心血管疾病、中毒、风湿性疾病、内分泌代谢性疾病等）。③神经官能症。临床上以颅内感染、脑血管疾病、全身性感染引起的抽搐与惊厥最常见。

4. 护理评估要点

（1）抽搐与惊厥的临床表现：惊厥或抽搐的起病时间、发作经过及表现、发作持续时间、间隔时间、病程长短、抽搐部位及发作前先兆、发作时意识状态等。

（2）抽搐与惊厥引起的身心反应：①窒息；②外伤；③大小便失禁；④发热；⑤心理反应。特别应注意窒息与外伤。

（3）抽搐与惊厥的伴随症状：①伴高热；②伴脑膜刺激征；③伴血压增高；④伴意识障碍等。

（4）健康史的其他资料：发病诱因、相关病史及个人史、诊疗和护理经过、相关知识的了解情况。

（5）身体评估：抽搐与惊厥体征及相关疾病体征，重点是意识状态、四肢及神经系统评估。

（6）实验室及其他检查：与抽搐、惊厥病因及严重程度有关的检查，重点是头颅影像学检查。

思考题

1. 小儿高热惊厥有哪些临床表现特点？

2. 案例分析：

女性，40岁，患者于今日下午购物回家途中突然意识丧失倒地，牙关紧闭，四肢抽搐，持续30秒后开始出现强直性抽搐，双手握拳，口吐白沫，小便失禁，被家人送来急诊。

10多年前曾有过癫痫发作史，此后每年发作1～2次，未坚持规律服药。

问题与思考：

（1）该患者的突出症状是什么？

（2）患者此次发作是否还是癫痫？

（3）为该患者制订护理诊断。

参考答案

（吴　晶）

第十五章 意识障碍

【概述】

意识障碍（disturbance of consciousness）是指人体对周围环境及自身状态的识别和察觉能力出现障碍。多由于高级神经中枢功能活动（意识、感觉和运动）受损所引起，可表现为嗜睡、意识模糊、昏睡、谵妄，严重的意识障碍为昏迷。

（一）发生机制

正常人意识清晰，即思维合理，反应敏锐、精确，语言表达能力正常。意识由两部分组成，即意识内容及其"开关"系统。①意识内容：即大脑皮质活动功能，包括记忆、思维、定向力和情感等，以及通过视、听、说和复杂运动等与外界保持紧密联系的能力。②意识"开关"系统：包括感觉传导径路（特异性上行投射系统）和脑干网状结构（非特异性上行投射系统），起意识"开关"作用。意识"开关"系统可激活大脑皮质并使之保持兴奋性，使机体处于觉醒状态，从而产生意识内容。意识状态的正常有赖于大脑皮质和网状结构功能的完整。当脑缺血、缺氧、热量供给不足、酶代谢异常等因素，引起脑细胞代谢紊乱，从而导致网状结构功能损害和大脑活动功能减弱，均可产生意识障碍。

（二）病因

1．颅脑疾病

（1）颅内感染：如脑炎、脑膜炎、脑脓肿等。

（2）脑血管疾病：如脑出血、蛛网膜下腔出血、高血压脑病等。

（3）颅内占位性病变：如脑肿瘤。

（4）颅脑外伤：如脑震荡、脑挫伤、颅骨骨折等。

（5）癫痫。

2．全身性疾病

（1）严重感染：如败血症、中毒性肺炎、中毒型菌痢等。

（2）心血管系统疾病：如重度休克、阿‐斯综合征等。

（3）内分泌与代谢性疾病：如肝性脑病、尿毒症、甲状腺危象、糖尿病酮症酸中毒、低血糖等。

（4）中毒：安眠药、有机磷农药、乙醇、一氧化碳及氰化物等中毒。

（5）物理性因素：如触电、溺水、中暑等。

（6）水、电解质平衡紊乱：如稀释性低钠血症、低氯性碱中毒等。

【护理评估】

案例 2-15-1A

患者男，70岁，患者家属1小时前回家时发现患者躺倒在地，呼之不应，当时未发现患者有肢体抽搐、双眼上翻、口吐白沫、舌咬伤或大小便失禁，速将患者送来急诊。

既往有高血压、2型糖尿病，长期口服硝苯地平控释片和皮下注射胰岛素治疗。

问题与思考：

该患者目前属于哪种意识障碍？为什么？

（一）健康史的采集

1. 意识障碍的临床表现　询问意识障碍发生的缓急、发生时间、持续时间、意识障碍程度、病情进展情况等。

意识障碍可有下列不同程度的表现：

（1）嗜睡（somnolence）：是最轻的意识障碍，患者处于病理性的睡眠状态，但可为轻微刺激或语言所唤醒，醒后能正确回答问题和做出各种反应，但反应迟钝，答话简单而缓慢，停止刺激后又再入睡。

（2）意识模糊（confusion）：是意识水平轻度下降，较嗜睡为深的一种意识障碍，能保持简单的精神活动，但对时间、地点、人物等定向能力发生障碍，思维和语言不连贯，可有错觉、幻觉、躁动不安、谵语或精神错乱。

（3）昏睡（stupor）：是病理性的沉睡状态，须用强刺激（如压迫眶上神经、用力摇动身体）才能唤醒，答话含糊不清，或答非所问，停止刺激后很快又入睡。

（4）谵妄（delirium）：一种以兴奋性增高为主的高级神经中枢功能活动失调状态，临床上表现为意识模糊、定向力丧失、躁动不安、语言杂乱、出现错觉或幻觉。常见于急性感染性疾病的发热期、药物中毒（颠茄类、乙醇）、代谢障碍（如肝性脑病）、中枢神经系统疾患等。

（5）昏迷（coma）：是最严重的意识障碍，按其程度可分为：

1）轻度昏迷：意识大部丧失，无自主运动，对周围事物及声、光等刺激全无反应，但对强烈的疼痛刺激尚可出现痛苦表情、呻吟和下肢的防御性躲避运动。生理反射（如吞咽反射、咳嗽反射、角膜反射及瞳孔对光反射等）存在。血压、脉搏、呼吸等一般无明显变化，但大小便可有潴留或失禁。

2）中度昏迷：对周围事物及各种刺激全无反应，但对强烈的刺激可出现防御反射。角膜反射减弱，瞳孔对光反射迟钝，无眼球运动。

3）深度昏迷：意识完全丧失，无自主运动，全身肌肉松弛，对各种刺激甚至是强刺激均无反应。深、浅反射均消失。呼吸不规则，血压也可下降，大小便失禁或潴留，机体仅能维持呼吸及循环最基本的功能（表2-15-1）。

表2-15-1　轻度、中度和深度昏迷比较表

项目	轻度昏迷	中度昏迷	深度昏迷
肌肉紧张度	有	有	肌肉松弛
对刺激的反应	对声、光等刺激无反应，对强烈刺激有反应	对声、光等刺激无反应，对强烈刺激有反应	对各种刺激均无反应
反射（吞咽、咳嗽、角膜、瞳孔对光反射）	存在	角膜反射减弱，瞳孔对光反射迟钝，无眼球运动	消失
血压、脉搏、呼吸	正常	正常	有变化
大、小便失禁或潴留	有	有	有

2. 意识障碍引起的身心反应　应询问有无下列身心反应：

（1）水、电解质平衡紊乱及营养障碍：由于意识障碍，不能正常进食，影响营养物质及水分摄取，特别是昏迷患者，需靠静脉点滴或鼻饲维持营养需要，极易发生水、电解质平衡紊乱及营养障碍。

（2）感染：发生意识障碍时，由于各种反射减弱或消失、排尿及排便不能控制、免疫功能低下等多种因素，容易发生各种感染，如肺部感染、泌尿系统感染、口腔炎、结膜炎等，易使患者因感染死亡。

（3）窒息：昏迷患者，吞咽及咳嗽等反射减弱或消失，极易发生窒息，危及患者生命。

（4）压疮：处于昏迷状态时，无自主运动，患者长期保持同一体位，局部组织受压，加之大小便失禁，极易使局部皮肤受损伤而发生压疮。

（5）肢体运动障碍：昏迷患者自主运动能力丧失，致使肢体肌肉挛缩、关节强直、肢体畸形等，造成肢体运动障碍，影响自理能力。

（6）发生意外：在意识障碍时，患者的感知能力和对周围环境的识别能力均发生改变，特别是处于意识模糊或谵妄状态时，出现定向力丧失、躁动不安、错觉或幻觉，故易发生意外，严重者可发生自伤或伤及他人。

3．意识障碍的伴随症状　①意识障碍伴发热：先发热后有意识障碍，常见于重症感染性疾病，如流行性脑脊髓膜炎、中毒性痢疾、大叶肺炎等。先有意识障碍而后发热见于脑出血、蛛网膜下腔出血等。②意识障碍伴头痛、恶心、呕吐及肢体瘫痪：常见于脑出血、脑梗死等。③意识障碍伴血压改变：血压增高多见于高血压脑病、脑出血等；血压降低多见于各种原因引起的休克。④意识障碍伴瞳孔缩小：见于有机磷农药中毒、巴比妥类药物中毒等。

4．诱发因素　如原有高血压的患者，由于精神过度紧张或情绪激动，可诱发脑出血，出现意识障碍；糖尿病患者，由于感染、饮食失调、胰岛素用量不足或停用胰岛素、精神创伤、外伤等，均可诱发糖尿病酮症酸中毒昏迷；原有肝病者，由于上消化道出血、大量利尿、高蛋白饮食、感染等，均可诱发肝性昏迷。

5．相关病史及个人史　询问有无急性感染、颅脑损伤、高血压病、心脏病、肾病、肝病、糖尿病、呼吸系统疾病、癫痫等病史；有无毒物接触史；以往是否发生过意识障碍及表现。

6．诊疗和护理经过　发病后是否做过必要的辅助检查，如脑血管病需做颅脑影像学检查等，是否用药，使用的药物名称、剂量、疗效及不良反应，已采取过的护理措施等。

7．相关知识的了解情况　对意识障碍发生的病因、诱因、加重因素以及处理措施等相关知识的了解程度与自我护理行为。

（二）身体评估

1．一般状态评估　生命体征、意识障碍程度（作语言、疼痛刺激、瞳孔对光反应、角膜反射等检查，或用国际通用的格拉斯哥昏迷评分表（GCS）对意识障碍的程度进行评估）（表2-15-2）、营养状况、面容、体位、皮肤黏膜有无苍白、黄疸、出血。

表2-15-2　Glasgow昏迷评分量表

观察项目	反应	得分
睁眼反应	正常睁眼	4
	对声音刺激有睁眼反应	3
	对疼痛刺激有睁眼反应	2
	对任何刺激无睁眼反应	1
运动反应	可按指令动作	6
	对疼痛刺激能定位	5
	对疼痛有肢体退缩反应	4
	疼痛刺激时肢体过屈（去皮质强直）	3
	疼痛刺激时肢体过伸（去大脑强直）	2
	对疼痛刺激无反应	1
语言反应	能准确回答时间、地点、人物等定向问题	5
	能说话，但不能准确回答时间、地点、人物等定向问题	4
	用字不当，但字意可辨	3
	言语模糊不清，字意难辨	2
	任何刺激无语言反应	1

将表中各项目所得分值相加求其总分，GCS 总分范围为 3 ~ 15 分，14 ~ 15 分为正常，8 ~ 13 分表示患者已有程度不等的意识障碍，7 分以下为昏迷，3 分以下为深度昏迷。评估中应注意运动反应的刺激部位应以上肢为主，并以其最佳反应记分。通过动态的 GCS 评分和记录可显示意识障碍演变的连续性。

2．**头部器官**　头颅有无外伤及骨折、瞳孔大小及两侧是否对称、瞳孔对光反应、角膜反射等。

3．**心脏评估**　心脏大小、心率、心律、杂音等。

4．**四肢**　四肢运动情况（注意有无单瘫、偏瘫）。

5．**神经系统**　深浅反射、病理反射、脑膜刺激征等。

（三）实验室及其他检查

1．**实验室检查**　血及尿常规、尿酮体、血糖、肝及肾功能、血清电解质、血一氧化碳定量、血培养、脑脊液检查、血气分析等。

2．**其他检查**　心电图、脑电图、胸部 X 线片、脑 CT 或 MRI 检查等。

 案例 2-15-1B

上述患者身体评估：T 36.8℃，P 84 次 / 分，BP 150/80 mmHg，R 20 次 / 分，呼之不应，压眶有明显疼痛反应，双侧瞳孔等大、等圆，直径 3 mm，对光反射灵敏，心、肺、腹无明显异常，右侧上下肢无自主活动，坠落试验（+），右侧上下肢肌张力较左侧略减低，双侧腱反射对称减低，右侧巴氏征（+），脑膜刺激征（-）。

初步诊断：脑出血。

问题与思考：

1．对该患者进行护理评估，你认为还有哪些资料需要补充？

2．可能的护理诊断有哪些？

【**相关护理诊断**】

1．急性意识障碍：与脑出血有关；与严重感染有关等。

2．清理呼吸道无效：与意识障碍所致咳嗽、吞咽反射减弱或消失有关。

3．完全性尿失禁和排便失禁：与意识障碍所致排尿、排便失控有关。

4．有受伤的危险：与意识障碍有关。

5．有误吸的危险：与意识障碍所致吞咽反射减弱或消失有关。

6．营养失调：低于机体需要量：与意识障碍所致不能正常进食有关。

7．有皮肤完整性受损的危险：与意识障碍长期卧床有关；与意识障碍所致排便、排尿失禁排泄物刺激有关。

8．有感染的危险：与意识障碍所致咳嗽、吞咽反射减弱或消失或侵入性导尿有关。

9．照顾者角色紧张：与长期昏迷所致照顾者角色不当有关。

10．潜在并发症：窒息、电解质紊乱等。

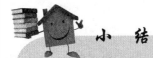

小　结

1. 意识障碍是指人体对周围环境及自身状态的识别和觉察能力出现障碍。

2. 意识状态的正常有赖于大脑皮质和网状结构功能的完整。当脑缺血、缺氧、热量供给不足、酶代谢异常等因素，引起脑细胞代谢紊乱，从而导致网状结构功能损害和大脑活动功能减弱，均可产生意识障碍。

3. 意识障碍的病因有：①颅脑疾病（颅内感染、脑血管疾病、颅内占位性病变、颅脑外伤、癫痫）；②全身性疾病（严重感染、心血管系统疾病、内分泌与代谢性疾病、中毒、物理性因素、水及电解质平衡紊乱等）。

4. 护理评估要点

（1）意识障碍的临床表现：意识障碍发生的缓急、发生时间、持续时间、意识障碍程度、进展情况等。意识障碍可有不同程度的表现：①嗜睡；②意识模糊；③昏睡；④谵妄；⑤昏迷：轻度昏迷、中度昏迷、深度昏迷。掌握上述意识障碍的表现及评估方法。

（2）意识障碍引起的身心反应：①水、电解质平衡紊乱及营养障碍；②感染；③窒息；④压疮；⑤肢体运动障碍；⑥发生意外。

5. 意识障碍的伴随症状：①伴发热；②伴头痛、恶心、呕吐及肢体瘫痪；③伴血压改变；④伴瞳孔缩小等。

6. 健康史的其他资料：意识障碍的相关病史；诱发因素；患病后的诊疗经过及效果；患者对引起意识障碍疾病以及相关知识的了解程度等。

7. 身体评估：重点评估意识障碍的表现以及原发病的主要体征，如脑血管疾病引起的意识障碍身体评估重点是神经系统，心血管系统疾病引起的意识障碍身体评估重点是心脏评估。

8. 实验室与其他检查：主要进行与意识障碍病因及严重程度有关的检查。

思考题

1. 鉴别轻度昏迷与深度昏迷最有价值的体征是什么？

2. 案例分析：

患者男，23岁，1小时前因车祸受伤，被送来医院急诊。急诊护士检查时发现患者呼之不应，小便失禁，肌肉松弛，压迫眶上神经无痛苦表情，对声、光刺激也无反应，角膜反射、瞳孔对光反射消失。

问题与思考：

（1）患者的意识障碍属于哪种？为什么？

（2）意识障碍的病因是什么？

（3）目前可为该患者制定哪几个护理诊断？

（吴　晶）

第十六章　尿潴留

【概述】

尿潴留（urinary retention）是指膀胱内充满尿液而不能正常排出。尿液完全不能排出，称为完全性尿潴留。尿液不能完全排出，排尿后膀胱内残留尿液大于100ml，称为不完全性尿潴留。根据发病的缓急可分为急性尿潴留和慢性尿潴留。

（一）发生机制

排尿（micturition）是尿液在肾生成后经输尿管而暂贮于膀胱中，贮存到一定量后，通过尿道排出体外的过程。排尿是受中枢神经系统控制的复杂反射活动，需要通过中枢、脊髓及外周神经及神经递质的传导，膀胱逼尿肌的收缩和尿道括约肌舒张来完成排尿动力过程。正常人膀胱容量为300～500ml，当膀胱内的容量达到200～400ml时，产生的压力被膀胱内壁压力感受器感知，冲动沿盆神经的传入纤维到达骶髓的低级排尿中枢，并同时传到脑干和大脑皮质的高级排尿中枢，产生尿意。大脑皮质对脊髓排尿中枢起着抑制和调节作用，如果时机和环境不适合，将抑制低级中枢的活动从而暂不发生排尿；反之排尿中枢发放冲动沿盆神经的纤维传出，引起逼尿肌收缩和尿道括约肌舒张，这样完成了一系列的排尿活动。这一生理活动是膀胱与神经相互作用协调的结果，是较为复杂的生理过程。脊髓反射弧或大脑皮质功能障碍、尿液排出通路受阻，逼尿肌和尿道括约肌功能的异常等原因均可导致排尿困难和尿潴留的发生。

（二）病因

引起尿潴留的病因很多，根据其发病机制可分为机械性和动力性梗阻两类。

1. 机械性梗阻　是指参与排尿的神经及肌肉功能正常，但在膀胱颈至尿道外口的某一部位存在梗阻性病变。

（1）膀胱颈梗阻：如良性前列腺增生、前列腺肿瘤、膀胱结石、子宫肌瘤等。

（2）尿道外口梗阻：炎症或损伤后引起的尿道狭窄、异物、尿道结石、结核或肿瘤等。

2. 动力性梗阻　系由于各种原因造成排尿中枢或周围神经损害，导致膀胱逼尿肌无力或尿道括约肌痉挛所引起，尿路本身并无机械性梗阻。

（1）神经系统病变：中枢神经系统或周围神经系统器质性或功能性病变均可不同程度影响正常排尿反射，是导致尿潴留的最为常见的病因，常见的有脑卒中、脑炎、颅脑或脊髓肿瘤、脊髓灰质炎、周围神经炎等。

（2）手术或麻醉：中枢神经或骨盆手术致盆神经损害或功能障碍。

（3）药物作用：很多松弛平滑肌的药物，如抗胆碱药（阿托品、山莨菪碱）、抗抑郁药、抗组胺药和阿片制剂等。

（4）精神因素：精神紧张、不适应的排尿环境或排尿方式等。

【护理评估】

案例 2-16-1

患者，男性，56岁，3年前开始无明显诱因出现尿频、尿急、尿痛，伴夜尿增多、小便困难、排尿不尽感，间或有排尿时疼痛，自服清凉解毒中药后好转，但症状反复。1天前上述症状加重，突发排尿中断，伴下腹胀痛，变换体位后无明显好转，来我院急诊入院。

案例 2-16-1

问题与思考：
该患者排尿困难有何特点？是如何造成的？

（一）健康史的采集

1. **尿潴留的临床表现** 询问患者尿潴留发生时间、持续时间、起病缓急、每次排尿时间、排尿量、排尿困难程度及表现等。

（1）急性尿潴留：表现为突然发生、短时间内膀胱充盈，患者下腹胀痛并膨隆、尿意迫切，却不能自行排出。有时从尿道溢出部分尿液，但下腹部疼痛不能减轻。

（2）慢性尿潴留：起病缓慢，一般无下腹胀痛，常有少量排尿。当膀胱内出现大量残余尿时，可因膀胱充盈过度而溢出，出现尿失禁，称之为假性尿失禁。少数患者虽无明显尿潴留梗阻症状，但已有明显上尿路扩张、肾积水，甚至出现尿毒症症状。

2. **尿潴留引起的身心反应** 询问患者有无以下身心反应：

（1）尿路感染：由于贮积的尿液有利于细菌的生长和繁殖，所以尿潴留患者易发生尿频、尿急、尿痛等尿路感染症状。

（2）肾功能受损：长期尿潴留引起膀胱过度膨胀，压力增高，可发生输尿管反流，引起输尿管及肾积水，最终导致肾功能受损，甚至出现尿毒症症状。

（3）心理反应：急性尿潴留患者因下腹胀痛，异常痛苦，而产生烦躁、辗转不安、焦虑等情绪。

3. **诱发因素** 如精神紧张、不适宜的排尿环境或排尿方式等。

4. **伴随症状** ①尿潴留伴尿频、尿急、射尿无力、排尿间断、尿流变细：见于良性前列腺增生；②尿潴留伴下腹部绞痛并向大腿会阴部放散：见于膀胱颈部结石；③尿潴留伴血尿：见于后尿道损伤、膀胱颈部结石、血液病等；④尿潴留伴运动、感觉障碍或截瘫：见于脊髓损伤。

5. **相关病史及个人史** 询问患者有无引起尿潴留的相关疾病，如前列腺疾病、尿路结石、神经系统疾病、外伤、手术等；是否应用过引起尿潴留的药物；有无精神因素等。

6. **诊疗和护理经过** 发病后是否进行了必要的检查、治疗及护理，其效果如何？

7. **相关知识的了解情况** 对尿潴留产生病因、诱因、加重因素以及处理措施等相关知识的了解程度；采取了哪些自我护理措施？

（二）身体评估

1. **一般状态评估** 生命体征，意识状态，营养状况，体位等。

2. **腹部评估** 腹部外形，有无下腹部膨隆、压痛及触及胀大的膀胱；膀胱区叩诊是否为浊音。

3. **神经系统评估** 肌力、肌张力、感觉功能、神经反射等。

4. **泌尿、生殖系统评估** 注意尿道外口有无狭窄、周围有无出血、肿物；前列腺大小、硬度、表面是否光滑等。

（三）实验室及其他检查

1. **实验室检查** 尿常规、尿细菌学、肾功能、血糖、血清电解质等检查。

2. **其他检查** 腹部 B 超检查，尿动力学检查，尿道镜、尿路造影、膀胱测压等检查。

【相关护理诊断】

1．舒适度减弱：与尿液无法正常排出有关。

2．尿潴留：与尿道梗阻有关；与神经系统病变有关；与应用药物有关；与精神紧张有关等。

3．潜在并发症：尿路感染。

4．焦虑：与无法有效排空膀胱有关；与伴有尿频、尿急、尿失禁等有关。

 小　结

1．尿潴留是指膀胱内充满尿液而不能正常排出。

2．脊髓反射弧或大脑皮质功能障碍、尿液排出通路受阻，逼尿肌和尿道括约肌功能的异常等原因均可导致排尿困难和尿潴留的发生。

3．尿潴留病因分为：①机械性梗阻；②动力性梗阻。神经系统病变是导致尿潴留最为常见的病因。

4．护理评估要点

（1）尿潴留的临床表现：尿潴留发生时间、持续时间、起病缓急、每次排尿时间、排尿量、排尿困难程度及表现等。

（2）尿潴留引起的身心反应：①尿路感染；②肾功能受损；③心理反应。

（3）伴随症状：不同原因所致的尿潴留，其伴随症状不同。

（4）健康史的其他资料：注意评估其相关病史，诱发因素，患病后的诊疗经过及效果，相关知识的了解情况。

（5）身体评估：重点评估腹部、神经系统及泌尿、生殖系统。

（6）实验室与其他检查：主要收集与尿潴留病因有关的检查结果。

 思考题

1．急性尿潴留和慢性尿潴留各有哪些临床表现？

2．案例分析：

患者，男性，65岁，3年前无明显诱因情况下出现尿频，夜尿增多，有时每晚达4～5次，感觉排尿无力、尿等待、尿流变细。今日患者突然出现排尿困难，尿液不能排出，下腹胀痛难忍，急来医院就诊。

身体评估：腹软，无压痛及反跳痛，膀胱区叩诊浊音，拒按。

问题与思考：

（1）该患者最可能发生了什么问题？可能由什么病因引起？为什么？

（2）对该患者进行护理评估，还应进一步收集哪些资料？

参考答案

（张立力）

第十七章　尿　失　禁

【概述】

由于膀胱括约肌损伤或神经功能障碍导致排尿自控能力下降或丧失，从而使尿液不自主地流出，称为尿失禁（incontinence of urine）。尿失禁可以发生在任何年龄或性别，以女性及老年人多见。尿失禁可以是暂时的，也可以是持续的，尿液可大量流出，也可点滴而出。

（一）发生机制

膀胱具有储尿和排尿两大主要功能。正常排尿过程是受意识控制的动作，需要一系列完善的神经系统及健全的控制排尿的肌肉共同协调完成。膀胱的正常贮尿功能取决于以下两个因素：①膀胱逼尿肌的顺应性能够使膀胱贮尿时的内部压力维持在足够低的水平；②尿道括约肌及周围组织的张力足够高，可防止膀胱内的尿液外漏。当各种原因使逼尿肌异常收缩或膀胱过度充盈，导致膀胱内压升高超过正常尿道括约肌张力，或尿道括约肌及周围组织张力不足而导致尿道阻力下降，使尿液不受主观控制地从尿道口流出，即发生尿失禁。

（二）病因及分类

根据病因及发生机制不同，可将尿失禁分为以下类型：

1．**压力性尿失禁**（stress urinary incontinence）　指因为突然增加的腹内压（如咳嗽、打喷嚏、大笑、弯腰或举重物）引起的尿液漏出。其发生与尿道括约肌张力减低、骨盆底部尿道周围肌肉和韧带松弛有关。多见于中年经产妇及骨盆或尿路手术史者。

2．**反射性尿失禁**（reflex urinary incontinence）　指膀胱充盈到一定程度时的不自主排尿。多见于脊髓外伤、脊髓肿瘤、多发性硬化等所致的骶髓低级排尿中枢水平以上脊髓完全性损伤。

3．**急迫性尿失禁**（urgent urinary incontinence）　指急迫的无法抑制的排尿欲望，随之出现不受控制的尿液漏出。主要见于膀胱局部炎症或激惹导致的膀胱功能失调，如下尿路感染、萎缩性阴道炎、前列腺增生症及子宫脱垂等，也可见于脑血管意外、脑瘤、多发性硬化、帕金森病等中枢神经系统疾病。

4．**功能性尿失禁**（functional urinary incontinence）　因身体功能或认知功能受损而导致的不自主排尿状态。多见于脑血管病变、痴呆、使用利尿剂或抗胆碱能药物者、排尿环境或习惯的突然改变等。

5．**溢出性尿失禁**（overflow urinary incontinence）　指由于各种原因而出现尿潴留，使膀胱过度充盈，进而造成尿液从尿道不断溢出。常见于前列腺增生、膀胱颈梗阻、尿道狭窄等，亦可见于脊髓损伤早期的脊髓休克阶段、脊髓肿瘤及糖尿病等导致的膀胱瘫痪等。

【护理评估】

案例 2-17-1

患者，女性，65岁。4个月前开始无明显诱因出现少量溢尿，未在意。近1个月来溢尿次数明显增多，尤其是在咳嗽及运动后，故有时不得不使用尿垫。

问题与思考：

1．你认为其溢尿的最可能原因是什么？

2．在护理评估时，应重点评估哪些资料？

（一）健康史的采集

1. 尿失禁的临床表现　询问患者每日排尿的次数、量；尿失禁发生的时间、是持续的还是间歇的、每次溢尿量、溢尿前有无尿意、有无诱因及环境改变等。

可采用国际尿失禁咨询委员会的尿失禁问卷（ICI-Q-LF）对尿失禁的发生频次进行分级，0级：从来不漏尿；1级：每周大约漏尿1次或不到1次；2级：每周漏尿2次或3次；3级：每天大约漏尿1次；4级：每天漏尿数次；5级：持续漏尿。

也可根据其发生的诱因进行严重程度的分度：①轻度：仅在咳嗽、打喷嚏、抬重物时出现尿液溢出；②中度：在走路、站立、轻度用力时出现；③重度：无论站立或卧位时均可出现尿失禁。

2. 尿失禁引起的身心反应　①对日常生活的影响：尿失禁会影响患者的日常生活，有些患者为避免或减少尿失禁的发生，尽量减少液体的摄入；长期尿失禁还可使日常活动受限，社会生活减少，导致生活质量大大下降。②皮肤受损：卧床的尿失禁患者，尿液会浸渍并刺激皮肤，造成骶骨部压疮。③增加照料者负担：因尿失禁会给其照料者带来较大照顾负担，常使患者感到不安。④外伤的危险：老年人因为尿急导致跌倒和骨折的危险性也增加。⑤心理反应：尿失禁会使患者发生窘迫、孤独和抑郁等情绪改变。

3. 尿失禁的伴随症状　不同原因所致的尿失禁可有不同的伴随症状：①尿失禁伴膀胱刺激征，见于急性膀胱炎；②尿失禁伴排尿困难，见于前列腺增生、前列腺癌、尿道狭窄等；③尿失禁伴肢体瘫痪、排便功能障碍，见于中枢神经系统疾病；④尿失禁伴慢性咳嗽，多为慢性阻塞性肺疾病所致的腹内压增高而致尿失禁。

知识链接

神经源性膀胱

神经源性膀胱（neurogenic bladder）是指由于神经系统病变所导致的膀胱和/或尿道功能障碍（即储尿和/或排尿功能障碍）的统称。临床常表现为尿潴留、尿失禁、尿频等下尿路症状。可见于儿童脊髓先天性缺陷、脑卒中、脊髓损伤、多发性硬化和格林巴利综合征等脱髓鞘疾病、腰椎间盘突出、痫疾、糖尿病所致的周围神经病变等。

神经损伤的部位不同所导致的功能障碍的特点不同，如脑桥以上神经损伤主要表现为逼尿肌过度活动，而逼尿肌/括约肌协同功能正常，而骶髓以上神经损伤患者尿动力学检查多表现为逼尿肌过度活动，伴逼尿肌/括约肌协同功能失调，骶髓及以下神经损伤者多表现为逼尿肌无收缩。

4. 相关病史及个人史　询问患者有无中枢神经系统疾病、尿道狭窄、前列腺增生等病史及用药史、手术史及环境因素等，对于女性应注意询问其孕产史。

5. 诊疗和护理经过　发生尿失禁后是否进行了相应的检查，有无明确的病因，所采取的治疗和护理措施有哪些？效果如何？

6. 相关知识的了解情况　对尿失禁的病因、诱因、加重与缓解因素以及处理措施等相关知识的了解程度以及依从性等。

（二）身体评估

1. 一般状态　生命体征、有无压疮、皮炎等皮肤损伤。

2. 腹部评估　主要是膀胱的触诊与叩诊，注意膀胱的充盈程度。

3. **神经系统评估** 注意有无肌力减退、肌张力异常、感觉及神经反射异常等。

4. **专科评估** 尿道与前列腺评估、会阴部的感觉、肛门括约肌与盆底肌的肌张力、随意舒缩肛门括约肌及盆底肌的能力、注意有无盆底器官膨出等。

（三）实验室及其他检查

1. **实验室检查** 尿常规、尿细菌学。

2. **其他检查** 尿路造影检查、膀胱测压、激发性应力测试、剩余尿与尿动力学监测等。

【相关护理诊断】

1. 压力性尿失禁：与尿道括约肌张力减低，或骨盆底部尿道周围肌肉和韧带松弛有关。

2. 反射性尿失禁：与骶髓排尿中枢水平以上的脊髓完全性损伤有关。

3. 急迫性尿失禁：与中枢神经系统和膀胱局部病变所致膀胱收缩不受控制有关。

4. 功能性尿失禁：与精神、运动障碍，环境因素或药物作用所致不能及时排尿有关

5. 溢出性尿失禁：与尿潴留膀胱过度充盈有关。

6. 情境性低自尊／有情境性低自尊的危险：与不能自主控制尿液排出有关。

7. 皮肤完整性受损／有皮肤完整性受损的危险：与尿液浸渍并刺激皮肤有关。

小 结

1. 尿失禁是指由于膀胱括约肌损伤或神经功能障碍导致排尿自控能力下降或丧失，从而使尿液不自主地流出。

2. 根据病因及发生机制不同可分为压力性尿失禁、反射性尿失禁、急迫性尿失禁、功能性尿失禁、溢出性尿失禁。

3. 护理评估要点

（1）尿失禁的临床表现：尿失禁发生的时间、频次、溢尿的尿量、有无诱因及环境改变等。

（2）尿失禁引起的身心反应：对日常生活的影响、皮肤受损、外伤的危险、心理反应等。

（3）尿失禁的伴随症状：不同原因所致的尿失禁，其伴随症状不同。

（4）健康史的其他资料：既往有无相关病史、患病后的诊疗经过及效果、对相关知识的了解等。

（5）身体评估：主要为神经系统评估、肛门与盆底肌肉功能等的专科评估。

（6）实验室与其他检查：尿常规、尿路造影、膀胱测压、尿动力学监测等。

思考题

1. 压力性尿失禁与溢出性尿失禁有哪些区别？（请思考后自行解答）

2. 案例分析

患者，女性，55岁，20年前生育第三胎后出现大声咳嗽及快速行走时滴尿，未予注意。近5年来，自觉症状逐渐加重，平时站立时即出现滴尿的情况，蹲位时症状更加明显。

问题与思考：

（1）该患者尿失禁的类型是什么？阐明其理由。

（2）对该患者进一步护理评估的要点有哪些？

（张立力）

61-74

参考答案

第十八章　焦　虑

【概述】

案例 1-18-1A

患者，女，35 岁，因发现"乳房肿块 1 周"，以"乳房肿块性质待查"收治入院。入院后患者多次询问医生和护士其乳房肿块会不会是恶性的？如果是恶性的，是不是需要化疗等问题。常常躺在床上，又突然坐起来。

问题与思考：

1. 该患者的行为表现提示其可能存在的护理诊断是什么？
2. 该患者为什么会有这样的行为表现？

焦虑（anxiety）是一种内心紧张不安，预感到似乎将要发生某种不利情况而又难于应付的不愉快情绪，是临床最常见的心理反应和情绪表现。

焦虑与恐惧的表现相近，不同的是焦虑发生于危险或不利情况来临之前，而这种危险或不利情况往往是不明确的；恐惧则发生于面临危险之时，引发恐惧的危险是明确的、真实的，如对疼痛、死亡的恐惧。

（一）发生机制

焦虑是一种与不确定的危险因素有关的忧虑和不良预感，是机体对危险的一种内部警告机制。一般人的焦虑往往与一定的现实情景相联系，是由外部事物的不确定性、威胁性所激发的令人不快的情绪体验，是应激反应的表现。Selye 认为个体的应激反应是按以下三个阶段逐渐发展的：在警报反应期（alarm reaction stage）应激对机体的刺激通过下丘脑作用于肾上腺、肝等腺体和组织，促使激素分泌增加、血糖升高以做好防御准备。若应激持续存在，则进入抵抗期（resistance stage）。此期消化系统功能降低，肺的通气量增加，心跳增强、增快以便向骨骼肌输送含氧量更高、更有营养的血液，满足机体进行各种防御反应的需要。若应激被克服、个体适应成功，机体的各种反应逐渐恢复正常。衰竭期（exhaustion stage）发生于应激未被克服而长期存在，上述生理反应被持续激发，直至机体的所有适应性资源被耗尽仍无力恢复，最终导致衰竭死亡。

焦虑虽是一种不愉快的情绪体验，但它具有重要的适应功能。焦虑提醒人们警觉可能存在的内部或外部危险，提高人们预见危险的能力，并通过不断调整自己的行为，学习应付不良情绪的方法和策略。因此，适当的焦虑具有保护性作用，是有益的。但严重而持久的焦虑则会因精力的过度消耗，对个体健康造成威胁。

（二）常见原因

1. 生活事件　焦虑的最常见原因是生活事件引起的心理冲突。任何可威胁到身体和／或心理安全的情景、事件或变化，如结婚、迁居、患病、住院、久病不愈、亲人病危等都可因应激而产生焦虑。焦虑反应的强弱程度与个体的发展阶段、个性特点、健康状况及应对能力等有关。一般而言，一贯胆小羞怯、缺乏自信、躯体情况不良，应对心理、社会应激能力较差者，较易发生焦虑。若焦虑状态持续存在、焦虑程度与现实处境极不相称或无明确诱因者，应考虑焦虑性神经症的可能。

2．其他 焦虑还可见于：①某些躯体疾病，如甲状腺功能亢进症、脑肿瘤、脑血管病以及低血糖等。②某些药物的长期应用、中毒或戒断后，如苯丙胺、阿片类、育亨宾及某些抗精神病药物等。③精神疾病伴发焦虑，如疑病症、恐怖症、精神分裂症等精神疾病。

案例 2-18-1B

　　经过询问了解到，该患者自从发现乳房包块后就一直担心自己是不是得了乳腺癌，上网查了很多这方面的资料，晚上也睡不好，常被噩梦惊醒。
　　问题与思考：
　　1．根据该患者目前的资料是否可以明确患者存在焦虑情绪？为什么？
　　2．在评估过程中，还需要进一步收集哪些资料？为什么？

【护理评估】
（一）健康史的采集
1．焦虑的情绪体验 询问患者有无紧张、不安的情绪体验。紧张、不安的期待情绪是焦虑的典型特点，严重者可产生恐惧感，犹如大祸临头而惶惶不安。一个人可能不知道自己焦虑的原因，但不可能不知道自己的焦虑情绪。
2．焦虑引起的身心反应
（1）由于交感神经功能亢进，可出现心悸、血压升高、面色潮红或苍白、出汗、呼吸急促、过度换气、头痛、眩晕、恶心、腹泻、尿频等。
（2）睡眠障碍：可表现为入睡困难、躺在床上思虑所担心的问题，睡眠间断或有不愉快的梦境体验。
（3）认知能力改变：轻度焦虑可表现为注意力集中、有好奇心、提问较多、解决问题的能力增强。重度焦虑则表现为注意力分散、定向力改变、难以沟通，因而不能正常工作和学习。
　　焦虑对个体的影响与焦虑的程度、持续时间以及应对焦虑的能力等有关。其主要影响表现为焦虑所引起的认知能力改变对工作、学习及日常生活的影响。此外，长期承受严重焦虑还可导致慢性心身疾病。为了便于观察和评估，依据其对个体的影响程度不同可分为以下四级：
1）轻度：个体的认知能力增强，注意力集中；有好奇心、常提问题；考虑问题全面；能应对和解决各种情况和问题；工作效率高。
2）中度：能专心于某些事情，做事非常认真、有效率，但是对其他事情则无法面面俱到，甚至会选择性拒绝。一旦对其提出过多要求，则会发生冲突，易激惹。有时可能没有注意到周围情况及变化，在适应和分析方面存在一定困难。
3）重度：认知能力明显降低，注意力集中在细节上，或高度分散，不能集中，甚至给以指导也难以改善。常用过去的观点观察现在的经历，几乎不能理解目前的情境。不仅严重影响学习，日常生活也已受到影响。
4）恐慌：是一种严重的精神失调，表现为接受能力失常，注意力集中在夸大的细节上，经常曲解当时的情景，学习难以进行，并失去维持有目的活动的能力。有时对微小的刺激可产生不可预料的反应。有临近死亡的感觉，日常生活受到严重影响。
3．应激与应对能力 包括既往的应对策略、近期所经历的各种应激事件、对应激事件的看法（包括对目前所患疾病的看法）、所采取的应对措施及其效果等。

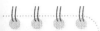

4．相关病史及用药史　既往有无类似病史，是否患有甲状腺功能亢进症、脑炎、低血糖、精神疾病等可引起焦虑的相关疾病，用药情况，有无酗酒及滥用药物等。

5．个性心理特点　包括性格类型、思维和行为模式，对人生、自我及周围环境的态度及看法等。注意是否存在思维僵化、刻板，缺乏灵活性及想象力；行为谨慎、恪守常规、追求完美；对自身及周围环境容易采取否定和怀疑的态度等。

6．社会支持系统　可提供帮助及情感支持的家人、朋友、同事等以及可获得的支持的性质及程度等。

（二）量表测定

必要时，可借用相关的量表对患者的焦虑情绪、应激事件、应对能力、社会支持、个性特点、认知功能等进行评定。

（三）身体评估

1．一般状态　注意有无哭泣、易怒、声音颤抖、咬指甲、坐立不安、来回踱步、反复翻弄东西等行为表现。

2．心率、血压　注意有无心率加快、血压升高等。

（四）实验室检查

注意有无血糖升高、肾上腺素皮质类固醇激素增加等生化改变。

【常见护理诊断】

1．焦虑　与担心疾病预后不良有关；与缺乏术后康复知识有关；与即将分娩有关。

2．睡眠型态紊乱　与焦虑引起的思虑过度有关。

3．有营养失调　高于机体需要量的危险　与焦虑所致进食过多有关。

4．思维过程改变　与重度焦虑所致认知能力改变有关。

5．无能为力　与重度焦虑有关。

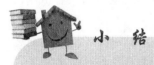

1．焦虑是一种内心紧张不安，预感到似乎将要发生某种不利情况而又难于应付的不愉快情绪，是临床最常见的心理反应和情绪表现。

2．焦虑是对应激事件的应对反应，适度的焦虑是有益的，但严重而持久的焦虑则会因精力的过度消耗，对个体健康造成威胁。

3．焦虑的最常见原因是生活事件引起的心理冲突。焦虑反应的强弱程度与个体的发展阶段、个性特点、健康状况及应对能力等有关。一般而言，一贯胆小羞怯、缺乏自信、躯体情况不良，应对心理、社会应激能力较差者，较易发生焦虑。

4．焦虑的评估要点：

（1）焦虑的情绪体验

（2）焦虑引起的身心反应：面色潮红、呼吸急促、心悸、腹泻等交感神经兴奋的表现；入睡困难、多梦；认知功能改变等

（3）可能的病因与诱因：包括应激与应对能力、相关病史及用药史等

（4）个性特点及社会支持

（5）身体评估：紧张不安的行为表现；心率增快、血压升高等。

（6）实验室检查：血糖、肾上腺皮质激素升高等。

参考答案

思考题

1. 焦虑对个体有哪些影响?
2. 应如何评估患者焦虑的表现及程度?

（孙玉梅）

第十九章 抑 郁

【概述】

抑郁（depression）是一种以心境低落为主的不愉快情绪体验，是最常见的情绪状态之一。情绪是人对客观事物所持态度的主观体验，是人对客观事物的一种好恶倾向。处于抑郁状态的人对自身及周围事物持消极、悲观或否定的态度，其表现可由轻度的情绪不佳，到沮丧、愁眉苦脸，甚至严重的绝望自杀。

（一）常见原因

抑郁的产生可能涉及多种原因，通常是各种原因综合作用的结果。引起抑郁的常见原因有：

1. 生活事件 抑郁可能是对生活中应激事件的反应，如亲人逝去、久病不愈、婚姻不幸、人际关系紧张、退休、经济上的困扰等均可导致孤独、无助、无望或内疚感而产生抑郁情绪。长期的工作及生活压力、丧偶、退休、机体功能减退以及自理能力下降等是导致老年人抑郁发生率较高的主要原因。

2. 某些躯体疾病或药物 某些疾病如脑卒中、Cushing's病、甲状腺疾病、产后感染、贫血等，某些药物如治疗高血压的药物（利血平、甲基多巴）、避孕药、激素类、抗结核及抗癌药等均可激发抑郁情绪。

3. 精神疾病 抑郁也可以是某些精神疾病的表现，如抑郁性神经症、抑郁症、其他神经症以及精神分裂症等。

知识链接

心境障碍

抑郁症是临床最常见的一种心境障碍。除抑郁症外，心境障碍还包括躁狂症、双相障碍等其他类型。

所谓心境障碍也称情感性精神障碍，是以显著而持久的情感或心境改变为主要特征的一组精神障碍。主要表现为情感异常高涨或低落，伴有相应的认知和行为改变，严重者可有精神病性症状。

精神病性症状的特点是：①常有一些幻觉、妄想等病态体验，并且不能将病态体验与现实区分开来；②没有能力按社会认为适宜的方式行动，在病态体验的支配下出现一些异常行为；③对自己的病情缺乏自知能力。

（二）发生机制

有关抑郁的发生机制目前尚未彻底阐明，主要的观点有：

1. 应激与适应 各种不良的生活事件可诱发或引起抑郁。应激被认为是引起抑郁的重要因素之一，且常与焦虑情绪相伴发生。Engel认为人对应激事件的反应可分为两类：一类是与焦虑、恐惧和愤怒有关的"或战或逃反应"，主要为交感神经活动增强的表现；另一类是与抑郁、悲观、失望和失助有关的"保存-退缩反应"。在"保存-退缩反应"中，下丘脑-垂体-

肾上腺皮质轴活动增强，迷走神经活动增强，肾上腺皮质激素分泌增多，外周血管阻力增大，骨骼肌运动减少。

个体对应激事件的反应与其对应激事件的认知程度、既往经历、个性倾向以及社会支持等有关。一个人在面对挫折或失去亲人、亲情等情况下感到悲伤或哀痛是很正常的，这种情绪随着时间的推移而逐渐减退。若这种情绪长期持续并伴有负罪感、无望感等应考虑抑郁性神经症或精神病性抑郁的可能。

2. 个性倾向 抑郁是个体在面对超出其应对能力的威胁时，处于失望、失助状态下所产生的情绪体验。研究发现抑郁性神经症患者的个性具有某些共同特点，如缺乏自信、消极悲观、易于伤感、惯于忧愁、过分内倾，对挫折和不幸习惯采取悲观的认知态度与消极被动的应对方式等。

3. 生物学因素 包括：①遗传因素，各种研究结果提示抑郁性神经症的发生与遗传因素有密切的关系。②神经生物学因素，研究发现抑郁与大脑神经突触间隙 5-羟色胺（5-HT）和去甲肾上腺素（NE）等神经递质含量的减少有关。近年来，心境障碍的 5-HT 假说越来越受到重视，认为 5-HT 可直接或间接参与调节人的心境，5-HT 水平降低与抑郁症有关。某些躯体疾病患者易发生抑郁可能与其影响了相关的神经生物递质有关。

【护理评估】

案例 2-19-1

患者，女，69 岁，因"反复咳嗽、喘息 10 余年，再发 3 天"，以"慢性阻塞性肺疾病（COPD）"收治入院。护士接诊时发现患者情绪低落，不愿言语，时不时会摇头叹息。下面是护士与该患者的一段对话：

护士：大妈，您能说说你这次是怎么不舒服住院的吗？

患者：（沉默片刻）喘。

护士：您能说说是从什么时候开始的吗？

患者：（望着窗外，长时间的沉默）……

问题与思考：

1. 患者情绪低落的可能原因是什么？应该如何进一步明确其原因？

2. 面对该患者应如何调整交谈策略？

（一）健康史的采集

1. 抑郁的表现 由于个体的差异、不同的产生原因等，抑郁的严重程度及持续时间不同，临床表现也各不相同。抑郁最常见、最主要的临床表现是不同程度的情绪低落。可表现为悲伤、沮丧、忧郁、缺乏自信、内疚、自责、无精打采、对那些曾带来快乐的事情或活动失去兴趣或乐趣。随着抑郁的加重可出现无助感、无价值感、无望感或罪恶感，对生活失去兴趣、消极厌世、表情淡漠、不爱说话，甚至产生自杀的想法或企图。值得注意的是，不同的人对抑郁的反应不同，有的人可能极力掩盖自己的感觉，而有的人可能会经常哭泣；而某些人初期可无明显的抑郁情绪，但通过交谈可发现其潜埋于内心的悲伤和失望感。

2. 抑郁引起的身心反应 注意询问有无头痛、头晕、口干、食欲改变而导致体重减轻或增加、疲乏无力、慢性疼痛等躯体症状；有无入睡困难、熟睡不醒、早醒、醒后难以入睡等睡眠障碍；有无日常生活及工作困难。观察有无思维过程缓慢、精力不集中以及决策能力下降等表现。严重者，可表现为思维和行动迟滞。

抑郁患者由于缺乏自信和主动性、易于退缩而影响与他人关系的建立和维持。由于思维障碍、难以集中精力和做出决策，有时连最简单的工作都难以做好。社会技能丧失、交流障碍、无力解决问题等均可影响患者正常的生活、工作以及社会交往能力，而这种影响则可能进一步加重抑郁的情绪反应。

　　3．人际关系与角色功能　包括家庭关系、社交情况等，注意有无家庭关系紧张、回避社交、对原来感兴趣的活动失去兴趣等。

　　4．应激与应对能力　主要了解是否存在引起抑郁的生活事件，如久病不愈、婚姻不幸、下岗、退休等，以及对有关生活事件的看法、所采取的应对措施等。

　　5．相关病史及用药史　注意有无引起抑郁的疾病史及用药史，如甲状腺功能减退、贫血，或服用治疗高血压、抗结核药物等。

　　6．个性心理特点　注意有无缺乏自信、对周围环境及未来易于采取消极的态度等个性倾向。

　　处于抑郁状态的人由于情绪退缩、思维过程缓慢，因而在评估过程中应注意降低交谈的语速，给予适当停顿，以使患者有足够的时间思考和回答，并注意观察患者的各种反应。

　　（二）量表测定

　　可借用相关的量表对患者的抑郁情绪、应激事件、应对能力、个性特点等进行评定。

　　（三）身体评估

　　着重观察患者的行为举止、面部表情、衣着等，注意有无缺乏自信、垂头弯腰、不修边幅、行动缓慢等。

　　【常见护理诊断】

　　1．悲伤／无望感／无能为力感　与负性生活事件、药物副作用等有关。

　　2．睡眠型态紊乱　与抑郁导致失眠、睡眠不深、早睡等有关。

　　3．疲乏　与缺乏兴趣、精力不足有关。

　　4．社交孤独　与严重抑郁所致的行为退缩有关。

　　5．有自伤／自杀的危险　与抑郁导致的自我评价低、无价值感等有关。

　　6．应对无效　与情绪低落、自我评价低等有关。

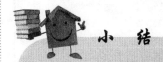

　　1．抑郁是一种以心境低落为主的不愉快情绪体验。处于抑郁状态的人对自身及周围事物持消极、悲观或否定的态度，其表现可由轻度的情绪不佳，到沮丧、愁眉苦脸，甚至严重的绝望自杀。

　　2．抑郁的常见原因是负性生活事件、某些躯体疾病或药物，也可能是某些精神疾病的表现。缺乏自信、过分内倾的个性特点在面对应激事件时更容易产生"保存-退缩反应"，表现为下丘脑-垂体-肾上腺皮质轴活动增强，迷走神经活动增强，肾上腺皮质激素分泌增多，外周血管阻力增大，骨骼肌运动减少。而遗传因素、某些神经递质的减少在其中可能发挥生物学作用。

　　3．抑郁的评估要点：

　　（1）抑郁的表现：不同程度的情绪低落

　　（2）抑郁引起的身心反应：头痛、头晕、疲乏无力、食欲改变等躯体症状；睡眠障碍；认知功能改变；日常生活及工作的影响等。

　　（3）病因与诱因：应激事件与应对能力；相关病史与用药史；个性特点等。

　　（4）身体评估：行为举止、面容表情等。

思 考 题

1．试用应激与适应理论解释焦虑与抑郁的关系？
2．哪些个性特点的人易于出现抑郁情绪？为什么？
3．抑郁的个体为什么会出现疲乏无力等躯体不适？

参考答案

（孙玉梅）

第三篇　护理诊断的思维方法和步骤

学习目标

通过本章内容的学习，学生应能够：

◎ **识记**

1. 复述护理诊断的步骤。

◎ **理解**

1. 说明诊断性思维的基本原则。

2. 解释护理诊断过程中常用思维方法的特点及注意事项。

◎ **应用**

1. 结合具体病例，对患者的症状、体征及辅助检查等相关资料进行分析、判断，运用思维方法及护理诊断的步骤和原则确定护理诊断。

第一节　护理诊断的步骤

护理诊断（nursing diagnosis）是指护士针对个体、家庭、社区对现存的或潜在的健康问题或生命过程的反应所做的临床判断，是护士为达到预期的结果选择护理措施的基础，这些预期结果通过护理措施能够达到。

护理诊断的形成是护理人员对评估所获得的临床资料进行分析、综合、推理、判断，最终形成对护理对象所出现的健康问题提出符合临床思维逻辑结论的过程。这一思维过程一般包括整理资料、分析综合资料、确立护理诊断及对护理诊断进行排序四个步骤。

一、整理资料

1. **资料的核实**　收集的资料全面、真实、准确是做出正确护理诊断的基础。因此，在完成资料的收集后，首先就是要对资料进行全面的核实。

为了确保资料的全面性，可根据收集资料的不同组织形式的要求逐项检查有无遗漏。注意有无只重视护理对象的某种征象而忽略了其他征象的可能。如一位因恶心、呕吐而就医的患者只关注了其消化系统的表现，而忽略了其可能还存在的糖尿病、原发性高血压或其他系统的问题存在。对于缺漏的资料要及时的补充。

在收集资料的过程中，可能因各种因素而影响主观资料和/或客观资料的真实性和准确性。

造成主观资料不真实、不准确的可能原因有：①护理对象的理解力或语言表达能力差；②护理对象有意夸大病情，以期引起医护人员的重视，或因某种原因而隐瞒病情；③代述者不能真实体验病者的痛苦和感受，或不完全了解病情；④护理人员在收集主观资料时采取主观臆断及先入为主的态度；⑤护理人员沟通能力欠佳。

造成客观资料不真实、不准确的可能原因有：①护理人员对身体评估意义的认识不足，未能为护理对象进行全面、细致的评估，或采取不负责任的态度；②身体评估的方法不正确、不熟练，因而不能发现异常体征；③医学知识及临床经验不足，对异常体征视而不见；④由于各种原因或客观条件不能对护理对象进行满意的检查；⑤实验室及其他检查结果不真实或错误。

2. 资料的分类　对收集的资料进行整理，将相关资料予以组织、分类。目前常用的组织分类形式有：

（1）按生理 - 心理 - 社会模式进行组织分类：该组织模式是在传统的生物模式基础上的补充完善，既可以体现整体护理的理念，又比较容易掌握，但与护理诊断并没有直接的应对关系，不利于护理诊断的确定。

（2）按 Majory Gordon 的功能性健康型态进行分类：Majory Gordon 将涉及人类健康生命过程的问题划分为 11 个型态，涉及健康感知与健康管理型态、营养与代谢型态、排泄型态、活动与运动型态、睡眠与休息型态、认知与感知型态、自我概念型态、角色与关系型态、性与生殖型态、应对与应激耐受型态、价值与信念型态。此种分类方法与临床上常用的护理诊断分类法相对应，能够帮助护理人员顺利找出护理诊断，因而临床应用较为广泛。

（3）按人类反应型态进行分类：2000 年，在 1986 年北美护理诊断协会（NANDA）提出的分类法 I 的基础上，提出了新的诊断分类系统，分类法 II，又称为多轴系健康型态分类。NANDA 护理诊断分类 II 包括范畴、类别、诊断性概念和护理诊断 4 级结构。第 1 级为范畴，相当于原来的型态，共有 13 个；第 2 级为类别，每一范畴含两个及以上的类别；第 3 级为诊断性概念，每个诊断性概念属下包含一个或若干个护理诊断；第 4 级为护理诊断。这一分类系统是基于 Majory Gordon 的功能性健康型态分类的改进和发展，更具操作性。

护理人员可根据自己的知识基础、临床经验以及个人的护理理念不同而选择不同的资料分类方式。同时，护理人员应根据具体情况对资料的真实性和准确性做出恰当的判断，确认资料无相互矛盾和不真实的情况。一旦发现，一定要采取适当的方式及时予以纠正。对于一些模糊不清、不够确切的资料应进一步询问和补充，以求获得更详实的资料。

二、分析综合资料，提出假设

在完成资料的收集与整理后，即可对资料进行分析与综合，找出其相互关系进行解释和推理，以判断护理对象可能存在的或潜在的对健康问题的反应及可能的原因。

1. 找出异常　对收集的资料按照某一评估模式进行整理后，护理人员根据所学的基础医学知识、护理学知识、人文及社会学科知识以及自身的临床经验，根据不同年龄阶段、不同背景条件，对资料进行解释、推理，以发现异常。

2. 找出可能的护理诊断及其相关因素　对资料进行分类解释的过程中，形成一个或多个诊断假设。诊断假设形成后，护理人员应继续寻找与诊断假设相关联或引起某一诊断的更多资料，将其与相关护理诊断的诊断依据进行比较，确认这些资料与假设的一个或多个护理诊断的主要依据和次要依据之间的匹配或相似关系，一旦建立匹配关系并符合某一护理诊断的定义特征，即产生了初步的护理诊断。

三、确立护理诊断

护理诊断的确立并非一次性就可以完成，需要护理人员经过反复分析、综合、推理、推断，对所提出的可能护理诊断进行评价和筛选，最后对照相应的护理诊断标准做出恰当的护理诊断。护理诊断是否正确，应在临床实践中进一步验证。护理人员需要在临床实践的过程中进一步收集资料和核实数据，客观细致地观察病情变化，随时提出问题，诘问自己，查阅文献寻找证据，对新的发现、新的检查结果不断进行反思，予以解释，新的证据是进一步支持还是不利于原有护理诊断，甚至否定原有诊断。如此不断地验证或修订直至做出最终的护理诊断。此外，随着护理对象健康状况的改变，其对健康问题的反应也在不断的变化中，因此要不断重复地评估以保证护理诊断的有效性。

四、护理诊断的排序

护理诊断确立后，护理对象若同时存在多个护理诊断和合作性问题，在实际工作中需要将这些护理诊断或合作性问题按其重要性和紧迫性排列主次顺序。按照优先顺序常将护理诊断分为首优问题、中优问题和次优问题三类。

1. **首优问题** 是指直接威胁患者生命的紧急情况，需要护理人员立即采取措施去解决的问题。例如：与呼吸、循环以及生命体征异常有关的问题等。急危重症患者在紧急状态下，可能存在多个首优问题。

2. **中优问题** 是指虽不直接威胁患者的生命，但也能导致患者身体不健康或情绪变化的问题。常见的中优问题包括意识改变、急性疼痛、体温过高、急性排尿障碍、躯体活动障碍、组织完整性受损等。

3. **次优问题** 是指患者在应对发展和生活中变化时所产生的问题。这些问题与此次发病关系不大，患者需要较少的帮助即可解决。这些问题并非不重要，护理人员可在安排护理工作时稍后考虑。例如家庭应对障碍、知识缺乏等。

在对护理诊断进行排序时，要把对患者生命和健康威胁最大的问题放在首位。同时，注意到护理诊断的先后顺序是随着疾病的进展、病情的变化以及患者对健康问题的反应而不断变化的；危险性护理诊断与潜在并发症，虽目前尚未发生，但不能忽视，如留置尿管的患者应考虑可能有"感染的危险"。关注患者的主观感受，在与医疗原则无冲突的情况下，患者主观感觉最为重要的问题可以考虑优先解决。

第二节 护理诊断的思维方法

护理诊断思维就是将不同的科学思维方法应用于护理领域的诊断性临床思维，是一种将一般规律应用于判断特定个体具体问题的过程。这一过程是复杂的、迅速的联系和整合过程，是任何仪器设备所不能取代的思维活动。由于护理对象的情况各异，护理环境复杂，护理人员必须综合运用所掌握的知识，对复杂的临床现象进行合理质疑、独立思考，及时、正确的判断。

一、诊断性思维的基本原则

1. **早期诊断原则** 细致周密的观察，早期发现问题是解决问题的重要前提。护理人员需熟悉各种疾病的发生、发展规律，关注患者对疾病的各种反应，进行科学假设、动态观察和审慎推导，力图早期做出正确的判断。

2. **动态诊断原则** 以发展、变化的观点对待患者对疾病各时期的不同反应。护理人员需认识到护理诊断的确立是一个反复分析、综合、推理、推断、验证、修订的过程，动态评估患者的护理需要，以便能够及时调整或补充护理诊断 / 护理问题。

3. **综合诊断原则** 在护理诊断的临床思维中，要把疾病的发生、发展过程与涉及人的生命有关的生理、心理、社会、文化、发展和精神等各个方面的问题综合在一起考虑，全面了解患者在生活状态、自理能力、安全防护、自我保健、心理及社会适应等方面的反应，以判断他们之间的相互关系和内在联系。

4．具体诊断原则　在疾病发生发展的过程中，针对患者不同的特点及反应进行分析的原则。同一种疾病发生在不同的人身上可出现不同的表现与反应。同时，患者对疾病的反应还受其性别、年龄、职业、经济状况、生活条件等不同因素的影响，这就要求护理人员必须根据患者的个体情况具体分析，全面考虑，做出符合患者实际的护理诊断。

二、比较与分类思维

1．比较（comparison）　比较是确定对象之间异同关系的一种逻辑思维方法，可以在同类事物之间，也可以在同一事物的不同方面进行。比较是思维操作的基础。通过比较，既有利于对事物进行分类考察与全面分析，也有利于深入分析和探究对象的内在联系。例如，将患者治疗前后的检查结果进行比较，以分析治疗效果。

2．类比（analogy）　类比是根据两个事物在某些属性上相同或相似，从而推出它们在其他属性上也具有相同或相似性的思维过程和方法。类比是一个由特殊到特殊，由此物到彼物，由此类到彼类的认识过程，能够把一个事物的属性推演到另一个事物，有效地提出新问题和获得新发现。但需注意到客观事物既有相似的一面，也有差异的一面，在应用类比思维时，要与其他方法相结合。例如，一位行腹腔镜手术进行卵巢囊肿剥除术的患者自述睡眠不佳，可能首先想到的是患者因担心手术是否成功而影响睡眠，因这类患者术前往往担心手术是否会影响生育等问题。当然，在此也不排除因家庭或其他原因所引起的睡眠不佳。

类比和比较有着密切的联系。类比以比较为基础，通过比较，把一个事物的已知属性推理到另一个事物中去，但其全面性不如比较。类比是相似物的相似性比较，异中求同；比较可以是自我比较，也可以是多元比较，既异中求同，也同中求异。

三、分析与综合思维

1．分析（analysis）　分析是将客观事物的整体分解为各个部分，将复杂的事物或现象分解为简单的要素，然后具体考察各个部分或要素在思维对象的整体中分别具有何种性质、占何种地位、起何作用等，从而了解这些部分、要素各自具有的特殊本质的思维方法。

2．综合（synthesis）　综合是指在思维过程中，将思维对象被分析出来的各个部分或要素重新组合起来，作为一个统一的整体加以考察的思维过程与方法。只有对事物各要素的本质加以综合，才能正确地认识客观对象；也只有对事物各要素的本质加以系统综合，才能提出解决问题的有效方案。

客观事物的各个部分、方面、因素本来是联系在一起的，要想从整体上把握事物，就必须把分析的结果综合起来，系统综合才能正确认识整个客观事物。例如，护理人员根据已收集的临床资料，通过分析提出假设，根据这一假设进一步去分析、评价和搜集更多的资料，再将分析出来的各个结果进行组合，以确定护理诊断。通过分析 - 综合 - 再分析 - 再综合的反复循环的思维方式，可使认识不断深化，从而全面深刻地揭示事物的本质和规律。护理诊断的过程中，贯穿了分析 - 综合 - 再分析 - 再综合的思维过程。

四、归纳与演绎思维

1．归纳（induction）　归纳是从若干个别性事实概括出一般性结论的思维过程和方法。归纳可以从经验中概括出科学规律，也可以将低层次原理升华为高层次原理，因而具有概括性。归纳可以从部分对象扩展到全体，突破了前提所判定的范围，扩大了人们的认识领域，因而具有扩展性。但它不是万能的，归纳只能根据已经把握的一部分事物的某些属性进行归纳，无法穷尽同类事物的全部属性。因此，适用于有限对象的不一定适用于所有，要避免发生"以偏概全"的错误。

2. 演绎（deduction）　演绎是由一般性前提推出个别性结论的思维过程形式，也就是从带有共性或普遍性的原理出发，来推论对个别事物的认识并导出新结论的思维过程。它不仅可以使人们的原有知识得到扩展和深化，而且能够做出科学预见，为新的发现提供启示性的线索。但是，必须注意到演绎推理结论是否正确，取决于临床资料的真实性，而且这种初步的线索往往是不全面的，具有一定的局限性。

归纳是演绎的基础和前提，演绎的一般知识来源于经验归纳的结果。护理人员可以根据同类患者经常会出现的问题，预见性地考虑到某患者可能也会出现该问题，例如，对于留置尿管的患者，护理人员应考虑患者"有感染的危险"。这是因为根据既往的经验，长期留置尿管的患者经常会发生尿路感染的问题，而预见性地考虑到患者可能存在此问题的风险。但在演绎推理的过程中，还需注意患者个体的差异性。护理人员不仅需注重临床表现的一般规律还应关注患者健康问题的特殊性，比如环境、心理、社会因素等对个体的影响。这需要在评估时获取详实的临床资料。

五、评判性思维

评判性思维（critical thinking）是个体在复杂情景中能灵活运用已有的知识和经验对问题的解决方法进行选择，在反思的基础上加以分析、推理，做出合理的判断，在面临各种复杂问题及各种选择的时候能正确进行取舍。评判性思维是建立在良好思维品质基础上的，而良好的思维品质主要包括：①思维的清晰性：评估者思维问题要有层次、有条理，做到思维清晰，避免被太多的混杂因素影响；②思维的相关性：评估者要围绕所思考的问题收集相关的信息，从不同的角度、方向运用多种方法来解决问题；③思维的一致性：一致性是针对同一事物具有或不具有某种属性，或针对同一个问题的不同回答而言；④思维的正当性：评估者善于严格地评估所获得的资料，进行精细的分析，选择真实可靠的依据和强有力的推理；⑤思维的预见性：预见性意味着行动的主动性，评估者在处理问题的过程，能够对信息正确的理解，迅速地做出判断。

评判性思维能力的培养需要知识、实践和经验的积累。在护理诊断中，资料的收集以及对资料的分析与综合、推理与判断，都需要具有评判性思维的能力。评判性思维能使护理人员在各个步骤中做更加合理的有效决策，对评估对象表现出的症状、体征及获得的其他资料进行合理推理，做出恰当的决策。

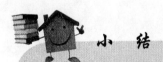

小　结

1.　资料收集只是完成健康评估的第一个步骤，要确定护理诊断还需要对所收集的资料进行整理与分析的过程：①整理资料，包括对资料的核实与分类；②分析综合资料，提出诊断假设；③确定护理诊断，需要一个不断验证和修正的过程；④对所确定的护理诊断按优先顺序进行排序。

2.　护理诊断的确立需要遵循早期诊断、动态诊断、综合诊断以及具体性诊断等基本原则。在确立护理诊断的过程中常用的思维方法有：比较与分类、分析与综合、归纳与演绎以及评判性思维等。应熟悉不同思维方法的基本要求和特点，才能灵活准确地运用这些思维方法对所收集的资料进行分析和判断。

思 考 题

61-77

参考答案

请仔细阅读以下资料，然后回答问题，并说明所采用的思维方法。

患者，男性，68岁，6小时前因生气突发头痛、恶心呕吐、右侧肢体活动障碍。此后病情迅速加重，意识不清，大小便失禁，无抽搐。

既往高血压病史6年，不规律服降压药。

身体评估：T 36℃、P 68次/分、R 12次/分、BP 180/100mmHg，昏迷，双侧瞳孔2mm，等大，对光反射迟钝，右侧鼻唇沟浅，右侧肢体偏瘫。

初步医疗诊断：脑出血。

问题与思考：

1. 患者为什么初步诊断为脑出血？

2. 该患者可能的护理诊断有哪些？

（王　娟）

第四篇 护理病历书写

学习目标

通过本章学习，学生应能够：

◎ **识记**

1. 复述入院护理病历的基本要求。

2. 叙述入院护理病历的格式、要求与内容。

3. 描述不同护理记录的书写要求与内容。

◎ **理解**

1. 说明护理病历书写的作用与意义。

2. 解释护理病历书写的基本原则。

◎ **应用**

根据评估所收集的主客观资料，正确书写护理病历及护理记录。

第一节 概 述

护理病历（nursing records）是对患者的健康状况、所制定的护理计划、所实施的护理措施及其效果等的总结与记录。护理病历反映了护理人员为患者进行护理的全过程，是执行护理程序、实施整体护理必不可少的文件。

随着电子技术的发展及医院管理现代化的需要，电子病历（electronic medical record，EMR）作为医院网络化管理的必然产物，正在被逐步推广和应用。电子病历不仅包括了目前纸质病历的所有内容，还包括了声像、图文等信息，在远程会诊、病例讨论、社区医疗服务等学术、医疗服务中起到了重要作用，其资料的完整性、数据处理、网络传输、诊疗支持的能力是传统的纸质病历无法比拟的，电子病历正逐渐成为医院信息系统的核心。

一、护理病历的作用与意义

护理病历书写既是临床实践中的一项重要工作，又是培养护士临床思维能力的基本方法，更是提高临床护士业务水平的重要途径。护理病历书写涉及护士的专业知识、临床实践经验、书面表达能力、法律意识和责任心。因此，作为护理专业学生，应该重视护理病历书写的学习。

1. 指导临床护理实践 实时、准确、连续的护理记录能够反映患者病情的动态变化，是护士制定或修订护理计划、评价护理效果的重要依据。同时通过查看护理病历，可以增强医疗护理团队成员之间的沟通与协作，维持护理工作的连续性、完整性，对顺利完成抢救、治疗、护理及促进患者早日康复具有重要意义。

2．评价临床护理质量　护理病历的好坏不仅体现了护士的业务水平、工作能力和责任心，而且在很大程度上反映了临床护理活动的数量、质量和护理管理水平。

3．提供护理教学与科研资料　护理病历全面、及时、准确地记录了某一伤病发生、发展和转归过程中的临床护理活动，充分体现了理论在实践中的具体应用，是最真实的教学素材。同时护理病历也是护理科研的重要资料。

4．提供法律依据　在医疗纠纷、医疗事故、伤害案件、保险理赔等方面，护理病历是维护护患双方合法权益，进行举证的客观依据。

二、护理病历书写的基本原则

1．符合《医疗事故处理条例》《护士条例》及《病历书写基本规范》等法律法规、部门规章，符合医疗护理常规、规范和行业标准。

2．有利于保护护患双方合法权益。

3．符合简化、实用的原则，能保证患者安全和履行护士职责。

4．有利于体现护理行为的科学性、技术性和规范性，体现护理专业的特点和发展水平。

三、护理病历书写的基本要求

1．内容要真实、全面　护理病历必须真实、客观地反映患者的健康状态、所采取的护理措施等。要求护士要认真、仔细、全面、系统地收集患者的有关资料，绝不能以主观臆断代替真实而客观的评估。

2．描述要精练、准确　要使用规范的医学词汇、术语以及缩写进行书写，内容要力求精练、准确、通顺、重点突出、条理清楚。

3．格式要规范　应按规范的格式、内容和要求书写各种护理文件。

4．填写要及时、完整　护理病历必须及时填写，因抢救急危患者，未能及时书写护理病历时，应在抢救结束后 6 小时内及时据实补记。护理病历各个项目要填写完整，不可遗漏，应注明日期和时间，并签全名或盖章，以示负责。

5．字迹要清晰、工整　护理病历书写字迹要规整、清晰，不得随意修改或粘贴。

第二节　入院护理病历

目前我国护理病历的书写主要限于住院患者，主要包括入院护理病历、护理计划单、护理记录和健康教育计划等。

入院护理病历是患者入院后由责任护士或值班护士书写的首次护理评估记录，其内容包括患者的一般资料、健康史、身体评估及有关的辅助检查结果等。

（一）记录对象

所有新入院患者。

（二）书写要求

由责任护士或值班护士在患者入院后 24 小时内完成。

（三）记录内容

入院护理病历必须以相应的理论框架为指导而设计。目前国内应用较多的是按患者的生理 - 心理 - 社会模式，或 Marjory Gordon 的 11 个功能性健康型态模式，其他的如 Orem 的自理模式、Maslow 的人类基本需要层次论模式、人类健康反应类型模式等也有采用。以生理 - 心

理 - 社会模式为例，记录内容应包括：

1．**一般资料**　包括姓名、性别、年龄、民族、婚姻状况、文化程度、入院方式、入院诊断等。

2．**健康史**　包括入院原因（主诉和现病史）、日常生活型态及自理能力、既往史、个人史、家族史和心理社会评估等。

3．**身体评估**　包括生命体征和各系统生理功能的评估。重点描述与护理工作有关的、有助于发现护理问题的项目，如皮肤、营养、视力、听力等。

4．**实验室及其他检查**　包括对医疗和护理诊断有支持意义的实验室、心电图和影像学检查等。

5．**初步护理诊断**　护理诊断应属于护理工作的范畴，所涉及的问题能通过护理干预得以解决。

不同医疗机构常根据以上内容，结合专科特色对评估项目进行调整和增减。例如，"住院患者跌倒 / 坠床危险因素评估"、"压疮危险因素评估"和"导管滑脱危险因素评估"等内容。

（四）格式

入院护理病历格式分为开放式、表格式及混合式三种，临床上多采用混合式。对于初学者来说，应在掌握入院护理病历书写内容及格式要求的基础上，采用开放式书写方式，以便训练和培养自己独立完成入院护理病历的能力。

目前临床使用的入院护理病历多为混合式，且随着医院信息化建设的快速发展，电子版已日益普及。

入院护理病历（开放式）

入院护理病历（电子版，表格式）

第三节　护理记录

护理记录（nursing progress notes）是患者在整个住院期间健康状况变化及护理过程的全面记录。护理记录按病情轻重可分为一般患者护理记录和危重患者护理记录。

一、一般患者护理记录

案例 4-1

2015 年 1 月 18 日 12：30，一位患者诉胸痛，测脉搏 76 次 / 分，血压 120/77mmHg，呼吸 16 次 / 分，行床旁心电图检查提示较前无明显变化，遵医嘱给予硝酸甘油 0.5mg 舌下含服，10 分钟后患者诉胸痛症状缓解。

问题与思考：

当班护士应如何记录患者此次病情变化？

一般患者护理记录适用于危重患者以外的所有住院患者，可分为首次护理记录和日常护理记录。

（一）首次护理记录

首次护理记录，即患者入院后的第一次护理记录，要求对患者入院时的健康状况、所存在的主要护理诊断及拟实施的主要护理措施等做出简要的描述。记录必须重点突出、简明扼要。其内容包括：①患者的姓名、年龄、性别、主要的住院原因（包括主诉及医疗诊断）；②目前的主要症状、体征及重要的实验室及其他检查结果；③确立的主要护理诊断及拟实施的主要护理措施（表4-1）。首次护理记录要求必须在当日（夜）负责护士下班前完成。

表4-1　首次护理记录示例

科别 消化内科　　病室3　　　床号2　　姓名　王泽清　　年龄48岁　　住院号　210394

护理记录

2014-3-28 10am

　　患者，男，52岁，主因"腹胀、纳差3天，双下肢水肿1天"，门诊以"肝硬化失代偿期"于2014年3月28日收入病房。

　　患者3天前无明显诱因出现腹胀、纳差，进食较前减少，伴乏力、尿黄、尿量减少，于当地医院就诊，查乙肝五项提示 HBsAg（+），HBcAb（+），腹部彩超示肝硬化、脾大、腹水，门脉内径1.6cm。考虑为"肝硬化"，未予治疗，1天前发现下肢水肿。为进一步诊治来我院就诊，门诊以"肝硬化失代偿期"收治入院。

　　患者自述既往体健，否认输血史及乙肝患者接触史。吸烟史20余年，10支/天，已戒烟2年，无饮酒史。

　　患者表示"知道自己得了肝硬化很意外！"很想了解疾病的相关知识，希望能尽快好转出院。患者经营一家餐馆，生意不错，无经济负担。

　　身体评估：T 36.4℃，P 60次/分，R 18次/分，BP 120/80mmHg，身高170cm，体重61kg，神志清楚，慢性病容，全身皮肤黏膜中度黄染，双侧巩膜黄染，无肝掌及蜘蛛痣，腹部膨隆，全腹压痛，反跳痛可疑，肝、脾触诊不满意，Murphy 征阴性，移动性浊音（+），双下肢可凹性水肿，余（-）。

　　实验室及其他检查：乙肝五项（2014-3-26）：HBsAg（+），HBcAb（+），余（-）；腹部彩超（2014-3-26）：肝硬化、脾大、腹水，门脉内径1.6cm；血常规（2014-3-28）：WBC 4.24×10^9/L，NE75%，HGB 131g/L，PLT 59×10^9；肝功能（2014-3-28）：ALT 180.7U/L，AST 479.5U/L，TBIL 124.8μmol/L，DBIL 79.4μmol/L，ALB 36.5g/L，A/G 1.1；PTA（2014-03-28）49.2%。便常规（2014-3-28）：褐色成形便，便潜血（-）。

　　入院后的主要治疗原则：保肝、降酶、退黄、抑制肝纤维化、利尿药物治疗。

　　根据患者目前情况拟提出以下主要护理诊断：①体液过多：与肝硬化所致的门静脉压增高及水钠潴留有关；②疲乏：与肝功能受损有关；③潜在并发症：出血；④营养失调：低于机体需要量　与肝功能受损、食欲减退等有关；⑤知识缺乏：缺乏肝硬化的病因、预后及自我护理知识；⑥有皮肤完整性受损的危险：与水肿部位皮肤防御能力下降有关。

　　拟实施的主要护理措施：①密切病情观察；②卧床休息；③饮食护理：保证足够的热量、给予富含优质蛋白质及维生素、易消化的低盐饮食，少食多餐，避免食入粗糙及刺激性食物，控制液体入量；④皮肤护理：保持皮肤清洁干燥，避免长期受压及拖、拉、拽等；⑤保持室内空气新鲜，减少家属探视；⑥健康教育；⑦心理护理：指导患者放松心情，树立战胜疾病的信心；⑧备好抢救药物及用品，发生异常积极配合抢救。

　　　　　　　　　　　　　　　　　　　　　　　　　　　　　　　　　　　刘　英

（二）日常护理记录

　　日常护理记录的内容：①患者的病情变化，包括症状、体征、实验室及其他检查结果等；②所实施的护理措施及效果评价；③特殊检查与治疗的情况；④需特殊注意的问题等（表4-2）。对于手术患者应注意记录麻醉方式、手术名称、留置管道情况等。

　　记录内容要真实、全面而又应重点突出，对患者的健康问题及护理措施等要有分析、有计划、有总结，前后记录要连贯。新入院患者当天要有记录；手术患者的术前、手术当日及术后第1天要有记录；记录的频率依病情而定，一般要求病情稳定的一级护理患者每周至少记录2～3次，二级、三级护理患者至少每周记录1～2次，若病情有变化随时记录；遇有特殊检查、特殊治疗等应及时记录。

表4-2 日常护理记录示例

科别 呼吸内科　　病室 5　　床号 1　　姓名 刘淑红　　年龄 25 岁　　住院号 210394

<table>
<tr><th colspan="2">护理记录</th></tr>
</table>

2014-4-8 4pm

　　患者晨起述夜间睡眠可，仍发热、咳嗽、咳灰白色痰，痰量不多，易于咳出。身体评估：T 38.7℃、P 90 次 / 分、R 20 次 / 分、BP 110/80mmHg，右下肺可闻及少量湿啰音。血常规：WBC 10.4×10^9/L、RBC 4.5×10^{12}/L、Hb 138g/L。遵医嘱给予阿奇霉素 0.5g+0.9% 生理盐水 250ml，qd，静点。嘱患者多饮水，适当选择自己喜欢的果汁类饮品。患者表示理解，并遵照执行。输液过程顺利。1pm 患者诉发热，测体温 39.1℃，遵医嘱给予酒精擦浴，30 分钟后复测体温 38.2℃。患者自觉咳嗽、咳痰及发热症状有所缓解。

刘　英

一般患者护理记录单

　　临床实际工作中，多采用一般护理记录单的形式进行记录。

二、危重患者护理记录

　　危重患者护理记录指护士根据医嘱和病情对病重（病危）患者住院期间护理过程的客观记录。为了及时准确地记录，简单明了地反映患者的病情变化和所采取的措施等，临床上多采用表格式，即"危重患者护理记录单"的形式加以记录。

　　（一）记录对象

　　生命体征不稳定，随时可能发生生命危险的病危或病重的患者。

　　（二）记录内容

　　1. 眉栏内容　患者床号、姓名、性别、科别、住院号或病案号、页码。

　　2. 项目内容　日期、时间、神志、体温、脉搏、呼吸、血压、血氧饱和度、出入量、病情观察、护理措施和效果、护士签名等。

　　（三）书写要求

　　1. 记录应当体现专科护理特点，如 ICU 护理记录单。

　　2. 记录时间应当具体到分钟。

　　3. 首页记录内容：新入院、危重、抢救、术后、分娩后患者在首页开始时，应简述病情或者手术情况、经过的处置及效果。

　　4. 体温（℃）、脉搏（次 / 分）、呼吸（次 / 分）、血压（mmHg）和血氧饱和度（%）直接填写实测值；意识状态应根据患者实际状态，选填清楚、嗜睡、意识模糊、昏睡、浅昏迷、深昏迷或谵妄。

　　5. 吸氧（L/min）根据实际情况在相应栏内填写数值，或在记录里描述，并记录吸氧方式，如鼻导管、面罩等。

　　6. 出入量记录

　　（1）入量：包括输液量、输血量、鼻饲量、口服饮食量及饮水量等，输液量应注明液体名称，并记录加入药物后的总量。

　　（2）出量：包括尿量、大便、痰量、各种引流量、出血量、呕吐量等，必要时还应记录颜色、性状。

　　（3）每班小结，大夜班交班前总结 24 小时出入量，并记录于体温单的"出入量"栏内。

　　7. 皮肤情况：可用完好、破损、压疮等描述，破损及压疮应在护理措施栏内详细记录部位、范围、深度、局部处理措施及效果等。

　　8. 管路护理：根据患者置管情况填写，如静脉置管、尿管、引流管等。

9. 可根据专科情况，增加瞳孔大小（mm）和对光反射（灵敏、迟钝、消失）、心率（次/分）、中心静脉压（cmH$_2$O）、血糖（mmol/L）、肢体循环状况等。

10. 病情观察、护理措施及效果：包括患者的病情变化、药物反应、异常化验结果等方面的异常情况，针对异常情况采取的措施以及措施效果。

11. 患者接受特殊检查、治疗、用药、手术前后有相应内容记录。

12. 记录频次：病情变化随时记录；病情稳定者，每小时记录一次。

13. 因抢救急危患者未能及时书写护理记录，在抢救结束后 6 小时内据实补记，并注明补记的时间、补记时间具体到分钟。

危重患者护理记录单

第四节 其 他

一、护理计划单

护理计划单是护士为患者住院期间所制定的个体化护理计划及效果评价的全面、系统的记录。通过护理计划单可了解患者在整个住院期间存在的所有护理问题、实施的护理措施和实施后的效果，提示已经解决的护理问题、出院时仍然存在的护理问题，以及需在出院后进一步采取的措施。

在护理计划单的使用过程中，护士常重复书写大量常规的护理措施，为了减轻护士书写负担，遂将每种疾病最常见的护理诊断/合作性问题及相应护理措施、预期目标等综合，形成不同病种的"标准护理计划"，并发展出"护理诊断项目表"。近年来，护理计划单在临床上应用的范围正在逐渐缩小。目前主要用于危重患者，称为"危重患者特护计划"。

（一）记录内容

包括确立护理诊断/合作性问题的时间、名称、预期目标（护理目标）、护理措施、效果评价、停止时间和护士签名（表4-3）。

表4-3 护理计划单

科别：　姓名：　年龄：　性别：　床号：　住院号：　入院日期：　医疗诊断：

日期	护理诊断/合作性问题	护理目标	护理措施	护士签名	效果评价	停止时间	护士签名

（二）书写要求

1. 护理诊断应建立在各种资料的全面评估上，并进一步查找相关因素和诊断依据。

2. 同时存在多个护理诊断时，应按其重要性和紧迫性排序，通常可按照以下顺序排列：①首优问题：是指会威胁患者生命，需立即行动去解决的问题；②中优问题：是指虽不威胁患者生命，但能导致身体上的不健康或情绪上变化的问题；③次优问题：是指人们在应对发展和生活变化时产生的问题。

3. 预期目标包括短期目标和长期目标，短期目标是指在一周内即可达到的目标，适用于病情变化快，住院时间短的患者；长期目标是指一周以上甚至数月之久才能实现的目标。制订预期目标时应切实可行，目标陈述的行为标准应具体，以便于评价。

4．护理措施应有针对性、可行性、配合性和安全性。

5．护士应经常注意效果评价，并停止已完成的项目；对效果不好的护理措施应予以修订。

二、健康教育计划

健康教育（health education）是通过有计划、有组织、有系统的社会和教育活动，促使人们自愿地改变不良的健康行为和影响健康行为的相关因素，消除或减轻影响健康的危险因素，预防疾病，促进健康和提高生活质量。

健康教育是护理工作的重要组成部分，是促进病患者康复、恢复其健康水平的重要环节。通过向患者及其家属提供与患者有关的健康状况、治疗、护理、预防和康复等方面的知识，不仅能增进患者对医护活动的理解和支持，提高其参与健康决策的意识和能力，还能有效发挥家庭等支持系统的作用，共同促进患者早日康复。

（一）记录对象

所有住院患者和（或）家属。

（二）记录内容

1．入院教育　包括住院环境和设施介绍、规章制度、住院期间安全教育、主管医生和责任护士、标本留取方法等介绍。

2．住院教育　包括疾病相关知识、用药指导、预防跌倒及压疮相关措施、特殊检查（操作）指导、术后指导、术后康复指导等。

3．出院教育　包括营养和饮食指导、药物指导、功能锻炼方法、预防疾病复发和预约复诊指导等。

（三）书写要求

1．入院教育由当班护士在本班内完成。

2．眉栏填写清楚，对患者或家属所做的健康教育，在相应的项目栏内划"√"，并让患者或家属签名，当班护士签名。

3．标准健康教育计划表中未涉及但需要对患者进行健康教育的项目、重复进行的项目，以及由于某种原因导致中止的项目，应在"其他"项目栏内填写清楚。

4．每位住院患者健康教育内容不得少于3次，即入院、住院和出院各一次。

5．手术患者或特殊检查（或操作）前、后都应有一次健康教育。

6．记录频次：各医院要求不同，但一级护理患者至少3天一次，二级护理患者至少一周一次。

7．健康教育的内容应该是基本、简单、重要、有用，并多次重复，以加深患者理解或熟知某些知识或技能。

健康教育的内容应具有针对性、科学性和可行性，宣教时语言要通俗易懂，针对不同患者的文化程度、嗜好、习惯，采取有效的个体化教育方式。在实际临床工作中，为了便于操作，制订了标准健康教育计划单，护士可以参照其为患者提供健康教育。

内科标准健康教育计划单

外科标准健康教育计划单

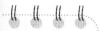
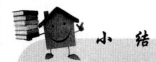

小　结

1. 护理病历是对患者的健康状况所制订的护理计划、所实施的护理措施及其效果等的总结与记录。它不仅可以指导临床护理实践、评价临床护理质量，而且可以提供护理教学与科研资料，同时还可以提供法律依据。

2. 护理病历的书写主要包括入院护理病历、护理计划单、护理记录和健康教育计划等。书写形式可分为开放式、表格式及混合式。临床实际工作中多采用混合式。

（1）入院护理病历包括患者的一般资料、健康史、身体评估、实验室及其他检查结果及主要护理诊断等。

（2）护理计划单包括确立护理诊断/合作性问题的时间、名称、预期目标（护理目标）、护理措施、效果评价、停止时间和护士签名。

（3）一般患者护理记录可分为首次护理记录和日常护理记录。首次护理记录相当于入院护理病历的简化形式，日常护理记录的记录内容包括日期、时间、生命体征、病情变化、护理措施及效果、护士签名等。

（4）危重患者护理记录单包括日期、时间、神志、体温、脉搏、呼吸、血压、血氧饱和度、出入量、病情观察、护理措施和效果、护士签名等，根据专科及病情特点还可以增加瞳孔、心率、中心静脉压等项目。

（5）健康教育计划包括入院教育、住院教育及出院教育。

思考题

1. 护理病历的作用与意义有哪些？
2. 为了满足书写护理病历的目的，应遵循怎样的原则和要求？
3. 危重患者护理记录单有哪些书写事项？

（童素梅）

附录 1 NANDA 护理诊断一览表（2015—2017）

领域 1：健康促进（Health Promotion）

老年综合征（Frail elderly syndrome）

有老年综合征的危险（Risk for frail elderly syndrome）

健康管理无效（Ineffective health management）

有健康管理改善的趋势（Readiness for enhanced health management）

家庭健康管理无效（Ineffective family health management）

不依从行为（Noncompliance）

缺乏娱乐活动（Deficient Diversional Activity）

久坐的生活方式（Sedentary Lifestyle）

缺乏社区保健（Deficient Community Health）

有健康行为改善的趋势（Risk-Prone Health Behavior）

健康维持无效（Ineffective Health Maintenance）

防护无效（Ineffective Protection）

领域 2：营养（Nutrition）

肥胖（Obesity）

超重（Overweight）

有超重的危险（Risk for overweight）

母乳喂养无效（Ineffective breastfeeding）

母乳喂养中断（Interrupted breastfeeding）

有母乳喂养改善的趋势（Readiness for enhanced breastfeeding）

乳汁不足（Insufficient Breast Milk）

无效性婴儿喂养型态（Ineffective Infant Feeding Pattern）

营养失调：低于机体需要量（Imbalanced Nutrition：Less Than Body Requirements）

有营养改善的趋势（Readiness for Enhanced Nutrition）

吞咽障碍（Impaired Swallowing）

有血糖不稳定的危险（Risk for Unstable Blood Glucose Level）

新生儿黄疸（Neonatal Jaundice）

有新生儿黄疸的危险（Risk for Neonatal Jaundice）

有肝功能受损的危险（Risk for Impaired Liver Function）

有电解质失衡的危险（Risk for Electrolyte Imbalance）

有体液平衡改善的趋势（Readiness for Enhanced Fluid Balance）

体液不足（Deficient Fluid Volume）

有体液不足的危险（Risk for Deficient Fluid Volume）

体液过多（Excess Fluid Volume）

有体液失衡的危险（Risk for Imbalanced Fluid Volume）

领域 3：排泄（Elimination and Exchange）

慢性功能性便秘（Chronic functional constipation）

有慢性功能性便秘的危险（Risk for chronic functional constipation）

排尿障碍（Impaired Urinary Elimination）

有排尿功能改善的趋势（Readiness for Enhanced Urinary Elimination）

功能性尿失禁（Functional Urinary Incontinence）

溢出性尿失禁（Overflow Urinary Incontinence）

反射性尿失禁（Reflex Urinary Incontinence）

压力性尿失禁（Stress Urinary Incontinence）

急迫性尿失禁（Urge Urinary Incontinence）

有急迫性尿失禁的危险（Risk for Urge Urinary Incontinence）

尿潴留（Urinary Retention）

便秘（Constipation）

有便秘的危险（Risk for Constipation）

感知性便秘（Perceived Constipation）

腹泻（Diarrhea）

胃肠动力失调（Dysfunctional Gastrointestinal Motility）

有胃肠动力失调的危险（Risk for Dysfunctional Gastrointestinal Motility）

排便失禁（Bowel Incontinence）

气体交换障碍（Impaired Gas Exchange）

领域 4：活动 / 休息（Activity/Rest）

坐位障碍（Impaired sitting）

站立障碍（Impaired standing）

有心输出量减少的危险（Risk for decreased cardiac output）

有心血管功能受损的危险（Risk for impaired cardiovascular function）

失眠（Insomnia）

睡眠剥夺（Sleep Deprivation）

有睡眠改善的趋势（Readiness for Enhanced Sleep）

睡眠型态紊乱（Disturbed Sleep Pattern）

有失用综合征的危险（Risk for Disuse Syndrome）

床上活动障碍（Impaired Bed Mobility）

躯体活动障碍（Impaired Physical Mobility）

借助轮椅活动障碍（Impaired Wheelchair Mobility）

移动能力障碍（Impaired Transfer Ability）

行走障碍（Impaired Walking）

疲乏（Fatigue）

漫游状态（Wandering）

活动无耐力（Activity Intolerance）

有活动无耐力的危险（Risk for Activity Intolerance）

低效性呼吸型态（Ineffective Breathing Pattern）

心输出量减少（Decreased Cardiac Output）

有胃肠道灌注无效的危险（Risk for Ineffective Gastrointestinal Perfusion）

有肾灌注无效的危险（Risk for Ineffective Renal Perfusion）

自主呼吸障碍（Impaired Spontaneous Ventilation）

有心脏组织灌注不足的危险（Risk for Decreased Cardiac Tissue Perfusion）

有脑组织灌注无效的危险（Risk for Ineffective Cerebral Tissue Perfusion）

外周组织灌注无效（Ineffective Peripheral Tissue Perfusion）

有外周组织灌注无效的危险（Risk for Ineffective Peripheral Tissue Perfusion）

呼吸机依赖（Dysfunctional Ventilatory Weaning Response）

持家能力障碍（Impaired Home Maintenance）

沐浴自理缺陷（Bathing Self-Care Deficit）

穿着自理缺陷（Dressing Self-Care Deficit）

进食自理缺陷（Feeding Self-Care Deficit）

如厕自理缺陷（Toileting Self-Care Deficit）

有自理能力改善的趋势（Readiness for Enhanced Self-Care）

自我忽视（Self-Neglect）

领域 5：感知 / 认知（Perception/Cognition）

情绪控制失调（Labile emotional control）

单侧身体忽视（Unilateral Neglect）

急性意识障碍（Acute Confusion）

有急性意识障碍的危险（Risk for Acute Confusion）

慢性意识障碍（Chronic Confusion）

冲动控制无效（Ineffective Impulse Control）

知识缺乏（Deficient Knowledge）

有知识增进的趋势（Readiness for Enhanced Knowledge）

记忆功能障碍（Impaired Memory）

有沟通增进的趋势（Readiness for Enhanced Communication）

语言沟通障碍（Impaired Verbal Communication）

领域 6：自我感知（Self-Perception）

有希望增强的趋势（Readiness for enhanced hope）

无望感（Hopelessness）

有个人尊严受损的危险（Risk for Compromised Human Dignity）

自我认同紊乱（Disturbed Personal Identity）

有自我认同紊乱的危险（Risk for Disturbed Personal Identity）

有自控能力增强的趋势（Readiness for Enhanced Self-Control）

长期低自尊（Chronic Low Self-Esteem）

有长期低自尊的危险（Risk for Chronic Low Self-Esteem）

有情境性低自尊的危险（Risk for Situational Low Self-Esteem）

情境性低自尊（Situational Low Self-Esteem）

体像紊乱（Disturbed Body Image）

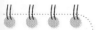

领域 7：角色关系（Role Relationships）

照顾者角色紧张（Caregiver Role Strain）

有照顾者角色紧张的危险（Risk for Caregiver Role Strain）

养育功能障碍（Impaired Parenting）

有养育功能改善的趋势（Readiness for Enhanced Parenting）

有养育功能障碍的危险（Risk for Impaired Parenting）

有依附关系受损的危险（Risk for Impaired Attachment）

家庭运作过程失常（Dysfunctional Family Processes）

家庭运作过程改变（Interrupted Family Processes）

有家庭运作过程改善的趋势（Readiness for Enhanced Family Processes）

关系无效（Ineffective Relationship）

有关系改善的趋势（Readiness for Enhanced Relationship）

有关系无效的危险（Risk for Ineffective Relationship）

父母角色冲突（Parental Role Conflict）

角色行为无效（Ineffective Role Performance）

社会交往障碍（Impaired Social Interaction）

领域 8：性（Sexuality）

性功能障碍（Sexual Dysfunction）

性生活型态无效（Ineffective Sexuality Pattern）

生育进程无效（Ineffective Childbearing Process）

有生育进程改善的趋势（Readiness for Enhanced Childbearing Process）

有生育进程无效的危险（Risk for Ineffective Childbearing Process）

有母体与胎儿双方受干扰的危险（Risk For Disturbed Maternal-Fetal Dyad）

领域 9：应对 / 应激耐受性（Coping/ Stress Tolerance）

有社区应对增强的趋势（Readiness for enhanced community coping）

情绪调控受损（Impaired mood regulation）

有恢复能力受损的危险（Risk for impaired resilience）

创伤后综合征（Post-Trauma Syndrome）

有创伤后综合征的危险（Risk for Post-Trauma Syndrome）

强暴创伤综合征（Rape-Trauma Syndrome）

迁移应激综合征（Relocation Stress Syndrome）

有迁移应激综合征的危险（Risk for Relocation Stress Syndrome）

活动计划无效（Ineffective Activity Planning）

有活动计划无效的危险（Risk for Ineffective Activity Planning）

焦虑（Anxiety）

妥协性家庭应对（Compromised Family Coping）

无能性家庭应对（Disabled Family Coping）

防卫性应对（Defensive Coping）

应对无效（Ineffective Coping）

有应对增强的趋势（Readiness for Enhanced Coping）

社区应对无效（Ineffective Community Coping）

有家庭应对增强的趋势（Readiness for Enhanced Family Coping）

对死亡的焦虑（Death Anxiety）

无效性否认（Ineffective Denial）

恐惧（Fear）

悲伤（Grieving）

复杂性悲伤（Complicated Grieving）

有复杂性悲伤的危险（Risk for Complicated Grieving）

有能力增强的趋势（Readiness for Enhanced Power）

无能为力感（Powerlessness）

有无能为力感的危险（Risk for Powerlessness）

恢复能力受损（Impaired Resilience）

有恢复能力增强的趋势（Readiness for Enhanced Resilience）

持续性悲伤（Chronic Sorrow）

压力负荷过重（Stress Overload）

颅内调适能力降低（Decreased Intracranial Adaptive Capacity）

自主反射失调（Autonomic Dysreflexia）

有自主反射失调的危险（Risk for Autonomic Dysreflexia）

婴儿行为紊乱（Disorganized Infant Behavior）

有婴儿行为调节改善的趋势（Readiness for Enhanced Organized Infant Behavior）

有婴儿行为紊乱的危险（Risk for Disorganized Infant Behavior）

领域 10：生活准则（Life Principles）

独立决策能力减弱（Impaired emancipated decision-making）

有独立决策能力增强的趋势（Readiness for enhanced emancipated decision-making）

有独立决策能力减弱的危险（Risk for impaired emancipated decision-making）

有精神安适增进的趋势（Readiness for Enhanced Spiritual Well-Being）

有决策能力增强的趋势（Readiness for Enhanced Decision Making）

抉择冲突（Decisional Conflict）

道德困扰（Moral Distress）

宗教信仰减弱（Impaired religiosity）

有宗教信仰增强的趋势（Readiness for Enhanced Religiosity）

有宗教信仰减弱的危险（Risk for Impaired Religiosity）

精神困扰（Spiritual Distress）

有精神困扰的危险（Risk for Spiritual Distress）

领域 11：安全 / 防护（Safety/Protection）

有角膜受损的危险（Risk for corneal injury）

有尿道损伤的危险（Risk for urinary tract injury）

有口腔黏膜受损的危险（Risk for impaired oral mucous membrane）

有压力性溃疡的危险（Risk for pressure ulcer）

有组织完整性受损的危险（Risk for impaired tissue integrity）

有体温过低的危险（Risk for hypothermia）

有手术期体温过低的危险（Risk for perioperative hypothermia）

有感染的危险（Risk for Infection）

清理呼吸道无效（Ineffective Airway Clearance）

有误吸的危险（Risk for Aspiration）

有出血的危险（Risk for Bleeding）

有干眼症的危险（Risk for Dry Eye）

有跌倒的危险（Risk for Falls）

有受伤的危险（Risk for Injury）

有手术期体位性损伤的危险（Risk for Perioperative Positioning Injury）

有热损伤的危险（Risk for Thermal Injury）

牙齿受损（Impaired Dentition）

口腔黏膜受损（Impaired Oral Mucous Membrane）

有外周神经血管功能障碍的危险（Risk for Peripheral Neurovascular Dysfunction）

有休克的危险（Risk for Shock）

皮肤完整性受损（Impaired Skin Integrity）

有皮肤完整性受损的危险（Risk for Impaired Skin Integrity）

有婴儿猝死综合征的危险（Risk for Sudden Infant Death Syndrome）

有窒息的危险（Risk for Suffocation）

术后康复迟缓（Delayed Surgical Recovery）

组织完整性受损（Impaired Tissue Integrity）

有外伤的危险（Risk for Trauma）

有血管损伤的危险（Risk for Vascular Trauma）

有对他人施行暴力的危险（Risk for Other-Directed Violence）

有对自己施行暴力的危险（Risk for Self-Directed Violence）

自残（Self-Mutilation）

有自残的危险（Risk for Self-Mutilation）

有自杀的危险（Risk for Suicide）

受污染（Contamination）

有受污染的危险（Risk for Contamination）

有中毒的危险（Risk for Poisoning）

有碘造影剂不良反应的危险（Risk for Adverse Reaction to Iodinated Contrast Media）

有过敏反应的危险（Risk for Allergy Response）

乳胶过敏反应（Latex Allergy Response）

有乳胶过敏反应的危险（Risk for Latex Allergy Response）

有体温失调的危险（Risk for Imbalanced Body Temperature）

体温过高（Hyperthermia）

体温过低（Hypothermia）

体温调节无效（Ineffective Thermoregulation）

领域 12：舒适（Comfort）

分娩疼痛（Labor pain）

慢性疼痛综合征（Chronic pain syndrome）

有孤独的危险（Risk for loneliness）

舒适度减弱（Impaired Comfort）
有舒适增进的趋势（Readiness for Enhanced Comfort）
恶心（Nausea）
急性疼痛（Acute Pain）
慢性疼痛（Chronic Pain）
社交孤立（Social Isolation）

领域 13：生长 / 发展（Growth/Development）

有发育迟缓的危险（Risk for Delayed Development）
有生长比例失调的危险（Risk for Disproportionate Growth）

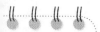

附录2　入院护理病历示例

科室　<u>心内科</u>　病房　<u>10病房</u>　病室　<u>5病室</u>　床号　<u>3床</u>　住院号　<u>257961</u>

入院护理病历

一般资料

姓名：赵××	性别：女	年龄：62岁
文化程度：初中	职业：家务	婚姻状况：已婚
籍贯：北京	民族：汉	宗教信仰：无
付费方式：医保	通信住址：××××	联系电话：××××
联系人：吴××	与患者的关系：儿子	联系电话：××××

入院日期：2013.11.20　　入院方式：步行　　　入院医疗诊断：心绞痛

病历采集日期：2013.11.20　病史陈述者：患者本人

主管医生：张丽芳　　主管护士/见习护士：胡颖

健康史

入院原因

主诉：阵发性心前区疼痛4个月。

现病史：患者4个月前开始出现心前区疼痛，似重物压迫感，无放射痛，每于劳累、生气、精神紧张或饱餐后发作，约每周发作2～3次，每次发作持续3～5分钟，经休息或口服硝酸甘油后可缓解，疼痛剧烈时可伴出汗、恶心，无呕吐。曾于我院门诊就诊，未发作时心电图未见异常，蹬车试验提示心肌缺血，给予阿司匹林、消心痛及美托洛尔口服，发作次数渐减少。为进一步诊治门诊以"冠心病，心绞痛"收住院。

日常生活型态及自理能力

饮食与营养型态：平时3餐/日，主食6-7两/每日。荤素搭配，无特殊忌口，无咀嚼困难。饮水量约2500ml/日，以茶水为主。自觉营养状况较好，体重维持在60kg左右。患病后因进食过多可引起心前区不适或疼痛，故食量有所控制，体重4个月来略有下降，余无明显变化。

休息与睡眠型态：平时睡眠规律，夜间可连续睡眠6小时，无入睡困难、多梦、早醒等，醒后精神好。近半年来，无明显原因出现入睡困难，每日须服艾司唑仑（舒乐安定）1#后方能入睡，夜间多梦、易醒，醒后不易入睡。白天常有困意，精力不足。

排泄型态：平时小便6～8次/日，量约2000ml/d，无尿急、尿痛、尿失禁及排尿困难。大便隔日1次，常干结，不易排出，间断服用麻仁润肠胶囊或开塞露外用，效果好，可轻松排便。患病后因怕用力排便诱发心前区疼痛，一直服用麻仁润肠胶囊，大便顺畅，1～2日1次。小便病后无变化。

自理能力及日常活动：平时沐浴、洗漱、进食、穿衣、如厕等日常活动均能独立完成，从事少量家务，闲暇时喜看电视。患病后，自理能力无受限，但因担心病情加重日常活动有所减少。

既往史

1995年因头晕而被诊为"高血压病"，血压最高180/110mmHg，坚持口服降压0号1#/日，血压可控制在140/90mmHg左右，否认高血脂、糖尿病等。

个人史

出生及成长情况：生于辽宁省沈阳市，自 1975 年随丈夫来京后一直定居于此，未到过疫区。否认传染病接触史。

月经史：$15 \frac{3-4}{28-32} 50$，绝经后无阴道出血。

婚育史：25 岁结婚，丈夫现年 65 岁，体健，孕 2 产 1，育有一子，身体健康。

嗜好：吸烟史 20 年，10 支 / 日，5 年前已戒。无饮酒及其他特殊嗜好。

过敏史

否认药物及食物过敏史。

家族史

父亲 72 岁死于肺癌，母亲健在，有 1 妹及 1 弟身体健康，否认家族成员中有同类疾病、糖尿病、高血压等病史者。

心理社会状况

情绪状态：担心自己住院后家中孙女得不到很好的照顾，故有些着急。

对所患疾病的认识：出现胸痛后，知道可能与心脏有关，及时去了医院。知道这次自己患的是心绞痛，平时要随身备有硝酸甘油，不能过劳、过饱或情绪过于激动，但反复发作不是自己能控制的。希望医护人员在这方面能给予更详细、更具体的指导。

重大应激事件及应对情况："平时遇事多能独立处理，办事能力强，比较乐观，较少犯愁。"一旦遇到烦恼或困难多向家人、朋友寻求排解或帮助。6 年前父亲因"肺癌"去世时，曾有过一段心情比较郁闷，通过家人的安慰及自我疏导很快就恢复了。近期无重大应激事件。

社会支持系统：夫妻二人与儿子、儿媳及孙女住在一起，家庭关系和睦。患病后家人都很关注，此次住院由老伴及儿媳陪同，家中事务已做好安排。现住楼房与邻居等交往较少，与以前的朋友经常电话联系，偶尔聚会一次。

生活与工作环境：居住楼房，条件较好，楼群周围有较大的一片绿地及休闲活动场所，但缺乏健身设施，附近没有诊所，距离医院较远，平时看病不方便。以家务劳动为主，无毒物等接触史。

经济状况：儿子及儿媳的收入较高，老伴有退休金，家庭经济状况较好，支付住院医疗费无困难。

身体评估

T 36.5℃　　　P 70 次 / 分　　　R 18 次 / 分　　　BP 140/85mmHg　　　H 155cm　　　W58Kg

一般状态：发育正常、营养良好、自动体位、神志清楚、面色红润、表情自然、无特殊病容。

皮肤黏膜：无苍白、发绀及黄染，皮肤弹性良好，无皮疹及出血点，无水肿，无蜘蛛痣及溃疡。

浅表淋巴结：右侧颌下可触及一蚕豆大小的淋巴结，质地稍硬，活动度好，无压痛，其余部位浅表淋巴结未触及。

头部：头颅大小如常、无畸形，毛发分布均匀、有光泽，头皮无损伤及触痛。

眼：眼睑无水肿及下垂，结膜无苍白、充血、出血及滤泡，巩膜无黄染，角膜透明、无溃疡，双侧瞳孔等大、等圆、直径 4mm，对光反射灵敏，眼球无突出及下陷、运动无障碍。

耳：耳廓无畸形、无牵拉痛，外耳道无异常分泌物，乳突无压痛，粗侧听力正常。

鼻：无畸形，皮肤颜色如常，鼻翼无扇动，鼻腔通畅、无异常分泌物，鼻旁窦无压痛。

口腔：无异味，口唇红润，牙齿排列整齐，无松动、义齿及残齿，6|7 龋齿，咬合无障碍，

牙龈无红肿、溢脓及出血，舌苔薄白、舌质红润、伸舌无偏曲，口腔黏膜无出血点及溃疡，咽部稍红，右侧扁桃体 I 度肿大。

颈部：颈软，双侧对称，运动无受限，颈静脉无怒张，可见颈动脉搏动，气管居中，甲状腺无肿大。

胸廓：呈椭圆形、左右对称，未见胸壁静脉曲张，胸壁无压痛

肺部

视诊：胸式呼吸为主，节律规整，双侧呼吸运动一致。

触诊：双侧触觉语颤基本一致，无明显增强或减弱。

叩诊：呈清音，双侧肺下界一致，锁骨中线第 6 肋间，腋中线第 8 肋间，肩胛线第 10 肋间。

听诊：双肺呼吸音清，未闻及异常呼吸音、干湿啰音及胸膜摩擦音。

心脏

视诊：心前区无隆起，心尖搏动最强点位于左侧第 5 肋间锁骨中线内 1cm，搏动范围直径约 2cm，心前区无其他异常搏动。

触诊：心尖搏动位置同视诊，心前区未触及震颤。

叩诊：心脏相对浊音界不大，如下表所示：

右（cm）	肋间	左（cm）
2.5	II	2.5
2.5	III	4
3	IV	7
	V	8.5

左锁骨中线至前正中线距离为 10 cm

听诊：心率 70 次 / 分，节律规整，心音有力、$A_2 > P_2$，无心音分裂及额外心音，各瓣膜听诊区未闻及病理性杂音，无心包摩擦音。

周围血管：各浅表动脉（桡动脉、肱动脉、股动脉、足背动脉）搏动有力，双侧一致，节律规整，血管紧张度适中，肝颈静脉回流征 (-)，无周围血管征。

腹部

视诊：腹部平坦，未见腹壁静脉曲张，胃肠型及蠕动波，腹式呼吸无受限。

触诊：腹软、无压痛及反跳痛，未触及肿物，肝、脾及胆囊均未触及，Murphy 征（-）。

叩诊：鼓音，无移动性浊音，肝上界位于右锁骨中线第 5 肋间，肝区无叩击痛，肾区无叩击痛。

听诊：肠鸣音 4 次 / 分，无增强或减弱，无振水音及血管杂音。

脊柱：呈正常生理弯曲，无脊柱侧弯，无压痛及叩击痛，活动无受限。

四肢：无畸形，双侧对称，无静脉曲张及肌肉萎缩，关节无畸形、红肿及运动障碍，无杵状指（趾）及匙状指。

肛门、直肠及外生殖器：未查。

神经系统：四肢肌力 5 级，肌张力无增强及减弱，生理反射存在，病理反射未引出，Kernig's sign (-)。

实验室及其他检查

心电图（2013.11.18）：窦性心率，75 次 / 分，II、III、aVF、V_3、V_5 S-T 段下移，T 波倒置。

主要护理诊断

1．疼痛：心前区疼痛　与心肌缺血、缺氧有关。

2．潜在并发症　心肌梗死。

3．焦虑　与担心住院后孙女无人照顾有关。

4．知识缺乏　缺乏心绞痛的预防、保健知识。

胡　颖

中英文专业词汇索引

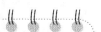

主要参考文献

1. 吴光煜，护理评估．北京：北京医科大学出版社．2002．
2. 万学红，卢雪峰．诊断学．8版．北京：人民卫生出版社．2013．
3. 吴光煜，健康评估．2版．北京：北京大学医学出版社．2015．
4. 吕探云，孙玉梅．健康评估．3版．北京：人民卫生出版社，2012
5. 陈灏珠，林果为，王吉耀．实用内科学．14版．北京：人民卫生出版社，2013．
6. 徐新娟，杨大明．诊断学（案例版™）．北京：科学出版社，2008．
7. 尹志勤．健康评估（创新教材），北京：人民卫生出版社，2010．
8. Mark H. Swartz. Textbook of Physical Diagnosis. 6th ed. Philadelphia：Saunders，2010．
9. Maxine A. Papadakis，Stephen J. McPhee. Current Medical Diagnosis & Treatment. 52nd ed. New York：McGraw-Hill，2013．
10. 王绍锋，陆一春．健康评估（案例版™）．北京：科学出版社，2010．
11. 张雅丽，陈淑英，郭荣珍．新编健康评估．上海：复旦大学出版社，2011．
12. 孙玉倩，陈长香．临床护理见习实习教程．北京：清华大学出版社，2014．
13. 陈孝平，江建平．外科学．8版．北京：人民卫生出版社，2013．
14. 林善锬．当代肾脏病学．上海：上海科技教育出版社补时间，2001．
15. 尤黎明，吴瑛．内科护理学．4版．北京：人民卫生出版社，2006．
16. Jarvis，C. Physical examination and health assessment（6th ed.）. St Louis：Saunders，2012．
17. 孙玉梅．身体评估实践指导手册．北京：人民卫生出版社，2011．
18. 刘成玉．健康评估．3版．北京：人民卫生出版社，2014．
19. 张立力．健康评估．北京：科学出版社，2008．
20. 凌云霞，杨顺秋．护理文书书写基本规范．北京：军事医学科学出版社，2010．
21. 张利岩，王英，马洪杰．电子护理文书规范手册．北京：人民军医出版社，2013．